몸과 마음을 통합적으로 치유하는 대자연의 치유력

산림 치유

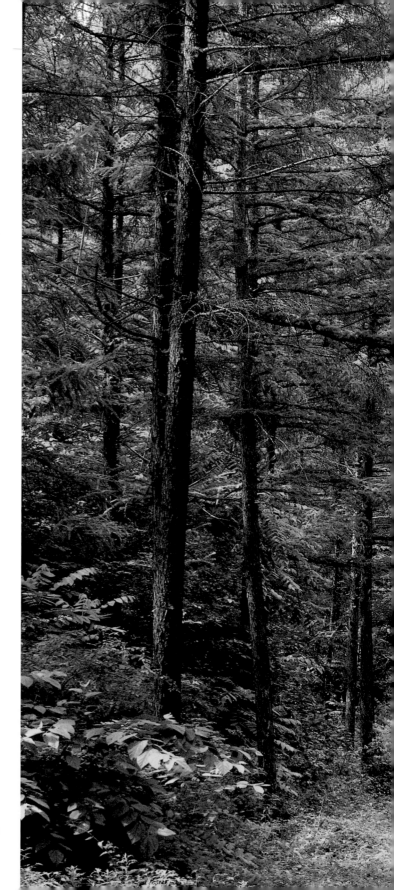

인류는 지난 2~3백 년간 과학기술에
의존해 문명을 발전시켜 왔다. 그러나
그 결과는 썩 훌륭하지 못하다.

인간은 주체가 아닌 객체로 전락되었고,
거대한 과학기술 앞에서 비인간적인
스트레스로 가득한 생활을 감내해야만 했다.

숲은 생명의 원천이다. 심신의 피로를
해소하고 정신적 안정을 되찾으며 건강과
행복한 삶을 보장하는 근원이다.

지금이야 말로 인류를 태고 때부터
보살펴오고 치유해왔던 자연으로
되돌아가야 할 때이다.

사진제공 : 사진작가 윤기승

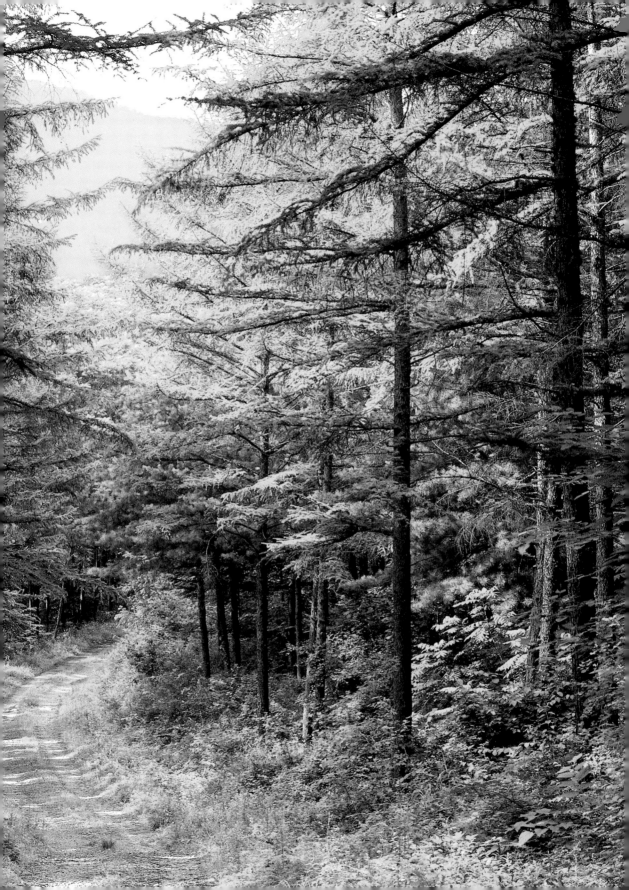

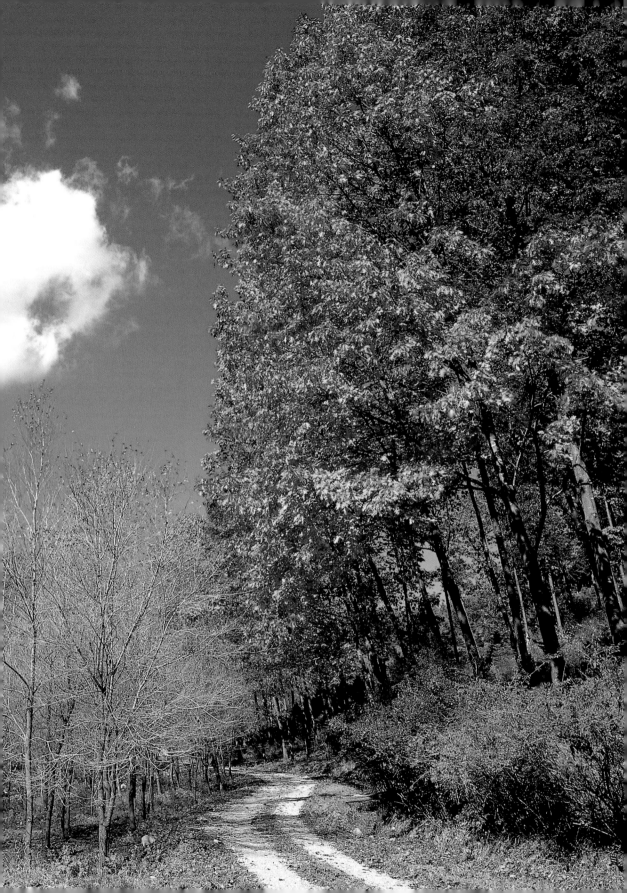

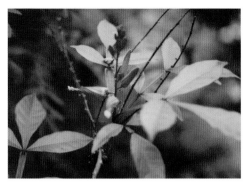

콰시아(소태나무과)

Quassia amara L.

→ 제6장 2, 7.

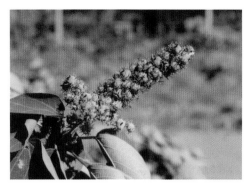

예덕나무(과실, 대극과)

Mallotus japonicus MUELL. ARG.

→ 제6장 2, 3, 7.

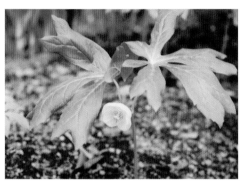

포도필룸(매자나무과)

Podophyllum peltatum L.

→ 제6장 2.

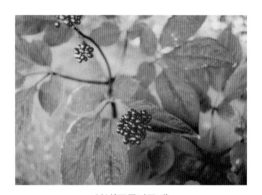

인삼(두릅나무과)

Panax ginseng C. A. Meyer

→ 제6장 2, 5, 7.

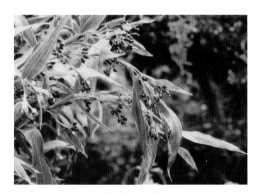

율무(화본과)

Coix lacryma-jobi L. var. *ma-yuen* STAPF

→ 제6장 2, 6.

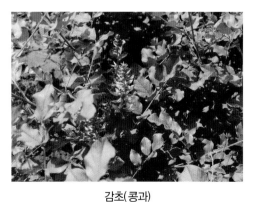

감초(콩과)

Glycyrrhiza uralensis FISCH.

→ 제6장 2, 7.

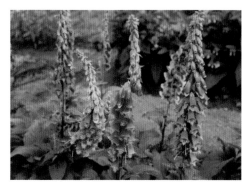

디기탈리스(현삼과)
Digitalis purpurea L.
→ 제6장 3.

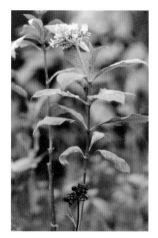

인도사목(협죽도과)
Rauwolfia serpentina
BENTH.
→ 제6장 3.

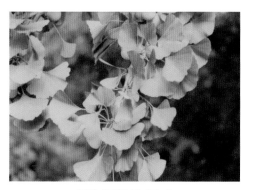

은행나무(은행나무과)
Ginkgo biloba L.
→ 제6장 4.

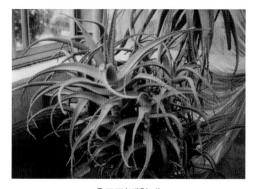

용두금(백합과)
Aloe arborescens MILL.
→ 제6장 5.

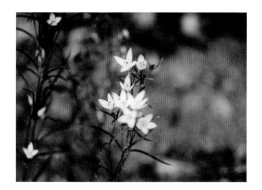

쓴풀(용담과)
Swertia japonica MAKINO
→ 제6장 5.

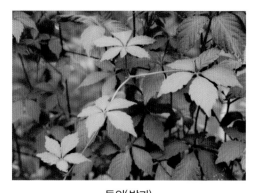

돌외(박과)
Gynostemma pentaphyllum MAKINO
→ 제6장 6.

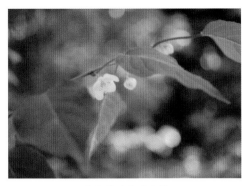

개다래(다래나무과)
Actinidia polygama PLANCH. et MAXIM.
→ 제6장 6.

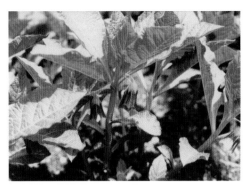

미치광이풀(가짓과)
Scopolia japonica MAXIM.
→ 제6장 7.

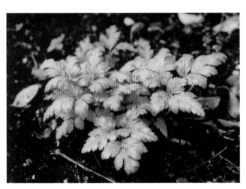

황련(미나리아재비과)
Coptis japonica MAKINO var. japonica SATAKE.
→ 제6장 8.

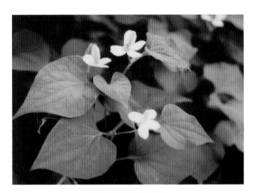

약모밀(삼백초과)
Houttuynia cordata THUNB.
→ 제6장 8.

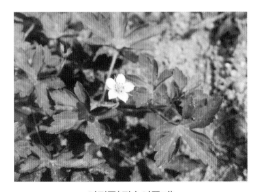

이질풀(쥐손이풀과)
Geranium thunbergii SIEB. et ZUCC.
→ 제6장 10.

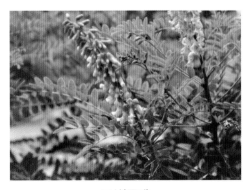

고삼(콩과)
Sophora flavescens AIT. var. angustifolia
KITAGAWA
→ 제6장 9.

월계수(녹나무과)
Laurus nobilis L.
→ 제6장 9.

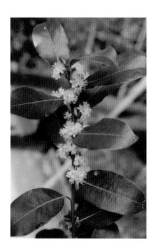

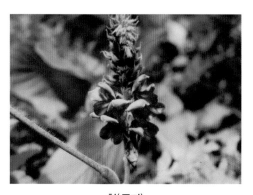

삼지구엽초(매자나무과)
Epimedium grandiflorum, MORR, var, thunbergianum NAKAI
→ 제6장 10.

칡(콩과)
Pueraria lobata OHWI
→ 제6장 10.

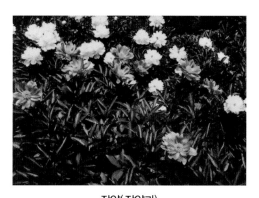

작약(작약과)
Paeonia lactiflora PALL,
→ 제6장 10.

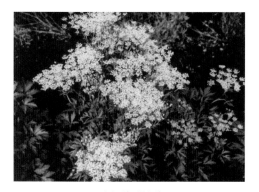

왜당귀(산형과)
Angelica acutiloba KITAGAWA
→ 제6장 10.

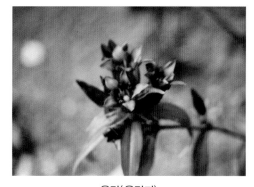

용담(용담과)
Gentiana scabra BUNGE var, buergeri MAXIM,
→ 제6장 10.

산림
치유

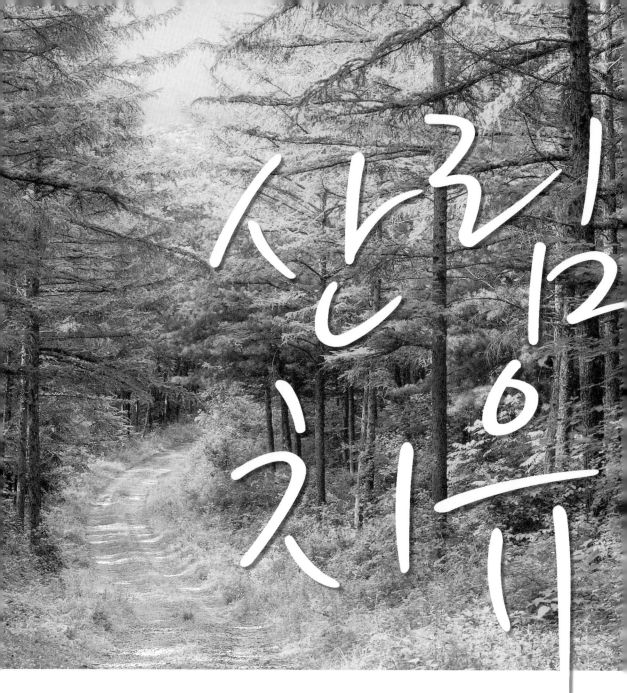

산림 치유

몸과 마음을 통합적으로 치유하는 대자연의 치유력

저자 모리모토 가네히사, 미야자키 요시후미, 히라노 히데키 외
역자 (사)한국산림치유포럼
감수 이시형

전나무숲

태고 때부터 인류를 지켜온 위대한 대자연의 치유력

오늘날 현대인들은 도시의 시멘트 속에서 자연과 떨어진 삶을 살고 있다. 2008년 통계에 따르면 우리나라 국민의 약 87퍼센트 정도가 도시에서 살고 있다. 도시생활은 편리할지는 몰라도 심각한 육체적 · 정신적 · 심리적 불안과 질병을 초래하기 마련이다. 현대인들이 도시생활로 인한 육체적 · 정신적 · 심리적 폐해를 치유하고 건강을 유지하려면 자연을 잘 이용하여 숲과 조화롭게 교감하여 정체성을 찾아야 할 것이다. 특히 숲은 인류의 가장 오래된 치유법이라고 할 수 있다. 태고 때부터 인간을 보살펴 왔으며 또한 인류가 마지막으로 의존해야 할 것도 바로 이 대자연의 치유력이라고 할 수 있다.

그러나 산림치유에 대한 국내의 연구와 정책적 뒷받침은 이제야 본격화되는 단계이다. 그간 축적된 연구 결과가 하나의 의미 있는 과학적 토대로 정립되기 시작하고 있으며, 이것이 일반인들의 건강증진에 실질적인 도움이 될 수 있는 단계로 서서히 나아가고 있다. 이 과정에서 《산림치유》의 발간은 이러한 발전에 더욱 강력한 추진력이 되는 계기라고 생각한다.

이 책은 매우 뚜렷한 특징을 가지고 있다. 우선 산림치유에 관한 거의 모든 분야를 총체적으로 다루고 있는 점이다. 그간 산림의 치유 효과는 '산림욕'에만 한정되는 경향이 있었다. 그러나 이 책에서는 실제 산림의 치유 효과를 약학은 물론, 심리학, 감성과학으로까지 확장하고 있다. 나아가 시각, 청각, 촉각 등 인체의 다양한 감각을 포괄할 수 있음을 제시하였다.

이는 산림치유가 21세기의 새로운 의학적 대안이 될 수 있음을 방증한다.

이 책의 두 번째 특징은 그 내용이 매우 심층적이고, 객관적인 과학적 서술에 의존하고 있는 점이다. 그간 산림과 숲에 관한 다양한 서적이 나왔지만 엄밀한 과학적 설계를 바탕으로 한 검증을 거치지 않은 경우도 있었고 표피적인 내용에 그친 경우도 있었다. 반면《산림치유》는 이제까지 나왔던 그 어떤 책보다 엄밀한 방법론에 따라 구체적이고 정확한 실험결과를 제시하고 있다.

이 외에도 이 책은 다양한 특장점이 있다. 산림치유를 '근거중심의학'으로 올곧게 세우려는 시도, 산림환경에서 할 수 있는 다양한 실험에 관한 구체적인 설계방법을 제시하고 있는 점, 여기에 감성의학과 접목하여 산림에서 얻을 수 있는 구체적인 생약과 식물, 약초와 약목에 대해서도 총체적으로 다루고 있는 점이 그것이다.

향후《산림치유》의 발간을 계기로 국내의 연구 결과가 꾸준히 축적되고 국내에 맞는 새로운 연구 방법과 결과가 지속적으로 생산되어 실용화를 통해 국민 건강에 이바지할 수 있는 길이 개척될 것으로 기대한다.

마지막으로 이 책을 출판하는 데 애써주신 〈(사)한국산림치유포럼〉의 이사진과 회원들, 그리고 도서출판 전나무숲에 진심으로 감사드린다.

(사)한국산림치유포럼 회장 이시형

한국어판을 펴내며

국내 산림치유 어디까지 와 있나

저자 _ 김기원, 신원섭, 우종민

프롤로그

20세기 의학에서 21세기 의학으로의 진보, 삼림의학

저자 _ 모리모토 가네히사   역자 _ 우종민

삼림의학은 응용의학 분야의 새로운 학문이다

저자 세가미 기요타카　**역자** 이영주

제3장 │ 삼림과 운동요법

저자 _ 아오야마 고지 · 다케우치 도루 · 고노 스미노리   역자 _ 안기완

컬럼 1 삼림요법과 정신요법

저자 _ 신카이 노리토시   역자 _ 우종민

제4장 | 아로마테라피

저자 _ 가가미모리 사다노부 · 나오이 아키라　역자 _ 박찬우

컬럼 3   원예요법과 녹지복지

저자 _ 후지이 에이지로   역자 _ 김영채

제6장 | 삼림약학

저자 _ 아리사와 무네히사 · 가토 데루타카   역자 _ 성지동

총괄컬럼 대체통합의학과 새로운 건강증진법

저자 호시 단지 역자 성지동

제2부 삼림테라피의 실제

제7장 | 삼림환경과 감성의학

저자 _ 미야자키 요시후미 · 스네츠구 유코   역자 _ 박범진

제8장 | 삼림환경 설계

저자 가가와 다카히데 · 오이시 야스히코 역자 김기원

제9장 | 삼림의 특성과 건강

저자 아키야마 도모히데 역자 김영채

끝마치며

자연치유력을 되살리는 삼림테라피

저자 _ 히라노 히데키   역자 _ 김영채

■ '산림', '삼림'

'산림(山林)', '삼림(森林)'은 다소 의미에 차이가 있다. '산림(山林)'은 ① 산에 있는 숲 ② 도회지에서 멀리 떨어져 있는 산야(山野)라는 비교적 좁은 뜻이며, '삼림(森林)'은 산의 숲뿐만 아니라 해안가의 숲, 공원의 숲 등 전반적인 숲을 의미한다. 따라서 본문 내에서는 보다 정확한 의미의 '삼림'을 사용했으며 다만 표제의 경우 '삼림'이라는 말이 익숙하지 않은 만큼 '산림'으로 표기했다.

■ '요법', '치료', '테라피'

원문에는 다양한 요법이 등장한다. 그 중에는 우리나라에 알려진 것도 있고 생소한 것도 있다. 일반적으로 알려진 경우는 대개 '~치료'가 표준말이지만 여전히 '~요법'과 혼용되고 있으며, 생소한 것들은 사전에도 올라 있지 않은 상태에서 주로 '요법'으로 쓰고 드물게 '치료'가 혼용되고 있다. 그렇다고 해서 표준말로 등재된 것들은 '치료'로 옮기고, 그렇지 않은 것들을 '요법'으로 옮긴다면 독자의 혼란을 초래할 우려가 있다. 또한 원문에는 '~치료'라는 말도 등장하기 때문에 이 둘을 혼용해서 사용했다.

또 원문에서는 '삼림테라피'라는 용어도 자주 등장한다. 테라피(Therapy) 역시 '요법', '치료'라는 말과 동일하지만 원문의 느낌을 그대로 살리기 위해서 표현을 달리 바꾸지 않고 혼용해 사용했다. 일본어로는 '세라피'에 가깝지만 보다 광범위하게 쓰이는 '테라피'를 사용했다.

■ 식물의 이름

식물의 이름은 첫 번째로 '국어명'을 기준으로 했고, 둘 이상의 국어명이 나올 때는 본문 뒤에 나오는 색인의 학명과 맞췄다. 검색 결과, 같은 이름으로 나오나 맞춤법 표기를 달리 한 경우 사전을 우선시했으며, 백과사전과 국어사전이 서로 부딪힐 경우에는 국어사전을 우선했다.

예) 자작나무과(백과사전)와 자작나뭇과(국어사전) → 자작나뭇과

사전에 나오지 않는 식물일 경우 검색된 명칭을 썼으며, 검색도 안 되는 경우에는 일본식 한자 이름을 가져다 표기했고, 그나마도 없는 경우에는 학명을 그대로 사용했다.

■ 외래어 표기

일본어 외래어표기법에 따라 센 발음으로 표기하지 않았다. 예를 들면 '토후쿠'가 아닌 '도호쿠'로 표기했으며 '쯔' 발음을 '츠'로 표기했다.

국내 산림치유 어디까지 와 있나

왜 산림치유인가

최근 휴양림이 많은 사람들에게 사랑을 받고 있다. 이런 현상의 배경으로는 급격한 도시화로 인해 자연과 접촉하는 공간이 계속 줄어들고, 각박한 생활로 현대인들이 스트레스를 많이 받는 환경에 놓여 있기 때문이다. 그에 따라 휴양의 형태도 변하고 있다. 지금까지 휴양은 숲에서 단순히 쉬는 정도의 활동에 그쳤다. 그러나 많은 과학적인 연구를 통해 숲이 인간의 건강을 증진하는 데 많은 영향을 끼치는 사실이 속속 밝혀지고 있다. 그런 점에서 산림휴양이라는 소극적인 활동에서 더 나아가 '산림치유'라는 적극적인 휴양활동으로 바뀌는 추세이다. 사람들도 숲의 생리적·정신적 안정 효과에 대해 많은 관심을 기울이고 있다.

일본에서는 이미 2003년부터 '삼림요법'이라는 용어가 출현하였다. 이것이 더욱 발전하여 삼림약학, 삼림의학(2006)이라는 용어가 생겨 이제는 하나의 학문으로 정립된 상황이다. 삼림의학의 기술을 익혀서 숲을 찾는 사람들을 지도하는 삼림테라피스트(forest therapist, 삼림건강안내인)가 되려는 사람들을 위한 교과서도 나와 있을 정도다. 우리나라에서 산림치유라는 용어가 나온 지는 4년 안팎이다. 그러나 주로 임학이나 산림계통에서 논의를 진행하여 의료계에서는 아직 낯선 개념에 머물러 있다. 그런데 최근 의학 관련 다큐멘터리를 통해 산림치유에 관해 몇 차례 소개되면서 사람들의 관심과 이용 욕구가 급증하고 있다. 과학적 근거를 정리하려는 연구도 점차 활성화되고 있다. 여기에서는 산림치유의 과거와 현재 그리고 발전방향을 탐색해보고자 한다.

휴양에서 치유로

오늘날 숲에서 편히 쉬면서 휴양을 하고 몸과 마음을 건강하게 단련할 수 있게 된 것은, 헐벗은 산을 울창한 숲으로 바꿔 놓기 위한 선조들의 피나는 노력 덕분이다. 1953년 한국전쟁이 끝난 직후 우리나라의 산림은 1헥타르에 7입방미터(㎥)에 지나지 않을 정도로 황폐했다. 그러나 1, 2차 치산녹화 10년 계획(1973~1987)을 내실 있게 추진하면서 헐벗은 산을 성공적으로 녹화하였다. 이를 바탕으로 산지자원화계획(1988~1997), 경영기반구축과 녹색국가 구현(1998~2007)을 달성하였다. 2008년 말 현재 임목축적은 1헥타르당 103입방미터(103㎥/ha)로 1953년과 비교해 열다섯 배가 증가해 울창한 산림으로 바뀌었다.

우리나라의 경제개발과 소득향상, 여가의 증대는 산림녹화의 속도와 괘를 같이한다. 1980년대에 들어서면서부터 경제개발에 가속도가 붙고, 소득이 증가하면서 여가에 대한 관심도 증가하였다. 이에 따라 사람들이 산림휴양 활동 쪽으로 많은 움직임을 보였다. 정부는 이러한 산림휴양 활동에 대한 국민들의 움직임과 수요, 국제적인 동향을 간파해 1980년대 중반부터 산림휴양정책의 근간을 마련하기 시작했다.

'산림휴양'이라는 말이 처음 나타난 때는 1965년《산림》(6월호)의〈임업통신〉란에서였다. 1970년대에 산림직 공무원들이 '산림의 다목적 이용실태'를 파악하는 해외 출장 귀국보고서에서 산림휴양을 자주 언급하였다. 1980년대 초는 한국에서 산림휴양을 본격적으로 도입하였다. 독일과 일본의 영향이 컸고 미국의 국립공원제도와 관련한 휴양활동과 연구동향도 한몫했다.

독일은 자연휴양림을 조성해 이미 휴양림 시업에 관한 자세한 정책들을 수립한 상황이었다. 일본에서는 1980년 고단샤(講談社)에서《식물의 불가사의한 힘(植物の不思議な力)》(ト-キン, B. P., 神山惠三)을 출간하면서 산림이 지닌 건강 기능에 대한 과학적 연구의 발판을 마련했다. 1982년 당시 임야청 장관이던 아키야마(秋山智英)가 '전국 삼림욕 구상'을 발표하면서 일본의 3대 아름다운 숲 중 한 곳인 아카사와(赤澤) 자연휴양림을 '삼림욕의 발상지'로 선언했다. 이를 계기로 '삼림욕(森林浴)[1]'이란 말이 동양 3국 한자문화권에 퍼졌다. 그때부터 산림욕은 산림휴양 활동의 핵심이 되었고, 숲속의 살균물질인 피톤치드의 건강 증진 효과가 알려졌다.

당시 일본에서는 산림욕을 영어의 '그린샤워(green shower)'로 표기하였다. 우리나라에 처음 소개된 때는 1983년 5월이다. 텔레비전 뉴스와〈중앙일보〉5월 20일자 12면에 '산림욕 - 수목의 향기로 심신을 다진다'는 제하로 삼림욕과 피톤치드를 소개하였다. 같은 해 6월 산림분야의 임경빈 박사가《산림》지에 '숲의 향기 - 삼림욕에 대하여'란 글을 실었는데, 이를 계기로 1983년부터 피톤치드와 산림욕에 대한 관심이 전국적으로 폭증하였다. 1984년 2월에는 한국임업사상 최대 규모로〈산림자원의 다목적 활용〉에 대한 심포지엄을 열었다. 1984년 산림청은 각종 산림휴양시설을 연차적으로 확대한다는 계획을 발표하였고, 1988년 '유명산 자연휴양림'과 '대관령 자연휴양림'을 조성하기 시작했다. 1989년에 4개소를 개장하여 2008년 말 현재 국·공·사유림에 총 126개소의 자연휴양림이 조성되어 있다.

2005년 산림청에서 제정한 〈산림 문화·휴양에 관한 법률〉 제2조 1항에 '산림문화·휴양이라 함은 산림과 인간의 상호작용으로 형성되는 총체적 생활양식과 산림 안에서 이뤄지는 심신의 휴식 및 치유 등을 말한다'고 정의하였다. 이를 통해 '산림치유'를 명시하고 산림치유를 진흥하기 위한 산림청의 책무를 명확하게 하여 법적 기반을 만들었다.

2008년도 한국관광공사의 조사에 따르면 우리나라 사람들의 63퍼센트는 자연명승과 풍경감상을 위해, 54퍼센트는 휴식과 휴양을 위해 여행하는 것으로 나타났다. 국립공원방문객 추세를 보면 2001년도에 2392만 명이던 것이, 2008년도에 3370만 명으로 늘어 지난 8년간 57퍼센트의 증가 추세를 보였다. 그러나 방문객의 대부분은 자연감상, 휴양, 건강을 목적으로 방문하였다. 2007년도 한국갤럽리서치가 만 15세 이상의 전 국민(표본크기 1220명)을 대상으로 전화면접을 통해 조사한 결과에 따르면, 도시의 숲을 방문하는 주된 이유는 건강과 운동이라고 대답했다(53%). 또 주된 활동은 산책(57%)이었다. 도시의 숲이 하는 주된 역할이 무엇이냐고 물었을 때 47퍼센트가 휴양 및 쉼터 제공, 44퍼센트가 공기정화라고 답했다.

이러한 경향은 이미 2003년에 있었던 비슷한 연구결과에서도 확인할 수 있다. 도시 근교의 산림을 이용하는 사람들의 80퍼센트가 건강과 관련한 동기와 목적을 가지고 방문하는 것으로 나타났다(신원섭과 권헌교, 2003). 이 결과를 통해 사람들은 질적으로도 높은 휴양을 기대하고 있음을 알 수 있다. 자연휴양림의 경우, 1989년에 나타난 통계에 의하면 자연휴양림 4개소를 개장하여 4만 4269명이 이용하였고, 2007년도에는 총 626만 명이 이용하였다. 이것을 단위면적당 방문으로 환산하면 1헥타르당 7명(1989년)에서 1헥타르당 50

명(2007년)으로 7배 이상 증가한 셈이다.

자연휴양림의 방문실태에서 보여주는 방문객의 양적, 질적 증가는 또 다른 수요를 창출하였다. 즉 산림이 지닌 보건기능이 알려지고 더 나아가서 숲의 의학적 치유 효과가 입증되었던 것이다. 이에 숲은 단순한 휴식이나 휴양 기능을 넘어 심신의 질환을 치료할 수 있는 능력이 있다는 인식이 확산되었다. 더욱이 이미 2005년에 일본의 학자들은 숲이 심신의 질환을 치료할 수 있다는 확신 아래 삼림테라피라는 용어를 사용하였으며, 산림치유 효과가 확실한 숲을 지정하여 국민에게 개방하였다. 이 같은 동향에서 나온 새로운 삼림휴양의 개념이 바로 '산림치유' 이다.

산림치유 관련 용어

'산림치유(forest healing)' 란 말은 산림휴양, 산림요양, 숲 치유 등의 용어와 비슷한 의미로 사용된다. 휴식기능과 치료기능을 중심으로 한 개념 정립이 필요한데 아직까지 법률적, 제도적으로 규정된 용어가 없는 상황이다. 단 제5차 산림기본 계획상에 '삶의 질 제고를 위한 녹색 공간 및 서비스 확충' 을 위한 세부 추진계획의 하나로 산림치유의 정의를 제시하고 있는 것이 제도적 근거가 되어 공식적으로 '산림치유' 로 통일해 사용하고 있다.

우리는 산림이 인간의 심신 건강을 유지하고 증진하는 데 도움을 주는 것을 등산, 자연휴양림, 산림욕 등의 활동을 통해 경험적으로 알고 있다. 일반적으로 산림욕이란 산림에서 쾌적성을 증진할 목적으로 하는 다양한 활동을 통칭한다. 특별히 과학적, 전문적 개입 없이도 스스로 할 수 있는 활동을 뜻한다. '산림치유'는 인체에 미치는 생리적 · 심리적 효과를 과학적, 의학적 성과를 기반으로 체계적 프로그램을 통해 검증하고 그 결과를 토대로 산림을 심신치유에 활용하려는 시도이다. 따라서 '산림욕'보다 더 진보된 개념이다.

일본에서 사용하는 '삼림테라피'란 용어는, 과학적 근거를 바탕으로 한 산림욕 활동으로써 특별한 효과를 기대하는 '치료'라기보다는 생리적으로 편안한 상태로 유도하여 면역능력을 활성화하고 쉽게 병에 걸리지 않도록 예방 기능을 높여주는 '비특이적 효과'를 의미한다. 한국에서는 이러한 산림의 기능에 '치유'란 용어를 덧붙여 '산림치유'로 정의한다. 자연요법이나 대체요법에서 주로 사용하는 '치유(治癒, healing)'와 현대의학에서 사용하는 '치료(治療, treatment)'에는 차이가 있다. '치유'는 병의 근본원인을 제거해 그 병이 없던 상태로 되돌리는 것을 말한다. 치료는 수술이나 약물을 투여하는 등 직접적인 처치를 가해 병을 낫게 하는 의미가 강하다. '치유'는 병원에서 하는 처치가 아닌 인간 본연의 자연복원력, 자기회복력에 더 중점을 둔다.

즉 '산림치유'란 자연환경 중에서도 숲의 다양한 물리적, 환경적 요소를 이용해 인간의 몸과 마음을 건강하게 만들어주는 자연요법의 한 부분으로 정의할 수 있다. 따라서 '산림치유'는 국민 누구나 도시화된 생활 속 스트레스에서 벗어나 산림을 통해 심신의 쾌적함을 느끼고 면역력과 대처능력을 강화해 특정한 질병을 치료하는 차원을 넘어 궁극적으로 질병을 예방하고 건강을 증진하는 일련의 과정을 총칭한다. 산림의 물리적, 화학적 자극이 주는 건강 증진 효과를 활용해 현대인의 생활습관병 및 환경성 질환의 증상을 완화하고 회복 및 촉진에 활용하는 것이다.

'삼림욕'과 '산림욕'이 왜 달리 사용되는지도 이해할 필요가 있다. 일본과 대만에서는 삼림욕(森林浴)이라고 표기한다. 그러나 우리나라에서는 당시 언론매체, 필자에 따라 삼림욕과 산림욕(山林浴)을 섞어서 사용했다. 그 결과 이 같은 표기 혼동이 오늘날까지 이어지고 있다. 우리나라에서는 예부터 숲을 의미하는 한자를 '산림(山林)'으로 표기해왔다. 삼림(森林)이라는 용어는

1900년 이전의 문헌에서는 좀처럼 발견되지 않는다. 실제로 산이 아닌 곳에 숲이 울창하게 발달한 곳이 한국에는 거의 없다. 따라서 산과 숲을 떼어서 보기 어려운 것이다. 1905년 일본의 강요로 을사늑약이 체결된 뒤 대한제국은 1908년 삼림법(森林法)을, 1911년 삼림령(森林令)을 제정하였다. 이후 해방 전까지 산림이라는 용어 대신에 삼림이라는 용어를 줄곧 사용해왔다. 그러나 해방 이후 산림청을 개청하고 산림청에서 사용하는 숲 관련 용어는 모두 산림으로 통일해 사용했다.

산림휴양과 산림치유 관련 연구 동향

전통적으로 건강을 목적으로 산림을 이용해온 역사가 매우 오래되었음에도 이에 대한 체계적인 연구에 관심을 갖게 된 것은 그리 오래되지 않았다. 매우 최근에 산림치유에 대한 연구가 시작되었다. 이 분야에 대한 연구는 일본에서 소개한 삼림욕의 영향이 컸다. 휴양기능을 고려한 산림경영과 산림정책, 국립공원과 관련한 공원휴양 등의 연구가 이어졌다. 1984년 초에 석사학위 논문으로 〈덕산 삼림욕장 기본계획 수립에 관한 연구〉, 같은 해 한국임학회지에 〈삼림욕장 계획에 관한 기초연구〉가 발표되었다. 1984년 《산림》지 8월호에 '건강과 삼림의 효용', 1986년 동지 2월호에 홍문화 박사의 '삼림과 건강'이란 글이 발표되었다.

이런 글들은 숲을 활용해 건강을 증진할 수 있다는 가능성을 시사한 것으로 산림욕에 대한 관심을 더욱 집중시켰다. 뿐만 아니라 산림휴양에 대한 연구와 산림욕장이나 자연휴양림의 필요성을 더욱 부각시켰다. 1989년에 나온 《산림 내 경험이 자아실현에 미치는 영향》(신원섭, 한국임학회지)은 미국 원생지 산림 야영객들의 산림경험이 그들의 자아실현 수준에 어떠한 영향을 미치는지를 조사한 것이다. 이 연구는 산림치유와 산림의 심리적 효용에 관한 선구적인 연구였다.

이에 부응해 1990년에 발간한 연구보고서인《자연휴양림 설계기준》이 나오기까지 독일 자연휴양림 제도를 오랜 동안 관찰하고 연구한 변우혁 교수가 기여한 바가 크다. 이에 더하여 공원휴양에 대해 연구한 박봉우 교수와 김성일 교수, 원생지(Wilderness) 경험을 연구한 신원섭 교수의 활동은 산림휴양 연구를 진작시켰을 뿐만 아니라 추후 한국산림휴양학회(1996년)와 한국공원휴양학회(1998년)의 탄생에 초석을 마련했다. 산림휴양관련 연구는 1990년대에는 주로 자연휴양림 이용객들의 휴양활동 특성과 만족도, 숲이 주는 편익기능, 휴양림의 적지분석과 경관관리기법, 휴양림 평가분석, 산림과 자아실현의 관계 등에 집중되었다.

2000년대에는 숲의 보건기능에 대한 구체적인 연구가 서서히 진행되었다. 숲의 스트레스 해소 효과와 고혈압 저하 효과, 우울증 개선 효과 등 숲이 인체의 생리적 반응에 미치는 영향에 관한 연구들이 그것이다. 이러한 연구들은 산림활동이 단순한 휴양활동의 수준을 벗어나서 심신의 건강을 증진하는 예를 실증적으로 보여주는 것이다. 이미 일본에서는 이러한 내용을 정립해 삼림요법, 삼림의학 등으로 정리하였다. 더불어 심신의 질환을 치유할 수 있는 새로운 산림휴양의 개념으로 삼림테라피(forest therapy, 삼림치유)라는 용어를 사용하기 시작했다. 2005년부터 삼림테라피 인증제를 실시해 삼림치유 효과를 철저히 검증한 시설을 갖추고 삼림테라피기지(forest therapy quarter, 삼림치유기지)나 삼림테라피로드(forest therapy road, 삼림치유길)를 지정하였다. 2007년 현재 18개의 삼림치유기지와 6개의 삼림치유길이 인증을 받았다.

2000년대에 들어서서 숲이 심신의 질환에 미치는 긍정적 영향에 대한 연구결과와 일본의 삼림치유와 관련한 움직임은 국내 연구진과 정책부서에도 많은 자극이 되었다. 이러한 자극은 숲의 치유기능에 대해 좀 더 과학적이고 조직적인 연구가 필요함을 절감하는 계기가 되었다. 이로써 정신과 전문의인 이시형 박사를 회장으로 2005년 (사)한국산림치유포럼이 탄생하였다. 이제는 산림휴양의 시대를 벗어나서 숲을 통한 적극적 건강증진을 위한 산림치유의 시대를 맞이한 것이다.

2000년대에 들어서 산림휴양이나 산림치유에 관한 많은 전문서적들이 출간되었다. 대표적으로《삼림욕》(신재만, 1990, 원저 森林浴-綠の健康法, 岩崎輝雄),《자연휴양림설계기준》(변우혁 외, 1991),《숲, 휴양, 휴양림》(박봉우, 1994),《삼림욕, 숲으로의 여행》(차윤정, 1995),《원예치료학》(서정근 외, 2000),《산림치료길 개발 연구》(전경수 외, 2001),《숲과 휴양》(김범수, 2003),《피톤치드의 비밀》(강하영, 2003),《치유의 숲》(신원섭, 2005),《내 몸이 좋아하는 삼림욕》(박범진, 2006),《나를 살리는 숲, 숲으로 가자》(윤동혁, 2006),《산림요양학》(김기원과 전경수, 2006),《숲으로 떠나는 건강여행》(신원섭, 2007),《숲에 왜 가냐 물었더니-숲이 건강이다》(이시형 외, 2007) 등이 있다. 번역서로는《내 몸을 치유하는 숲》(우에하라 이와오 저, 박범진 역, 2006),《오감으로 밝히는 숲의 과학》(미야자키 요시후미 저, 박범진 역, 2007) 등이 있다.

학술지에 게재된 연구논문 외에 연구프로젝트 형태의 보고서도 2000년대 이후 발표되었다. 산림의 건강 효용과 메커니즘에 관한 우리나라 최초의 연구 프로젝트는 2001년에서 2004년까지 3년간 농림부 농림기술센터의 농특과제였다. 이를 통해 산림 건강 물질인 피톤치드 성분의 분석과 효능에 대한 연구결과가 보고되었다(농림부, 2004). 이후 국립수목원에서 수행한〈산림과 우울증〉(2005),〈대체의학으로서 산림치유 연구분석〉(유한킴벌리, 2005),〈소외계층을 대상으로 한 산림의 정서 효과〉(한국녹색문화재단, 2006) 등이 대표적이다.

(사)한국산림치유포럼은 어떤 활동을 하는가

2005년 12월에 (사)한국산림치유포럼이 설립되었다. 창립 취지문을 소개하면 그 골자는 다음과 같다.

"숲은 생명의 원천이다. 숲의 정기는 일상에서 얻은 심신의 피로를 해소하여 정신적 안정을 되찾게 하며 숲이 심신의 건강과 삶의 행복을 보장하는 근원이라고 믿는다. (사)한국산림치유포럼은 이러한 사실을 깨닫고 여러 분야의 전문가들이 모여 숲이 지닌 보건 의학적인 기능을 밝혀내어 인간의 삶에 적용해 보고자 결성된 것이다. 우리는 숲이 치유는 물론 건강을 지키고 질병을 예방하는 데도 중요한 역할을 한다고 믿는다. (사)한국산림치유포럼은 산림과 건강에 대한 과학적인 연구를 통해 이론의 발전은 물론 이를 적용시킬 수 있는 대안을 제시함으로써 사회가 건강하게 발전하는 데에 도움을 주고자 한다. 또한 이 분야의 전문가 양성을 위한 교육에도 관심을 기울이고 산업화와 정책의 대안을 제시하는 데도 노력할 것이다." - 창립 취지문에서 발췌

포럼 창립과 더불어 시작한 활동은 2006년 유한킴벌리가 발주한 〈통합의학으로서 산림의 치유기능 연구〉라는 연구사업이다. 유럽과 일본의 산림치유에 대한 동향을 파악하고 우리나라의 연구결과를 검토하여 산림이 지닌 여러 가지 보건의학적인 기능을 놓고 '통합의학'의 가능성에 대해 연구한 것이다.

이것을 계기로 2007년에는 산림청에서 〈숲을 이용한 건강·치유 프로그램 개발〉이라는 기획과제를 발주했다. 국립산림과학원을 주관연구기관으로 하여 충북대학교, 인제대학교 백병원, 충남대학교, 국민대학교 등 다섯 개 기관

이 공동연구로 진행하고 있다. 2011년까지 4년간 지속될 본 과제의 연구목표는 건강·치유관련 물질함량 구명, 산림의 건강증진 효과 구명, 질병·대상별 프로그램 개발, 치유의 숲 조성 및 운영방안 제시 등이다. 2007년부터 지금까지 연구진이 수행한 연구결과는 각종 심포지엄, 워크숍, 특별강연과 국내외 여러 학술회의와 학술잡지, 텔레비전을 통해서 발표되었다. 주요 연구사례들은 다음과 같다.

〈모델 치유의 숲 조성 기본계획〉(국립산림과학원, 2008), 〈치유의 숲길 조성에 대한 이론적 고찰〉(한국식물인간환경학회지, 2009), 〈자연휴양림 산림치유 기능 활성화 방안〉(한국산림휴양학회지, 2008), 〈산림 활동 심리 프로그램이 우울증 환자들의 우울감에 미치는 영향─예비적 연구〉(한국임학회지, 2008), 〈일본 시나노마치 치유의 숲 정책에 관한 사례연구〉(한국산림휴양학회지, 2009), 〈산림 운동이 혈압, 심박수, 과산화지질, 항산효소에 미치는 영향〉(한국임학회지, 2008), 〈산림 건강물질이 스트레스 반응과 인지기능에 미치는 영향─음이온을 중심으로〉(한국임학회지, 2008), 〈산림치유 프로그램이 미혼모의 우울감과 자존감에 미치는 영향〉(한국임학회지, 2009), 〈산림의 시각요소가 인체의 심리 및 생리에 미치는 영향〉(한국임학회지, 2009), 〈The effect of Cognitive Behavior Therapy(CBT) based psychotherapy applied in forest environment on physiological changes and remission of major depressive disorder〉(Psychiatry Investigatioin, 2009) 등이 있다.

(사)한국산림치유포럼은 이러한 연구활동 외에도 2006년에 경향신문과 공동으로 〈숲이 건강이다〉라는 기획특집을 마련해 포럼 전문가들의 컬럼을 모아 2007년, 《숲에 왜 가냐 물었더니 ─ 숲이 건강이다》라는 서적을 발간하였다. 2008년에는 산림청의 지원으로 산림치유에 대한 외국의 저명한 학자를 초청해 국제심포지엄을 열었다. (사)한국산림치유포럼은 전문인력 양성과 교

육에도 힘을 기울이고 있다. 2007년에는 제1차 산림치유사 교육을 실시하였고, 2009년에는 제2차 교육으로서 '산림건강안내인 과정'을 녹색문화재단과 공동으로 진행하였다.

산림치유 관련 담당부서와 정책현황

정부 부처 중에서 산림치유와 관련한 업무를 직접 담당하는 곳이 산림청이다. 2009년 5월 산림휴양등산과 내에 산림치유 담당을 신설하여 관련 업무를 추진해 왔다. 주요한 업무는 산림치유제도 운영, 국립백두대간 테라피단지 조성에 관한 사항, 산림치유 관련 인력양성 및 프로그램 개발·보급 등의 활동을 한다.

현재 산림치유 관련 장기 정책은 2008년부터 2017까지 10년에 걸쳐서 추진할 제5차 산림기본계획에서 산림청이 설정한 5대 전략의 하나인 〈삶의 질 제고를 위한 녹색공간 및 서비스 확충〉이다. 정부는 이 기간 동안 자연휴양림 이용객이 2006년 578만 명에서 2012년 1200만 명, 2017년 1500만 명으로 증가할 것으로 전망한다. 이와 관련해 국민 수요에 맞춘 휴양·문화 서비스 확대와 산림의 사회적 역할 강화 및 일자리 확대 등 두 개의 핵심과제를 설정하였다. 핵심과제를 달성하기 위해 매년 7개소씩 총 70개소의 자연휴양림을 추가로 조성하며, 2008년에 산음 자연휴양림에 모델 치유의 숲을 조성한 것을 필두로 2009년부터 2017년까지 국유림에 매년 2개소씩 총 18개소의 치유의 숲을 조성하기로 하였다. 이에 따라서 2009년에는 횡성군 숲체원 주변의 숲과 장성군 편백숲을 치유의 숲으로 선정하여 조성하고 있다. 이와 함께 2009년 9월에 산림치유 정책 기본 방향을 수립하여 '산림을 통한 국민건강 증진'을 목표로 다양한 활동을 전개해 왔다. 중점적인 사업으로는 산림치유의 개념과 용어의 정립, 산림치유 시설의 확대 설치, 인력양성 프로그램의 보급, 연구기반 확충 및 효과 규명, 법령 정비 등 산림치유를 제도화하기 위한 다양한 일을 집중적으로 추진해 왔다.

한편 정부는 경북 영주시와 예천군 일대의 국유림 3500헥타르에 향후 6년 간 3266억 원을 투자해 국립 백두대간 테라피 단지를 조성하기로 했다. 이 밖에도 산림청의 지원으로 2010년부터 2012년까지 전남 장흥에 우드랜드 (Woodland)와 연계한 치유의 숲이 만들어질 계획이다.

산림치유의 전망

한국은 최근 몇 십 년간 세계에서 유래를 찾아보기 힘들 정도로 경제적으로 발전하였고 고도의 산업국가로 부상하였다. 현재 우리나라의 도시화 정도는 87 퍼센트를 넘어 국민 대부분이 도시에서 거주하고 있다. 이러한 변화는 전통적으로 누려온 산림과 조화로운 교류를 단절시켰으며, 테크노스트레스에 극심히 시달리는 현대인들에게 산림치유가 매우 중요한 이슈로 부상한 계기가 되었다.

현재 우리나라에서 산림치유는 사회적으로 많은 관심을 끌고 있다. 앞으로 산림치유의 임상적 활용 가능성도 매우 크다. 그러나 이러한 사회적 수요와 실용화를 위해서 아직도 산림치유에 관한 체계적인 사례 분석이나 과학적 기작에 대한 연구는 충분하지 못하다. 산림치유에 대한 과학적 또는 증거 중심의 연구결과는 산림의 새로운 가치 창출과 이에 대한 정당성을 확보할 수 있도록 해준다. 산림을 이용한 치유단지 시설 및 프로그램 개발 정보를 제공하며, 산림의 새로운 가치에 대한 대국민 홍보를 통해 국민에게 '삶의 질'을 높일 수 있는 기회를 제공할 수 있을 것이다. 산림치유는 삶의 질 향상과 의료비 지출 절감에 중요한 역할을 하리라 기대한다.

20세기 의학에서 21세기 의학으로의 진보, 삼림의학

현대사회는 극도의 스트레스 사회라고 할 수 있다. 암, 뇌졸중, 심장병이나 당뇨병 같은 생활습관병과 함께 과로사, 등교거부, 알코올의존증이 증가하는 사실만 봐도 이를 알 수 있다. 이에 대한 반작용으로 최근 삼림환경과 원목성분에서 얻을 수 있는 질병예방과 건강증진 효과, 더불어 심신의 이완작용에 대한 관심이 높아지고 있다. 왜 하필 지금 숲과 같은 자연이 지닌 질병예방 효과나 치유력에 사회적인 기대가 쏠리는 것일까?

최근 백 년 남짓한 세월 동안 사회 전체가 쫓기듯이 갑작스런 서구화의 물결에 휩쓸렸다. 서구화 과정은 곧 오랜 역사 속에서 길러온 전통적 가치관, 다시 말해 동양적 문화특성에 뿌리 내린 고유한 가치관의 변천사이기도 하다. 전통적인 가치의식은 각 개인의 인격과 감성을 구성하는 심층적 심리구조 속에 내재하면서 일종의 완충 역할을 한다. 그리고 사회생활에서 받는 정신적·심리적 충격을 완화하는 마음의 안식처와 같은 역할을 하여 환경 스트레스에 대한 내성을 높여준다. 하지만 시대가 바뀌면서 가치 또한 바뀌고 있다.

예를 들어 노동은 개인이 사회적 존재임을 증명하는 수단이라고 할 수 있다. 하지만 최근 노동시장은 연공서열제와 종신고용제가 급속히 붕괴하면서 성과주의나 연봉제로 대체되고 있다. 연공서열제와 종신고용제가 전통적인 집단 책임주의에 근거한 고용제도라면, 성과주의나 연봉제는 개인주의적인 자기 책임체제라 할 수 있다.

특히 장기 불황으로 인해 부모 세대들은 구조조정과 전직(轉職)으로 고통당했다. 또 아이들은 어릴 때부터 학원과 학교를 오가며 많은 지식과 기술 습득을 위한 고강도 학습을 강요받을 뿐만 아니라 평생 시간에 쫓기며 긴장감 가득한 노동환경을 감내해야만 하는 처지가 되었다. 이처럼 스트레스로 가득한 사회적 환경은 개인의 노력만으로는 해결할 수도 피할 수도 없는 사회적 병리 현상이며, 사회의학의 힘을 빌려 한시라도 빨리 대응해야 할 문제다.

극도의 스트레스에 노출된 개인에게 도움을 줄 수 있는 효과적인 방법 중 하나가 인간적 지지, 즉 휴먼 서포트(human support)이다. 이것은 가족이나 친구에게서 얻는 깊고 따뜻한 정서적 안정감이다. 옴짝달싹 할 수 없는 상황이라 하더라도, 감정을 공유하며 위로해주는 사람이 있을 때 심리적인 절박감과 스트레스 반응이 크게 줄어든다는 사실은 수많은 사람이 경험하는 바다.

하지만 개인주의가 급속히 진행되는 사회에서는 장기적이고 안정적인 휴먼 서포트를 기대하기 어렵다. 이 때문에 사회 환경에서 오는 커다란 스트레스에서 개인을 지키기 위한 대안으로 '신(神)의 보살핌'을 대신할 '자연 치유력'이 대두된다. 이때의 '자연'이란 바로 마을의 산이며, 고향의 숲이다. 심산유곡이든 동네 뒷산이든 공원이든, 일단 숲에 들어가면 심신의 긴장이 풀리면서 인간 역시 태고부터 이어져 내려온 대자연의 일부임을 실감하게 된다. 이것은 삼림이 지닌 진정작용 덕분이다.

이처럼 삼림의 다양한 효과에 대한 사회적 관심과 기대에 부응하기 위해서

라도 삼림이 지닌 다양한 심신 치유효과, 즉 정신·심리적 쾌적성 증진효과
와 질병예방, 재활훈련 효과에 관한 엄밀한 의학적 해명이 필요하다.

1. '질병억제'에서 '건강지향'으로

생활습관병은 주로 개인의 생활방식에 발병원인이 있다. 따라서 진정한 의
미에서 완치는 어렵다. 그래서 생활습관병이 사망원인의 대부분을 차지하는
여러 나라에서는 DNA, 세포나 장기에 주목하던 기존의 요소환원론적 의료
체계에서, 전인적(全人的)이며 포괄적인 통합의료체계로 급속도로 이행하고
있다. 실증주의 의학을 이끌어온 미국에서도 미국 국립보건원(National
Institute of Health : NIH)의 의학의료관련 예산에서 보완대체요법
(complementary and alternative medicine : CAM) 관련 예산의 비중이 빠르게
증가하고 있다. 또 전통적으로 삼림요법을 포함한 자연요법을 건강보험제도
에 대폭 수용해온 독일을 포함한 유럽에서도 이러한 경향은 점차 뚜렷해지고
있다.

아시아에서는 중국과 인도가 각각 한방의학과 아유르베다 ** 의학의 전통
을 지니고 있으며, 최근 중국에서는 중의학과 서양의학을 통합한 의학의료분
야가 급속도로 발전하고 있다. 일본에서도 보완대체요법에서 통합의학으로
이행하려는 움직임이 최근 수년간 눈에 띄게 늘고 있다. 물론 그 배경에는 환
경정상회담을 통해 드러난, 전 지구적 경제성장의 한계라는 사실이 자리한
다. 다시 말해 한정된 의료건강자원을 가장 효과적인 형태로 의료비와 사회
보장비에 할당해야 한다는 시대적 요구가 그 흐름을 가속화하는 상황이다.

물론 이런 변화가 제2차 세계대전 이후의 여러 선진국에서 어느 날 갑자기
나타난 것은 아니다. 최근 25년간 일본의 질병사망구조는 결핵으로 대표되는

**
아유르베다(Ayurveda)
인도의 고대 의학이자 장
수법 '아유르'는 장수,
'베다'는 지식이란 뜻으
로 생명(건강)과학을 의
미한다. 약 3000년 전에
발생해, 기원전 500년
무렵에 주술의학을 탈피
하여 '합리적 경험의학'
으로 완성되었다.

감염증에서 암이나 뇌졸중, 심장병으로 대표되는 순환기 질환으로 그 내용상 커다란 변화를 맞이했다. 이들 만성질환은 수십 년에 걸친 일상의 생활습관이 유전적 소인과 복잡하게 얽혀 발병 여부에 영향을 미친다. 즉 기존의 특정 병인(病因)에 의한 특정 질병이 발병해서 사망에 이른다는 단순한 '병인-질병' 구도만으로는 오늘날의 질병건강구조에 대응할 수 없다. 따라서 일상생활 습관, 즉 라이프스타일(lifestyle) 요인과 유전과 같은 소인이 복잡하게 얽혀 일어나는 건강파괴 현상을 대상으로 한 새로운 체계에 눈을 돌렸다. 즉 예방의학과 건강증진, 재활간호를 중심으로 한 21세기형 의학의료를 구축하기 위한 이론과 실천체계를 확립할 필요가 생겨난다.

2. 전 세계 보건학의 흐름

아놀드 토인비**는 20세기 후반의 사회 사조를 요약해서 '건강의 세기'라고 했다. 실제로 세계보건기구(World Health Organization : WHO)가 지난 반세기 동안 진행해온 주요 활동의 변천사를 살펴보면 20세기 후반이 되어 세계가 건강의 관점에서 얼마나 크게 변모해왔는지를 확실히 알 수 있다.

제2차 세계대전 후 세계보건기구는 의사 양성과 의료기관 배치를 통한 의학적 치료 확충에 전력을 기울였다. 이것을 제1기 활동이라고 한다면, 제2기 활동은 1978년 구(舊)소련 카자흐공화국의 수도인 알마아타에서 채택한 알마아타선언**을 계기로 건강관리 쪽으로 방향을 전환하고 그 활동이 포괄적이면서도 사회적인 사업으로 단숨에 변모하였다. 1차보건의료(primary health care : PHC) 활동으로 상징되는 전 세계적인 제2기 활동은 지금도 개발도상국에서는 가장 중요한 의료보건활동으로 시행된다. 한편 경제적으로 발전한 선진국에서는 기존의 의료보건활동과 더불어 1980년대 전후부터 건강파괴와

**
아놀드 토인비
(Arnold Joseph
Toynbee, 1889~1975)
영국의 역사가. 문명의 흥망성쇠를 분석한 《역사의 연구》 12권을 저술했다.

**
알마아타선언
1978년 9월 6~12일 구소련의 알마아타 지역에서 개최된 1차보건의료에 대한 국제회의. 전 세계 인류의 건강을 증진하고 보호하기 위해 모든 정부, 보건의료 및 국제 개발 종사자들, 세계 지역 사회의 긴급한 행동이 필요함을 언급했다. 세계보건기구와 유니세프가 공통으로 1차 의료 수단으로서 전통의학의 역할을 인정한 최초의 선언문이기도 하다.

질병 발병의 위험도가 높은 고위험군을 대상으로 한 리스크 절감 활동을 효과적인 의료 및 예방활동으로 여겼다. 이것이 세계보건기구의 제3기 활동인 리스크 접근(risk approach)의 시작이다.

그리고 1986년에 국가 차원에서 질병예방 및 건강증진활동을 벌여온 캐나다의 수도 오타와에서 세계보건기구 주최로 제1회 국제건강증진회의가 열렸다. 이것이 제4기 활동의 시작이다. 오타와 회의에서는 특히 선진국들이 직면한 건강 문제에 주목하였다. 이때 채택된 '오타와 헌장'은 지역사회를 구성하는 모든 개인과 집단의 건강상태를 향상시키는 것이 의학의료 및 보건활동에서 가장 중요한 과제임을 강조했다. 그리고 회의 중에는 생활양식의 변화를 촉구하는 넓은 의미의 건강교육과 학습법, 그리고 이를 지지하는 사회환경의 정비를 주제로 열띤 토론이 벌어졌다. 토론을 통해 생활양식의 변화에 따른 질병 예방과 건강증진이 실제로 가능한 일임을 증명했다.

당시에 필자는 세계보건기구의 킥 부시(Kick bush) 박사의 초청을 받아 도쿄대 의대의 군지(郡司) 교수, 소노다(園田) 교수와 함께 오타와 회의에 참가해 성명서를 작성했다. 또 라이프스타일과 삶의 질(quality of life : QOL)을 주제로 토의를 주도하기도 했다. 오타와 선언을 계기로 선진국에서는 질병을 억제하는 쪽에서 건강을 지향하는 쪽으로 의학의료체제의 거대한 변화가 시작됐다.

3. 자연과 더불어 사는 삶의 방식

인간이 살아가는 방식, 즉 라이프스타일은 사회 환경요인과 더불어 건강에 막대한 영향을 끼친다. 이에 대한 에피소드 하나를 소개하겠다.

동물원에서 사육되는 야생동물의 평균수명은 야생 상태에서 살아가는 경우보다 두 배 정도 길다. 하지만 동물원에서 사는 동물은 24시간 관리를 받으며 좁은 우리 안을 왔다 갔다 하면서 시간을 보낸다. 정해진 시간에 균형 잡힌 영양식을 공급받고 오로지 우리 안에서만 세월을 보내다가 동물원 스태프의 간병을 받으며 죽음을 맞는다. 한편 야생에서 사는 동물은 야생의 본능을 간직한 채 살아남기 위해서 극도의 긴장상태로 시간을 보낸다. 사자는 죽기 직전까지 엄청난 기세로 사냥감을 쫓아다니고, 큰 상처를 입거나 병에 걸리면 며칠도 안 되어 죽음에 이른다.

그럼 인간은 어떠한가. 20세기 후반 선진국 국민의 수명은 눈에 띄게 늘어났다. 수명연장의 이유가 의학과 의료의 발전 때문인지, 아니면 경제적인 풍요에 힘입은 건강한 라이프스타일 때문인지를 두고 진지한 토론이 이어졌다. 토론 결과, 사망률이 감소한 데는 의학의 발전보다는 영양 및 위생 상태와 같은 라이프스타일과 사회·경제환경의 개선이 큰 역할을 했다는 사실이 밝혀졌다. 평균수명이 줄어드는 데 결정적 요인으로 작용했던 소아의 감염증 사망률은 이미 항생물질이 발견되고 보급되기 훨씬 전부터 감소 추세에 있었기 때문이다.

높은 영유아 사망률을 제어하는 데 성공한 선진국에서 그 다음 과제로 대두된 질병은 암이나 순환기 질병과 같은 생활습관병이었다. 이를 위한 충실한 진단과 치료, 나아가 발병 제어와 예방에 대한 필요성이 대두되었다. 많은 선진국에서 '출생 후 일상생활에 지장을 주는 질병에 걸리기까지의 기간(건강수명)'은 제자리걸음을 하는 동안 '질병에 걸린 상태에서 장수하는 유병장수(有病長壽)'가 늘어난 탓에 의료비 부담만 불어나고 있다. 따라서 일본을 포함한 선진국에서는 질병의 발생을 막고 예방함으로써 건강수명을 연장하는 일이 의학의료의 가장 중요한 목적이 되었다. 이 같은 목적을 달성하기 위해 건강한 삶의 방식을 보급하는 21세기형 예방건강증진의학이 주류로 떠오를 것이다. 따라서 발병한 뒤에 진단과 치료에 중점을 두는 임상의학은 그 자리가 점점 협소해질 수밖에 없고 삼림의학 의료의 역할이 더 중요해질 것이다.

그렇다면 어째서 라이프스타일을 개선하면 사망률이 낮아지고 수명이 연장되는 것일까? 수면부족과 피로에 시달리면 사람은 자주 감기에 걸린다. 또 커다란 스트레스를 받은 뒤에는 폐암이나 위암에 걸리는 예가 흔하다. 인간의 혈액 중에 있는 림프구의 약 20퍼센트는 NK세포(NKcell : natural killer cell)이다. 이들이 암세포 같은 이상세포를 발견해서 죽이기 때문에 인간의 몸은 건강한 상태를 유지한다. 또 NK세포는 인플루엔자 바이러스 등에 감염된 세포를 제거하는 역할도 하는데, 이 같은 작용이 바로 '자연면역'이다. 이 자연면역 덕분에 인간은 많은 질병을 막아낸다.

노벨상 수상자인 오스트레일리아의 면역학자인 버넷** 박사는, 30세를 넘긴 인간의 체내에서는 하루에 수천에서 수만 개의 세포가 암세포화한다고 계산했다. 만약 NK세포가 초기의 작은 암세포를 죽이는 작용을 멈추면 아마 많은 사람들은 이미 암에 걸렸을 것이다. 거꾸로 말하면 NK세포의 활성만 높게 유지하면 사람은 감기에도 안 걸리고 암도 생기지 않는다는 이야기다. 하지만 실제로는 그렇지 않다. 인간은 일상적으로 감기에 걸리고 사람에 따라서는 암에도 걸린다.

무엇이 이런 개인 차이를 결정하는지 그 요인을 밝히기 위해서 건강한 사람 수백 명을 대상으로 NK세포의 활성도를 정밀하게 측정해보았다. 그 결과 흥미롭게도 NK세포의 활성에도 매우 큰 개체 차이가 있음을 알아냈다. 뿐만 아니라 식사, 수면, 영양, 흡연, 운동, 음주, 일, 스트레스 등 여덟 가지 건강습관별로 점수를 매긴 결과, 라이프스타일이 건강하지 못한 사람일수록 NK세포의 활성이 눈에 띄게 낮았다.

**
버넷(Frank Macfarlane Burnet, 1899~1985)
오스트레일리아의 의사이자 바이러스 학자. 1960년 피터 메더워 경과 이식된 장기에 대한 후천성 면역 내성을 발견해 노벨 생리·의학상을 받았다.

 몇 년 전 '고도기술사회의 전망'이란 연구 프로젝트를 담당했을 때 라이프 스타일과 NK세포의 활성도 사이의 특정한 관계에 대한 결과를 얻어냈다. 당시 연구 프로젝트의 성과를 바탕으로 일본학술회의에서 '지구환경의 변동과 문명의 성쇠' 연구 프로젝트와 합동토론회를 가졌다. 이 회의는 과학기술과 역사전통 사이의 논쟁이라 해도 좋을 것이다. 과학기술 측에서는 곤도 지로(近藤次郎) 학술회의 회장의 특별강연인 '인류와 문명, 그리고 지구의 미래'를 중심으로 토론에 임했고, 역사전통 쪽에서는 국제일본문화연구센터 소장인 우메하라 다케시(梅原猛)를 축으로 일본의 전통문화 속에 뿌리내린 '마음의 세계가 의미하는 것'에 대해 이론을 전개했다. 이 합동토론을 총괄하면서 필자는 〈그림 0.1〉에 나타낸 것처럼 '자연공생적 인간 활동의 이상적 형태'를 제안했다.

 인간은 지난 200~300년 동안 인류의 행복을 증진하기 위해 신을 대신해서 과학에, 특히 과학의 사회적 성과인 기술에 큰 신뢰와 기대를 걸었다. 하지만 결과적으로 주체여야 마땅할 인간이 거대한 과학기술 앞에서 오히려 왜소해지면서 비인간적인 스트레스로 가득한 생활을 감내해야만 하는 상황을 초래하고 말았다.

 이 같은 결론 앞에서 과학기술은 아직껏 유치한 단계에 머물러 있음을 사회 전체가 인정해야 하지 않을까. 이제 이상적인 교육의 모습은 지식으로써 과학 정보를 축적하는 데 그치지 말고 자연과 인간에 대한 깊은 공감능력과 예술적 감성을 중시하는 방향으로 바뀌어야 한다. 더불어 자연보호와 따뜻한 인간관계 조성을 목표로 삼고 다양성을 중시하는 자연과 함께 더불어 사는 인간활동을 지향할 필요가 있다. 숲과 자연 속에서 성장하고 시간을 보내면서 조성되는 자연에 대한 강한 공감능력이나 아름다움을 느낄 수 있는 예술적 감성은 21세기 과학기술의 중심인 '의학의 인간화'를 이끌어낼 중요한 원동력이 될 것이다.

그렇게 되었을 때 '지구 전체의 쾌적함(Global Amenity)'이 중요한 사회개념으로 대두되리라 믿는다(그림 0.1 참조). 지구 전체의 쾌적함은 인생의 의미를 충분히 음미하며 사는 삶의 질을 약속할 것이고 자연과 인간이 오랫동안 더불어 살 수 있도록 해줄 것이다. 그리고 이것은 진정한 의미에서 고도로 발달한 과학기술을 뜻하는 것이며, 이를 지향함으로써 인간은 안심하고

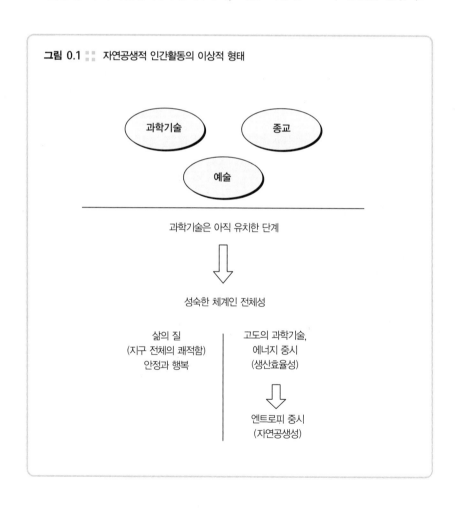

그림 0.1 :: 자연공생적 인간활동의 이상적 형태

과학기술

종교

예술

과학기술은 아직 유치한 단계

⬇

성숙한 체계인 전체성

삶의 질
(지구 전체의 쾌적함)
안정과 행복

고도의 과학기술,
에너지 중시
(생산효율성)

⬇

엔트로피 중시
(자연공생성)

행복한 인생을 약속받을 수 있으리라 확신한다.

얼마 전 세계보건기구는 건강의 질에 대한 새로운 사고를 바탕으로 건강을 다시 정의하였다. 건강이란 신체적, 정신적, 사회적으로 온전할 뿐만 아니라 영적으로도 건강한 역동적인 상태라고 정의하였다. 이때의 영적인 건강은 타인에게 존경받는 삶의 질을 중시하기 위해 매우 본질적인 것이라고 정의하였다. 이와 같은 내용을 담은 '건강 재정의 의제'가 1998년 1월 세계보건기구 집행이사회에 상정되어 심의되었고 '총회에서 논의해야 한다'는 결정을 내렸다. 하지만 결과적으로 총회의결사항은 되지 못했고 시간을 들여서 논의해야 한다는 의견이 강해서 영적인 건강을 중시하는 방향에서 현재 세계보건기구의 건강의 질에 대한 논의가 진행되고 있다. 건강의 재정의를 둘러싼 일련의 논의 역시 인간의 깊은 정신세계에 대한 자연환경의 치유효과를 해명하는 작업이 21세기의 중요한 건강문제라 여기는 움직임과 궤를 같이한다. 그렇기 때문에 지금 삼림의학 연구에 거는 기대는 역사적으로도 의미가 매우 크다.

5. 삼림의학의 효과를 증명하는 두 가지 방법

질병예방, 건강증진, 재활효과 등 건강에 영향을 미치는 삼림환경의 효과를 실증하는 방법으로는 두 가지가 있다. 첫째는 최근 급속한 진전을 이룬 '정신신경-내분비-면역학'적인 발상에 따른 측정평가다. 즉 중추신경계와 자율신경계, 내분비계, 면역계 등의 생리의학적 지표와 함께 정신 · 심리적 반응을 동시에, 또는 시간의 경과에 따라 평가하면서 삼림환경에서 인체에 어떤 변화가 생기는지를 알아보는 방법이다. 둘째는 집단통계학의 역학적(疫學的) 방법을 사용해서 삼림환경과의 접촉도, 생활노동환경의 녹화도(綠化度), 건강도,

쾌적성, 질병 이환율(罹患率), 사망률과의 연관성을 정량적으로 해석해 평가하는 방법이다.

산이나 임야와 같이 나무가 많은 환경에서 생활하거나 숲을 산책할 때 사람들은 감각적으로 매우 쾌적한 느낌을 받는다. 이 같은 삼림환경에서 얻는 감각효과는 산이나 숲, 하늘, 밝고 맑은 공기, 색깔, 햇빛의 차단 정도, 나뭇가지 사이로 비치는 햇살, 구릉이 만들어내는 다양한 형태의 곡선, 골짜기 사이를 흐르는 시냇물이나 샘물이 반짝이는 모습과 같은 시각자극에 대한 주관적(주체적)이며 포괄적인 반응이라고 할 수 있다.

또 삼림환경의 의학적 효과를 측정하고 평가하기 위해서는 시각자극뿐만 아니라 후각, 청각, 촉각자극에 대한 반응을 측정하는 것도 중요하다. 이때 측정대상이 되는 후각자극으로는 수목이 발산하는 피톤치드 ** 와 더불어 꽃과 열매의 향기, 이끼류 냄새, 방향유(芳香油)나 낙엽냄새 등 다양한 종류의 향과 그 향의 강도, 그리고 그에 대한 개인적 취향 등이 있다. 청각자극으로는 바람에 흔들리는 나뭇잎 소리, 바람 소리 등과 같은 각종 소리의 크기와 음색, 다양한 음역, 들렸다 안 들렸다 하는 반복성, 그리고 나뭇가지가 흔들리는 소리나 잎이 서로 스치는 소리, 벌레 소리, 때로는 시냇물 소리까지 포함한 숲 전체가 내는 소리를 들 수 있다. 또 살을 스치는 나뭇가지나 이파리의 감촉, 낙엽을 밟는 느낌, 숲속 공기의 질 등과 같은 촉각자극도 측정대상으로 삼는다.

반면 삼림환경에서 발생하는 마이너스이온이나 활성산소가 인체에 미치는 영향처럼 실증과학적인 방법으로 밝혀내야 하는 과제도 있다. 그런데 자연환경이나 삼림환경에서 오는 생체효과는 대개 개체에 따른 차이가 매우 크다. 다시 말해 성별, 나이, 성격행동특성, 스트레스 반응방식, 특정 유전인자와 같은 개인적 특성에 따라 강력하게 반응하는 개체군과 이러한 것에 거의 효과

**
피톤치드(phytoncide)
나무에서 방산(放散)되어 주위의 미생물 따위를 죽이는 작용을 하는 물질. 삼림욕이 몸에 좋은 근원적인 이유가 된다.

표 0.1 :: 검색 결과와 수집 상황(2004. 9. 17현재)

작업구분	문헌수*	수집수
PubMed	245	212
의학중앙잡지(일어)	122	108
삼림계	842	604

*작업과정 중 중복된 경우도 있음

**
MEDLINE(PubMed)
의학을 중심으로 한 생명과학의 문헌 정보를 수집한 온라인 데이터베이스. 2006년 현재 미국 및 80개국 이상의 나라에서 출판된 37개 언어 5000종 이상의 학술잡지에 실린 1500만 건 이상의 문헌 정보를 망라한다. 대부분이 영어로 작성된 자료들이다.

**
의학중앙잡지
(医学中央雜誌)
일본에서 발행된 의학, 치의학, 약학 및 관련 영역에서 수집한 논문을 모은 의학정보 데이터베이스

**
KJ법
일본의 문화인류학자 가와키타 지로(川喜田次瞿)가 고안한 데이터 정리법. 고안자의 이니셜을 따서 KJ법이라고 부르며, 공동 작업 시에 많이 이용한다. 창조성 개발에도 효과적이라고 한다.

가 없는 개체군도 있다. 따라서 효과 및 반응에 개인차가 생기는 요인을 밝혀 각 개인의 특성에 맞추어 삼림환경 메뉴를 설계한 맞춤의학 혹은 경험중심의학(narrative based medicine : NBM)에 따른 평가와 해석이 중요하다.

이 책에 쓰인 삼림의학의 연구 성과는 다음과 같은 과정을 거쳐 얻은 것이다. 우선 전 세계의 논문 형태로 발표된 삼림의학 연구데이터를 MEDLINE(PubMed)**과 의학중앙잡지**에서 검색하였다. 그 과정에서 찾은 약 250편의 영문 논문을 KJ법**을 응용해서 분류한 뒤(그림 0.2), 각각의 카테고리에 속하는 신뢰성 있는 의학연구 성과를 바탕으로 담당교수들이 종설을 집필하였다. 수백 편의 학술논문 전부를 상세히 소개하는 것은 현실적으로 불가능하기에 몇 단계의 정리통합과정을 거쳐 본서에는 가장 중요한 연구 성과만을 수록하였다(표 0.1).

이 책에는 삼림환경의 의학적 효용에 대한 현시점의 연구 성과를 개괄적으로 기술하였으며 음악요법과 같은 내용도 포함한다. 실증의학과 통합의학은 지금도 진보를 거듭하는 중이므로 미래에 이들의 발전된 방법을 적용해서 나올 엄밀한 검증과 연구에 거는 기대가 크다. 21세기의 가장 중요한 의학적 과제는 단순한 수명 연장이 아닌 건강한 수명의 연장, 나아가서 더 좋은 삶의 질과 영적으로도 건강한 삶의 방식을 동시에 달성하는 것이다. 그 같은 의미

에서 이 책에 수록된 삼림의학의 연구현황에 대한 분석을 초석으로 삼림의학 의료체계가 진정한 21세기의 의학의료로서 정립되고, 전 세계적인 의학과제 로 부상하기를 희망한다.

– 모리모토 가네히사(森本兼曩)

그림 0.2 ░ 삼림의학 관련 문헌의 체계도

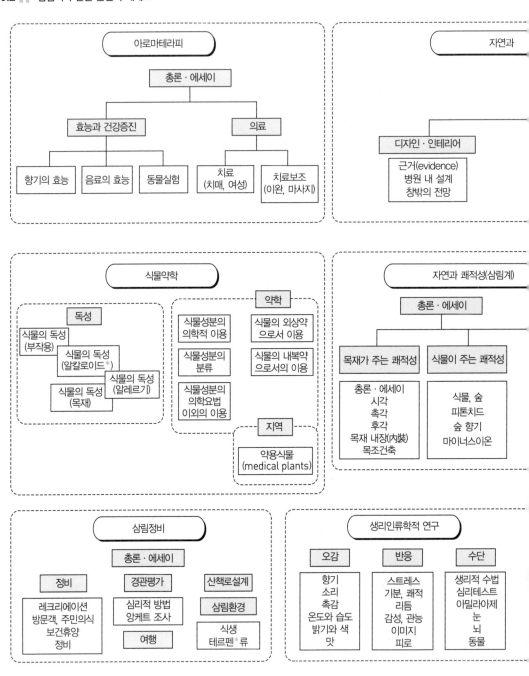

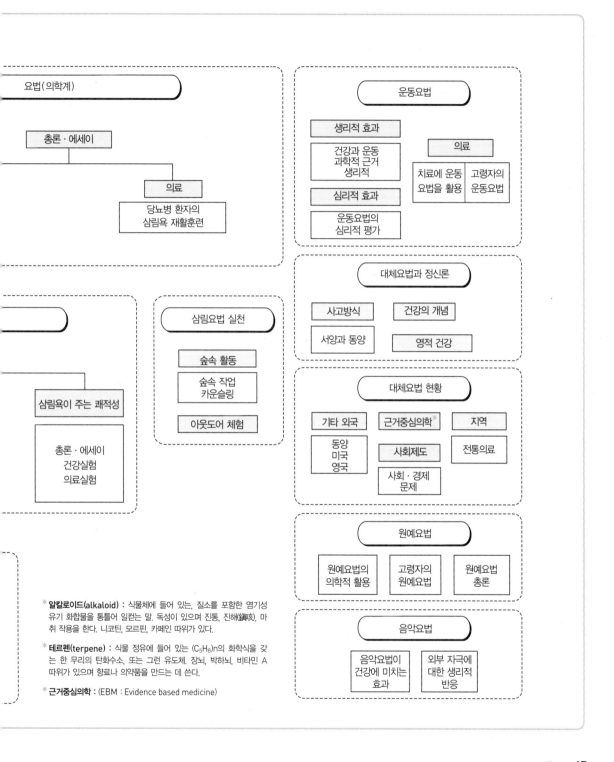

요법(의학계)

총론·에세이
└ 의료
  └ 당뇨병 환자의 삼림욕 재활훈련

운동요법
- 생리적 효과
  - 건강과 운동 과학적 근거 생리적
- 심리적 효과
  - 운동요법의 심리적 평가
- 의료
  - 치료에 운동 요법을 활용 | 고령자의 운동요법

삼림요법 실천
- 숲속 활동
- 숲속 작업 카운슬링
- 아웃도어 체험

삼림욕이 주는 쾌적성
- 총론·에세이
  건강실험
  의료실험

대체요법과 정신론
- 사고방식
- 건강의 개념
- 서양과 동양
- 영적 건강

대체요법 현황
- 기타 외국
  - 동양 미국 영국
- 근거중심의학*
  - 사회제도
    - 사회·경제 문제
- 지역
  - 전통의료

원예요법
- 원예요법의 의학적 활용
- 고령자의 원예요법
- 원예요법 총론

음악요법
- 음악요법이 건강에 미치는 효과
- 외부 자극에 대한 생리적 반응

*알칼로이드(alkaloid) : 식물체에 들어 있는, 질소를 포함한 염기성 유기 화합물을 통틀어 일컫는 말. 독성이 있으며 진통, 진해(鎭咳), 마취 작용을 한다. 니코틴, 모르핀, 카페인 따위가 있다.

*테르펜(terpene) : 식물 정유에 들어 있는 $(C_5H_8)n$의 화학식을 갖는 한 무리의 탄화수소, 또는 그런 유도체. 장뇌, 박하뇌, 비타민 A 따위가 있으며 향료나 의약품을 만드는 데 쓴다.

*근거중심의학 : (EBM : Evidence based medicine)

삼림의학은 응용의학 분야의
새로운 학문이다

1. 삼림의학의 새로운 가능성

숲속을 헤치고 들어가고 싶은 마음은 어디에서 오는 것일까? 예로부터 많은 이야기 속의 등장인물은 숲속을 헤매고 다녔다. 출구 없는 울창한 숲의 모습을 묘사하여 숲이 인간을 거부한다는 인상을 주기도 했으며, 등장인물을 숲으로 들여보내는 방식으로 그 캐릭터에 종지부를 찍는 표현법을 즐겨 사용하기도 했다. 반면에 숲에서 나타난 정령이 사람들을 신비한 체험으로 이끄는 이야기 전개방식도 선호했다. 문학에서 그리는 숲과 인간의 관계는 신비와 고독, 우울과 신선함 등을 상징한다.

현대사회를 사는 인간은 좀 더 적극적으로 숲을 이용한다. 도시에서 벗어난 일상 탈출이나 기분전환을 위해, 또는 스트레스를 날려버릴 목적으로 숲속을 걷고 삼림욕을 즐긴다. 숲의 정기를 흡수하면서 활기와 의욕을 재충전하기 위해 현대인은 숲으로 들어간다. 또 어떤 이는 생활습관병을 고치기 위해 숲길을 걷는다.

최근 고혈압과 당뇨병, 고지혈증, 내장비만처럼 좋지 않은 생활습관에서 기인하는 질병을 가진 환자와 질병 예비군이 빠른 속도로 늘고 있다. 고혈압 환자가 3800만 명, 고지혈증 환자가 2900만 명, 그리고 당뇨병 환자와 당뇨병이 우려되는 사람을 모두 합치면 1620만 명에 이른다(일본의 경우). 또 이 질병을 둘 이상 앓고 있는 사람도 상당수다. 생활습관병 환자는 심근경색이나 뇌졸중의 발병률이 매우 높은 데다 발병 시 사망에 이르지 않는다 하더라도 반신불수와 같은 치명적인 후유증이 남는다. 따라서 주변 사람들이 지속적으로 병구완을 해야 하므로 심각한 사회문제가 되기도 한다.

다행히 이미 이런 병에 걸렸다 하더라도 생활습관을 개선하고 운동을 적절히 하면서 소비 에너지를 늘리고, 식생활을 바꿔 섭취에너지를 제한한다면 심근경색이나 뇌졸중의 발병률을 저하할 수 있다. 식생활을 예로 든다면 불규칙한 식사시간, 편식, 잦은 간식, 남기기 아까워서 먹어치우는 습관, 빨리 먹는 습관, 과식, 텔레비전을 보면서 먹는 습관 등 잘못된 식사 습관이 내장비만을 일으키는 만큼 이 같은 습관은 고칠 필요가 있다.

적절한 운동을 통해 우리 몸의 에너지 소비를 증가시키려면 남자는 하루에 9200보, 여자는 8700보를 걸어야 한다. 유산소운동을 할 경우 하루에 20분 정도 지속적으로 해야 하고 식생활을 개선하려면 부적절한 식사습관을 고치는 것부터 시작해서 유지류의 섭취를 제한하고 채소와 과일을 하루 약 350그램씩 먹을 것 등 구체적인 목표가 있어야 한다.

아는 것만으로는 부족하다. 제시된 목표가 생활습관을 바로잡는 데까지 이어지도록 각자가 스스로 행동에 변화를 주기 위해 노력하는 것이 중요하다. 하지만 이 부분도 좀처럼 변화가 없다. 그동안 건강한 생활습관을 목표로 행동변화를 유도하기 위해 여러 가지 노력을 기울여왔지만 앞으로도 다양한 형태로 적절한 지원을 지속해나가야 할 것이다. 그 같은 정책의 일환으로 숲과 숲이 지닌 매력을 활용해서 걷기를 비롯한 운동을 일상생활 속에서 습관화한다면 매우 의미 있는 결과를 얻을 수 있다.

그런데 왜 사람은 혼자서는 숲에 들어가지 않는 것일까? 대부분의 사람들은 숲을 걸을 때 누군가와 함께 걷는다. 도시에서 사는 사람은 복잡한 인간관계로 심리적 부담을 느낄 뿐만 아니라 사람과 사람 사이의 공간적 거리에도 부담을 느낀다고 한다. 뉴욕대의 프랜시스 수(Francis L.K. Hsu)[**]가 제창한 간인주의(間人主義, Jenism) 이론에 따르면 사람과 사람 사이의 친밀도에 따라 두 사람 사이의 간격이 결정되며 그 허용한도를 넘어서 접근해야 할 때는 심리적 부담이 커진다고 한다. 다시 말해 연인 사이에만 허용되는 거리, 친구끼리의 거리, 부모와의 거리가 다 다르다고 한다. 이 주장에 따르면 낯선 사람들이 '연인의 거리'에 맞먹는 수준으로 접촉할 수 밖에 없는 지하철에서는 광고로 시선을 돌리거나 상대와 나 사이에 신문이나 책을 끼워 넣는 식으로 타인의 존재를 무시하려고 하는 심리기제가 발동한다고 한다.

숲속의 산책길을 누군가와 함께 걷다 보면 자연스럽게 서로의 간격이 벌어진다. 그 이유가 그룹의 친밀도 때문인지 아니면 도시생활에서 평소 침범당하던 간격을 회복하여 마음을 치유하려는 무의식적인 작용인지는 알 수 없다. 스트레스 정도에 따른 허용간격의 변화를 측정한 연구도 주목할 만하다.

숲을 걷는 이유로 흔히들 숲의 정기를 받고 싶어서, 다시 말해 숲에서 뿜어져 나오는 물질인 피톤치드(*fitontsid*, 일반적인 영어표기는 phytoncide)를 몸으로 흡수하고 싶어서라고 말한다. 피톤치드는 1930년경에 러시아의 토킨(B. T. Tokin) 박사가 발견한 물질이다. 식물이 항균작용을 하는 휘발성 물질을 분비한다는 사실을 발견한 토킨 박사는, '식물(fiton-)이 죽인다(-tsid)'는 뜻의 단어를 조합해서 피톤치드라고 이름 붙였다. 넓은 의미에서 식물이 뿜어내는 휘발성 물질은 허브류가 만들어내는 생리활성물질을 가리킨다. 그러나

[**]
Americans and Chinese,
Garden City Press, 1972

일반적으로는 수목이 내뿜는 테르펜(terpene)만이 휘발성 생리활성물질을 뜻하는 경우가 많다.

피톤치드는 해충, 곰팡이, 병원균을 없애는 작용을 한다. 이 모든 것은 나무가 스스로를 보호하기 위한 자기방어 작용이다. 동시에 피톤치드는 방부작용이나 항균제취(抗菌除臭) 작용 이외에 인간의 신경계에만 영향을 미친다. 피톤치드가 부교감신경계에 작용하면 정신적인 안정감을 주고 스트레스가 해소된다고도 한다. 또 체내로 들어와 간세포 내 효소활성을 높여서 청량효과을 주고 일부는 생리기능 활성화에 기여한다는 주장도 있다(http://www.phyton-cide.org). 피톤치드의 작용이 인간의 생체에 미치는 영향을 좀 더 명확히 해서 숲의 의의를 밝혀나가는 것이 삼림의학이 풀어야 할 과제다.

지금까지 살펴보았듯이 이 책에서 제창하는 '삼림의학'은 폭넓은 분야에서 활용할 수 있다. 따라서 삼림의학은 응용의학 분야의 현실적 필요를 충족시키는 방향으로 발전해갈 것으로 보인다. 이를 위해서는 환경과학, 삼림과학, 약용식물학, 생태학, 내과학, 정신의학, 심리학, 공중위생학, 인간사회학 등 다양한 이론들과 절충하는 과정을 거쳐 새로운 발전을 이끌어내야 할 것이다.

2.산림과 스트레스 관리

1) 스트레스란 무엇인가

'현대인은 스트레스 속에서 살고 있다'는 말이 나온 것은 이미 오래전이다. IT의 발전에 따른 정보의 홍수와 기술혁신에 따른 구조조정, 전국적 규모의 도로 정체, 개인의 가치관을 중시한 다원주의 저출산고령화와 같은 사회문제 등 현대인은 복잡한 사회정세와 인간관계 속에서 살아가도록 강요받고 있다. 때문에 어른 아이 할 것 없이 다양한 스트레스에 놓여 있다. 이 같은 사회에서 몸과 마음의 건강을 유지하려면 외부에서 끊임없이 가해지는 스트레스에 적절하게 반응하고 대처해서 얼마나 능숙하게 심신을 이완할 수 있느냐가 중요하다.

의학적인 의미에서 '스트레스'란 '외부에서 가해지는 자극에 적응하기 위해 생체 내부에서 발생하는 일정한 반응 상태'를 말한다. 인간의 몸은 밖에서 오는 다양한 자극에 대해 특이한 반응을 보였다가 다시 원상태로 돌아가려는 성질이 있다. 이때 자극이 생체에 작용할 때 일어나는 왜곡을 스트레스라고 부른다. 스트레스에는 신체적인 것과 정신적, 심리적인 것이 있다.

인간에게 가해지는 불쾌한 신체적 스트레스 요인으로는 물리화학적인 요소인 소음, 추위와 더위, 배기가스 등이 있다. 생리적인 요소로는 기아, 감염, 과로 등이 있고 정신적·심리적 요소로는 인간관계, 희로애락, 불안, 긴장, 불만 등을 들 수 있다. 강력한 스트레스가 거듭해서 반복되면 심신은 과도한 긴장상태에 놓이며 단순한 불쾌감에서 그치지 않고 몸과 마음의 초조감, 무기력증, 건망증, 나른함, 만성피로, 식욕감퇴, 불면증, 머리가 무거운 느낌, 두통, 어깨 결림, 복부불쾌감과 같은 다양한 증상이 나타난다.

2) 현대사회는 스트레스의 연속

사회생활을 하면서 사람들은 다양한 스트레스 상황에 놓인다. 누구나 삶의 한 과정으로서 경험하는 입시, 사춘기, 취직, 임신과 출산, 육아, 갱년기, 초로기(初老期)**, 은퇴, 노년기, 타인의 지원이나 병구완이 필요한 시기 등, 이 모든 것이 커다란 스트레스 상황으로 다가온다. 또 살면서 겪는 여러 가지 사건은 당황스러움과 불안 요소로 작용하며, 이 역시 커다란 스트레스 요인이 된다. 직장 내 인간관계, 잔업이나 휴일출근, 승진이나 전근, 정년 등은 긴장감이나 피로 또는 정신적 고통으로 이어진다.

**
초로기
노년기에 접어드는 초기.
보통 45~55세의 시기를
이른다.

갱년기에서 초로기에 이르는 동안에는 자녀의 입시, 가치관이나 사고방식의 차이에서 오는 자식과의 대립, 나이든 부모의 질병이나 간병문제, 자신의 노후를 대비한 준비 등과 연관한 문제가 큰 스트레스 요인이 된다. 은퇴와 함께 노년기를 맞으면 정년 뒤의 단조로운 생활, 고부갈등, 배우자와의 사별, 노화로 인한 체력저하가 스트레스 요인이 된다. 이처럼 인간은 끊임없이 스트레스 상황에 놓이고, 이때마다 적절하게 대처하면서 사회생활을 영위한다.

3) 스트레스를 풀기 위한 기분전환법

그렇다면 사람들은 어떤 방식으로 스트레스에 대처할까? 후생성은 1979년 보건위생기초조사에서 처음으로 스트레스 대처법에 관한 조사를 실시했다. 20세 이상의 일본인 약 3만 6000명을 대상으로 '지루하거나 초조할 때 어떤 식으로 기분전환을 하는가'를 물었다. 또 2000년 보건복지동향조사에서도 다시 한 번 같은 조사를 실시했다.

1979년의 조사에서는 기분전환 방법으로, 남성은 '술을 마신다(22%)'가 가장 많았고, 여성은 '수다를 떨거나 남에게 고민을 털어놓는다(35%)'가 압도적이었다. 또 남녀 모두 '꾹 참는다'고 답하거나 '잔다'고 대답한 사람도 많았다. 여성 중에는 '마구 먹는다(폭식)'와 '쇼핑(충동구매)'으로 마음을 달랜다는 사람이 많았다.

2000년의 조사에서는 스트레스 대처법으로 남성은 '취미나 스포츠에 열중한다(35%)'가 가장 많았고 '느긋하게 쉰다(33%)', '텔레비전을 보거나 라디오를 듣는다(30%)', '알코올음료(술)를 마신다(29%)' 순이었다. 여성은 '남에게 얘기해서 해소한다(약 53%)'가 눈에 띄게 많았다. 다음으로는 '느긋하게 쉰다(약 32%)', '텔레비전을 보거나 라디오를 듣는다(약 32%)'가 뒤를 이었다. 남성 쪽에서 상위를 차지한 '술을 마신다'의 순위가 낮은 점이 눈길을 끈다.

연령의 차이에 주목해서 살펴보면 1979년과 2000년에 실시된 두 조사 모두에서 30대 초반의 젊은 연령대에서는 '취미나 스포츠에 열중한다'가 가장 많았고 30대 후반부터 60대 초반에 걸쳐서는 '술을 마신다'가 1위를 차지했다. 그리고 세대를 막론하고 음주로 스트레스에 대처하는 사람의 비율은 점차 감소하는 경향을 보였다.

4) 스트레스를 관리하는 다양한 방법과 문제점

심신을 건강하게 유지하면서 스트레스를 조절하고 관리하는 방법에는 여러 가지가 있다. 의학적으로는 자율훈련법, 행동요법, 운동요법 등이 널리 알려져 있다. 자율훈련법(Autogenic Training)이란 자기암시에 의해서 단계적으로 심신을 이완하게끔 고안된 훈련법이다. 주로 심신증(心身症, psychosomatic disease)** 이나 신경증(神經症, neurosis)** 환자를 치료할 때 쓰는데 최근에는 기업이나 문화센터 등에서 건강한 사람을 대상으로 한 스트레스 완화법이나 심신건강 증진법으로 널리 확산되고 있다. 하지만 자율훈련법을 실시했을 때 위험하거나 상당한 주의를 요하는 사람도 있으므로 충분한 지식과 경험을 지닌 전문의나 심리치료사의 지도가 필수적이다.

행동요법은 신경증이나 심신증의 증상인 이상행동을 치료하기 위해 실시하는 일군의 심리학적 치료법을 가리킨다. 행동요법 전체를 행하려면 충분한 지식과 경험을 지닌 정신과 전문의나 심리치료사의 지도가 필수적이다. 행동요법의 부분적 기법인 바이오피드백(biofeedback), 근이완법, 카운슬링 등은 스트레스를 관리하는 수단으로 일반에게 널리 알려져 있다. 그런데 효과나 부작용에 대한 검토가 불충분한 면이 있어 전문가가 아닌 사람은 신중하게 접근해야 한다.

바이오피드백은 이완 상태에서 자신의 뇌파나 근전도, 피부온도의 변화를

심신증(psychosomatic disease)
심리적인 원인으로 신체에 나타나는 병적인 증상. 병의 진단과 치료에 심리적인 배려가 필요하다.

신경증(neurosis)
심리적 원인에 의하여 정신 증상이나 신체 증상이 나타나는 질환. 주로 두통, 가슴 두근거림, 불면 따위의 증상이 나타난다. 불안신경증, 히스테리, 강박신경증, 공포증, 망상반응 따위가 있다.

측정하여 좀 더 효과적인 이완법을 익히는 방법이다. 유산소운동을 기본으로 하는 운동요법 역시 스트레스 대처법의 일종이라고 할 수 있다. 운동으로 에너지 소비량을 늘려 에너지 균형을 개선하면 비만, 고지혈증, 당뇨병 전구기[**] 환자의 초기 고혈압을 호전시킬 뿐 아니라 불안상태를 줄이는 데도 효과적이다. 이런 까닭에 걷기, 수영, 조깅, 서킷트레이닝(circuit training)[**] 등이 널리 보급돼 있다. 또 체력 소모가 심한 격렬한 무산소운동은 불안상태를 줄이는 데 효과적이다. 하지만 내장비만 환자를 비롯해서 다양한 질병 가능성이 있는 일반집단에게 무산소운동을 집중적으로 지도할 때는 신중하게 해야 한다.

아이치(愛知)건강플라자의 스시타(津下)(그림 0.3)는 생활습관 개선을 위해 운동요법을 행할 경우, 건강진단 결과에 따라 운동법을 처방하고 운동의 종

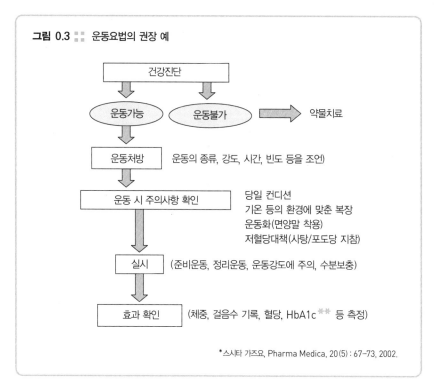

그림 0.3 ∷ 운동요법의 권장 예

```
                    건강진단
                       │
          ┌────────────┴────────────┐
          ▼                         ▼
      운동가능                   운동불가  ⟹  약물치료
          │
          ▼
      운동처방        (운동의 종류, 강도, 시간, 빈도 등을 조언)
          │
          ▼
   운동 시 주의사항 확인    당일 컨디션
                         기온 등의 환경에 맞춘 복장
                         운동화(면양말 착용)
                         저혈당대책(사탕/포도당 지참)
          │
          ▼
        실시         (준비운동, 정리운동, 운동강도에 주의, 수분보충)
          │
          ▼
      효과 확인       (체중, 걸음수 기록, 혈당, HbA1c[**] 등 측정)
```

*스시타 가즈요, Pharma Medica, 20(5) : 67–73, 2002.

**

당뇨병 전구기
(pre-diabetes)
당뇨병의 전(前) 단계. 혈당이 정상보다 높지만 당뇨로 진단되기에는 충분치 않은 상태

**

서킷트레이닝
(circuit training)
종합적인 체력 단련법. 체력 훈련에 시간이라는 요소를 더하여 근육, 호흡, 순환 기능의 점진적인 발달을 목표로 한다.

**

HbA1c
(Hemoglobin A1c)
당화혈색소. 혈중 포도당 농도를 알기 위해 사용하는 혈색소의 한 형태. 혈당 수치를 측정하는 데 이용한다.

류와 강도, 빈도, 시간과 함께 운동의 의의, 운동 시 저혈당 발작이나 심장사고가 발생할 경우의 문제해결 방법 등을 사전에 지도하고 주의사항을 숙지한 다음에 신중하게 운동요법을 실천하도록 한다. 또 운동요법을 장기간 지속하려면 운동의 쾌적함을 경험토록 유도하거나 단기평가를 통해 긍정적 피드백을 주는 것이 효과적이다. 그 밖의 스트레스 관리법으로는 수면부족이나 과로의 해소, 규칙적인 식생활 실천, 가족과 같은 가까운 인간관계의 원활한 소통이 있다.

5) 스트레스 관리를 위한 삼림의학의 바람직한 접근법

스트레스를 관리하기 위해 다른 곳으로 여행을 떠나는 등 흔히 기분전환을 시도한다. 또 운동요법 역시 쾌적한 환경에서 하는 것이 계속 운동을 하는 데 도움이 된다. 그런 의미에서 삼림이 지닌 장소적 특이성을 스트레스를 관리하는 데 활용할 수 있다. 다시 말해 숲속에 어느 정도의 운동부하를 느낄 수 있는 걷기코스를 만들거나 운동광장을 설치하는 등 건강증진을 위한 프로그램을 개발해 실천을 장려하고 그 결과를 평가하는 방법(긍정적 피드백) 등이 있다. 숲속 운동이 일과성 행사에 그치지 않도록 행동과학 이론을 응용해서 지속적인 실천을 유도하는 방법이 바람직하다.

3. 생활습관 개선을 위한 삼림의 활용

생활습관을 개선할 목적으로 행동변화를 유도하는 과정은 〈그림 0.4〉와 같은 단계모델이 일반적이다.

'금연'을 예로 들어 설명하자면, 금연에 전혀 관심이 없는 시기(무관심기) → 관심을 가지는 시기(관심기) → 담배의 폐해를 조사하며 금연을 준비하는

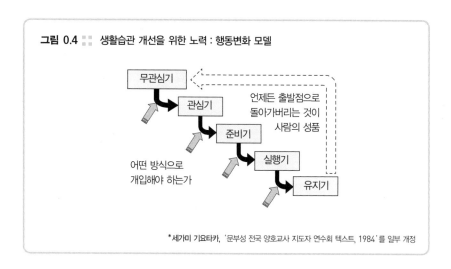

그림 0.4 생활습관 개선을 위한 노력 : 행동변화 모델

무관심기

관심기

준비기

실행기

유지기

언제든 출발점으로
돌아가버리는 것이
사람의 성품

어떤 방식으로
개입해야 하는가

*세가미 기요타카, '문부성 전국 양호교사 지도자 연수회 텍스트, 1984'를 일부 개정

시기(준비기) → 금연을 행동에 옮기는 시기(실행기) → 금연 행동을 유지하는
시기(유지기)의 다섯 단계(stage)를 거친다. 그러나 모든 단계에는 출발점으로
되돌아가는 '숨겨진 우회경로'가 있다.

치료자는 무관심기의 사람에게는 담배의 폐해를 알린다. 또 금연을 시작했
지만 결심이 흔들리는 사람에게는 칭찬과 격려를 하는 식으로 단계에 따라 전
혀 다른 개입 방법을 쓴다. 스시타는 실습이나 체험을 통해 실감하는 것들,
즉 '아, 그렇구나!(납득)', '해냈어!(자신감)', '컨디션이 좋은데!(감각)',
'안 하면 불안해(위기감)'와 같은 경험이 학습단계에서부터 생각의 변화와 동
기부여단계, 실천단계로 이뤄진 행동변화를 이끄는 중요한 이벤트임을 지적
했다(그림 0.5).

하지만 실제로는 '담배는 몸에 해롭다'와 같은 글귀가 적힌 팸플릿을 일률
적으로 나눠주고 끝나는 경우가 대부분이다. 또 건강진단 결과가 나쁘게 나
왔을 때 '이 데이터는 이런 뜻입니다', '콜레스테롤에는 좋은 콜레스테롤과
나쁜 콜레스테롤이 있습니다'라는 식으로 항상 똑같은 소리만 반복하는 경우
도 많다. 각 단계에 맞춘 적절한 사후지도 없이는 건강한 생활습관을 가질 수

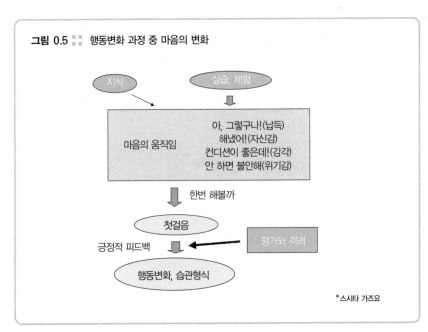

그림 0.5 :: 행동변화 과정 중 마음의 변화

지식

실습, 체험

마음의 움직임

아, 그렇구나!(납득)
해냈어!(자신감)
컨디션이 좋은데!(감각)
안 하면 불안해(위기감)

한번 해볼까

첫걸음

긍정적 피드백

평가와 격려

행동변화, 습관형식

*스시타 가즈요

**

자기효능감
(Self-Efficacy)

캐나다의 심리학자 앨버트 밴두러(Albert Bandura, 1925~)가 제창한 개념. 구체적인 상황하에서 적절한 행동을 완수해낼 수 있다는 예상 및 확신을 가리킨다. 효력예측과 결과예측으로 나뉜다.

**

효력예측

특정 결과를 만들어내기 위해서 필요한 행동을 얼마나 능숙하게 행할 수 있는지에 대한 예상, 예를 들어 금연에 성공할 수 있다는 자신감 같은 것이다.

**

결과예측

특정 행동이 어떤 결과를 이끌어낼 것인가에 대한 예상, 걷기를 열심히 실천하면 비만을 해소할 수 있을 것이란 생각이 이에 속한다.

없다는 점에서 이는 큰 문제라고 할 수 있을 것이다.

행동변화를 위한 개입방법으로는 〈그림 0.6〉에서 소개한 것처럼 다양한 방법이 현재 개발되어 있다. 그중에서도 자기효능감(Self-Efficacy)**을 활용한 지도가 특히 효과적이다. 자기효능감이란 인간이 행동을 결정하는 선행요인 중 하나로 특정 상황에서 필요한 행동을 적절하고 효과적으로 수행할 수 있다는 확신이나 예상을 가리킨다. 자기효능감은 효력예측**과 결과예측**이라는 두 가지 개념으로 구분한다.

자기효능감이 높은 사람은 자기조절능력이 뛰어난 반면 자기효능감이 낮은 사람은 사회적인 압력에 쉽게 흔들리고 주위 분위기에 쉽게 휩쓸리는 경향이 있다. 즉 자기효능감이 높은 사람은 작은 도움으로도 좋은 결과를 만들어내지만 낮은 사람은 좀처럼 발전하지 못한다. 또 자신이 옳다고 믿고 한 행동이 사회적으로 인정받았을 때, 다시 말해 자기평가와 사회적 평가가 일치할 때, 사람들은 높은 만족감을 얻을 수 있다. 반대로 자신이 바람직하다고 여긴

그림 0.6 :: 자연공생적 인간활동의 이상적 형태

- 자연발생적 동기부여
- 외부강화와 자기강화에 의한 동기부여
- 자기관리
- 대처기술(coping skill)
- 헬스 카운슬링
- 자기반응과 자기조절
- 스몰스텝(small step) **
- 성공체험 발표와 자기효능감
- 주변의 대리경험

작용과 피드백의 순환
자기효능감을 활용한 모델의 유용성

스몰스텝(small step)
스키너가 제창한 프로그램식 학습법. 학습자가 현재 지닌 능력을 출발점으로 하여, 세분화된 단계(small step)와 단계별 피드백 과정을 거쳐 목표에 도달하도록 이끄는 방법

행위에 사회적 제재가 가해졌을 때, 즉 자기평가와 사회적 평가가 일치하지 않을 때는 내면에 갈등이 생긴다. 이처럼 자기효능감이 높은 사람과 낮은 사람, 또는 자기평가와 사회적 평가의 다양한 일치도에 따라서 개인의 심리유형과 다양한 심리학적 특성을 고려해 분류한 뒤, 각 그룹의 특성에 맞춰 개입방법을 조금씩 바꾸어 지도하면 좀 더 효율적으로 적절한 행동변화를 이끌어낼 수 있다.

숲을 찾는 사람들은 각자 나름대로 문제의식을 지니고 건강한 생활습관을 몸에 익히고자 멀리서 찾아온, 말하자면 이미 '동기부여'가 된 그룹이다. 이 그룹에 대한 지원과 지도는 적절한 운동량을 알려주고 실제 체험을 통해 적당한 운동을 지속적으로 행할 수 있도록 의지와 의욕을 북돋워주는 데 목적을 둔다. 또 개선된 행동을 중간에 그만두지 않고 지속할 수 있도록 이런저런 방법으로 단기적 효과를 측정해서 피드백을 제공하여 동기부여를 강화하는 것이 바람직하다.

4. 삼림의학에 대한 전망과 제안

앞서 서술했듯이 삼림의학은 응용의학 분야의 새로운 학문으로서 환경과학, 삼림과학, 약용식물학, 생태학, 내과학, 정신의학, 심리학, 공중위생학, 인간사회학 등의 다양한 이론들과 절충하는 과정을 통해 새로운 발전을 이끌어내야 한다. 본 총설에서는 각 영역을 조금씩 언급하면서 다양한 가능성을 시사해왔다. 사회가 요구하는 분야를 탐구하고자 하는 일관된 바람이 있었기 때문이다. 동시에 이 분야에 대한 연구는 생활에서의 다양한 필요 및 욕구와 연계해서 전개해 나가는 것이 올바른 방향이라고 믿는다.

기초적인 연구에서도 이 같은 자세에 입각하여 연구해야 할 것이다. 숲속에서 운동부하를 주었을 때의 생리학적, 생화학적 반응을 측정하고, 심리학적 평가 과정 속에서 삼림환경과 인간, 활성물질과 인간의 관계에 대한 새로운 전망이 싹트리라 기대한다.

한편 연구 성과를 임상에 응용하거나 가설을 검증할 때, 또 새로운 발견을 확증할 때에도 다양한 문제에 봉착하리란 것은 충분히 예상할 수 있다. 그러나 현재는 그 문제에 대한 적절한 대응법조차 확립돼 있지 않은 상태다. 앞으로 전개될 삼림의학의 발전에 커다란 기대를 건다.

— 세가미 기요타카(瀬上清貴)

제1부

삼림테라피와 건강

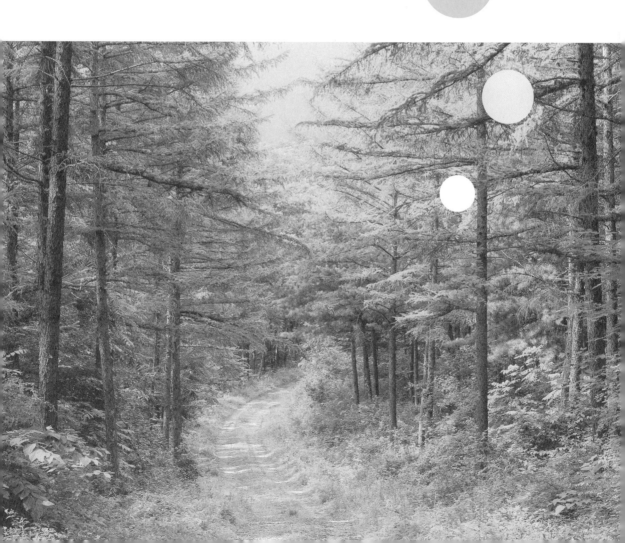

제1장

삼림과 보완대체요법

1. 보완대체요법이란

1) 보완대체요법이 늘어난 까닭

보완대체요법
(complementary alter
native medicine : CAM)
보통 '보완대체의학'이라
고 하지만 본문의 내용을
고려하여 '보완대체요법'
이라고 옮김─역자 주

1990년대에 들어오면서부터 보완대체요법 ** 의 이용률이 높아지고, 많은 나라에서 보완대체요법에 대한 연구 및 정책적 지원이 시작되었다. 하지만 현대서양의학이 보급되지 않은 나라나 지역에서는 전통의료나 민간요법, 자기치료에 의한 건강관리가 일상적인 일이었기 때문에[1] 1990년대부터 보완대체요법의 이용률이 증가한 데는 현대서양의학이 보급된 나라나 지역의 상승분을 반영한 것으로 보인다.

구체적으로 미국의 상황을 살펴본다면, 1990~1997년의 기간에 보완대체요법의 이용률이 33.8퍼센트에서 42.1퍼센트로 증가하여 일차진료(primary care) 때 의사에게 진찰받는 횟수보다 보완대체요법 전문가를 찾는 횟수가 늘어났다(그림 1.1). 경부(頸部, 목)장애 환자 중 57퍼센트, 요통환자의 47.6퍼센

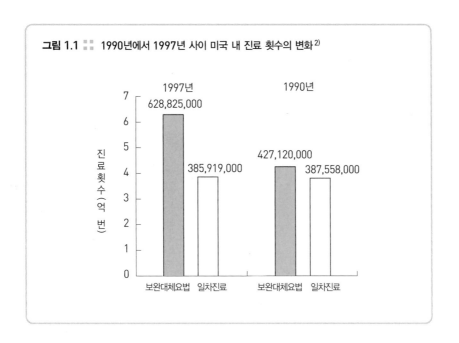

그림 1.1 ┇┇ 1990년에서 1997년 사이 미국 내 진료 횟수의 변화[2]

1997년
628,825,000

1990년

385,919,000

427,120,000

387,558,000

진료 횟수(억 번)

보완대체요법 일차진료

보완대체요법 일차진료

트, 불안증 환자의 42.7퍼센트, 우울증 환자의 40.9퍼센트가 보완대체요법을 이용했다.[2] 미국 정부는 1992년 국립보건원에 대체의료사무국(The Office of Alternative Medicine)을 설립하였고, 1998년에는 국립보완대체의학연구소(The National Center for Complementary and Alternative Medicine : NCCAM)로 승격했다. 해를 거듭하면서 예산 규모가 증가하며, 특히 영양보조식품 관련 산학협동연구에 힘을 쏟고 있다(그림 1.2).

보완대체요법을 많이 활용하는 질환은 다음과 같다. 첫째로 우울증, 불안증, 주의력결핍장애, 자폐증 등의 정동장애(affective disorder, 기분이 너무 좋거나 우울한 것을 주증상으로 하는 정신장애)가 있다. 둘째로 알츠하이머병, 편두통, 긴장형 두통, 말초 신경병, 다발성 경화증, 파킨슨병 등의 신경계 질환이 있다. 셋째로 중이염, 만성 부비동염, 바이러스성 상기도 호흡기 감염, 에이즈, 단순포진, 만성 간염, 요로계 감염, 재발성 이스트 감염(recurrent yeast infection) 등의 감염성 질환이다. 넷째로 고혈압, 심부전, 관상동맥 질환, 말

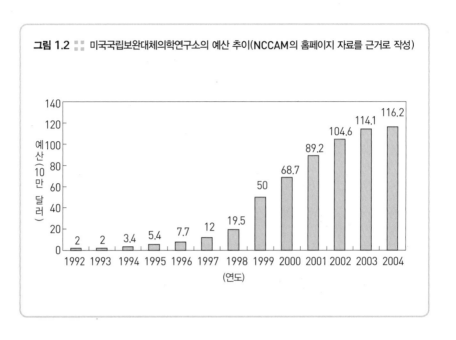

그림 1.2 ░ 미국국립보완대체의학연구소의 예산 추이(NCCAM의 홈페이지 자료를 근거로 작성)

초혈관 질환, 부정맥, 뇌졸중 등의 심혈관 질환이다. 다섯째로 천식, 아토피 피부염, 알레르기비염 등이다. 여섯째로 인슐린 저항 및 대사증후군, 당뇨병, 갑상선 기능 저하증, 골다공증, 비만증, 이상지질혈증 등의 대사·내분비 질환이 있는 경우다. 일곱째로 과민성 대장 증후군, 위식도 역류질환, 소화성 궤양질환, 담석증, 소아의 재발성 복통 등의 위장관 질환이다. 여덟째로 섬유근육통 증후군, 만성 피로증후군, 류머티즘성 관절염, 염증성 장 질환 등의 자가면역질환이다. 아홉째로 출산 진통 관리, 임신기의 오심 구토, 폐경, 월경 전 증후군, 월경불순, 양성 전립선 비대증, 신결석(신장 및 방광 결석), 만성 전립선염, 요통, 목 통증, 통풍, 팔목터널증후군 등이 있다. 마지막으로 유방암, 폐암, 전립선암, 대장암, 피부암 등의 암질환이다.

　보완대체요법이 늘어나는 이유는 현대서양의학만으로는 만족할 만한 치료효과를 얻을 수 없는 만성질환이나 생활습관병이 증가하였기 때문이다. 효과적이긴 하지만 부작용도 피할 수 없는 서양의학이 비용 대비 효과 면에서 비

효율적이라는 생각이 퍼지면서 보완대체요법에 의지하는 환자가 늘고 있다.[3]

1978년 세계보건기구가 알마아타에서 선언한 공중위생에 관한 보건 이념과 시책의 특징 중 하나는, 개인의 자조노력(自助努力)을 분명하게 언급했다는 점이다. 1981년에는 '모든 인류에 건강을'이란 슬로건을 채택했지만 현대서양의학의 자원을 모든 인류에 미치게 하는 것은 현실적으로 불가능하다. 세계보건기구가 기존의 전통적 의료자원을 활용하기로 한 이유는 질병구조가 변화하면서 현대서양의학의 한계가 드러난 데 원인이 있다. 이런 상황이 배경으로 작용해 전통적 의료자원을 재평가하였고 건강을 위한 개인의 자조노력을 높이 평가하게 된 것으로 보인다.

보완대체요법은 자신의 증상이나 체질 등의 요소를 고려해서 요법을 자율적으로 선택하기 때문에, 만성질환에 관한한 현대서양의학과 더불어 일반의학과 견주어 비용 대비 효과도 우수한 면이 있다. 보완대체요법이 현대서양의학과 다른 부분은 임상적으로 그 효과가 증명되고, 실태조사를 통해 새로운 제도나 요법에 관한 자격이 확립된 연후에 개인의 판단과 책임에 따라 실시하는 점이다.[5]

'자기책임'에 따른 능동적인 이용과 실시야말로, 의사가 실시하는 일반의학에서는 찾아볼 수 없는 결정적 차이이며 보완대체요법만의 특징이다. 그러나 서양의 침구(鍼灸)나 일본의 카이로프락틱(chiropractic, 척추지압요법)처럼 그 사회에서 자연적으로 발생하지 않은 요법이나 임상적으로 효과를 증명하기 어려운 요법, 제도나 자격과 상관없이 가정 내에서 실시되는 자가치료에 이르기까지 이 모든 것이 '보완대체요법'에 포함된다. 지금의 보완대체요법과 현대서양의학의 차이를 보완대체요법이 의료자원으로 정비되고 현대서양의학의 파트너로 인정받기 위해서 앞으로 나아갈 방향으로 받아들이면 될 것이다.

2) 보완대체요법의 범위

보완대체요법은 대체요법(alternative therapy), 보완요법(complementary therapy), 보완대체의학(complementary alternative medicine), 총체적인 돌봄 (holistic care), 비제도권의학(unorthodox medicine) 등 여러 가지 용어로 사용된다. 그러나 보완대체요법의 사전적 정의는 '현대 서양의학영역에서 과학적으로 검증되지 않았거나 임상적으로 사용되지 않는 의학·의료체계를 총칭하는 것'이다. 일반 의과대학에서 정규강좌로 개설되어 있지 않은 의학 분야며, 또 일반병원에서도 실시하지 않는 의료를 말한다. 그러나 최근 사회적 관심이 높아지고 있을 뿐 아니라 그 수요까지 있어 의학적, 과학적 유효성 검증이 필요한 미개척 분야다. 상대적으로 한의학을 오히려 역사가 더 긴 정통의학으로 볼 수도 있으나, 적어도 서양인의 시각에서 보면 한의학은 보완대체요법의 한 영역일 뿐이다.

미국국립보완대체요법연구소에서는 '다양한 범위의 치료 철학, 접근 방식, 치료법을 포괄하는 것으로 의과대학이나 병원에서 일반적으로 교육하거나 사용하지 않고, 의료보험을 통해 수가가 지급되지 않는 치료나 진료행위'라고 정의한다. 보완대체요법은 글자 그대로 현대서양의학의 단점을 보완하는 요법이다. 엄밀히 말하면 현대서양의학을 '대체'할 수 있는 것이 아니다. 초기에 보완대체요법을 영어 표기에 충실하게 '보완대체의학'으로 풀이한 것이 현대서양의학을 '대체'할 수 있다는 식으로 오해를 사기도 했다. 특히 1996년 코크란 공동계획(The Cochrane Collaboration)^{**}에 나타난 보완대체요법 영역(Complementary Medicine Field)을 보면, 구체적으로는 침구나 마사지, 카이로프락틱 등의 치료자원을 포괄적으로 다루는 분야임을 알 수 있다. 하지만 중국의학이나 아유르베다(인도의 전통의학) 같은 일부를 제외하면, 대부분의 보완대체요법은 의료로서 체계가 서 있지 않은 단순한 것들까지 포함

**
**코크란 공동계획
(The Cochrane Collaboration)**
1992년 영국 국민보건서비스(National Health Service : NHS)의 일환으로 시작되어 현재 세계적으로 급속도로 전개되는 치료 및 예방에 관한 의료기술 평가 프로젝트다. 무작위 대조시험(Randomized Controlled Trial : RCT)을 중심으로 전 세계의 임상실험에 대한 체계적 고찰을 행하여 그 결과를 의료관계자, 정책결정자, 나아가 소비자에게 알려 합리적인 의사결정을 공유하는 데 목적을 두고 있다. 근거중심의학의 인프라로 불린다.

하기 때문에, 현 상황에서는 이를 보완대체의학이라고 하기보다는 보완대체요법이라고 부르는 쪽이 정확할 것이다.[3]

지금까지의 서양의학 또는 정통의학은 서양철학과 과학 문명의 발전에 기초를 두어 분석적이고 합리적인 사고로 의학을 발전시켜왔다. 이러한 지금까지의 정통의학 또는 제도권의학(Orthodox medicine)은 인류를 질병에서 어느 정도 해방시켜주었으나 인체를 지나치게 세분화하여 인체에 대한 전체적인 접근의 중요성을 잃어버렸다. 또 검사와 약물에 대한 의존도를 지나치게 높여 더 나은 치유를 기대하는 사람들에게 상당 부분 실망을 안겨준 점도 간과할 수 없다. 인간의 질병을 다루는 의학은 종합적이고 전인적인 접근방식을 적용해야 완전한 건강을 되찾을 수 있다는 관점에서 '치유(케어, care)' 개념이 최근 중요한 문제로 제기되면서 다양한 치료법이 도입되고 있다.

실제 보완대체요법에서 사용하는 많은 방법들 가운데는 치료효과가 있는 것들도 있다. 이러한 것들이 아직 증명되지 않았거나 이상하다고 해서 그냥 묻어 두거나 무시해서는 안 될 것이다. 오히려 연구를 활발히 하여 과학적인 증거를 제시해 의학의 한 분야로 발전시켜야 한다.

의료 현장이나 보건정책에서 보완대체요법에 대한 대응방식이 바뀌자 보완대체요법에 대한 교육에도 급속한 변화가 일고 있다. 예를 들어 1994년 미국 연방의회에서는 환자와 의료 전문가가 함께 치료법을 선택하는 '의료허용법(The Access to Medical Treatment Act : AMTA)'이 상원 본회의를 통과했다. 국립보건원의 대체의료사무국은 1998년에 국립보완대체의학연구소(NCCAM)로 바뀌었다. 또 보완대체요법의 효과와 과학적 근거를 명확히 밝히기 위해서 전국의 재단과 대학에 아홉 개의 연구센터를 설립했다. 요통에 관해서는 하버드대, 노화에 관해서는 스탠포드대라는 식으로, 전문영역을 내세운 열세 개의 연구 프로그램이 생겨났다.

일본 역시 보완대체요법을 가르치는 4년제 학부과정의 일반대학이 있고, 석사학위를 주는 정규 대학원과 6개월 과정의 특수대학원을 포함한 다양한 교육 프로그램이 있다. 하지만 각 학교의 학생수준, 교수 확보, 지역 및 경제적 특성 등에 상당한 차이가 있을 뿐 아니라 교육과정이 전혀 통일되지 않고 있다. 이 과정을 이수하는 사람들 중 의사는 일부이고 대부분이 일반인들인데, 이들을 위한 기초 의학 교육이 유럽이나 미국과 견주어 턱없이 부족하다. 또 실기를 습득하는 부분에만 치중할 뿐 아니라 편파적이고 부분적인 교과목으로 구성되어 있어 많은 문제점이 있다. 또 환자나 보호자들이 보완대체요법에 대한 정보를 접하는 경로도 문제가 된다. 현재 일본에서는 객관적인 정보를 제공해주는 공식기구도 없고, 인터넷 웹사이트나 잡지 등을 통해 치료

표 1.1 :: 미국국립보완대체의학연구소의 보완대체요법 분류 내용

---

1. 체계화된 요법(alternative medical systems)
  기존 중국의학, 한의학, 동종요법(homeopathy)*1, 자연요법*2 등

2. 심신상관적 요법(mind-body interventions)
  바이오피드백, 최면·호흡요법, 명상, 이미지요법, 미술요법, 음악요법 등

3. 생물학적 요법(biologically based therapies)
  임상 영양, 효소요법, 산소요법, 허브요법, 벌독, 비타민 C 등

4. 수기(手技) 및 신체 기반 요법(manipulative and body-based methods)
  카이로프락틱*3, 마사지, 침구, 지압, 반사요법 등

5. 에너지요법(energy therapies)
  파동요법*4, 레이키테라피(靈氣 thrapy, Reiki Therapy)*5 등

---

*1 동종요법 : 독일의 의사 하네만(Samuel Hahnemann, 1775~1843)이 개발한 동독요법(同毒療法, Homeotoxicology)을 말한다.
*2 자연요법 : 햇빛, 공기, 민물, 바닷물, 온천, 약수 등을 비롯한 여러 가지 자연의 물리적 요소를 써서 몸을 단련하거나 병을 예방하고 낫게 하는 일. 자연치료라고도 한다.
*3 카이로프락틱 : 미국에서 파머(D. D. Palmer, 1845~1913)가 개발한 척추교정요법
*4 파동요법 : 파동공명기를 사용해서 섬세한 에너지를 측정해 치료하는 방법
*5 레이키테라피 : 일본인 우스이 미카오(臼井甕男, 1865~1926)가 개발한 접촉요법(Touch Therapy)의 일종

제공자들의 일방적인 과장과 선전만이 환자나 보호자들에게 여과 없이 전달되는 실정이다. 더구나 이들 대부분은 상당기간 정통의학 치료를 받아왔으나 특별한 호전을 보이지 않은 암환자나 만성질환 환자들이기에 그들의 감언이설에 넘어가는 것은 어찌 보면 당연한 일이기도 하다.

〈표 1.1〉은 미국의 국립보완대체요법연구소에서 보완대체요법을 분류한 내용이다. 이 분류를 보면 적어도 미국에서 쓰는 보완대체요법 중에는, 수기 (手技)** 에 의한 실제적인 시술행위부터 과학적으로 효과를 증명하기가 거의 불가능한 종교적 치료의례까지 포함하고 있음을 알 수 있다. 또 보완대체요법과 일반의학의 경계가 유동적인데다가 보완대체요법으로 실시되는 치료의 범위가 너무나 넓어서 분류가 복잡하다. 그런데도 보완대체요법의 정의가 지나치게 일반화돼 있다고도 주장한다.[10]

**
수기
손으로 조작해서 행하는 요법의 총칭

2. 선행연구로 본 보완대체요법의 이용 현황

1) 나라별 보완대체요법의 사용 실태

이 책에서는 주로 펍메드(Pubmed)를 통해 주요국가의 보완의학 사용과 관련한 연구 및 일차진료 의사들의 보완대체요법 사용실태를 검색하였다. 필요에 따라서 세계보건기구 자료와 미국의 네셔널아카데미스(National Academies)의 자료를 참조하였다. 먼저 미국, 영국, 독일, 일본, 한국의 환자 및 일반인을 대상으로 한 보완대체요법 사용현황을 국가별로 소개하겠다.

■ 미국

1990년에 실시한 보완대체요법 사용실태에 관한 연구 결과 응답자의 34퍼센트가 보완대체요법을 사용하는 것으로 나타났다. 후속연구인 1997년의 보고에서는 42퍼센트로, 1990년보다 25퍼센트가 증가하였다. 2004년 실시한 다른 설문연구에서는 36퍼센트였고, 종교적 요법을 포함할 때는 보완대체요법 이용률이 62퍼센트로 나타나 미국 내에서 보완대체요법 사용률이 점차 증가하고 있음을 보여준다.

방문 횟수를 비교해보면 보완대체요법 방문 횟수는 1990년에 4억 2500만 번으로 일차진료 방문 횟수인 3억 8800만 번보다 많았다. 1997년의 후속연구에서 일차진료 방문횟수가 3억 8600만 번으로 1990년과 별 차이를 보이지 않았다. 그러나 1997년 보완대체요법의 방문 횟수는 6억 2900만 번으로 1990년과 비교하여 48퍼센트가 증가해 보완대체요법의 이용률 증가를 반영하였다. 보완대체요법에 사용하는 비용을 조사해보니 1990년에는 137억 달러로, 이중 103억 달러가 현금 지출로 추정되었다. 전체적으로 병원에서 사용한 128억 달러보다 많은 액수를 보완대체요법을 위해 지출하였다.

1997년의 후속연구에서는 270억 달러가 보완대체요법을 위해 현금으로 지출된 것으로 추정돼 괄목할 만한 비용 증가를 보여 미국 내에서 보완대체요법의 비중이 급격히 증가하고 있음을 보여준다. 1990년의 조사 결과에 따르면 주로 사용하는 보완대체요법은 이완요법(13.1%), 카이로프락틱(10%), 마사지(6.9%), 이미지요법(4%), 식이요법(3.6%), 허브요법(2.5%), 고용량 비타민요법(2.4%)의 순이었던 반면 1997년에는 다른 요법과 비교해 허브요법(12.1%), 고용량 비타민 요법(5.5%)이 1990년과 견주어 괄목할 만한 증가 양상을 보여주었다. 또 1990년에 미미했던 에너지 요법(1.3%)과 동종요법(0.7%), 민속요법(0.2%)이 1997년 조사에서는 각각 3.8퍼센트, 3.4퍼센트, 4.2퍼센트로 눈에 띄는 성장세를 보여 수년 사이에 보완대체요법의 종류가 다양해졌음을 보여준다. 2004년에 실시한 다른 연구에서도 이완요법 13.4퍼센트, 카이로프락틱 10.9퍼센트, 마사지 8.7퍼센트로 비슷한 양상을 보였지만 허브요법(5.3%)이 상대적으로 많이 감소하였다. 고용량 비타민 요법(4.2%), 동종요법(2.4%)은 1997년과 견주어 상대적으로 증가 양상을 유지하였다.

보완대체요법을 이용한 주요 질병에 대하여 1990년과 1997년 연구를 비교한 결과 1990년엔 요통과 알레르기, 퇴행성관절염, 불면증, 염좌, 두통 순이었으나 1997년에는 요통, 알레르기, 관절염의 비율이 1990년에 비해 증가하였고 불면증, 염좌의 비율은 감소하였다. 반면에 피로와 목 근처의 질환이 보완대체요법을 이용하는 주된 질환으로 부상하였다.

■ 영 국

영국에서 일반인을 대상으로 보완대체요법의 이용실태를 조사한 결과, 1998년 한 해 동안 침술, 카이로프락틱, 최면요법, 동종요법, 의료용 허브요법, 정골요법, 반사요법, 아로마요법등 여덟 가지 주요 보완대체요법을 이용하는 것으로 나타났다. 이용자가 자유롭게 구입할 수 있는 동종요법약제와 허브약제 사용을 포함할 경우 전체의 28.3퍼센트가 보완대체요법을 이용했다. 반면 그동안 보완대체요법을 한 번이라도 이용해본 경험이 있는 경우는 46.6퍼센트였다. 주로 이용하는 보완대체요법은 허브요법(19.8%), 동종요법(8.6%), 정골요법(4.3%), 카이로프락틱(3.6%), 아로마요법(3.5%), 반사요법(2.4%), 침술(1.6%), 의사에 의한 동종요법(1.2%) 순이었다. 여덟 가지 주요 보완대체요법에 지출한 총비용은 5억 8000만 파운드였고, 이 중에서 보험으로 10퍼센트 정도의 비용을 지불하였다.

일차진료에서 보완대체요법의 사용비율을 비교한 결과, 1995년에는 일차진료의 39.5퍼센트가 보완대체요법을 사용한 것으로 나타났다. 2001년의 조사 결과는 49.4퍼센트로 1995년과 견주어 38퍼센트가 증가하였다. 이를 보완대체요법별로 분석해보면 침술요법은 전체의 21.2퍼센트(1995년)에서 2001년에 33.6퍼센트(2001년)로 증가하였다. 동종요법은 16.8퍼센트에서 21.1퍼센트로 증가하였다. 정골요법이나 카이로프락틱은 전체의 7.1퍼센트에서 23퍼센트로 세 배 가까이 증가해 가장 많은 상승폭을 보였다. 허브요법은 1.5퍼센트에서 2.7퍼센트로 소폭 상승하였다.

■ 독 일

독일에서 성인을 대상으로 보완대체요법의 사용실태를 조사한 결과, 남성의 54퍼센트, 여성의 70퍼센트가 지난 일 년 동안 적어도 한 번은 보완대체요법을 사용한 것으로 나타났다. 가장 많이 사용한 요법은 운동요법, 허브요법, 물요법, 마사지, 동종요법, 침술이었다. 보완대체요법을 사용한 가장 많은 질환은 요통(57%), 감기(29%), 두통(19%), 염좌(15%), 소화기 질환(12%)이었다. 보완대체요법의 효과와 유용성을 경험한 사람들은 대부분 긍정적이었다.

나이별로는 주로 18세 이하나 65세 이상에서 많이 사용했다. 질환이 만성일수록, 동반 질환이 많을수록 자주 이용했다. 만족도는 현대서양의학이 45.8퍼센트인 반면 보완대체요법은 72.8퍼센트였다. 유럽에서 허브요법에 지출한 비용을 조사한 결과를 보면 2003년 허브요법에 비처방 판매로 거의 50억 달러를 소비했다. 영국과 프랑스가 비처방 판매를 주도하였고, 독일은 2003년 한 해에만 허브요법에 2억 8300만 달러를 건강보험으로 지불하였다. 2002년 프랑스는 허브 추출물에 대한 현금지출을 합해 총 1억 9600만 달러를 지불했다.

■ 일 본

2002년 1000명을 대상으로 전화 조사한 연구 결과에 따르면 일본인들의 전체 76퍼센트는 보완대체요법을 일 년에 적어도 한 번 이상 이용하는 것으로 나타났다. 이는 현대서양의학의 일 년간 이용률인 65.6퍼센트보다 더 많은 비율이다. 주로 많이 이용하는 보완대체요법의 종류는 영양제와 강장드링크제로서 전체의 43.1퍼센트를 차지하였다. 건강기능식품 또한 같은 비율인 43.1퍼센트를 이용했으며 다음으로 건강 관련 기구가 21.5퍼센트, 약용 식물이나 약국에서 판매되는 감포요법이 17.2퍼센트, 마사지나 경락지압이 14.8퍼센트, 의사가 처방하는 감포는 10퍼센트, 향기요법 9.3퍼센트, 카이로프락틱이나 정골요법 7.1퍼센트, 침과 뜸이 6.7퍼센트, 동종요법이 0.3퍼센트 순이었다.

보완대체요법을 사용한 이유에 대하여 응답자의 60.4퍼센트는 보완대체요법을 사용한 상황이 현대서양의학이 필요할 정도로 심각한 상황이 아니었기 때문이라고 응답했다. 응답자의 49.3퍼센트는 건강증진과 질병 예방을 위해 이용한다고 밝혔다. 보완대체요법에 사용한 연간 평균비용은 1만 9080엔으로 현대서양의학에 사용한 비용인 3만 8360엔과 견주면 50퍼센트 정도를 지출하였다. 한편 2001년 노인인구의 보완대체요법 사용비율은 74.3퍼센트로, 일본 전체에서 사용하는 비율과 비슷했다. 미국의 47.2퍼센트(미국의 흑인노인), 61.1퍼센트(미국의 백인노인)에 비하면 상대적으로 높은 비율이라고 할 수 있다. 일본의 노인들이 가장 많이 사용한 보완대체요법은 식이요법, 허브요법, 마사지, 침술요법이었고, 일본의 노인인구는 84퍼센트가 효과가 있다고 생각하는 것으로 보고했다.

■ 한 국

한의학이 주류정통의학으로 자리매김하고 있는 한국의 경우, 아직 발표되지 않은 연구에 따르면 한의학을 제외한 보완요법 사용비율이 60퍼센트가 넘는다. 한의학을 포함할 경우 일본과 같이 75퍼센트에 육박하는 점을 고려할 때 미국이나 유럽과 비교해도 보완대체요법에 대한 국민이나 환자의 관심도가 적지 않을 것으로 판단한다. 반면 2003년 대한의사협회 의료정책연구소가 발표한 의사들의 보완요법에 대한 인식도 조사에서 응답자의 18퍼센트만이 보완대체요법을 실시하는 것으로 나타나 보완대체요법에 대한 국민들의 욕구에 의사들이 상당히 부응하지 못하는 것으로 나타났다.

여기에는 미국이나 유럽과는 달리 카이로프락틱, 동종요법, 자연치유요법(Naturopathy) 등 주요 보완요법에 대한 학술 단체나 교육기관이 거의 없거나 초기단계에 머물러 있는 것이 원인으로 보인다. 국민이나 환자의 욕구를 따라가기 위해서 의사협회나 의학회, 대학 등에서 부단히 노력해야 할 필요가 있음을 보여준다. 이는 2003년 의료정책연구소의 연구에서 '향후 보완대체요법을 시행해보고 싶다'는 응답자가 71퍼센트인 점을 감안할 때 그 필요성이 절실하다고 할 수 있다.

특히 알레르기 질환 분야에서 많은 보고가 있었다. 2008년 대한 소아알레르기 호흡기학회 내의 아토피피부염 연구회에서 조사한 '아토피피부염 환자의 삶의 질과 경제성 분석에 대한 보고'에 따르면, 한 해 동안 아토피피부염 환자 한 사람이 치료를 위해 지출하는 비용은 평균 431만 7000원이었다. 이 중 병의원 진료비 및 약제비가 126만 원인 29퍼센트였고, 그 밖에는 다른 보완대체요법에 비용을 지출하였다. 일반적으로 아토피피부염이 심할수록 월평균 지출 비용이 증가했으며 병의원 진료비와 약제비 외에도 보습제, 세정제, 주거환경 개선비용, 건강식품 구입비, 한방요법 등에 비용을 지출하였다.

보완대체요법으로 가장 많이 이용하는 것은 목욕요법이었는데 연수기 사용부터 각종 약초 달인 물을 사용하는 목욕법 등이 많았다. 그 밖에도 건강식품 복용과 도포, 한방요법, 마사지 등이 있었다. 이러한 보완대체요법의 정보원은 대중매체(48.1%), 주변 사람들의 권유(43.2%)가 대부분이다. 그중 목욕 치료, 마사지 등에 대한 만족도가 높은 것으로 나타났다. 한국에서는 많은 수의 환자가 보완대체요법을 이용하지만 보완대체요법의 효과나 부작용에 대해 과학적으로 검증된 결과가 많지 않아 의료진과 상의 없이 환자나 보호자의 선택에 따라 이용하는 실정이다. 보완대체요법을 사용하는 이유로는 병원 치료를 보완할 목적이나 완치 목적이었다.

2) 보완대체요법과 근거중심의학

1990년대 중반까지는 맹검(盲檢, blind study)이나 무작위 할당(割當)이 어렵다는 이유로 무작위 대조군 연구(randomised controlled trial : RCT)가 적절한지를 놓고 많은 논의가 있었다. 그러나 차츰 임상연구의 수가 늘어나면서 선행연구에서 무엇이 어느 수준까지 밝혀졌는지, 그리고 앞으로 어떤 식으로 검증해야 할지에 대한 문제의식 쪽으로 논의방향이 바뀌었다.

1996년 미국 국립보건원에서는 '사무국의 목표는 보완대체요법 연구에 엄밀성과 현실성을 높이는 것'이라고 했으며, 앞으로 의학 학회지에 그와 관련한 결과를 실을 것이라고 하였다. 과연 해를 거듭할수록 무작위 대조시험과 임상연구가 증가하였고(그림 1.3), 코크란 라이브러리**에도 국제적 규모로 무작위 대조시험의 총설을 공개하는 보완대체요법의 전문분야가 개설되었다.

1996년 당시 영국에서도 보완대체요법을 연구하기 위한 무작위 대조시험이 부적절하다는 그때까지의 의견을 접고, 의학과 마찬가지로 무작위 대조시험 연구가 중요하다고 역설했다.[43] 2000년 영국 의학회의 회의보고에서 보완대체요법은 의학의 기능인 과학적 체계와 양립할 수는 없지만, 무작위 대조시험을 통한 연구 결과는 가능하며 환자의 견해를 수용할 때나 환자의 삶의 질을 고려할 필요가 있다고 인정했다.[44] 하지만 1999년에 코크란 라이브러리

**
코크란 라이브러리
(cochran library)
코크란 재단이 발행하는 의학학술지로 근거중심 의학을 실현하기 위한 매우 유용한 자료이다.

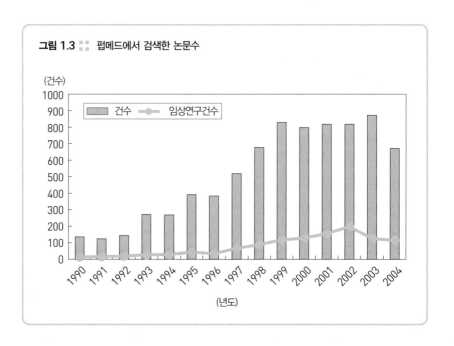

그림 1.3 ┊┊ 펌메드에서 검색한 논문수

(건수)

건수 / 임상연구건수

(년도)

의 무작위 대조시험의 대부분이 불충분한 연구라고 비판하였고,[10] 역시 2000
년 이후의 총설에서는 무작위 대조시험 연구나 관련 총설 대부분이 조사대상
도 적고 방법론의 수준이 낮다고 비판하였다. 동시에 공적 의료기관이 추천
할 만한 요법에 대한 가이드라인이나 치료법에 대한 일치된 견해(consensus)
를 도출해낸 점은 높이 평가하였다. 연구자가 보완대체요법의 조사연구에 대
한 중요성을 자각했으며, 치료자 자신도 그 같은 연구의 중요성에 드디어 눈
을 뜨기 시작했다고 지적했다. 일반의학의 경향이 근거중심의학(EBM) 쪽으
로 이동함에 따라, 보완대체요법을 바라보는 일반의학의 시각 역시 이전보다
차츰 중립적인 방향으로 흘러가고 있다는 사실도 언급했다.[45,46]

코크란 재단은 보완대체요법의 치료 효과와 과학적 근거를 밝히기 위해 코
크란 라이브러리에 등록된 무작위 대조시험과 임상실험 61건을 대상으로 '메
타분석(meta-analysis)'을 행했다. 그 결과 대부분 '판정불가', '충분한 증거
없음'이란 결과가 나왔다.[47] 분석대상이었던 무작위 대조시험과 임상실험의

개별 데이터 역시 기존 의학의 데이터와 비교해보면 조사기술이 미숙하고 대상자의 수가 적었다고 지적했다.[13]

메드라인에서 스위스의 CMR(Research in Complementary Medicine), 영국의 CTM(Complementary Therapies in Medicine), 미국의 ATHM(Alternative Therapies in Health and Medical)과 JACM(Journal of Alternative and Complementary Medicine)의 네 종류 저널에 게재된 논문과 총설 등의 내용 변화를 분석했다.[48] 1995년에 비해 2000년에 게재된 논문에서는 조사가 7권에서 43권으로, 메타분석이 3권에서 7권으로 증가했지만, 임상실험은 49권에서 47권으로 약간 감소했다. 또 보완대체요법에 대한 긍정적인 논문은 100권에서 90권으로, 부정적인 논문은 1권에서 10권으로 변화했다. 두 시기 모두 가장 수가 많았던 논문은 보류 혹은 중립(open) 입장을 취한 논문들로 97권에서 107권으로 변화했다. 이제는 보완대체요법의 임상연구 결과를 의학저널에 게재할 수 있게 되었지만, 전문 저널이 그 같은 변화를 선도한 것은 아니라는 점을 알 수 있다. 또 부정적인 논문이 증가하긴 했지만, 여전히 긍정적 입장의 논문을 더 쉽게 게재하는 경향이 있기 때문에, 게재 논문 전체에 대한 편견을 만들 수 있다는 사실도 지적했다(표 1.2).

3. 보완대체요법을 둘러싼 과제

보완대체요법의 이용률 증가에 따라 무작위 대조시험이나 임상연구만 늘어난 것이 아니다. 부작용 유무나 의료 과실의 빈도, 의료비에 미치는 영향 등에 관한 연구도 탄력을 받았다. 이들 연구의 공통점은 보완대체요법의 이용을 둘러싼 기존 의학과의 바람직한 연계방식을 주요 과제로 다루었다는 것이다. 특히 보완대체요법을 병행하는 환자와 의사 사이의 관계를 중심으로

표 1.2 ░░ 보완대체요법에 대한 대표적 저널의 게재 내용[49]

저널 연도	CMR		CTM		ATHM		JACM		전체	
	1995	2000	1995	2000	1995	2000	1995	2000	1995	2000
1. 원저논문(原著論文)	19	17	16	25	17	19	9	36	61	97
1a 임상실험	19	11	10	6	14	12	6	18	49	47
1b 조사	0	5	5	16	1	5	1	17	7	43
1c 메타분석	0	1	1	3	0	2	2	1	3	7
2. 계통적 총설	4	3	0	1	0	2	0	4	4	10
3. 일반적 총설	9	1	3	1	7	12	7	9	26	23
4. 논평, 의견	15	7	12	17	10	14	21	17	58	55
5. 기타	0	2	17	3	7	15	6	2	30	22
건수	47	30	48	47	41	62	43	68	179	207

저널 연도	CMR		CTM		ATHM		JACM		전체	
	1995	2000	1995	2000	1995	2000	1995	2000	1995	2000
긍정적	32	14	29	15	26	32	13	29	100	90
중립	15	14	18	30	15	30	30	33	78	107
부정적	0	2	1	2	0	0	0	6	1	10
긍정적/부정적	∞	7	29	7.5	∞	∞	∞	4	100	9

하였다. 의사는 자신의 환자가 겪은 보완대체요법 이용 경험이나 병행현황에 대해 묻기를 껄끄러워하고, 환자 또한 그런 정보를 의사에게 적극적으로 전달하려 하지 않는다. 1999년 제시한 환자와 각종 헬스케어와의 관계도다(그림 1.4).[10] 모든 정보가 환자에게만 집중되면 의사나 보완대체요법 전문가가 서로 정보를 교환할 수 없기 때문에, 환자의 각종 헬스케어 행위는 단편적이며 체계적으로 관리되지 못하고 있다.

영국 의사들 중에는 과학적인 근거가 부족하다는 사실을 충분히 알고 있어도 환자의 선택을 지지하고 다양한 정보를 제공하려는 의사가 많다.[47] 또 일본의 의료관계자들은 한방처럼 의료보험이 적용되는 요법과 그렇지 못한 많은 요법을 대할 때 태도에 차이를 보인다. 이 때문에 일본 내 보완대체요법의

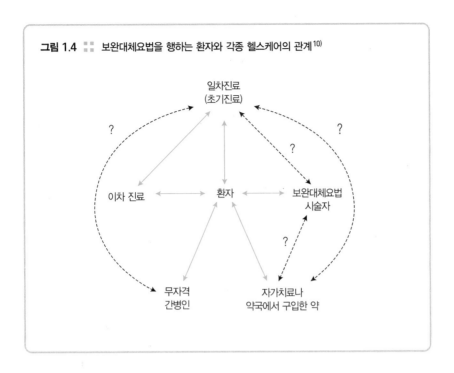

그림 1.4 ▪▪ 보완대체요법을 행하는 환자와 각종 헬스케어의 관계[10]

위치는 서양보다 훨씬 복잡한 양상을 띤다.

일본에서도 일부 대학에서 보완대체요법을 교육받을 수 있는 기회가 점차 늘어나고, 무작위 대조시험 연구도 늘어나고 있지만, 의료현장에서 의사들이 보완대체요법을 높이 평가하거나 적극적으로 대응하는 사례는 아직 많지 않다. 일본은 전국 암 전문의 751명을 대상으로 보완대체요법에 대한 평가와 태도를 조사해서 보고했다.[58] 의사의 82퍼센트는 그 효과를 부정했고, 84퍼센트는 항암제와의 상호작용을 염려하였다. 보완대체요법을 실시하는 환자의 비율 증가, 실시 사실을 의사에게 보고하지 않는 환자, 보완대체요법에 대한 이해가 적을 뿐만 아니라 오히려 거부감을 느끼는 의사 사이의 악순환을 엿볼 수 있다.

실제로 일본과 미국의 이용률을 비교해보면 일본은 수기요법과 같은 신체적, 실제적 요법을 널리 행하는 반면, 정신면의 치유나 영적(spiritual)인 요법은 적다. 서양에서는 동양을 정신성과 영성(靈性)을 중시하는 민족이라고 여기는데, 보완대체요법 분야에서 드러난 정신성이나 영성에 대한 관심도는 오히려 서양인에게 더 많이 나타났다. 2000년 미국에서 열린 '제1회 소아과 통합의학회의'에서 종교와 의료 사이의 문제를 주제로 토론이 벌어졌는데, 미국인 중 84퍼센트가 종교적, 영적인 요법에 관심이 있다고 했다.[60] 그러나 최근 보고에서는 이러한 종교적 요법에 대한 이용률이 감소하고 있다.

신체적 · 정신적 · 사회적 건강과 함께 세계보건기구[1]가 제시한 네 번째 건강인 영적인 건강은 서양뿐만 아니라 전통 의료를 실시하는 개발도상국과 의료 서비스가 열악한 국가나 지역에서는 오히려 건강관이나 질병관의 근간을 이루는 경우가 많다. 예를 들어 2001년 1월 인도네시아에서 소비자보호법 위반으로 일본의 대형식품회사 간부가 국가경찰에 체포되었다. 이 사건은 식품으로 인해 영적 건강에 해를 입지 않도록 소비자를 보호하기 위해 내린 조치였다. 종교적으로 사용을 금한 돼지고기 기름이 이 회사 상품의 원재료로 쓰였고, 그로 인한 건강피해는 이슬람교 신자로서 받은 정신적 고통뿐만 아니라 부정 탄 음식을 입에 넣었다는 의미의 영적 고통까지 포함한다. 영적 건강은 종교적인 문맥과 따로 떼어놓을 수 없으며 종교는 문화에 속하는 사실을 떠올린다면 네 번째 건강관은 문화적 건강을 의미한다고 해도 좋을 것이다.

현재의 이용 현황, 현대서양의학과의 관계, 의사의 태도와 평가, 비용 문제 등등, 우리나라에서 보완대체요법이 처한 상황은 역사적 맥락에서 외국과는 사정이 다르다. 하지만 연구는 이제 걸음마 단계로, 지금까지 미국, 영국, 독일, 일본 등에서 거론해온 수많은 과제는 국내에도 똑같이 적용할 수 있다. 또 연구와 정책적 접근이라는 양 측면에서 어느 정도 진전을 이룬 서양과 달리, 국내의 보완대체요법은 아직 상업적 측면의 단편적 보급에 머물러 있고 의료체계도 잡혀 있지 않아 연구와 정책 차원에서 모두 뒤처져 있다.

4. 삼림요법과 보완대체요법

앞에서 기술한 보완대체요법의 이용 실태에 대한 연구 결과를 살펴보면 '삼림욕' 혹은 '삼림요법'은 조사대상에 포함돼 있지 않다. 세계보건기구가 총괄한 전 세계 120여 개국의 전통의료 및 보완대체요법에 대한 현황보고에도 삼림요법에 대한 설명은 없다.[1] 이로써 지금까지 보완대체요법 연구에서 '삼림요법'은 독자적인 요법으로 인정받지 못했다는 사실을 알 수 있다. 그럼 삼림자원이 지금까지 인간의 건강에 기여한 적이 없었던가 하면, 결코 그렇지 않다. 삼림에서 얻는 식재(食材)나 건축물, 향료, 수자원을 소재로 한 보완대체요법은 여러 방면에 걸쳐 있다.

서구에서 이용률이 높은 요법 가운데 하나인 자연요법은 삼림을 포함한 자연환경과 생태계를 치료에 이용한 요법을 말한다. '자연요법'은 가장 오래되고 매우 간단한 치료법으로 인간의 생명력을 높여 자연치유력을 끌어내는 요법이다.[61] 치료방법을 살펴보면 자연식품을 먹고, 건강한 생활습관을 유지하고, 건강에 해를 끼치지 않는 주거환경과 자연스러운 생태계에 둘러싸여 생활하는 삶 등이다. 질병 예방의 관점에서는 상식으로 통하는 것들뿐이다. 하지만 '자연요법'을 엄격한 자기관리에 따라 실천하는 일은 그리 쉬운 일이 아니다. 치료목적으로 실행할 때는 적절한 프로그램을 짠 다음에 적용해야 하고, '자연'이라고 보기 어려운 다양한 치료적 개입이 필요하다. 그리고 나라나 지역마다 개입하는 방법에도 차이가 있어 제각기 다른 '자연요법'이 생겨난다.

유럽은 자연요법의 역사가 매우 깊다. 히포크라테스의 '신체의 회복력(vis

medicatrix naturae, 생명력)' 이란 말이 공통의 초석이 되기 전부터 이미 자연요법은 치료체계로서 인정받았다. 많은 분파들로 나뉘어 있었지만 19세기 초부터 광천수가 솟아나는 삼림지역 내 치료소에서 수치료법(水治療法, hydropathy)**과 운동요법을 중심으로 행하는 현재의 자연요법으로 정립됐다.[61] 독일에서는 그 이후 자연요법과 현대서양의학의 협력이 진전되었고, 1960년대에 이르면 자연요법사 1만 2500명 중 1만여 명이 의사였다.[1] 게다가 현재 독일에서 자연요법은 의과대학의 필수과목이며, 의사 국가고시의 출제과목이기도 하다.[47] 즉 독일에서는 일반의학 속에 자연요법이 포함돼 있다. 하지만 자연요법에 관한 연구는 미미해서 100년이나 되는 기간 동안 자연요법의 체계나 치료법의 대다수는 본질적으로 전혀 변하지 않았다.[62]

유럽의 자연요법을 대표하는 구체적인 치료법은 '물요법'**이다. 물요법시설은 광물자원의 산지나 건강에 좋은 온천수나 냉수가 샘솟는 곳, 흔히 스파(spa)라 불리는 장소에 세운다. 독일에서는 광천수가 솟아나는 장소를 뜻하는 '바트'로 시작하는 이름을 가진 땅이 바로 이 스파에 해당한다. 물요법에는 다양한 탕약을 집어넣은 족욕탕이나 완탕(腕湯)**, 좌욕, 한증탕, 사우나, 습포나 머드팩이 포함된다. 베네딕트 루스트(Benedict Lust)는 물요법에 적당한 운동과 신선한 공기의 효용을 결합시켰다. 그는 아침 일찍 이슬을 맞으면서 맨발로 5~10분 정도 숲이나 초지에서 산책하는 것을 최소한의 요법으로 삼았다. 영국의 처칠, 미국의 루스벨트도 이 요법의 지지자였다. 1980년대 초에는 독일 전국 250개 시설의 광천수가 솟아나는 숲속 보양지**에서 500만에 육박하는 독일인이 자연요법을 실시했다.[62]

미국이나 캐나다의 자연요법에서 삼림욕이 차지하는 비율은 독일의 자연요법과 견주면 그다지 높지 않다. 미국의사협회(American Medical Association)가 미국 내 민간요법에 대한 올바른 판단을 돕기 위해 펴낸 입문서에서는 다

**
수치료법(hydropathy)
물의 세기나 온도에 의한 자극을 이용하여 질병을 치료하는 물리요법. 냉수마찰, 냉수욕, 온천요법, 증기마찰 등이 있다.

**
물요법(hydrotherapy)
물을 이용하여 각종 질병을 다스려 낫게 하는 일. 물요법은 수치료법과 같은 뜻으로 쓰인다. 그러나 본문에서 '수치료법'은 독립적인 보완대체요법의 명칭으로 사용했고, '물요법'은 '자연요법' 등에 포함된 실천적 치료 형태라는 의미의 하위개념으로 썼다. - 역자 주

**
완탕
팔을 물에 담그는 목욕법

**
보양지
건강을 증진하기 위한 목적으로 마련된 지역 또는 시설

음과 같이 설명하고 있다.

> 자연요법의 원형은 1895년 [**] 존 쉴(John H. Scheel)에 의해 시작되었다. 진료소와 온천의 요양소에 환자를 머무르게 하면서 자연식이나 단식, 허브와 마사지 등으로 생명력을 증폭시켜서 병을 이겨낼 수 있는 자연회복력을 꾀하는 요법이었다. 단독의 구체적인 요법을 뜻하지는 않고 오히려 자연적인 치료 전반을 의미한다. '자연에 존재하는 물이나 공기, 태양 등의 에너지를 이용해서 사람의 자연치유력을 간접적으로 높이기 위한 케어를 중심으로 한 치료법의 총칭'이라고 나와 있다. 현재 북미의 자연요법은, 1902년 'naturopathy'라는 단어의 권리를 사들인 베네딕트 루스트가 새롭게 창설하고 보급한 방법이다.[63] 독일에서 발전한 자연요법은 북미로 건너오면서 삼림욕이나 공기욕을 치료수단의 극히 일부로 삼는 쪽으로 바뀐 듯하다.

[**]
원문에는 1985년으로 나와 있으나 조사해 본 결과 존 쉴이 '자연요법(naturopathy)'이란 단어를 처음 쓴 것은 1895년이다-역자 주

미국의사협회의 입문서는 보완대체요법의 이용이 늘어난 1993년에 발행되었다. 당시 이미 합법적으로 의료 활동에 종사할 수 있는 미국 자연요법사협회(American Association of Naturopathic Physicians : AANP) 회원이 미국 전체에 약 400명이었다. 하지만 자연요법사가 행하는 치료에는 비과학적인 면도 있기 때문에 공식적인 인가를 내줄 필요가 없다는 비판도 소개돼 있다. 유럽의 높은 평가와 달리 북미에서는 자연요법에 분명한 선을 긋고 있다. 최근 자연요법사협회에 따르면, 자연요법은 질병치료와 예방을 위한 일차보건의료(primary health care)에 속하는 개별 체계로 정의한다. 그 기법은 현대서양의학이나 전통의료, 과학적인 것에서부터 경험칙(經驗則)을 따르는 것까지 다방면에 걸쳐 있다(AANP. Rippling River Convention, 1998). 자연요법사의 학습

과정에는 영양학, 물요법, 장세척법, 물리요법, 수기요법, 식물학 등이 포함되며, 이 중에는 침구나 중국의학, 아유르베다의 지식을 배우는 사람도 있다. 현재 북미에는 주(州)의 시험 응시자격을 얻을 수 있는 자연요법사 양성과정이 설치된 대학이나 단과대학이 있으며, 이미 미국에 약 1300여 명, 캐나다에 500여 명의 자격보유자가 있지만 무자격 시술자의 수는 확실치 않다.

자연요법사를 찾는 미국인 환자는 70퍼센트 이상이 여성이며, 95퍼센트 이상이 백인이고, 연령으로는 34~64세가 60퍼센트 안팎이다. 이들은 비흡연자에 만성질환을 앓고 있으며, 그중 22퍼센트가 초진 환자이다. 약물요법, 비타민, 미네랄, 다이어트 등이 주된 치료 내용이며,[64] 시술을 행한 시설이나 장소는 확인할 수 없었다.

일본 보완대체요법 분야에서 자연요법이 조사대상이 된 적은 지금까지는 없다. 인지도가 매우 낮기 때문이다. 하지만 서양에서처럼 자연요법사의 지도에 따라 전문시설에 머무르면서 체계적인 치료와 보험 적용을 받을 수 있는 것은 아니다. 또 온천욕이나 단식은 보완대체요법으로서 질병치료를 목적으로 실시하기도 하지만, 심신이완이나 스트레스 해소 같은 심리적 효과를 얻기 위해서나 단순히 생활습관의 변화를 위해서 행하기도 한다. 그 때문에 '치유' 효과의 근거에 대한 논의는 지금까지 거의 없었다.

한편 스트레스가 많은 현대사회에서 자연요법 및 보안대체요법의 치유효과에 기대가 쏠리면서 의료자원으로 평가하기보다는 시설이 좋은 관광지에만 집착하는 경향이 강했다. 삼림욕도 이 점에서는 마찬가지여서 치유나 의료자원으로서는 지금까지 거의 논의하지 않았다. 삼림욕의 치유효과에 대해서는 여러 번 언급했지만, 아직까지 그에 대한 논의가 없는 점은 보완대체요법의 측면에서 관심이 부족했다고밖에 말할 수 없다. 그러나 최근 이러한 시도가 이루어지고 있다.

따라서 보완대체요법을 시행할 때, 실제 몸으로 효과를 느낄 수 있는 요법이 어떤 것이 있는지에 대한 관심을 높이고, '어디에 어떤 효과가 있는지' 효능을 확실하게 밝힐 필요가 있다. 보완대체요법은 급격한 변화를 맞았고, 현재 기존 의학과 보완대체요법을 연결한 통합의학(統合醫學)으로 나아가기 위한 시도가 진행 중이다.[65] 이 같은 흐름은 기존 의학에 새로운 변화가 생길 가능성을 시사한다. 동시에 다양한 요법의 집합체에 불과했던 보완대체요법을 의학적 관점에서 재편하여 새로운 근거에 기반한 치료자원으로 재구성하려는 시도가 필요하겠다.

— 하야시 미에코(林美枝子), 사이조 야스아키(西条泰明), 기시 레이코(岸玲子)

제2장

자연 · 삼림테라피

1. 자연 · 삼림테라피란

1) 자연 · 삼림테라피는 자연요법과 무엇이 다른가

본고에서 자연 · 삼림테라피라는 단어를 쓸 때는 '삼림을 포함한 자연환경과 교류함으로써 질병 치유를 촉진하거나, 건강의 유지 및 증진을 기대하는 치료'라는 의미가 있다. 또 테라피라는 말은 과학적 근거가 확립된 의사의 치료라기보다는 과학적 근거는 아직 축적되지 않았지만 심리적 이완효과를 기대할 수 있는 '유사 치료'라는 뜻이다. 그리고 여기에는 '법적으로 의료자격이 없는 사람이라도 관여할 수 있다'는 뜻도 함께 포함되어 있다. 자연요법이나 자연의학이라는 단어는 이미 사회에서 널리 쓰고 있지만, 삼림의학을 확립하는 본서의 목적을 고려해 산림환경의 보양특성(保養特性)에 초점을 맞춰 '자연 · 삼림테라피'라는 용어를 쓰기로 했다.

우선 자연요법과 자연의학이란 용어에 대해서 알아보자. '자연요법'이란 약이나 수술 같은 서양의학적 치료법을 사용하지 않고 생명이 지닌 자연치유력에 따라 영양, 운동, 휴양, 온천 등의 자연환경을 병용해서 자연치유력을 높이는 치료법을 말한다. '자연의학' 역시 몸이 지닌 자연치유력을 이용해서 질병 회복을 촉진하거나 건강 유지와 증진을 목표로 한다. 하지만 허브나 약초, 동종요법, 물리요법, 물요법 등의 자연지향적인 의학치료수단을 사용하는 점이 자연요법과 다르다. 자연의학은 19세기 말 독일에서 미국으로 건너간 의사 베네딕트 루스트가 처음 시작하여 약 100년의 역사를 지니고 있으며 비교적 체계가 잡혀 있다. 자연요법이나 자연의학 모두 보완대체요법에 포함된다.[1]

그렇다면 자연·삼림테라피는 자연요법이나 자연의학과 어떤 점이 다를까? 사실 큰 차이는 없다. 자연의학에는 풍부한 치료메뉴가 있는 사실에서도 알 수 있듯이, 원래 보완대체요법에서는 몸에 좋을 것 같으면 무엇이든 시도해보려는 경향이 있다. 결과적으로 삼림테라피도 자연요법에 포함된다. 자연·삼림테라피라고 구태여 두 개를 묶은 까닭은 자연의학적인 치료법이긴 하지만, 삼림의 특색을 중시한 자연요법·자연의학이 바로 자연·삼림테라피라는 사실을 강조하기 위해서다.

자연·삼림테라피를 구체적으로 설명하면 다음과 같다. 첫째, 숲속의 보양특성으로서 우선 삼림욕 효과를 들 수 있다. 숲의 향기와 숲속의 청정한 공기, 숲이 지닌 색채, 숲속 경치 같은 물리적 특성은 쾌적함을 상승시켜서 결과적으로 높은 보양효과를 발휘한다는 사실이 알려져 있다. 삼림테라피의 효과는 이처럼 종합적인 생체영향을 반영한다. 둘째, 삼림환경뿐만 아니라 온천이나 강, 바다와 같은 자연환경에도 사람을 이완하는 효과가 있다. 삼림은 자연환경의 구성요소 중 하나며, 삼림만을 따로 떼어놓고서 보양효과를 논하는 것은 적절하지 않다. 자연환경의 수많은 요소 중 하나로 삼림의 보양효과를 논해야 한다. 그런 의미에서 삼림테라피보다는 자연·삼림테라피라는 용어를 쓰는 것이 타당하다. 셋째, 미래의 삼림보양기지는 삼림이 지닌 본래의 보양효과와 함께 자연의학적인 치료메뉴를 갖추어 테라피를 보강할 수 있을 것이다.

일본의 자연·삼림테라피의 모습은 어떨까. 현행 의료제도에서 자연요법은 의료보험이 적용되지 않기 때문에 자연·삼림테라피는 체계적으로 시행되고 있지 않다. 자연요법이나 자연의학이라는 단어를 키워드로 인터넷 검색을 해보면 이 분야에 관심을 두고 치료를 하는 민간 의료기관을 찾을 수 있다. 또 이들 민관기관에서 자연요법이나 자연의학적 치료를 받고 있는 사람들도 일부 있다. 자연을 지향하는 시대 흐름과 함께 현대의료를 불신하게 된 사람들이 인체가 지닌 자연치유력에 기대를 품고 자연요법이나 자연의학 쪽으로 눈을 돌리는 것으로 이해할 수 있다.

외국에서는 스위스의 파라셀수스 클리닉(Paracelsus clinic)이 자연요법과 자연의학을 적극적으로 수행하고 있다. 여기서는 동종요법(同種療法, homeopathy)을 중시한다. 동종요법이란 독일인 의사 하네만(Samuel Hahnemann)이 처음 시작한 요법으로, 특정 증상을 유발하는 독물을 환자에게 극미량 투여하면 오히려 치료효과가 높아진다는 가설을 근거로 시행하는 서양의 전통적인 보완대체요법이다. 이 클리닉에서는 치과의사가 많이 근무하고 있다. 그 까닭은 치과 치료 시 충전물로 사용하는 금속이 어떤 형태로든 건강에 영향을 끼칠 것이란 발상 때문이다.

동종요법은 서양의 대표적인 대체요법이다. 기관지천식을 대상으로 행한 서양의학적인 임상실험(무작위 이중맹검법)에서 효과를 입증했다는 보고도 있으니 나름대로 신뢰성까지 갖추고 있다. 하지만 보고된 논문 내용을 상세히 검토한 지먼트(Ziment, 2000)는 동종요법 처방집단과 대조집단 사이에 별 차이가 없어 검증능력이 낮을 뿐 아니라 논문 결과를 확인하기 위한 추가실험이 없었던 점을 들어 동종요법의 효과는 아직 결론이 나지 않은 상태라고 정리했다.[2]

서양의 대표적인 대체요법의 효과에 대한 과학적 검증결과로서 지면트의 보고내용은 무게를 둘 만하다. 또 지면트는 기관지천식에 대한 허브요법의 효과는 허브의 종류와는 상관없이 서양의학의 약효에는 미치지 못한 것으로 평가한다. 따라서 기관지천식에 대해서는 허브요법을 적극적으로 실시할 필요가 없다고 결론지었다. 자연요법이나 자연의학은 근거중심의학의 관점에서 봤을 때는 아직 검증된 바가 없기 때문에 현재로서는 그 효과에 대해서 논의할 단계가 아니라고 본다.[3]

2) 자연·삼림테라피의 대상이 되는 질병

앞서 이야기한 대로 자연·삼림테라피의 유용성과 관련한 근거, 즉 자연·삼림테라피가 질병치료에 효과가 있다는 확실한 내용은 문헌을 아무리 찾아봐도 얻을 수 없었다. 이런 상황 속에서 의료와 보양의 일환으로 사회적으로 인정받은 예가 있는데, 바로 독일의 삼림 레크리에이션이다.[4] 크나이프요법 (Kneipp's therapy)은 독일의 바트 뵈리스호펜 시(Wörishofen市)의 가톨릭 사제였던 세바스티안 크나이프(Sebastian Kneipp)** 가 처음 시작했다. 물, 운동, 식물, 음식, 조화라는 다섯 가지 경험적 요법으로 구성되어 있다. 운동요법은 숲 산책을 중심으로 하는데, 보행거리나 경사면 등이 일정하게 설정된 코스를 걷는다. 크나이프의사연맹이 코스를 선정하며, 코스의 보양효과에 대한 데이터를 수집해서 결과를 발표한다.

크나이프요법의 보양효과는 자연환경의 심리적 이완효과와 카운슬링효과에서 기인했을 것으로 추측한다. 크나이프요법은 만성관절 류머티즘이나 혈

**
세바스티안 크나이프
(Sebastian Kneipp, 1821~1897)
수치료법의 일종인 크나이프요법을 개발한 독일의 신부.

행장애처럼 고령자에게 많이 발생하는 질병을 대상으로 한다. 독일에서 크나이프요법은 건강보험이 적용된다. 또 호흡 순환기계의 재활훈련를 위한 산책 프로그램도 있으며, 산책 도중에 크나이프요법 의사나 요법사의 지도에 따라 체조나 냉수욕을 하기도 한다.

일본에서 자연 · 삼림요법을 실시한다면, 온천입욕과 함께 실시할 수 있는 치료 환경을 만들 수 있다. 이 경우 자연 · 삼림의 산책과 온천입욕의 복합 효과를 기대할 수 있다. 온천요법은 만성관절 류머티즘과 같은 골관절질환, 기관지천식과 같은 호흡기질환의 환자가 많이 찾는다. 이들 질병은 크나이프요법이 대상으로 삼는 질병과 상당부분 일치한다. 자연 · 삼림요법에 온천요법을 가미할 수 있는 환경을 갖춘 일본에서는 크나이프요법을 넘어서는 자연 · 삼림요법을 개발할 수 있는 가능성이 열려 있다.

또 현대인의 스트레스나 스트레스와 관련 있는 생활습관병도 자연 · 삼림요법의 대상이 된다. 그중에서도 고혈압이나 순환기질환은 발병과 병의 진전에 정신적 스트레스가 관련되었으리라 추측하고 있다. 때문에 심리적 이완효과가 보고된 자연 · 삼림요법으로 이들 질병의 심화를 억제할 수 있으리라 기대한다. 당뇨병의 경우, 의사의 처방에 따라 자연 · 삼림요법의 운동요법과 식사요법을 병행하면 혈당치를 개선할 수 있다.

마지막으로 다음에서 상세히 다루겠지만, 자연 · 삼림요법의 새로운 가능성으로 병원이나 노인보건시설에 있는 고령자의 수면리듬 동조효과**를 들 수 있다. 고령화 사회를 맞은 일본에서는 고령자의 일상생활 수행능력(ADL)과 삶의 질을 확보하는 것이 중요한 과제이다. 이때 자연 · 삼림요법은 수면리듬 개선을 매개로 일상생활 수행능력이 저하된 고령자의 생활리듬 동조효과를 기대할 수 있다. 아직은 과학적 근거가 충분하진 않지만, 중노년의 정신적 스트레스나 우울증 개선에 자연 · 삼림요법의 활용가능성을

**
동조효과
집단규범 · 관습이나 다른 사람의 반응에 일치하도록 행동하는 양식.

엿볼 수 있다.

3) 자연·삼림테라피의 효과를 입증하는 연구 결과

자연·삼림요법이 지닌 심리적 이완효과에 대한 실증적 데이터가 있다. 이번에는 자연·삼림테라피의 유용성에 대한 독자의 이해를 높이기 위해, 직접 행한 실증적 연구 결과 두 가지를 제시하겠다.

첫째, 삼림의 색채 환경과 온열조건은 건강한 성인의 뇌파특성에 영향을 미친다. 자연의 영상인 저녁노을, 푸른 하늘, 삼림경관 동영상은 심리적인 진정효과가 있다.[5]

자연환경이나 그와 관련한 색채자극이 뇌파나 심리지표에 미치는 영향에 관한 몇몇 보고가 있다. 그렇지만 온열조건과 관련한 보고는 찾아볼 수 없다. 그래서 이 연구에서는 고원의 보양지 기후와 시각자극이 뇌파와 심리지표에 미치는 영향을 밝히고자 했다. 그 결과 저녁노을, 푸른 하늘, 삼림경관 동영상은 뇌파의 알파파(α)를 증가시키며 심리적인 진정효과를 발휘하는 사실을 확인했다.

피험자는 실험에 대한 충분한 설명을 듣고 참가에 동의한 20~26세의 건강한 성인 남성 일곱 명(평균연령 23.5세)을 대상으로 했다. 색채자극으로는 적색, 녹색, 청색, 백색을 사용했다. 또 이들 색깔과 관련한 실제 자연환경의 영상으로 저녁노을, 숲, 푸른 하늘, 삼림경관 동영상을 제시했다. 각각의 자극은 불을 끈 후 피험자의 3미터 앞쪽에 설치된 스크린(세로 150cm×가로 200cm)에 LCD 프로젝터로 화면을 비췄다. 실험실의 온습도 조건은 고원 보양지의 청량감을 감안한 24℃-50퍼센트의 조건과, 반대로 조금 무더운 조건인 28℃-70퍼센트를 설정했다. 피험자의 착의조건은 짧은 바지와 티셔츠였

그림 2.1 ░ 실험 풍경

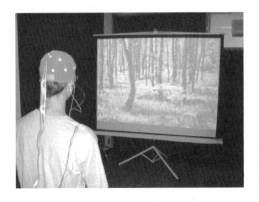

뇌파 측정을 위해 전극을 붙인 피험자가 삼림경관 동영상을 보고 있다.

다(그림 2.1).

26℃의 준비실에서 전극 등을 장착한 뒤 실험실로 이동했다. 자극 제시와 뇌파 측정 및 주관평가의 절차는 다음과 같다. 하나의 자극에 대해서 ① 자극 제시 전 눈을 감고 있을 때의 뇌파(20초)와 눈을 뜨고 있을 때의 뇌파(20초) → ② 자극제시 후 눈을 뜨고 있을 때의 뇌파(30초)와 감고 있을 때의 뇌파(30초) → ③ 주관평가의 순이었다. 자극제시 후 눈을 감고 있을 때의 뇌파를 잴 때는 직전에 받은 자극을 의식하도록 지시해두었다. 자극 제시는 색채세션(적, 녹, 청 백)과 영상세션(저녁노을, 삼림, 푸른 하늘, 삼림경관 동영상)으로 나누어 보여 주었다. 색채세션과 영상세션 사이에 준비실에서 5분간의 휴식을 취했다.

주관평가는 시각통증척도(Visual Analogue Scale : VAS)**에 근거해 시각자 극에서 받은 각성척도와 심신의 쾌적척도를 측정했다. 뇌파는 13부위(Fpl, Fp2, F7, F8, C3, C4, T5, T6, O1, O2, Fz, Cz, Pz)에서 귓불을 기준전극으로 삼아 측정했다. 분석에는 자극제시 전후 눈을 감고 있을 때의 데이터를 사용했다. 인위적 조작 없이 5.12초마다 뇌파를 측정한 뒤 고속 푸리에 변환(FFT)**으

**
**시각통증척도
(Visual Analogue
Scale : VAS)**
통증이 없을 때를 0, 통증이 가장 심할 때를 10으로 해서 치료 전후의 통증 변화를 비교하는 측정법을 말한다.

**
**고속 푸리에 변환
(FFT : Fast Fourier
Transform)**
함수의 근사값을 계산하는 알고리즘

로 주파수를 분석, 평균 스펙트럼 곡선에서 θ파(4~7Hz), α_1파(8~10Hz), α_2파(11~13Hz), β_1파(14~20Hz)의 파워 값을 구했다. 그 후 각 부위마다 자극제시 전후의 데이터를 이용해서 대응되는 특정 티검정(t-test)**을 실시해서 얻은 t값으로 티맵(t-map)을 작성했다.

티검정(t-test)
표본의 크기가 30미만인 소표본에 대한 통계분석 방법

〈그림 2.2〉에 색체세션의 24℃와 28℃에서 얻은 α_1파워의 결과를 티맵으로 나타냈다. 가장 짙은 색은 자극 후 편폭에 증가가 나타났음을 뜻한다. 24℃에 서는 청색, 백색, 녹색의 자극제시 후에 α_1파워가 증가했으며($p < 0.05$), 특히 청색에서는 모든 영역에서 α_1파워가 증가했다. 28℃ 조건에서도 청색, 백색, 녹색에서 α_1파워의 증가를 확인했는데($p < 0.05$), 증가한 영역이 24℃보다 감 소해 있었다. 적색에서는 두 온도조건에서 모두 별다른 변화가 없었다.

〈그림 2.3〉은 색채자극에 관한 각성척도와 쾌적척도의 결과이다. 24℃와 28℃의 두 조건에서 적색은 모두 청색보다 각성적이었다($p < 0.05$). 온열조 건은 각성척도에 별다른 차이가 없었다. 그러나 평균치에서는 백색 이외의 조건에서 28℃의 각성척도가 높았다. 쾌적척도에서는 24℃ 조건에서 적색 의 쾌적척도가 청색보다 낮았다($p < 0.05$). 온열조건에서는 28℃에서 불쾌감 이 올라갔고, 녹색의 쾌적감은 28℃에서 감소했다.

〈그림 2.4〉에서는 환경영상세션의 24℃와 28℃의 결과를 티맵으로 나타냈 다. 24℃에서는 저녁놀, 푸른 하늘, 삼림경관 동영상에서 α_1파워가 증가했지 만($p < 0.05$), 숲에서는 별다른 차이가 없었다. 28℃에서는 24℃에서 보인 α_1 파워의 증가가 저녁놀, 삼림경관 동영상을 보았을 때는 소실되고, 푸른 하늘 에서는 반대로 증가했다. 〈그림 2.5〉는 환경영상에 관한 각성척도와 쾌적척 도의 결과를 나타낸 것이다. 각성척도는 영상조건과 온열조건에 따른 차이는 없지만, 저녁놀과 삼림경관 동영상에서 각성척도의 평균치가 낮았다. 쾌적 척도에서는 영상조건에 따른 차이는 없었다. 온열조건에 따른 차이는 삼림과

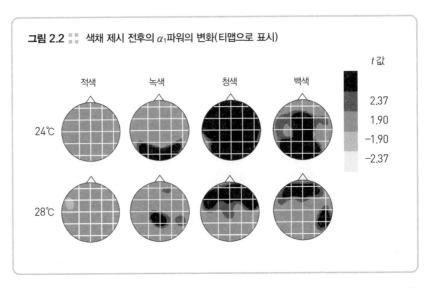

그림 2.2 색채 제시 전후의 α_1파워의 변화(티맵으로 표시)

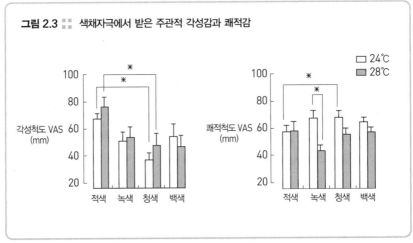

그림 2.3 색채자극에서 받은 주관적 각성감과 쾌적감

푸른 하늘에서 발견되었고, 28℃에서의 쾌적척도는 24℃와 비교해서 낮게 나타났다(p<0.05).

눈을 감고 있을 때 α_1파워가 증가하는 상태는 뇌가 각성하면서도 뇌 활동은 진정된 상태로 해석된다. 따라서 색채조건에서 보인 녹색, 청색, 백색에서 α_1파워가 증가하는 까닭은 자극에 따른 진정효과로 해석할 수 있다. 이것은 또 색채와 관련한 주관적인 각성척도의 저하와 대응하는 결과다. 온열조건은 이

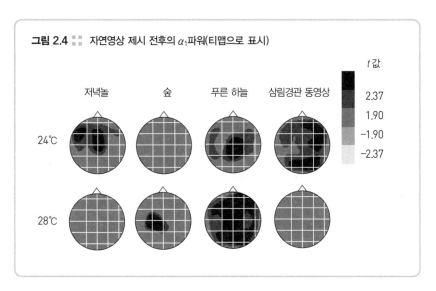

그림 2.4 ⁞⁞ 자연영상 제시 전후의 α_1파워(티맵으로 표시)

| | 저녁놀 | 숲 | 푸른 하늘 | 삼림경관 동영상 |

t값
2.37
1.90
−1.90
−2.37

24℃

28℃

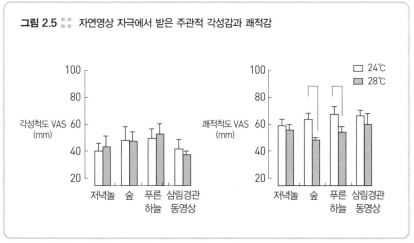

그림 2.5 ⁞⁞ 자연영상 자극에서 받은 주관적 각성감과 쾌적감

각성척도 VAS (mm)

저녁놀　숲　푸른 하늘　삼림경관 동영상

쾌적척도 VAS (mm)

□ 24℃　■ 28℃

저녁놀　숲　푸른 하늘　삼림경관 동영상

들 색채에 대한 생리반응에 영향을 미쳐서 28℃의 고온에서는 α_1파워의 증가치가 감소한다. 이는 고온에서 오는 불쾌감이 영향을 미쳤기 때문으로 보인다. 영상자극에서 24℃일 때 저녁놀과 삼림경관 동영상 때 보인 α_1파워의 증가는 각성척도 저하와 대응됨을 시사한다. 그리고 28℃일 때 저녁놀과 삼림경관 동영상의 영향이 소실된 것은 쾌적감의 저하와 관련 있는 것으로 보인다. 하지만 푸른 하늘일 때는 24℃에서도 α_1파워가 증가하긴 했지만 28℃에서 증가

폭이 더 커지는 모습을 보여, 다른 조건과는 변화양상이 달랐다. 여기에는 각 성척도나 쾌적척도만으로 설명할 수 없는 다른 요인이 관여한 것으로 보인다.

둘째, 강변 산책은 입원환자나 간병상태 고령자의 수면리듬이나 우울증상을 개선한다(하천의 치유연구 프로젝트).[6]

숲이나 강변(그림 2.6)을 산책하면 입원환자의 심리적 상태가 나아지며 결과적으로 질병을 치료하는 데 긍정적인 영향을 미친다. '하천의 치유연구 프로젝트'는 숲이나 강변 같은 자연환경의 심리적 치유효과에 대한 과학적 검증을 목적으로 2002년 4월부터 이듬해 3월까지 아키타(秋田)현 혼조(本莊) 시 H병원 입원환자 및 노인보건시설 입소자를 대상으로 실시하였다. 여기서는 연구 프로젝트 중에서 낮 동안의 강변산책이 고령자의 수면리듬에 어떤 영향을 미치는지에 대해서 조사한 연구 결과를 소개한다.

병원이나 입소시설의 고령자는 사회적 접촉과 활동이 줄어들고 낮 동안 선잠이 늘어 야간에 불면을 호소하는 등 생활리듬이 흐트러지는 경우가 많다.

그림 2.6 :: **혼조 시의 병원을 따라 이어진 고요시가와(子吉川) 강의 야외산책로**

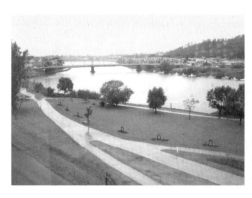

강변에 쾌적한 산책로를 정비하여 입원환자나 입소자가 병원에서 산책하기 쉽도록 꾸며 놓았다.

불면과 함께 건강문제는 물론, 가정에서 떠나 있는 데서 오는 불안과 우울증상은 종종 일어나는 문제다. 낮에 야외에서 산책을 하면 가벼운 운동도 되고 사회적 접촉도 증가한다. 또 날씨가 좋은 날에 야외 산책을 하면 밝은 빛을 쬘 수 있어 생체리듬 동조효과도 기대할 수 있다. 오카와(大川)[7]는 사회적 접촉이나 밝은 빛은 고령자의 수면장애를 개선하는 데 긍정적인 영향을 미친다고 보고했다. 와카무라(若村)[8] 역시 낮 동안에 밝은 햇빛을 쬐면 입원 중인 고령자의 야간수면을 효과적으로 유도할 수 있다고 보고했다. 이 밖에도 한낮의 밝은 빛은 치매환자나 갱년기의 수면장애, 파킨슨병의 우울증상을 개선하는 데 효과가 있다는 보고도 있다. 본 연구는 '하천의 치유연구 프로젝트'의 일환으로서 손목시계형 행동량 측정기(actiwatch)를 사용해서 입원환자와 노인보건시설에 입소한 간병 필수 고령자를 대상으로 강변의 야외산책에 따른 수면리듬과 우울 정도의 변화를 조사했다.

실험에 동의한 대상자에게 손목시계형 행동량 측정기를 팔꿈치 아래쪽에 장착해서 일주일 이상의 기간 동안 행동량 리듬을 연속적으로 측정했다. 측정개시 전과 종료 시에 치매(하세가와 치매척도 개정본), 우울정도(zung Self-rating Depression Scale : zung SDS, 융 자가평가우울척도), 생활리듬동조(생활리듬 설문지)에 대해서 조사했다. 행동량 측정기를 26건 장착해서 중단한 건수를 제외한 17명(입원환자 6명, 노인보건시설 입소자 11명)을 대상으로 해석했다. 대상자는 44~90세로 평균연령 75.5세, 남성 6명(평균연령 68.7세), 여성 11명(평균연령 79.3세)이었다(그림 2.7).

산책 전후 수면리듬에 변화가 생긴 경우는 11건이었다. 취침시각 혹은 기상시각의 후퇴를 보인 사람이 5명, 취침시각 혹은 기상시각의 위상전진(位相前進)은 3명, 중도각성이 감소한 사람이 3명이었다. 조도(照度)의 평균치는 산책을 행한 날이 행하지 않은 날보다 높았다. 우울증 정도와 생활리듬 득점은 산책

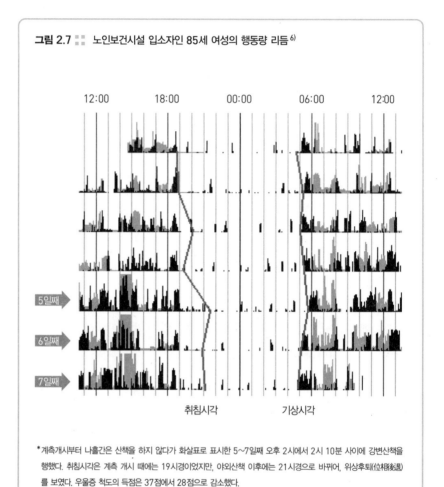

그림 2.7 노인보건시설 입소자인 85세 여성의 행동량 리듬 [6)

12:00　　18:00　　00:00　　06:00　　12:00

5일째

6일째

7일째

취침시각　　　　기상시각

*계측개시부터 나흘간은 산책을 하지 않다가 화살표로 표시한 5~7일째 오후 2시에서 2시 10분 사이에 강변산책을
행했다. 취침시각은 계측 개시 때에는 19시경이었지만, 야외산책 이후에는 21시경으로 바뀌어, 위상후퇴(位相後退)
를 보였다. 우울증 척도의 득점은 37점에서 28점으로 감소했다.

전후에 별 차이가 없었다. 이상의 결과에서 단 이삼 일의 짧은 기간이라도 산
책이 수면리듬에 영향을 준 것으로 보인다. 숲속 산책은 강변 산책과 마찬가
지 효과를 얻을 수 있을 것으로 예상한다.

강변 산책을 통해 환자들은 의료진이나 타인과 접촉이 늘고 강한 빛을 쬐고
몸을 움직일 수 있다. 개별 증상에 따라 변화의 내용이 약간씩은 다르지만 산
책이 수면리듬에 미치는 영향을 확인하였다. 비록 산책을 한 기간이 1~3일이

라는 매우 짧은 기간이었지만 수면리듬 동조에 바람직한 영향을 미친 것으로 보인다.

우울정도와 생활리듬 동조 양쪽에서 개선경향을 보인 대상자 가운데 야외 산책에 따라 취침 및 기상시각에 변화가 생겨 수면리듬이 달라진 사람이 많았다. 이는 야외산책으로 태양광을 쬠으로써 생체리듬 동조가 개선되었고, 그로 인해 수면리듬에 변화가 생긴 것으로 추측한다. 고령자의 생활환경 속에서 조도조건(照度條件)이 생체리듬 동조에 중요한 역할을 한다는 보고도 있는 만큼, 이번 결과는 그 같은 가설을 뒷받침하는 증거가 될 것으로 보인다.

입원 또는 입소 상태의 고령자는 재택고령자보다는 낮 동안의 움직임이 적다. 또 일상생활 수행능력이 떨어지고 의료 간병 스태프의 수가 부족하여 매일 혼자서 산책하기가 힘들다. 이번 조사에 참여한 고령자들은 일주일도 채 안 되는 기간에 강변 산책을 통해 수면리듬을 개선했다. 가족 면회나 자원봉사자의 협력을 받아 야외를 산책한다면 입원 · 입소 고령자가 생활의 질을 높이는 데 충분한 효과가 있을 것이다.

이상 두 가지 연구 성과를 소개했다. 이들 연구는 산림환경 속에 머무르는 행위, 즉 숲이나 강변을 산책하는 일이 성인 또는 고령자의 건강증진에 매우 효과가 좋다는 사실을 보여준다. 자연 · 삼림테라피는 질병으로 고통받는 환자뿐만 아니라 건강을 유지, 증진하려는 사람들에게도 필요하다. 따라서 자연 · 삼림요법을 개발하고 보급할 때 현대인들의 요구를 정확히 알아내는 것이 무엇보다 중요하다.

— 모토하시 유타카(本橋豊)

1) 근거중심의학이란

근거중심의학(EBM)은 의학 분야에서는 흔히 사용하는 말이다. 이 말은 1990년대에 급속하게 주목을 받았다. EBM^{**}은 'Evidence-Based Medicine'의 약자로 그대로 옮기면 '과학적 입증(evidence)에 근거한 의료'가 된다. 더 자세한 정의는 '입수 가능한 최선의 과학적 근거를 파악한 상태에서 개별 환자 특유의 임상상황과 가치관을 배려한 의료를 행하기 위한 행동지침'[1]이다. 의사의 불확실한 경험이나 직감에 의존하거나 타당성이 떨어지는 근거에 매달려온 과거 의료관행에 대한 반성에서 나온 개념이다. 근거중심의학은 간호 분야에도 도입되어 '근거에 기초한 간호(EBN : Evidence-Based Nursing)'라는 개념을 만들었다. 또 물리요법 분야에서도 EBPT(Evidence-Based Physical Therapy)라는 단어를 쓰면서 간호나 물리요법에 맞는 방법론을 탐구하고 있다.[2,3]

근거중심의학의 실제 적용은 구체적으로 네 단계이다(표 2.1).[1] 1단계는 '임상에서 의문을 정식화(추출)'하는 단계다. 이 단계에서는 환자의 문제를 명확히 하기 위해서 '어떤 환자나 대상에게(patient)' '무언가를 행하면 (exposure)' '무언가와 비교해서(comparison)' '어떤 결과가 나오는가 (outcome)'란 흐름에 자신의 환자를 대입한다.[4] 이때 중요한 것은 대상

****
EBM(Evidence Based Medicine)
증거의학이라고도 하지만 여기서는 근거중심의학으로 번역하였다.-역자 주

표 2.1 ┇┇ 근거중심의학의 순서[1]

1단계	임상에서 의문 정식화(추출)
2단계	문헌 검색
3단계	비판적 근거 검토
4단계	근거의 적응성 판단

(patient)과 결과(outcome)이다. 자연 · 삼림테라피의 대상은 생활습관병이나 스트레스성 질환을 지닌 사람뿐만 아니라 질병예방과 건강증진을 목적으로 하는 사람도 포함한다. 자연 · 삼림테라피의 결과는 질병 개선뿐만 아니라 삶의 질을 개선하는 것도 중요한 평가 포인트이다.

2단계는 문헌 검색을 통한 공개된 기존의 데이터베이스를 이용한다. 영어 논문 검색은 미국 국립보건원이 제공하는 '펍메드(PubMed, http://www.ncbi.nlm.nlh.gov/PubMed/)'가 가장 유명하다. 1960년대부터 지금까지 1200만 건에 달하는 의학, 자연과학계 문헌이 데이터베이스화되어 무료로 공개하고 있다. 일본의 의학, 자연과학계 문헌 검색사이트는 '의학중앙잡지'(医学中央雜誌, http://www.jamas.or.jp/)가 있다. 여기서는 1983년부터 의학 관련분야의 데이터베이스(초록까지)가 의학잡지간행회의 주도로 유료로 제공된다. 단 '펍메드'나 '의학중앙잡지(웹 사이트)'도 모든 논문을 망라하는 것은 아니니 이들 데이터베이스 이외에도 폭넓게 문헌을 수집하는 것이 바람직하다. 예를 들어 삼림욕 관련 데이터베이스로는 비영리단체(NPO : Non-Profit Organization)인 피톤치드보급센터가 공개하는 데이터베이스(http://www.phyton-cide.org/database.index.html)가 있다. 여기에서는 논문뿐만 아니라 서적, 신문이나 잡지기사까지 등록돼 있다. 이들 데이터베이스를 이용해서 모은 자연 · 삼림테라피에 관한 근거(evidence)의 구체적인 예는 뒤에 소개한다.

3단계에서는 2단계에서 수집한 근거에 대한 비판적 검토를 수행한다. 〈표 2.2〉는 미국보건정책연구기관(Agency for Health Care Policy and Research : AHCPR)에서 발표한 근거의 질을 분류하는 방식이다. Ⅰa)의 메타분석이란 어떤 테마에 대한 지금까지의 연구 결과를 계통별로 모아서 질적 평가를 실시하고 수량적으로 합성하는 연구방법이다. 복수의 연구 결과 사이에 일치된

표 2.2 ▫▫ 미국보건정책연구기관에 따른 근거의 분류 : 질이 높은 것부터

Ⅰa) 복수의 랜덤화(random化) 비교시험의 메타분석에 의한다.

Ⅰb) 적어도 하나의 랜덤화 비교시험에 의한다.

Ⅱa) 적어도 하나의 잘 디자인된 비랜덤화(非random化) 비교시험에 의한다.

Ⅱb) 적어도 하나의 다른 타입의 잘 디자인된 준실험적 연구에 의한다.

Ⅲ) 비교연구나 상관연구, 증례대조연구 등 잘 디자인된 비실험적 · 기술적 연구에 의한다.

Ⅳ) 전문가위원회의 보고나 의견, 권위자의 임상경험에 의한다.

결과를 보이지 않는 경우나 각각의 연구에서 샘플수가 적어서 의미 있는 결론을 도출할 수 없을 때 효과적이다. 비판적 문헌 검토를 마친 결과가 '체계적 고찰(systematic review)'로서 공개돼 있다. 가장 유명한 것으로 '코크란 라이브러리(http://www.the cochranelibrary.com)'가 있다.

이 중에는 보완대체요법 분야도 있어서 만성천식에 대한 침(針), 치매에 대한 음악요법, 삼림요법, 관절염에 대한 온천요법 등 40건이나 되는 체계적 고찰이 있다. 하지만 삼림요법에 해당하는 항목은 아직까지 없다. 2단계에서는 자연 · 삼림요법에 관한 근거를 어느 정도 발견할 수 있었지만, 질 높은 근거를 계통적으로 축적해 비판적 검토를 거치는 데에는 아직 이르지 못한 것이 현재 상황이다. 즉 자연 · 삼림테라피의 근거중심의학은 아직 발전단계에 있다. 오히려 그렇기 때문에 앞으로 많은 가능성을 기대할 수 있다.

4단계에서는 근거의 적응성 판단이 필요하다. 자연 · 삼림테라피의 근거를 이용할 때 중요한 점은 근거를 얻은 연구의 대상자가 자신의 대상자와 일치하는지 여부이다. 성별, 연령이 다르거나 생활습관이 다르면 근거로 적용할 수 없는 경우도 있다. 또 대상자(환자) 개인의 건강관이나 인생관, 사회생활 상황도 고려할 필요가 있다. 환자가 의료를 선택할 때에 서양의학보다는 보완대체치료 쪽이 자신의 가치관이나 기호를 반영하는 비중이 높다고 한다.[4] 삼

림욕이라는 행위나 자연을 호의적으로 받아들이는 사람이 많으리라 예상하기 때문에, 자연·삼림테라피가 확립된다면 앞으로 그에 대한 수요는 한층 높아질 것이다.

2) 생활습관병에 관한 근거

미래에는 인구가 더욱 고령화하고 사회 시스템이 점점 더 복잡해질 것이므로 생활습관병과 스트레스성 질환이 더 많이 늘어날 것이다. 생활습관병과 스트레스 질환의 치료와 예방은 선진국에서 중요한 과제로 부각되고 있다. 자연·삼림테라피가 이들 질환의 치료와 예방에 얼마나 공헌할 수 있을까. 여기서는 근거중심의학의 2단계인 문헌검색을 통해 수집한 근거 중에서 실제로 연구한 사례로 범위를 좁힌 뒤 고혈압, 당뇨병, 우울증, 스트레스성 질환으로 나눠서 각각의 근거를 소개했다. 또 대표적인 연구내용을 〈표 2.3〉에 정리했다.

■ 고혈압에 관한 근거

우에하타(上畑, 1989)는 중장년기 경증 건강이상자를 대상으로 온천리조트에서 단기간의 보양행동 효과**에 대해서 조사했다.[5] 참가자는 35세 이상의 직장인들로 생활습관병 건강진단에서 경증 이상의 소견을 받은 사람들 가운데 사업주의 추천과 본인의 승낙을 얻어 모집했다. 참가자는 30명으로 평균 연령은 45.2세(표준편차 3.58세)이며, 전원 남성이었다. 구체적인 질병명은 고혈압, 당뇨병, 간기능 장애, 고도비만, 소화성궤양, 자율신경실조증, 심신증(心身症) 등이었다. 보양 프로그램은 의사, 보건사, 체육레크리에이션 전문가, 영양사의 도움을 받아 5박6일 동안 진행되었다. 보양 프로그램은 삼림욕을 도입한 온천욕, 하이킹, 운동, 금연 및 금주, 건강교육으로 이루어졌으며 보

**
보양행동 효과
건강 증진을 위한 활동의 효과.

양효과 확인을 위해 이틀째와 5일째 아침 공복 시에 혈압과 체중을 측정하고 채혈을 하였다. 보양 프로그램 전후의 평균치를 모든 참가자들을 대상으로 비교한 결과 체중 감소(전 70.7kg→후 69.7kg), 수축기혈압 감소(전 141mmHg →후 132mmHg), HDL콜레스테롤 증가(전 44mg/dℓ→후 47mg/dℓ) 등 양호한 결과를 확인하였다.

표 2.3 :: 생활습관과 자연 · 삼림테라피에 관한 근거

저자	삼림욕 조건	대상	결과
우에하타 외 (1989)[5]	〈5박 6일의 보양 프로그램〉 삼림욕을 도입한 온천욕, 하이킹, 운동, 금연 및 금주, 건강교육	남성 30명 평균연령 45.2세 경증(輕症) 건강이상자 (고혈압, 당뇨병, 간기능 장애, 비만, 심신증 등)	◆ 보양 프로그램 전후의 비교 · 체중 감소(고비만군에서 현저) · 수축기혈압의 감소(고혈압군에서 현저히 감소) · HDL콜레스테롤군에서 총콜레스테롤치의 저하, 저(低)콜레스테롤군에서 상승 · γ-GTP의 감소
오츠카 외 (1998)[6]	삼림욕 + 걷기	당뇨병 환자 87명 평균연령 61세	◆ 삼림욕 전후의 비교 · 삼림욕 후에 혈당치가 저하
이마니시 외 (2003)[7]	〈2박 3일 혹은 5박 6일의 건강증진 프로젝트〉 삼림욕을 도입한 온천욕, 걷기, 아로마테라피, 허브요법, 운동요법, 지압, 식사지도	29명 평균연령 62.1세 (40~70대)	◆ 보양 프로그램 전후의 비교 · 자가평가우울척도(SDS)의 저하 · 특성불안과 상태불안의 저하 · 심리상태평가서 '긴장-불안', '우울-침울', '분노-적의'의 저하 · 수축기혈압의 저하 · 확장기혈압의 저하
시모무라 (2002)[8]	삼림욕 + 걷기 2시간 20분 대조조건 (삼림욕 없음+걷기)	일반성인 10명	◆ 대조조건과의 비교 · 수축기혈압의 저하량이 삼림욕 조건에서 컸다. · 코티솔은 삼림욕 조건에서 낮았다.

이 연구의 특징은 참가자를 생활습관병 고위험군과 저위험군으로 나누어 보양 프로그램의 효과를 조사한 점이다. 저위험군 정상혈압집단에서는 보양 프로그램의 영향이 입증되지 않았지만(전 123.4mmHg→후 124.8mmHg), 고혈압집단과 경계역 고혈압(境界域 高血壓)** 집단에서는 뚜렷한 수축기혈압 감소를 확인하였다(고혈압집단 : 전 163.6mmHg→후 141.3mmHg, 경계역 고혈압집단 : 전 140mmHg→후 131.3mmHg)(표 2.4). 이 결과는 보양 프로그램의 운동효과에 더해, 삼림을 포함한 자연환경에 의한 이완효과와 온천욕효과가 복합적으로 작용해 혈압 저하를 가져온 것으로 보인다. 또 고혈압집단에서 혈압 감소가 컸던 이유는 자연환경에서 행하는 보양 프로그램이 고혈압 증상완화나 예방에 효과적이기 때문이다.

총 콜레스테롤에 관해서는 고콜레스테롤혈증** 집단(220mg/㎗ 이상)에서는 보양 프로그램 후에 뚜렷하게 감소하였다(전 238mg/㎗→후 231.9mg/㎗). 정상인집단(180mg/㎗ 이상, 220mg/㎗ 미만)에서는 통계적인 차이가 없었고, 저콜레스테롤혈증집단(180mg/㎗ 미남)에서는 확실히 상승했다(전 155.3mg/㎗→후 166.5mg/㎗)(표 2.5). 또 HDL콜레스테롤 수치가 낮은 집단(45mg/㎗ 미만)과 정상집단으로 나눠 조사한 결과, 낮은 집단은 뚜렷이 증가했다(전 36.0mg/㎗→후 40.6mg/㎗). 이와 같은 결과는 콜레스테롤대사의 항상성효과

표 2.4 ▪▪ 보양 프로그램 실시 후 수축기혈압의 변화(문헌[5])을 근거로 작성)

	실시 전 평균치±표준편차 (mmHg)	실시 후 평균치±표준편차 (mmHg)	유의차
고혈압집단(n=9)	163.6±14.52	141.3±15.94	$p < 0.01$
경계역고혈압집단(n=11)	140.0±10.47	131.3±9.77	$p < 0.01$
정상혈압집단(n=10)	123.4±8.59	124.8±12.34	NS

각 집단의 분류는 세계보건기구의 혈압구분을 기준으로 함. NS : 유의차 없음.

표 2.5 ┊┊ 보양 프로그램 실시 후 총콜레스테롤치의 변화(문헌[5])을 근거로 작성)

	실시 전 평균치±표준편차 (mmHg)	실시 후 평균치±표준편차 (mmHg)	유의차
고콜레스테롤집단(n=11)	238.0±11.41	231.9±7.66	p<0.01
정상집단(n=13)	199.2±10.31	195.2±12.60	NS
저콜레스테롤집단(n=5)	155.3±15.54	166.5±18.40	p<0.01

고콜레스테롤집단 : 220mg/dℓ 이상, 정상집단 : 180mg/dℓ 이상 220mg/dℓ 미만,
저콜레스테롤집단 : 180mg/dℓ 미만. NS : 통계적인 차이 없음.

(생체기능을 정상치로 유지하려는 작용)를 보여주는 현상인데, 운동에 의한 영향
뿐만 아니라 자연환경에 의한 이완효과가 반영된 결과이다.

■ 당뇨병에 관한 근거

오츠카(Ohtsuka, 1998)는 당뇨병 환자를 대상으로 삼림욕을 통한 운동요법
을 실시한 뒤 그 효과를 조사했다.[6] 참가자는 전원 당뇨병 환자로, 참가인수
는 87명(남성 29명, 여성 58명), 평균연령은 61세였다. 삼림욕 시 보행거리는
체력에 따라 장거리코스(6~7km)와 단거리코스(3~4km)로 나누었다. 각각의
코스에 걸리는 시간은 장거리가 약 90분, 단거리가 약 40분이었다. 삼림욕 전
후 채혈을 통해 혈당치의 변화를 비교했다. 그 결과 삼림욕 후에 확실한 혈당
치 저하를 확인할 수 있었다(전 179mg/dℓ→후 108mg/dℓ). 이 연구는 대조조건
(보행만 실시)을 설정하지 않아 오츠카는 30분간 온수풀(溫水pool)을 이용한 운
동욕(運動浴)과 비교하였다. 그 결과 삼림욕을 할 때 혈당치 저하량이 크게 나
타났다. 이 결과는 삼림환경 속 마이너스이온이나 방향물질이 부교감신경을
자극해 혈당강하작용을 증강시켰을 가능성을 시사한다.

■ 우울 경향에 관한 근거

이마니시(今西, 2003)는 자연·삼림환경을 활용한 숙박형태의 단기간 건강 증진 프로젝트를 통해 스트레스 경감효과에 대해서 조사했다.[7] 전국에서 모집한 일반 참가자 29명(남성 12명, 여성 17명)을 대상으로 하였고 평균연령은 62.1세였다. 건강증진 프로그램은 2박3일과 5박6일 코스로써 삼림욕을 도입한 온천욕, 걷기, 아로마테라피, 허브요법, 운동요법, 지압, 식사지도 등으로 구성했다. 건강증진 프로젝트의 효과를 산출하기 위해 첫 날과 마지막 날에 자가평가우울척도, 상태특성불안검사(State-Trait Anxiety Inventory : STAI), 심리상태평가서(Profile of Mood States : POMS)와 같은 심리학적 검사와 함께 혈압 측정과 채혈을 하였다.

그 결과 코스를 마친 뒤에 자가평가우울척도 평가 결과 우울 경향이 저하되었다. 특성불안과 상태불안도 코스 후에 뚜렷이 저하되었다. 심리상태평가에서도 '긴장-불안', '우울-침울', '분노-적의', '피로', '혼란'의 수치가 각각 뚜렷이 떨어졌고, '활기' 수치는 증가하였다(표 2.6). 또 이 연구에서는

표 2.6 ░░ 건강증진 프로젝트 실시 후 우울경향의 변화(문헌[5]을 근거로 작성)

		실시 전 평균치	실시 후 평균치	유의차
SDS	자가평가우울척도	34.48	31.56	$p < 0.05$
STAI	특성불안	37.44	33.93	$p < 0.01$
	상태불안	37.69	29.16	$p < 0.01$
POMS	긴장 – 불안	8.46	5.08	$p < 0.01$
	우울 – 침울	8.38	3.73	$p < 0.01$
	분노 – 적의	8.42	2.65	$p < 0.01$
	활기	16.50	21.12	$p < 0.01$
	피로	5.73	3.46	$p < 0.01$
	혼란	7.15	4.88	$p < 0.01$

수축기혈압과 확장기혈압 모두 뚜렷이 감소하였다(수축기혈압 : 전 156mmHg
→후 137mmHg, 확장기혈압 : 전 90mmHg→후 79mmHg). 이 같은 결과는 자연
을 이용한 건강증진(보양) 프로그램의 이완효과 때문이다. 최근에는 스트레스
때문에 우울증에 걸리는 사람들이 늘고 있다. 이 연구에서는 일시적인 우울
척도의 개선을 확인하는 정도로 그쳤지만, 자연과 접촉함으로써 우울상태가
개선된다면 자연보양 프로그램의 적극적인 도입을 통해 우울증과 같은 정신
질환의 증상완화나 예방효과를 기대할 수도 있다.

■ 스트레스성 질환에 관한 근거

시모무라(下村)는 생체의 스트레스 상태를 반영하는 코티솔과 혈압에 삼림
욕이 미치는 영향을 조사했다.[8] 참가자는 10명으로 나와 있지만 연령이나 성
별, 건강상태 등은 따로 밝히지 않았다. 나무가 있는 공원을 걸으면서(약 2시
간 20분) 공원 내 각 장소에서 혈압과 코티솔을 22회 측정했다. 이 연구는 삼
림욕의 효과를 엄밀히 확인하기 위해서 숲이 없는 곳에서 보행했을 때의 혈압
과 스트레스 호르몬도 측정하여 그 자료를 대조조건으로 삼았다.

그 결과 대조조건과 견주어 삼림욕 조건에서 코티솔 농도가 뚜렷하게 낮았
다(삼림욕 : 8.54μg/dℓ <대조 : 11.3μg/dℓ)(표 2.7). 또 삼림욕 전과 삼림욕 중간
에 최고혈압의 변화를 조사해보니 삼림욕 조건에서 수축기혈압이 뚜렷이 감
소했다(삼림욕 : -16.95mmHg >대조 : -0.81mmHg). 삼림욕에 따른 코티솔의

표 2.7 ░ 삼림욕 후의 코티솔의 농도(문헌[8]을 근거로 작성)

	삼림욕 조건 평균치±표준편차 (μg/dℓ)	대조 조건 평균치±표준편차 (μg/dℓ)	유의차
코티솔 농도(n=10)	8.54±0.84	11.3±1.04	$p < 0.05$

저하는 미야자키(宮崎)의 삼림욕 실험에서도 명백히 알 수 있다.[9] 코티솔의 저하는 삼림욕을 통한 스트레스 경감 작용으로 보인다. 이 같은 이완효과 덕분에 수축기혈압의 감소량도 컸던 것으로 보인다. 또 대조조건이 설정돼 있기 때문에 삼림욕에 따른 스트레스 경감 작용은 단순히 걷기 때문만이 아니라 삼림 특유의 영향도 작용했다고 결론 내릴 수 있다.

■ 기타 근거

병실 창밖의 전망이 수술 후 환자의 회복에 영향을 미친다는 보고가 있다.[10] 1972년부터 1981년에 걸쳐 펜실베이니아병원에서 쓸개 절개수술을 받은 환자를 대상으로 창밖에 나무가 보이는 집단(tree-view 집단)과 벽만 보이는 집단(wall-view 집단)으로 나눠서(각각 23명) 수술 입원일수, 간호사에 의한 환자의 기록, 진통제 복용량 등을 비교해보았다. 이 연구에서는 창밖의 전망 이외에 생길 수 있는 바이어스**를 배제하기 위해 성, 연령, 흡연 유무, 비만 정도 등에 관한 인자를 두 집단 무두 비슷하게 배치했다.

결과는 나무를 본 집단이 벽을 본 집단과 견주어 통계적으로 퇴원하는 데 드는 일수가 뚜렷이 짧았다(tree-view 집단 : 7.96일<wall-view 집단 : 8.70일). 더불어 간호사의 환자에 대한 부정적 기록이나 수술 후 2~5일째에 복용

**
바이어스(bias)
선입견, 편견. 실험에서는 편견, 편향, 편의 등의 뜻으로 사용한다.

표 2.8 :: 병실 자연 전망과 쓸개 절개 수술 후의 회복도(문헌[10]을 근거로 작성)

	tree-view 집단 평균치(n=23)	wall-view 집단 평균치(n=23)	유의차
퇴원까지의 일수(일)	7.96	8.70	p<0.025
강한 진통제 복용횟수*1	0.96	2.48	p<0.01
중 정도 효력의 진통제 복용횟수*1	1.74	3.65	p<0.01
환자의 부정적 기록횟수*2	1.13	3.96	p<0.001

*1 수술 2~5일째 복용량
*2 간호사가 기록한 환자의 상태에서 부정적 기록을 계산.

한 강(強)에서 중(中) 정도 효력의 진통제 양도 적었다(표 2.8). 저자는 이 결과를 근거로 제한된 조건이지만 자연조망에 의한 요양효과를 시사했다. 이 연구 외에도 병원 내 자연환경 조망은 병원 종사자의 스트레스나 건강에 관한 불만을 줄인다는 보고, [11] 교도소에서도 자연을 조망할 수 있는 독방은 그렇지 못한 독방과 견주어 죄수들의 질병 호소가 적다는 보고도 있다. [12]

이상의 연구에서 알 수 있듯이 건물에서 보이는 자연환경의 전망이 건강에 영향을 미치는 사실을 고려해 병원이나 요양시설에서는 가능한 한 자연을 조망할 수 있는 환경을 만드는 것이 중요하다. [13] 또 기숙사에서 사는 대학생을 대상으로 방의 창문으로 자연이 보이는 집단과 보이지 않는 집단으로 나눠서 주의력 검사를 한 결과, 자연이 보이는 집단에서 좋은 결과가 나왔다는 보고 [14]가 있다. 이처럼 자연과 접촉을 통해 주의력결핍장애의 증상을 완화할 수 있다는 보고도 있다[15].

삼림욕과 직접적인 관계는 없지만 낮에 충분한 빛을 쪼이는 것이 건강에 좋다. 계절성 정서장애(Seasonal Affective Disorder:SAD) ** 의 일종으로 겨울철 우울증이 있다. 겨울이 되면 발병하며 오전 중에 과다수면, 의욕저하, 식욕항진 등의 증상을 보이다가 봄이 되면 모든 증상이 호전된다. 겨울철 일조량 부족이 그 원인이며 환자에게 고조도(高照度)의 빛을 쏘이면 증상이 나아진다. [16,17] 겨울철 우울증에 적용하는 고조도의 광요법(light therapy)은 일반적으로 2500럭스(lux) 이상의 인공조명을 사용한다. 그런데 겨울철 산책에 의한 일광노출로 우울증상이 경감했다고 보고했다. [18] 이 연구에서는 계절성 정서장애 환자를 산책에 의한 자연광노출집단(20명)과 산책 없는 인공조명노출집단(8명)으로 나누었다. 산책에 의한 자연광노출집단은 이른 아침에 한 시간씩 일주일 동안 산책을 했으며, 산책 없는 인공조명노출집단은 이른 아침에 30분씩 인공조명(2800럭스)을 일주일간 쪼였다. 실험 전후에는 해밀턴 우울증평

**
계절성 정서장애 (seasonal affective disorder)
계절적인 흐름을 타는 우울증, 계절성 우울증, 계절성 정동장애 혹은 SAD라고도 한다. 가장 많은 형태는 겨울철 우울증이다. 가을과 겨울에 우울증상과 무기력증이 나타나는 등 증상이 악화되다가 봄과 여름이 되면 증상이 나아진다.

가척도(Hamilton Depression Rating Scale: HAMD, HARS)로 측정했다. 그 결과 산책 없는 인공조명노출집단에서는 우울증평가척도의 경감율이 25퍼센트였던 것에 비해, 산책에 의한 자연광노출집단의 경감율은 50퍼센트였다. 이 결과는 야외에서 산책을 통한 자연광노출이 계절성 정서장애 치료에 효과적이라는 사실을 시사한다. 또 고조도 광요법은 계절성 정서장애뿐만 아니라 지연성수면주기증후군(delayed sleep phase syndrome)에도 효과가 있다고 하니[19], 이 같은 증상이 있을 때 산책을 통한 자연광노출은 효과적일 것이다.

3) '근거중심의학'으로서의 자연·삼림테라피의 전망

이상으로 자연·삼림테라피에 관한 몇 가지 실험 결과를 소개했다. 소개하지 않은 문헌을 고려해도 그 수는 결코 충분치 않다. 근거에는 '작성', '전달', '활용'이라는 흐름이 있다.[4] 근거중심의학은 그중에서 근거의 '활용'을 뜻하지만 자연·삼림테라피에 관한 한, 근거의 '활용' 전에 근거를 '작성'하는 작업이 현재로서는 더 중요한 과제다. 그리고 그 근거는 질 높은 것이어야만 한다. 연구 결과는 항상 몇 가지 요인(바이어스)에 의해 '진실'이 변질돼 버린다. 바이어스가 되도록 적을수록 연구의 근거 수준은 높아진다. 대표적인 바이어스와 그에 대한 대처방법[4]을 〈표 2.9〉에 정리했다.

앞에 소개한 문헌은 자연이나 삼림욕의 효과를 보여준 귀중한 근거지만, 선택 바이어스나 측정 바이어스가 배제되지 않은 연구도 눈에 띈다. 특히 자연·삼림테라피의 경우, 심리적인 바이어스(삼림은 몸에 좋다는 믿음) 때문에 결과가 긍정적인 방향으로 흐를 가능성을 부정할 수 없다. 이 같은 심리적 바이어스를 제거하기는 지극히 어려운데, 호소에(細江, 2000)의 연구에서는 심리적으로는 삼림욕의 영향을 확인하지 못했지만 생리적으로는 교감신경계의 활동 억제를 확인했다고 보고했다.[20] 이 연구 결과는 심리적인 바이어스가 개

표 2.9 ▪▪ 대표적 바이어스와 대처법

종류	내용	대처법
선택 바이어스	비교하는 두 집단의 배경인자 (성별, 연령, 생활습관 등)의 균형이 맞지 않는다.	**무작위 할당** 난수표(亂數表)를 써서 무작위로 할당하여 두 집단의 배경인자에 치우침이 없도록 한다.
측정 바이어스	관찰 시 심리적인 요인이 들어가는 경우(치료약이 효과가 있다고 단정하거나 치료집단을 주의해서 관찰하는 등)	**이중맹검(더블블라인드)** 치료자뿐만 아니라 관찰자에게도 치료약인지 위약인지 알리지 않는다.
출판 바이어스	좋은 결과(positive data)는 출판하기 쉽고, 예상 밖의 부정적 데이터(negative data)는 출판하기 어렵다.	**임상실험의 등록과 공개** 임상실험자에 대한 설문조사 등, 개인으로는 불가능.

입하지 않은 상태에서도 삼림욕이 사람의 생리기능에 영향을 끼칠 가능성을 보여주는 점에서 흥미롭다.

그 밖의 바이어스에 관한 예로 대조집단의 설정이 없는 실험을 들 수 있다. 예를 들어 며칠에 걸친 숙박 형태의 자연보양 프로그램 등에서는 대조집단의 설정이 어렵다. 대조집단의 필요성을 인정한다 해도 연구 예산이나 인력 부족 등의 이유로 단념할 수밖에 없는 경우도 있다. 하지만 대조집단의 설정 없이 자연보양 프로그램 전후의 결과만 비교한다면, 유감스럽지만 질 높은 근거라고 보기는 어렵다. 연구자는 가능한 한 바이어스가 개입되지 않는 실험 계획에 힘을 쏟아야 하며, 근거중심의학을 실천하는 입장에서는 바이어스가 어느 정도로 존재하는지를 항상 의식해야 한다. 자연·삼림테라피가 하루빨리 근거중심의학이 되어 수준 높은 근거를 축적하여 폭넓은 대상에게 더욱 다양하면서도 널리 실천되는 시대가 오기를 기대한다.

— 히구치 시게카즈(樋口重和)

제3장

삼림과 운동요법

운동은 건강 유지와 증진에 필수적이다. 삼림에서 하는 운동은 걷기운동이 중심이 된다. 우리들은 이동하기 위해 걷지만 그 외에도 즐거움과 사교를 위해서, 이야기를 나눌 목적으로, 긴장을 풀고 싶어서, 뇌를 활성화할 의도로, 신경을 진정시키려고, 그리고 정신을 고양하기 위해서 걷는다. 숲속을 걸을 때 자연과 일체감을 느끼기도 한다. 이때는 단순한 운동요법과는 다른 효과를 기대할 수 있다. 그러나 숲속 운동과 건강의 관계를 연구한 보고는 거의 찾아볼 수 없다. 본 장에서는 간접적이지만 건강과 숲속 운동의 관계에 대해서 알아보고자 한다.

1. 운동의 생리적 영향

운동은 여러 방면에서 생리적 기능에 영향을 미친다. 여기서는 숲속에서

하는 걷기운동에 대해서 논하고 혈압, 골(骨)강도, 면역기구에 대한 운동 효과 및 운동과 활성산소의 관계에 대해서 설명한다.

1) 혈압에 대한 효과

운동을 하면 일시적으로 혈압이 상승하지만 운동 후에 골격근에 다량의 산소가 운반되면서 현저한 혈관확장이 일어난다. 때문에 규칙적인 유산소운동은 혈압 강하 효과가 있다. 이것은 혈압이 오르면 교감신경의 긴장이 풀어지기 때문이다. 따라서 적당한 운동은 고혈압의 치료법(운동요법)으로 추천된다. 하지만 걷기운동이 혈압에 미치는 효과가 충분히 밝혀진 것은 아니다.[1]

유산소운동요법을 검토한 몇 가지 연구를 해석하면, 운동에 의한 수축기/확장기혈압의 평균적인 저하는 대조집단(비운동집단)과 견주어 운동집단에서 정상혈압자는 3/3mmHg, 경계역 고혈압 환자는 6/7mmHg, 고혈압 환자는 10/8mmHg였다.[2] 22~59세의 정상혈압 남녀가 보통강도로 걷기운동(운동강도가 최대산소섭취량의 50퍼센트, 지속시간 1시간, 주 5일씩 4주간)을 행하면 주로 앉아서 생활할 때보다 수축기혈압이 평균 3mmHg로 현저히 떨어진다(그림 3.1).[3]

이 연구에서는 최대산소섭취량이 80~90퍼센트의 높은 운동강도로 사이클링을 15분간, 주 5일씩 4주간 행한 경우와 최대산소섭취량이 65~70퍼센트 정도의 가벼운 운동강도로 사이클링을 30분간 주 3일씩 4주간 실시한 경우의 혈압 변화를 검토했다. 가벼운 강도의 사이클링에서는 혈압이 평균 5/3mmHg로 떨어져 보통강도의 걷기운동보다 효과가 컸다. 그러나 높은 강도의 사이클링에서는 혈압 변화에 영향을 미치지 않았다.

한편 걷기운동이 고혈압 환자에게 미치는 효과를 검토한 결과는 다음과 같다. 60~69세의 남녀 고혈압환자(>150/85mmHg)가 1시간씩 주 3회(50% 최대산소섭취량에 상당하는 심박수)의 걷기운동을 행한 결과, 9개월 후의 혈압이 대조집단(비운동집단)에서는 1/2mmHg밖에 변화하지 않았던 데에 비해 20/12mmHg로 떨어졌다.[4] 단, 체중 변화와 혈압은 관련성이 없었다. 이상

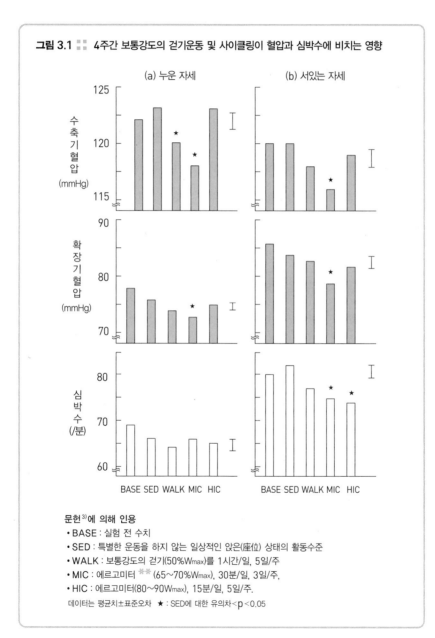

그림 3.1 4주간 보통강도의 걷기운동 및 사이클링이 혈압과 심박수에 비치는 영향

(a) 누운 자세   (b) 서있는 자세

문헌[3]에 의해 인용
- BASE : 실험 전 수치
- SED : 특별한 운동을 하지 않는 일상적인 앉은(座位) 상태의 활동수준
- WALK : 보통강도의 걷기(50%Wmax)를 1시간/일, 5일/주
- MIC : 에르고미터 ** (65~70%Wmax), 30분/일, 3일/주,
- HIC : 에르고미터(80~90%Wmax), 15분/일, 5일/주.
데이터는 평균치±표준오차 ★ : SED에 대한 유의차<$p < 0.05$

에르고미터 (ergometer)

사람이 근육을 움직여서 내는 여러 가지 힘을 측정하는 기계. 자전거 형태를 한 장치가 대표적이다.

의 보고에서 운동은 혈압을 낮추는 데 효과적이지만 그 효과는 운동 강도와 시간에 따라 다르다는 사실을 알 수 있다. 혈압강하에는 걷기운동이나 가벼운 운동이 적절하다.

2) 골 강도

피트니스 운동 중 가장 손쉬운 것이 걷기운동이다. 체중부하운동에 있어서 기계적 하중은 골(骨) 구축, 신생 골 형성과 골 흡수 저해의 중요한 요인이다. 따라서 하중이 높을수록 효과가 좋다.[5] 걷기운동은 하중이 높지는 않지만 이론적으로 종골(踵骨, 발뒤축에 있는 뼈)에서 대퇴골경부와 요추로 하중이 이동하는 가장 일반적인 체중부하운동이다. 삼림욕을 즐기는 연령층은 아이부터 고령자까지 다양한데, 어느 세대든 간에 뼈가 단단해져 골절과 골다공증을 예방하는 데 매우 효과적이다. 그렇다면 예방이나 치료를 위한 골 형성 반응을 유도하려면 과연 걷기운동만으로 충분할까? 이 의문에 대한 명확한 답은 지금으로서는 알 수 없다.

골 강도 지표로서 고관절 골절과 운동의 관계에 대한 보고가 있다. 홍콩의 중국계 부인을 대상으로 한 연구에서는 오르막길 걷기운동의 빈도(1회/일) 이상인 집단과 미만인 집단)와 고관절 골절 위험도 사이의 연관성을 알 수 있다. 1일 1회 이상인 집단은 미만인 집단보다 고관절 골절 비율이 40퍼센트나 낮았다.[6] 이 보고는 보통의 페이스(12km/주 이상)로 습관적으로 걷는 폐경 후 여성의 다리와 허리 골밀도가 1주일에 1.6km로 밖에 걷지 않는 여성보다 더 높다는 보고와 일치한다.[7] 하지만 폐경 전 여성의 경우, 우편배달 업무로 매일 6킬로를 걷는 사람과 그렇지 않은 사무직원 사이에 대퇴골경부와 요추의 골밀도에 차이가 없었다는 보고도 있다.[8]

걷기운동에 관한 실험 연구에는 폐경 후 여성을 대상으로 한 연구가 많다.

주당 180분간 52주에 걸쳐 걷기운동(운동강도는 최대심박수의 75~80%)을 한 결과 척추골의 골밀도는 상승했지만 고관절 골절 위험도에는 차이가 없었다는 보고나,[9] 중간 정도의 빠른 걸음(7.2km/시간)으로 30분, 3회/주, 30주간의 걷기운동이 대조집단에서 관찰된 요추골밀도의 감소를 17.7퍼센트 떨어뜨렸다는 보고[10] 등이 있다. 게다가 60~70대의 고령자를 대상으로 한 연구에서는 활동적이고 리드미컬한 걷기운동(5.8km/h)을 하루 20분, 140분/주, 52주간 실시하면 발꿈치의 골밀도와 골질(骨質)을 높이는 좋은 효과가 있다(그림 3.2).[11] 한편 걷기운동의 효과를 찾아볼 수 없다는 보고도 있는데 57~113분/주, 52주간의 걷기운동(최대심박수의 60~85%)에서는 대조집단과 차이가 없었다고 한다.[12,13]

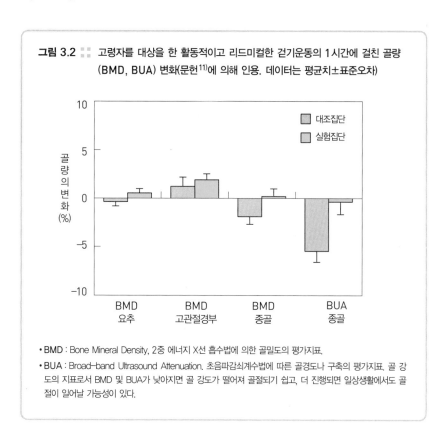

그림 3.2 고령자를 대상을 한 활동적이고 리드미컬한 걷기운동의 1시간에 걸친 골량 (BMD, BUA) 변화(문헌[11]에 의해 인용. 데이터는 평균치±표준오차)

- BMD : Bone Mineral Density, 2중 에너지 X선 흡수법에 의한 골밀도의 평가지표.
- BUA : Broad-band Ultrasound Attenuation. 초음파감쇠계수법에 따른 골경도나 구축의 평가지표. 골 강도의 지표로서 BMD 및 BUA가 낮아지면 골 강도가 떨어져 골절되기 쉽고, 더 진행되면 일상생활에서도 골절이 일어날 가능성이 있다.

삼림욕을 목적으로 한 걷기운동은 앞으로 많이 행해질 것으로 보이며 특히 고령자의 걷기운동에는 골절에 대한 예방책도 고려해야 할 필요가 있다.

3) 면역

건강의 유지증진 및 예방의학의 입장에서 인간의 생체방어기능 중 하나인 면역기구의 건전함은 필수불가결한 조건이며, 지금까지 운동과 면역의 관계에 대한 많은 연구가 있었다. 하지만 여전히 몇 가지 의문이 남아 있다. 즉 걷기운동이 면역기구에 주는 효과와 관련한 연구는 매우 적다는 것이다. 이번에는 운동전반이 면역기구에 미치는 영향을 설명하겠다.

격렬한 운동이 면역기구에 미치는 영향은 운동선수와 비운동선수를 대상으로 한 면역기능의 비교연구를 통해 검토할 수 있다. 운동선수는 강화훈련이나 경기 레이스가 끝난 뒤에 상기도(上氣道 · 기도에서 기관지, 후두, 인두, 비강이 있는 부위) 감염의 위험도는 상승하지만,[14~16] 평소 연습기간 중에는 비운동선수보다 감염 위험이 낮다.[17] 하지만 운동이 면역기능의 변화를 유발해서 감염증의 발병을 억제한다는 증거를 찾을 수는 없다. 일반적으로 획득면역(acquired immunity)** 기능은 격렬하고도 장기간에 걸친 운동 트레이닝에 별다른 영향을 받지 않는 듯하다.[18~20]

한편 자연면역(natural immunity)**에서는 격렬한 운동에 따른 만성적 스트레스에 대한 반응으로 호중구(好中球)** 기능 억제와 내추럴킬러세포(NK세포) 활성이 증가한다. 또 면역담당세포에 따라 서로 다른 반응을 나타낸다.[21~23] 그러나 이러한 면역기능의 변화가 인정되고는 있지만 상기도감염율과 운동의 연관성은 드러나지 않았다.[23~25] 페인(Pyne, 1995)은 격렬한 연습을 한 수영선수를 연령과 성별에 따른 대조군과 비교했다. 그 결과 선수들의 호중구 기능이 현저히 감소했다. 경기 전의 격렬한 연습 중에는 그 기능이 더욱 억제되

**

**획득면역
(acquired immunity)**

후천성 면역, 후천적으로 생긴 면역, 병을 앓아서 생긴 병후 면역과 예방접종 등으로 얻은 인공 면역의 두 가지가 있다.

**

**자연면역
(natural immunity)**

선천성 면역, 모체에서 선천적으로 받은 면역, 이것 때문에 신생아는 생후 6개월까지 천연두나 홍역에 걸리지 않는다.

**

호중구(好中球)

중성 염료에 염색되는 세포질 입자를 가진 다형핵 백혈구. 운동성과 식세포 작용이 두드러지고 급성염증에서 중심 역할을 한다.

었다는 보고가 있지만, 그 선수들과 대조군 사이에서 상기도계 감염의 발병률에는 차이가 없었다. [23]

한편 가벼운 운동 트레이닝은 면역기능에 도움을 주는 것일까. 피트니스를 열심히 하는 사람들의 통설에 따르면 규칙적인 신체활동은 호흡기질환의 위험을 낮춘다고 한다. [15, 26] 하지만 이와 관련한 연구는 매우 적다. 숲속 운동은 대부분 걷기운동의 형태를 띤다. 현재 대규모 집단을 대상으로 가벼운 운동집단과 비운동집단의 상기도 감염의 발병률을 비교한 역학연구는 아직 수가 적다. [27] 실험적 연구의 대다수는 가벼운 신체활동은 상기도증상을 억제할 수도 있음을 나타내는 데이터를 지지한다. [22~29] 예를 들어 거의 매일 활기차게 걷기운동을 하는 여성집단은 그렇지 않은 집단에 비해 가을과 겨울에 걸친 12~15주의 조사기간 동안 상기도증상이 있는 일수가 거의 절반에 불과했다고 보고한다. [28]

4) 운동과 활성산소

활성산소란 공기 중 산소분자보다 반응성이 커서 활성이 뛰어난 산소를 보유한 분자종을 말한다. 반응성이 높은 산소를 함유하고 있기 때문에 많은 물질과 쉽게 반응하며 생체분자에 다양한 손상을 유발한다. 활성산소에 의한 손상이 축적되면 노화나 암, 동맥경화 등 많은 질병의 원인이나 진전인자로 작용한다. 사람이나 산소를 이용하여 살아가는 생물은 호흡에 의해 흡수한 산소를 이용해서 소량의 음식물에서 다량의 에너지를 추출한다. 그런데 세포 내 흡수된 산소의 2퍼센트 정도가 활성산소로 변환된다. [30]

운동은 건강 유지와 증진에 필수적이다. 하지만 운동을 하면 산소섭취량이 증가한다. 운동에 의해 산소섭취량이 증가하면 그만큼 많은 양의 활성산소가 체내에서 발생한다. [31] 사실 마라톤처럼 격렬한 운동 뒤에는 몸이나 세포를 구성하는 지질과 DNA에 활성산소에 의한 상처인 산화손상이 발생한다는 보고가 있다.[32] 그러나 적당한 강도로 유산소운동을 하면 산소섭취량이 증가해도 산화손상은 증가하지 않는다고 한다.[34] 게다가 적당한 운동은 활성산소를 제거하는 효소인 항산화효소(Super Oxide Dismutase : SOD)[34]나 활성산소가 유발하는 DNA 재료의 손상을 제거하는 효소가 증가한다고 한다.[33] 필자들도 수영운동을 습관적으로 시킨 쥐에서는 활성산소에 대한 저항력이 증가하는 연구 결과를 얻었다.[35] 이상의 연구를 통해서 알 수 있는 점은 적당한 강도의 운동은 활성산소에 의한 손상을 유발할 가능성이 거의 없으며 건강 유지와 증진에 효과적이라는 것이다.

그러면 삼림에서 하는 운동은 어떨까? 안타깝게도 삼림 운동과 활성산소의 관계를 보고한 연구는 아직 없다. 그러나 삼림은 도시보다 디젤차 등에서 배출되는 입자상물질(粒子狀物質)인 디젤배기입자(DEP : Diesel Exhaust Particles)의 대기 중 농도가 낮다. 디젤배기입자는 폐나 기관지 세포의 활성산소 생성을 항진하여 생체분자를 손상시킨다.[36] 운동으로 환기량이 늘어나면 당연히 체내로 흡입되는 디젤배기입자의 양도 늘어나지만 숲에서 하는 운동은 그 같은 영향이 적을 것이다.

2. 운동의 정신적 효과

1) 운동이 정신 건강에 미치는 영향

보건전문가들은 대체로 운동이 정신건강에 긍정적인 영향을 미친다고 생각한다. 또 건강증진과 관련해 운동이 정신에 미치는 여러 효과를 연구하고 있다.[37] 미국 국립정신건강협회(the US National Institute of Mental Health : NIMH)는 정신적으로 건강을 유지하는 데 기여하는 운동의 가치를 요약하여[38] 다음과 같은 공식적인 견해를 발표했다.

- 신체적 피트니스는 정신의 안녕과 관계가 있다.
- 운동은 불안과 같은 심리적 스트레스를 줄여준다.
- 불안과 우울증은 정신적 스트레스에 대처하는 데 실패했음을 나타낸다. 또 운동은 불안과 우울증 정도의 저하와 관련이 있다.
- 장기간의 운동은 신경증적인 성격은 물론 불안 경감과 관련 있다.
- 적절한 운동은 신경근 긴장성, 안정 시 심박수, 스트레스 호르몬의 분비와 같은 각종 스트레스 지표의 저하를 유도한다.
- 최근 임상적 견해에 따르면 운동은 연령이나 성별에 상관없이 정서적으로 유익한 효과가 있다.

20세기 후반은 주요도시의 인구가 급증하고, 세계적인 경제 경쟁과 전통적인 고용제도의 변화로 노동자들의 스트레스가 날로 높아지고 있다. 일본의 노동자 역시 직장이나 일상생활 등에서 강한 불안과 스트레스를 느끼는 사람이 60퍼센트를 넘어선다. 이에 정신보건대책에 관한 강도 높은 대응이 중요한 과제로 부각된다. 아울러 많은 전문가와 일반인들이 정신건강의 유지와 증진을 위해 운동의 중요성에 주목하고 있다.

2) 운동의 정신적 혜택

지금까지 운동으로 인한 여러 가지 정신적 혜택을 제시했다. 그중 가장 주목받는 것이 운동의 항불안, 항우울 효과와 자기개념(self-concept)** 에 미치는 영향이다. 운동을 하면 불안이 줄어든다는 연구는 많다. 하이어(Hilyer, 1982)는 공업고등학교 비행소년 60명을 대상으로 습관적인 유산소운동이 불

**
자기개념(self-concept)
자기 자신에 대하여 생각하고 느끼는 내용. 자기상(自己像).

안에 미치는 효과를 검토했다.[39] 평소 체육과목에 건강증진 트레이닝을 추가한 집단과 추가하지 않은 집단으로 나눠 20주가 지난 뒤 세 종류의 불안설문지로 평가했다. 건강증진 트레이닝은 러닝과 웨이트 트레이닝을 행하였다. 그 결과 건강증진 트레이닝 추가집단에서 '불안'이 경감했다.

건강 행동의 단계적 변화에 따른 신체적, 정신적 효과에 대한 해머마이스터(Hammermeister, 2000)의 연구는 건강 행동을 4단계로 나눴다. 운동을 전혀 하지 않는 상태, 운동을 시작한 상태, 부정기적으로 운동을 하는 상태, 운동을 정기적으로 반년 이상 지속한 상태로 분류하여 관찰한 결과, 단계가 진행될수록 불안이나 우울증이 줄어들었다.[40] 한편 단기간의 운동이 상태불안(state anxiety)**과 혈압에 미치는 영향을 검토한 래그린(Raglin, 1987)의 연구에서는 15명의 대상자에게 40분간 유산소운동을 시키자 운동 전에 비해 상태불안이 현저히 저하된 것으로 나타났다. 또 상태불안의 경감 상태가 운동종료 3시간 뒤까지 지속되었다.[41]

운동의 항우울 작용도 정신에 미치는 긍정적 효과 중 하나로 널리 인정된다. 우울증 치료는 일반적으로 심리요법과 항우울제로 치료한다. 최근에는 운동요법도 병행하는 추세다. 그러나 많은 연구에서 정신적 효과를 충분히 실증한 것은 아니지만[42] 그레이스트(Greist, 1979)의 연구는 운동이 정신적으로 많은 혜택을 준다고 기술한다.[43] 이 연구에서는 경증에서 중간 정도의 우울증 환자에 대한 운동과 심리요법의 효과를 비교했다. 습관적인 유산소운동이 심리요법과 비슷한 정도로 우울증상을 줄여주었다. 연구자들은 경증에서 중간 정도의 우울증 환자에게 운동은 유효한 치료법이라고 역설했다.

자기개념이란 자기 자신을 어떻게 받아들이며 어떤 식으로 생각하는지 스스로에게 내린 평가를 말한다. 자기개념은 자존심이나 자기부인의 감정과 밀접하게 연결돼 있다. 유산소운동이 자기개념의 변화에 영향을 미친다는 보고

**
상태불안
STAI 검사는 불안증을 검사하기 위해 특성불안(trait anxiety)과 상태불안(state anxiety)을 측정한다. 상태불안은 지금 느끼는 상태에 대한 불안을, 특성불안은 오랜 시간 동안 일관되게 나타나는 불안을 말한다.

가 있었다. 자존심이 낮은 소년들이나 알코올 의존증 환자, 비행청소년들을 대상으로 한 하이어(Hilyer, 1979)의 연구는 운동으로써 자존심이 낮았던 소년들의 자긍심이 싹트기 시작했음을 보고했다. 반면, 처음부터 자존심이 높았던 소년들에게는 그런 경향이 나타나지 않았다.[44]

여기서 신체적 활동과 정신적 건강의 연관성이 일반집단에도 통용되는지 의문이 생겨난다. 미국과 캐나다의 대규모 세대인 네 집단을 대상으로 10년간 각각 독립적으로 조사연구를 행했다. 그 결과 긍정적인 마인드, 불안 및 우울상태 등과 같은 정신적 건강도와 신체활동의 연관 정도는 교육수준이나 신체적 건강도와는 관련이 없었다. 남성보다는 여성, 40세 미만보다는 40세 이상일 때 밀접한 연관을 찾을 수 있었다.[45] 이것은 여성이 남성보다, 고령자는 젊은이보다 활동적이지 못한 경향이 강하기 때문에 나온 결과로 보인다.

3) 운동과 스트레스 대처

신체적 활동을 하면 우울상태와 상태불안이 줄어들고 자기개념이 향상될 뿐만 아니라 스트레스에 효과적으로 대처할 수 있다.[46] 일반적으로 스트레스를 줄이는 방법으로는 항불안제의 장기복용, 카운슬링과 다양한 심리요법 등이 있다. 이들 방법은 시간이 오래 걸리기 때문에 비용도 높고 의존성이 생길 위험이 있다. 운동이 심신 이완에 유효한 한 가지 수단이 된다면 스트레스 예방과 치료에 운동을 도입하는 것이 바람직하다.[47] 많은 횡단적 비교연구** 는 '운동이 사람의 기분을 좋게 한다'는 결과를 보여주고 있다.[42] 니먼 (Nieman, 1990)은 마라톤대회에 자주 출전하는 선수들을 대상으로 조사를 하였다. 그 결과 거의 모든 선수들이 마라톤에 열중하면서 기분도 좋아지고 잠도 충분히 잘 수 있게 되었으며, 스트레스에도 능숙하게 대처할 수 있게 되었다고 답변했다.[14] 또 유산소운동은 정신적 스트레스에 대한 심장혈관 반응을

**
횡단적 비교연구
특정 현상을 연구할 때 한 시점에서 나타나는 현상의 단면을 분석하는 연구로, 서로 다른 특성을 가진 집단들을 측정, 비교하는 연구방식.

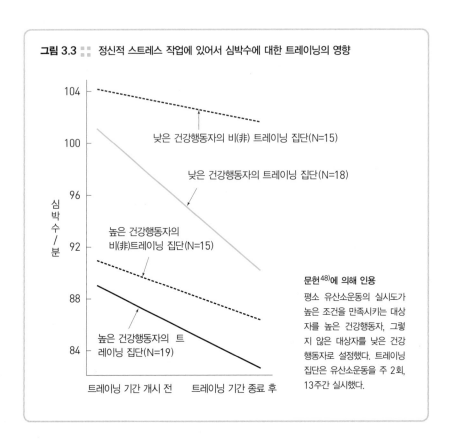

그림 3.3 :: 정신적 스트레스 작업에 있어서 심박수에 대한 트레이닝의 영향

낮은 건강행동자의 비(非) 트레이닝 집단(N=15)

낮은 건강행동자의 트레이닝 집단(N=18)

높은 건강행동자의 비(非)트레이닝 집단(N=15)

높은 건강행동자의 트레이닝 집단(N=19)

심박수／분

104

100

96

92

88

84

트레이닝 기간 개시 전   트레이닝 기간 종료 후

문헌[48]에 의해 인용
평소 유산소운동의 실시도가 높은 조건을 만족시키는 대상자를 높은 건강행동자, 그렇지 않은 대상자를 낮은 건강행동자로 설정했다. 트레이닝 집단은 유산소운동을 주 2회, 13주간 실시했다.

경감하는 효과가 있으며 명상이나 음악 감상 같은 다른 형태의 이완법보다 그 효과는 대단히 크다(그림 3.3).

4) 정신적 혜택의 메커니즘

운동이 정신에 작용하는 메커니즘은 행동과정과 생리학적 과정으로 나누어 설명할 수 있다. 각각에 대해 차례로 알아보자.[42]

■ 행동과정과 인지과정

기분전환, 숙달, 사회적 강화 등과 같은 몇 가지 행동과정과 인지과정이 운동의 항불안 · 항우울 효과에 관여한다. 운동에 의한 인지과정인 기분전환은 자기 문제에서 생기는 불쾌한 감정이나 행동을 피할 수 있도록 도와준다. 습관적 운동이 불안이나 우울증을 경감할 정도로 충분히 인지적 기분전환을 유도하는지에 대한 연구는 아직 없지만[42] 1회의 운동, 명상, 휴식은 모두 인지적 기분전환이 되므로 불안이나 우울증을 경감한다.[49] 다시 말해 운동을 하면 신체 상태가 전반적으로 향상된다는 깨달음을 통해 개인의 자신감, 자기제어감, 문제해결 능력도 향상된다. 이는 곧 정신적 효과로 나타난다.[50] 또 운동을 하는 사람은 운동 중 받는 칭찬에 의해 사회적 강화가 발생한다. 이 사회적 강화는 심리요법의 주된 목적일 뿐만 아니라 운동요법에서도 매우 중요한 혜택 요인이 된다. 간접적으로 그 가설을 검증한 연구에 따르면 단독으로 사회적 강화가 이루어지는 것보다는 운동과 사회적 강화가 결합되었을 때 그 효과는 더욱 크다고 한다.[51~53]

■ 신체적 과정 및 생화학적 과정

운동의 항불안 효과는 스트레스에 대한 신체적, 생화학적 반응의 개선으로 나타난다.[54, 55] 스트레스는 근육긴장, 심박수, 피부전도성(Skin Conductance) 등 신체적 반응을 항진하고 카테콜아민(catecholamine)**, 글루코코르티코이드(glucocorticoid)** 및 젖산 등[56, 57] 생화학적 변화를 유발한다. 운동은 그 같은 정도를 경감시켜 짧은 시간에 회복할 수 있도록 도와주어 불안 등 스트레스가 유도하는 정서를 저하시킨다.[54, 48] 신체적으로 스트레스를 받았을 때, 운동이 근육긴장이나 심박수, 카테콜아민, 글루코코르티코이드, 젖산 등의 스트레스 반응을 개선하는 사실은 많은 연구를 통해 알 수 있다.[59~61] 더욱이 몇몇 실험은 운동이 정신적 스트레스에 대한 반응을 개선한다고 보고한다.[62~64]

운동의 항우울 효과는 노르에피네프린(norepinephrine)**, 세로토닌

**
카테콜아민
(catecholamine)
분자 안에 카테콜 구조를 갖는 생체 아민을 통틀어 이르는 말. 도파민, 노르아드레날린, 아드레날린 따위가 있고, 부신 수질 세포, 뇌 또는 말초신경 세포에서 생합성된다.

**
글루코코르티코이드
(glucocorticoid)
단백질, 탄수화물, 지질 대사에 작용하는 호르몬. 그 외 항염증작용, 면역 억제작용도 한다.

**
노르에피네프린
(norepinephrine)
교감 신경계의 신경 전달 작용을 하는 부신 수질에서 아드레날린과 함께 분비되는 호르몬. 노르아드레날린.

(serotonin)******, 도파민(dopamine)****** 같은 신경전달물질을 매개로 해서 작용한다.[65] 1회의 운동으로도 신경전달물질의 전달, 재흡수, 배출, 생성을 항진시킨다.[65] 그러나 습관적인 운동이 그 같은 작용을 증강하는지는 아직 알려져 있지 않다.

운동을 하면 기분이 좋아지는 이유는 내인성 아편이 상승하기 때문으로 추측해왔다. 실제로 습관적인 유산소운동으로 내인성 오피오이드(opioid)****** 반응은 상승하지만[66] 아편 길항제(길항작용을 나타내는 약. 두가지 이상의 약물을 함께 사용함으로써 한쪽 약물이 다른 약물의 효과를 감소시키거나 양쪽 약물의 효과가 상호감소한다)인 날록손(naloxone)******은 운동의 정신적 효과를 저해하지 않는다.[67] 내인성 오피오이드가 운동 중 기분 향상에 관여한다는 설과 모순되는 보고도 있다. 한편 오피오이드 길항제가 운동이 유도하는 무통각(無痛覺)을 저해한다는 사실에서 추측컨대,[68] 운동유발에 의한 내인성 아편의 상승은 적극적으로 작용하기보다는 좀 더 소극적으로 기분 조절 작용을 하는지도 모른다.

3. 적당한 운동량의 결정

이상에서 설명한 것처럼 운동은 건강 유지와 증진에 필수적이다. 하지만 지나치게 격렬한 운동은 근골격계의 손상, 활성산소에 의한 세포나 장기의 손상, 나아가 돌연사를 일으키기도 한다. 그럼 어느 정도 강도의 운동을 얼마나 행해야 할까?

최대산소섭취량(VO_2max)******의 60퍼센트 정도(50~70%) 강도로 하는 운동이 건강 유지와 증진을 위해 바람직하다고 한다. 하지만 자기 자신의 최대산소섭취량을 아는 사람은 거의 없다. 또 최대산소섭취량을 측정하기도 어렵다. 적절한 운동 강도를 간편하게 추측할 수는 없을까?

관상동맥질환이나 부정맥 등 심질환이 없는 경우에는 심박수를 기준으로 운동 강도를 설정할 수 있다. 운동 강도를 설정하는 방법으로는 카르보넨 공식(Karvonen Method)을 사용한다. 예를 들어 연령 50세에 안정 시 맥박이 70회/분(分)인 사람에게는 맥박이 130회/분 전후인 운동이 적당하다. 하지만 이 계산식은 심질환이 없는 건강한 사람에게만 적용되므로 실제로 운동을 행하기 전에는 건강검진을 받은 뒤 운동의 가부에 대해 의사와 상담해야 한다.

카르보넨 공식에 의한 심박수의 산출 :

목표심박수=(최대심박수[*]−안정시심박수)× 0.6^{**}+안정시심박수

[*] 최대심박수는 (220−연령)으로 계산한다.　[**] 운동강도에 따라 0.5~0.7의 계수를 사용한다.

연령 50세, 안정시심박수가 70회/분인 사람의 목표심박수는

다음과 같이 산출된다.

$$(220-50-70)\times 0.6+70=130$$

다음으로 운동의 지속시간이나 횟수는 어느 정도가 적당할까? 일본의 후생노동성은 주 2회 이상, 1회 30분 이상의 운동을 행하는 사람을 운동습관이 있는 사람으로 정의한다. 일반적으로는 지속시간 20~30분 이상, 주 3회 이상이 적당하다. 건강 유지와 증진을 위해서는 불규칙적으로 한 번에 고강도로 몰아서 하거나 장시간 동안의 운동을 피해야 한다. 운동습관이 몸에 배도록 적절한 강도로 정기적으로 운동하는 것이 중요하다.

운동은 신체적으로나 정신적으로나 여러 가지 좋은 효과를 유발한다. 숲속에서 하는 운동은 이러한 효과와 더불어 자연과 일체감을 느끼게 해준다. 또 삼림환경이 건강에 좋은 효과를 발휘한다고 가정했을 때 단순한 운동요법 이상의 효과를 기대할 수 있다. 단, 이때에는 안전관리에 유의해야 한다. 운동요법을 행하는 기반시설 정비와 운동요법 지도원 배치, 운동코스의 위험인자 확인과 위험방지대책, 그중에서도 고령자의 낙상방지책, 긴급연락망 배치 등이 필요하다. 이러한 안전관리에 만전을 기하여 삼림테라피와 운동요법이 시너지 효과를 얻을 수 있다.

삼림에는 도시에 없는 특유의 향이나 소리, 나무그늘, 배기가스에 오염되지 않은 공기가 있어 운동할 때 심리적, 신체적인 이점이 많다. 하지만 숲에서 운동을 할 때 주의해야 할 점도 있다.

숲에서는 〈표 3.1〉처럼 2~10월에 걸쳐 다양한 꽃가루가 나온다.[69] 이 때문에 꽃가루알레르기가 있는 사람은 알레르기를 일으키는 꽃가루가 날리는 시기를 피하도록 한다. '꽃가루예보 사이트(www.pollen.or.kr)'에 가면 꽃가

표 3.1 ⠿ 꽃가루알레르기(花粉症)를 일으키는 식물과 발생(飛散) 시기 [69]

식물	시기
삼나무	2~4월
편백나무	3~5월
오리새, 향기풀	5~7월
큰조아재비	5~8월
돼지풀, 쑥	8~10월
환삼덩굴	9~10월

** 일본의 상황이며, 국내 상황은 www.pollen.or.kr을 참조할 것.

지역이나 그해의 날씨에 따라 시기에 다소 차이가 있다. **

루 관련 정보를 얻을 수 있다. 다음으로 절지동물에 의한 피해도 있다. 지역에 따라 피해상황은 다르지만 7~10월에는 벌에 쏘이기 쉽다.[70] 꿀벌 같은 절지동물에 의한 사망이 매년 30명 정도 보고되고 있다.[72] 이 경우 사망률은 높지 않지만 피해를 입은 사람은 상당수에 달한다.

또 도오호쿠(東北)나 니가타(新潟)에서는 주로 4~6월에, 그 밖의 지방에서는 가을부터 겨울에 걸쳐 츠츠가무시증(tsutsugamushi fever)**이 발생한다. 예전에 츠츠가무시증은 특정 지역에서만 발생하는 풍토병이라고 여겼지만 지금은 많은 지역에서 발병한다. 환자수는 매년 수백 명에 달한다.[71] 츠츠가무시는 깊은 산속뿐만 아니라 풀숲 같은 데도 있으므로 맨살로 함부로 풀숲으로 들어가면 안 된다.

또 뱀도 조심해야 한다. 뱀독에 의한 사망자는 매년 10명 정도로 보고된다.[71] 뱀에 물리는 사고는 주로 5~9월에 몰려 있다.[72] 최근에는 곰이나 원숭이에 의한 피해도 보고된다. 한편 숲 지면은 기복이 있고 부러진 나뭇가지나 돌, 마른 낙엽 등이 장애물이 되기도 한다. 그 때문에 낙상이나 염좌 등의 사고에도 주의를 기울여야 한다.

이처럼 숲을 이용할 때는 특유의 질병이나 피해와 마주칠 가능성이 늘고 있다. 이 같은 사태를 방지하려면 자신이 운동을 하고자 하는 숲의 특성을 파악해서 운동할 필요가 있다. 건강을 위해서 숲으로 들어갔다가 오히려 부상이나 병을 얻어오지 않도록 주의해야 할 것이다.

— 아오야마 고지(青山公治), 다케우치 도루(竹内享)

**
**츠츠가무시증
(tsutsugamushi fever)**
리케치아 츠츠가무시(rickettsia tsutsugamushi)에 의해 발생하는 열성 전염병.

5. 운동과 질병 예방의 관계

규칙적인 운동이 심근경색과 같은 관상동맥질환을 예방하는 사실은 널리 알려져 있다. 최근에는 운동이 대장암(특히 결장암)도 예방한다는 사실이 밝혀졌다. 그러나 어떤 운동을 어느 정도 해야 건강을 유지하고 증진하는 데 도움이 되는지는 그다지 확실치 않다. 심폐기능의 지표인 최대산소섭취량을 높이는 관점에서는 숨이 조금 찰 정도의 유산소운동을 주 2~3회 이상, 1회에 20~30분 이상 하는 것이 필요하다고 한다. 그러나 비만방지의 관점에서는 운동의 종류에 상관없이 에너지소비를 높이는 데 중점을 둔다.

미국의 전문가들은 심장병을 예방하려면 중간 정도의 강도로 거의 매일 30분 이상 운동(속보로 걷기 등)을 하도록 추천한다.[1] 그런가 하면 세계암연구기금(World Cancer Research Fund : WCRF)과 미국암연구소(American Institute for Cancer Research : AICR)의 암예방지침에는 매일 1시간 이상 걷고 주 1회 땀을 흘릴 정도의 운동이 필요하다고 이야기한다.[2] 이제부터는 관상동맥질환과 대장암에 관한 운동의 예방효과에 대해 역학적(疫學的) 견해를 소개하겠다.

1) 관상동맥질환을 예방하는 데 운동이 미치는 효과

■ 역사적 연구

모리스(Morris, 1953)는 런던버스의 차장이 버스 운전기사와 비교해 관상동맥질환 사망률이 절반으로 떨어진다고 보고했다.[3] 운동이 관상동맥질환을 예방한다는 사실을 보여준 세계 최초의 역학연구다. 2층 구조인 런던버스의 차장은 1년에 50주, 주당 5.5일, 매일 계단을 오르락내리락한다. 내내 앉아 있는 버스 운전기사보다 운동량이 훨씬 많은 직종이었다. 또 모리스는 우편집배원은 관상동맥질환 사망률이 매우 낮다고 지적한다(표 3.2). 패펜바저

표 3.2 :: 운동과 관상동맥질환의 예방적 관련성을 보여준 역사적 연구 [3,4]

대상집단	비교집단	상대위험도
런던버스 차장	버스 운전기사	0.70
런던 우편집배원	내근직 사무직원	0.75
미국 항만하역노동자	가벼운 노동	0.75

(Paffenbarger, 1970)가 행한 샌프란시스코 항만노동자를 대상으로 한 연구는 그 후의 대표적인 연구다.[4] 그의 연구에서 하역노동자들은 관상동맥질환 사망률이 적다고 보고했다. 이처럼 동일 직업의 다른 직종 간의 사망률을 비교한 점이 눈길을 끈다. 그 때문에 운동량 이외의 요인은 크게 다르지 않으리라는 사실을 미루어 짐작할 수 있다.

■ **여가 운동**

여가 운동에서도 모리스(1980)는 선구적인 연구를 하고 있다.[5] 일을 할 때 신체활동량이 적은 관리직 남성 공무원을 대상으로 한 코호트(cohort, 추적조사)** 연구가 그것이다. 연구 결과, 강도 높은 운동을 하는 사람들은 관상동맥질환으로 인한 사망률이 낮게 나타났다. 이 결과를 토대로 모리스(1990)는 관리직 남성 공무원을 대상으로 또 다른 코호트 연구를 했다.[6] 수영, 조깅 등 강도 높은 운동을 하는 빈도별로 관상동맥질환 발병률을 살펴본 것이다. 흡연, 고혈압, 당뇨병, 비만도 등 기타 관상동맥 위험인자의 영향을 제외해도, 강도 높은 운동 빈도와 관상동맥질환의 발병률 사이에 예방적 연관관계가 있음이 확인됐다(그림 3.4). 모리스는 연구를 통해 상당한 강도의 운동을 하는 것이 관상동맥질환을 예방하며 낮은 강도나 중간 정도의 운동은 효과가 없다는 사실을 밝혔다.

모리스의 연구 결과와는 대조적으로 패펜바저(1978)가 실시한 하버드대 졸

**
코호트(cohort)
특정한 기간에 태어나거나 결혼을 한 사람들의 집단과 같이 통계상의 인자(因子)를 공유하는 집단.

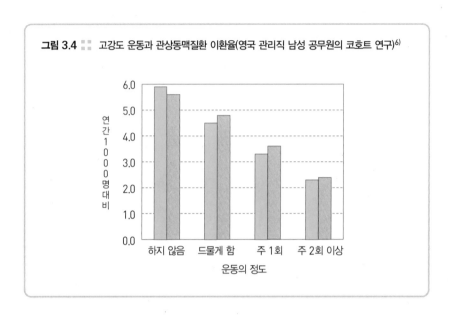

그림 3.4 :: 고강도 운동과 관상동맥질환 이환율(영국 관리직 남성 공무원의 코호트 연구)[6]

업생의 코호트 연구에서는 여가 운동의 종류와 관계없이 에너지소비의 총량이 관상동맥질환을 예방한다는 사실을 보여주었다.[7] 운동량이 주 2000kcal 미만인 사람의 위험도를 1로 상정했을 경우, 주 2000kcal 이상인 사람의 관상동맥질환 위험도(상대위험도)는 0.61이라고 보고했다. 더불어 영국 남성주민의 코호트 연구에서도 걷기운동, 정원 가꾸기, 가정 내 목공일 같은 가벼운 운동을 주 1회 이상 하는 정도만으로도 심혈관질환 사망률이 낮아진다는 사실이 관찰되었다(그림 3.5).[8] 미국 간호사 연구에서는 운동강도와 운동시간의 누적치를 MET-hr로 평가했다.[9] MET-hr은 운동종류별로 운동시간에 대응하는 운동강도의 MET 수치를 곱해서 합한 것이다. 보통 속도로 걸을 때의 운동 강도는 MET3.0, 빠른 걸음으로 걸을 때의 운동강도는 MET4.0이 된다. 누적운동이 많을수록 관상동맥질환의 위험도가 직선적으로 떨어졌다(그림 3.6). 이 결과는 낮은 강도 또는 중간 정도 강도의 운동도 분명한 효과가 있다는 사실을 보여준 것이다.

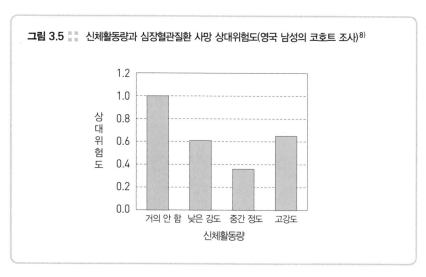

그림 3.5 ∷ 신체활동량과 심장혈관질환 사망 상대위험도(영국 남성의 코호트 조사)[8]

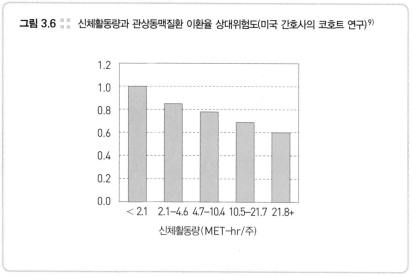

그림 3.6 ∷ 신체활동량과 관상동맥질환 이환율 상대위험도(미국 간호사의 코호트 연구)[9]

■ 걷기운동의 효과

1970년대에는 체력을 단련하기 위해 조깅이 유행했지만 조깅 같은 고강도 운동은 관절장애를 일으킬 위험이 높아 요즘은 걷기운동이 각광을 받는다. 운동량의 총합과 에너지 소비량을 늘리는 효율적인 운동이 걷기운동이다. 실제로 걷기운동만으로도 관상동맥질환을 예방한다는 사실이 여러 연구에서

표 3.3 :: 걷기운동과 관상동맥질환 예방[8~10]

집단	비교[*1]	상대위험도(95% 신뢰구간)
하버드 졸업생	≥5구획/일(<5)	0.79 (p=0.02)
미국 간호사	≥10MET-hr/주(≤0.5)	0.65 (p=0.47~0.91)
하와이 일본계 고령자	>1.5마일/일(<0.25)	0.43 (p=0.24~0.77)
영국남성[*2]	>60분/일(0)	0.62 (p=0.37~1.05)

[*1] 괄호 안은 비교기준 집단.　　[*2] 총 사망.

실증되었다(표 3.3).[8~10] 미국 간호사 연구에서는 강도 높은 운동을 하는 사람을 제외하고 걷기운동에 의한 운동량과 관상동맥질환의 관계를 검토한 결과, 걷기운동이 관상동맥질환을 예방하는 데 도움이 된다는 사실을 확인했다(그림 3.7). 주당 10MET-hr 이상의 운동을 하는 사람은 거의 걷지 않는 사람과 비교해 관상동맥질환의 위험도가 0.65(95% 신뢰구간은 0.45~0.91)였다. 이 같은 운동량은 주당 3시간 이상 빠른 걸음으로 걸을 때의 운동량에 견줄 만하다.

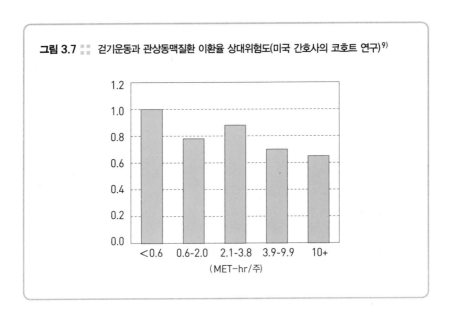

그림 3.7 :: 걷기운동과 관상동맥질환 이환율 상대위험도(미국 간호사의 코호트 연구)[9]

■ 급격한 운동의 위험성

운동습관이 없는 사람이 갑자기 격렬한 운동을 하면 심근경색을 일으킬 수 있다. 미국에서는 역학연구를 통해 '급격한 운동에 따른 심근경색 위험도와 규칙적인 운동습관의 관계'를 검토했다.[11] 이 연구는 1228명의 환자 중 4퍼센트가 심근경색 발작 전 1시간 이내에 고강도의 운동을 했으며 고강도의 운동으로 인해 심근경색 발병 위험도가 5.9배(95% 신뢰구간은 4.6~7.7) 상승한 것으로 추정했다. 한편 습관적인 운동 빈도가 주 1회 미만, 1~2회, 3~4회, 5회 이상인 사람들이 보인 급격한 운동과 관련한 심근경색 발병의 상대위험도는 각각 107, 19, 8.6, 2.4였다. 운동습관의 중요성을 알려주는 결과다.

■ 운동의 질병 예방 메커니즘

운동이 관상동맥질환을 예방하는 메커니즘은 다음과 같다. 운동을 하면 최대산소섭취량이 증가하고 좋은 콜레스테롤인 HDL콜레스테롤을 높여주어 동맥경화와 고혈압을 예방하고 당뇨병의 기초병태인 인슐린저항성을 개선하고 비만을 막아준다.[12] 관상동맥질환을 예방하기 위해 조깅, 걷기운동, 에어로빅 같은 유산소운동만 강조하기 쉽지만 스트레칭이나 웨이트 트레이닝도 근육량을 높여주기 때문에 인슐린저항성을 돕는다. 비만방지에는 에너지소비량을 높이는 것이 가장 중요하다.

2) 운동과 암 예방의 관련성

세계암연구기금(WCRF)과 미국암연구소(AICR)의 보고서(1997년)에는 운동이 대장암(결장암)을 확실하게 예방해주는 요인이라고 나와 있다.[2] 또 운동이 폐암과 유방암도 예방할 수 있다고 한다.

■ 대장암

이전부터 서구형 식단의 특징인 고지방, 저섬유질 식사가 대장암의 중요 위험인자로 알려졌다. 그러나 최근 역학연구 결과는 지방 및 식이섬유와 대장암의 관계를 부정하고 있다. 오히려 운동부족이나 비만이 대장암, 특히 결장암의 위험인자로 주목받는다. 운동이 결장암을 예방한다는 사실은 많은 역학연구를 통해 거의 예외 없이 관찰되었다(표 3.4). 일을 할때의 신체적 활동, 남는 시간에 하는 여가운동 등 하루 에너지소비량은 다양한 신체활동량의 지표가 되며, 이것이 대장암 예방에 영향을 미친다는 일치된 결과를 확인할 수 있었다. 이는 역학적으로 매우 강력한 증거이다.[13] 한편 직장암을 예방한다는 결과는 거의 없는데 결장암과 직장암의 발병요인이 다른 점을 보여주는 일례이다.

✳✳
선종(腺腫)
샘 세포가 증식해 생기는 종양. 선상피 세포에서 발생하여 종양 세포의 분비물에 따라 장액성(漿液性), 교질성(膠質性), 위점액성(僞粘液性)으로 나눈다. 악성은 암종으로 변하기도 한다.

■ 대장선종 ✳✳

대장선종은 대장의 전암병변(前癌病變·암이 발생하기 이전 발병증상)이다. 대장암처럼 많지는 않지만 몇몇 연구에서 운동은 대장선종을 예방한다는 역학

표 3.4 ▦ 운동과 결장암(문헌[13]을 수정)

미국 보건직 남성 연구		미국 간호부 연구	
MET-hr/주 (5등분의 중앙 값)	조정상대위험	MET-hr/주 (5등분의 중앙 값)	조정상대위험
0.9	1.00	<2	1.00
4.8	0.73(0.48~1.10)	2~4	0.71(0.44~1.15)
11.3	0.94(0.63~1.39)	5~10	0.78(0.50~1.20)
22.6	0.78(0.51~1.20)	11~21	0.67(0.42~1.07)
46.8	0.53(0.32~0.88)	>21	0.54(0.33~0.90)

모든 연구는 흡연, 음주, BMI, 가족력, 아스피린 사용이력, 살코기 섭취 등의 영향이 통계학적으로 조정되어 있다.
MET는 운동 강도의 지표이며, 보통으로 걷는(MET=3) 시간이 5시간인 경우 15MET-hr/으로 산출된다.

연구 결과를 보여준다. 일본의 자위대 직원을 대상으로 한 연구에서 비교적 높은 강도의 운동이 S상 결장선종을 예방한다는 사실을 관찰할 수 있었다(표 3.5). 이 연구는 S상 결장 내시경 검사를 받은 사람들만을 대상으로 했기 때문에 S상 결장선종에 대해서만 언급하고 있다.[14]

■ 운동의 암 예방 메커니즘

운동이 대장암을 예방하는 메커니즘은 확실치 않다. 운동부족과 비만에서 기인하는 높은 인슐린 혈증이 대장 발암을 촉진하지 않을까 추측할 뿐이다. 이 점에서 당뇨병과 대장암의 관계를 주목하였다. 북유럽에서는 질병등록을 활용해서 당뇨병 환자를 추적 조사했는데 결장암 위험도가 1.5~2배에 달한 다고 보고했다. 남성 자위대 근무자 연구에서도 75그램 포도당부하 실험을 근거로 2형 당뇨병(인슐린 비의존형 당뇨병) 진단을 받은 사람들은 선종 발생 위험도가 높다는 사실을 관찰했다.[15]

선진국의 주요 사망원인인 심 질환과 암을 예방하는 데 운동이 도움이 된다 면 전체 사망률 감소와 수명연장을 기대할 수 있다. 패펜바저(1986)의 하버드 대 졸업생을 대상으로 한 코호트 연구는 운동과 총 사망의 관계에 대해 상세

표 3.5 ░░ 운동과 S상 결장선종(전암병변) : 자위대 근무자의 연구[14]

운동시간(분/주)*1	증례/대조(사람 수)	조정상대위험*2(95% 신뢰구간)
0	35/391	1.00
1~59	19/238	0.88(0.49~1.58)
60~119	14/218	0.70(0.37~1.34)
120+	12/301	0.44(0.22~0.87)

*1 MET >5.0의 비교적 강한 강도의 운동.
*2 계급, 흡연, 음주, 비만도의 영향이 통계학적으로 조정되어 있음.

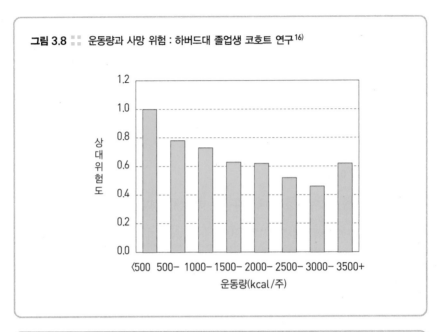

그림 3.8 운동량과 사망 위험 : 하버드대 졸업생 코호트 연구 [16]

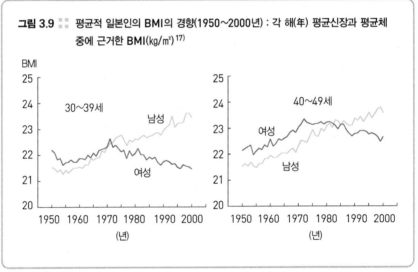

그림 3.9 평균적 일본인의 BMI의 경향(1950~2000년) : 각 해(年) 평균신장과 평균체중에 근거한 BMI(kg/㎡) [17]

히 검토했다. [16] 운동량이 많은 사람일수록 사망률이 현저히 감소했다(그림 3.8).

운동이 여러 가지 질병을 예방하는 사실은 분명하지만 숲속운동이 더 높은 예방 효과를 보이는지는 아직 알 수 없다. 그러나 도시에서 하는 조깅이나 걷기운동은 자동차 배기가스에 의한 악영향과 교통사고 위험을 무시하기 어렵다. 등산이나 숲속하이킹은 그 같은 악영향이 없는 바람직한 운동이다. [12]

운동부족과 비만은 선진국의 심각한 건강문제로 떠오르고 있다. 일본도 운동부족의 동향을 보여주는 직접적인 통계자료는 없지만 1950년대 이후 남성은 모든 연령층에서 비만형 체형으로 바뀌고 있으며(그림 3.9), 운동부족이 심각한 상황임을 알 수 있다. [17]

– 고노 스미노리(古野 純典)

삼림요법과 정신요법

1. 삼림요법의 필요성

최근 중노년층에서 우울증, 식사 행동 이상, 알코올의존증 등 스트레스를 원인으로 하는 장애가 증가하고 있다. 또 이러한 질병으로 인해 의료기관을 찾는 사람의 수도 늘고 있다. 정신과 외래환자뿐만 아니라 일반과목 외래환자의 20~30퍼센트 역시 정신질환을 앓고 있다는 보고도 있다. 가벼운 우울증, 신경증, 심신증 등 스트레스로 인한 장애는 많은 사람들의 문제가 되었다. 또 자살자의 수는 1998년 이후 3만 명 아래로 내려간 적이 없다. 이 모든 문제의 근본 원인으로 문화, 사회, 경제적인 영향을 들 수 있다. 이처럼 스트레스는 현대사회의 상징이라고 할 정도가 되었다. 근로자들 가운데 스스로 정신적으로 건강하다고 생각하는 사람은 놀랄 만큼 적다. 거의 3분의 2가 스스로 건강하지 못하다고 여긴다. 어떤 식으로든 스트레스를 느끼면서 생활하는 사람이 많다는 뜻이다. 이 때문인지 건강이 사회적 화두가 된 요즘, 많은 대체요법이 큰 주목을 끌고 있다.

세계보건기구에 따르면 건강이란 신체적·정신적·사회적으로 완전하게 건강한 상태며, 단순히 병에 걸리지 않거나 허약하지 않은 상태뿐만 아니라 영적인 건강까지 포함하는 것이라고 정의한다. 신체적·정신적·사회적 건강 외에 영혼의 건강까지 망라한 것이다. 즉 전인적(全人的)인 건강을 뜻한다.

최근 스트레스 사회로 이행하면서 심신 양면의 문제에 관심이 쏠리고 있다. 지금까지는 감염증의 시대, 혈관장애의 시대, 나아가 악성종양이나 변성질환의 시대였지만 이제는 정신장애의 시대로 변모하고 있다. 시대와 의학의 변화, 그리고 사회의 변화와 맞물려서 질병에도 변화가 온 것이다. 최근 정신질환의 발병률과 진단율이 급격히 증가하고 있다.

한편 예방의학에 대한 관심도 높아지고 있다. 또 현대서양의학의 영역 밖에서도 다양한 의료적 시도가 진행되고 있다. 근대의학의 맹점을 보완하는 다양한 요법들, 말하자면 한방의학, 온천요법, 색채요법, 광요법, 최면요법, 호흡법, 태극권, 각종 건강보조식품, 다양한 마사지, 아로마테라피, 식이요법(식양생 **), 음악요법, 미술요법과 같은 여러 가지 대체요법이 바로 그런 시도이다.

**
식양생(食養生)
음식물의 영향을 고려하면서 질병의 예방과 치료를 꾀하는 것.

인간이 오랫동안 스트레스를 받을 때에는 신체와 정신에 다양한 장애 현상이 나타난다. 특히 면역계, 자율신경계, 내분비계 등 다양한 영역에서 문제가 발생한다. 흔히 하는 말로 건강한 몸에 건강한 마음이 깃든다고 하지만, 병은 몸 이전에 마음에서도 생기는 것이다. 다시 말하면 건강한 마음이 건강한 몸을 만들어낸다고 할 수 있다.

그렇다면 스트레스성 질환의 치료법과 예방법은 없을까. 스트레스에 대처하려면 어떻게 해야 할까. 모두 현대인이 당면한 문제들이다. 스트레스에 영향을 받지 않고 살아가는 방법은 어떤 것이 있을까. 먼저 스트레스의 근원을 없애는 것이 좋다. 그것이 어렵다면 스트레스에서 멀어질 것, 그리고 스트레스 해소법을 몸에 익힐 것 또는 스트레스를 받지 않도록 노력할 것 등이 있다. 문제해결 능력을 몸에 익히고, 정신·심리요법적인 기술을 익히거나 스트레스가 풀리는 각종 요법을 활용하는 것이다.

여기서는 여러 가지 정신요법과 대체요법 가운데 삼림요법을 소개된다.

요즘에는 정신건강과 관련해서 종종 삼림요법을 언급한다. 삼림요법은 삼림욕을 하거나 숲속 활동을 통해 정신적·신체적 건강을 개선하는 요법이다. 유럽에서는 각종 대체요법의 인지도가 비교적 높은 편이다. 특히 독일에서는 100년의 역사를 자랑하는 크나이프요법이 좋은 평가를 받고 있다. 크나이프요법은 다섯 가지 요법으로 이루어져 있다. ① 물요법 ② 운동요법 ③ 식물요법 ④ 식사요법 ⑤ 질서요법이다. 주로 자율신경계와 운동신경계에 자극을 주는 방법이고, 여기에 생활규범을 더하여 정신의 안정과 신체 개선과 향상에 효과가 있다.[4]

2. 스트레스와 면역기능

셀리에(Selye)는 스트레스로 인한 흉선(胸線)**의 위축을 지적하면서, 이것이 면역기능을 억제한다고 발표했다. 그후 많은 연구자가 정신적 고통이 면역기능을 떨어뜨린다고 보고했다. 정신적 스트레스에 의한 분노, 공격성, 불안, 초조, 우울, 공포 그리고 기쁨, 쾌감 등이 생리적 기능에 큰 영향을 미친다. 주로 자율신경계의 장기반응(臟器反應)이나 내분비계 및 면역계의 항상성(homeostasis)**에 큰 영향을 미친다. 정신을 관장하는 뇌를 중심으로 신경계, 내분비계, 면역계는 서로 밀접한 상호작용을 한다. 또 공통된 수용체(receptor)**나 전달물질을 매개로 영향을 주고받는다.

신경계가 면역계를 조정하는 경로는 크게 둘로 나눌 수 있다. 내분비계를 매개로 한 전신의 조절, 그리고 교감신경과 부교감신경을 매개로 한 말초의 조절이다. 면역계의 장기인 비장, 골수, 림프선, 흉선 등은 교감신경, 부교감신경과 같은 자율신경계의 지배를 받는다. 자율신경은 혈관을 통해 림프조직의 미소순환(微小循環)을 조절할 뿐 아니라 림프구나 면역담당세포에 직접 작

흉선(胸線, thymus)
가슴샘. 가슴뼈 뒤쪽에 있는 내분비샘. 신체 발육의 촉진과 성적 발육을 억제하는 호르몬을 분비한다. 면역에도 관계한다.

항상성(homeostasis)
생체가 여러 가지 환경 변화에 대응하여 생명 현상이 제대로 일어날 수 있도록 일정한 상태를 유지하는 성질이나 그런 현상.

수용체(receptor)
세포막이나 세포 내에 존재하며 호르몬이나 항원, 빛 따위의 외부 인자와 반응해 세포 기능에 변화를 일으키는 물질. 호르몬 수용체, 항원 수용체, 빛 수용체 등이 있다.

용해서 다양한 신경 펩티드를 생산한다. 이들 펩티드는 면역계의 조절물질이나 전달물질의 역할을 한다.

일반적으로 심리적 스트레스를 받으면 자율신경의 교감신경이 흥분해서 노르아드레날린이 상승하고, 내분비계를 통해 부신피질 호르몬의 분비를 촉진한다. 그 결과 NK세포의 활성이 저하된다. 다시 말해 스트레스를 받으면 교감신경계가 흥분하면서 내분비계를 작동시켜 면역기능이 억제된다. 부신피질 호르몬인 글루코코르티코이드는 면역억제작용, 항염증작용, 항종양작용을 한다. 스트레스로 인해 시상하부의 뉴런이 활성화되면서 하수체(下垂體)에서 부신피질 자극 호르몬(ACTH : adrenocorticotrophic hormone)이 나오면 혈중 부신피질 자극 호르몬의 작용으로 부신피질에서 글루코코르티코이드가 분비된다.

일반적으로 급성 스트레스는 증가한 글루코코르티코이드가 피드백기구에 의해 조정하지만, 지속적으로 스트레스를 받으면 피드백기능이 떨어지면서 고글루코코르티코이드혈증(高glucocorticoid血症) 상태로 유지된다. 그 결과 면역기능의 지속적 억제로 생체에서 여러 가지 변화가 일어난다. 단기간의 단식이나 동통자극(疼痛刺戟)으로 면역기능은 증강되지만, 그 자극이 장기간 지속되면 오히려 면역기능이 떨어진다.[2]

최근 우울증이나 외상 후 스트레스장애(PTSD : post-traumatic stress disorder)** 에 따른 면역기능 저하에 대한 보고가 잇따른다. 외상 후 스트레스 장애의 중증도(重症度)와 면역기능의 변화, 다시 말해 재해를 당한 사람의 심리적 상처의 크기와 NK세포의 활성은 서로 반비례하는 관계를 보인다.[11] 재해를 당하지 않은 건강한 사람과 재해를 당한 사람의 NK세포의 활성을 비교해보면 재해자 쪽이 현격하게 저하돼 있었지만, 감염세포를 죽이는 K세포의 수는 재해자 쪽이 증가해 있었다.[5]

**
외상 후 스트레스장애
(PTSD : post-
traumatic stress
disorder)
신체적인 손상과 생명을 위협하는 심각한 상황에 직면한 후 나타나는 정신적인 장애가 1개월 이상 지속되는 질병.

T세포(T cell)

흉선에서 유래하는 림프
구로 면역에서 기억능력
을 가지며, B세포에 정보
를 제공해서 항체 생성을
도울 뿐만 아니라 세포의
면역에 주된 역할을 한다.

**HIV(human
immunodeficiency
virus)**

인체 면역 결핍 바이러
스. 에이즈 바이러스.

**악성흑색종(malignant
melanoma)**

멜라닌 색소를 만들어내
는 멜라닌 세포의 악성화
로 생긴 종양이다. 멜라
닌 세포가 있는 부위에서
는 어디에서나 발생할 수
있으나 피부에서 발생하
는 경우가 가장 많다. 피
부에 발생하는 암 가운데
악성도가 가장 높다.

그리고 이것저것 마음고생을 많이 하거나 슬프거나 우울한 상태에서는 만성감기, 두드러기나 기관지천식 같은 알레르기질환, 자가면역질환, 나아가 악성종양 등의 발병률이 증가한다.[1] 여기에는 다양한 요인이 원인으로 작용하는데, 그중에 스트레스 등 심리적 요인이 관여하는 것은 확실하다. 배우자의 죽음에 따른 스트레스, 생활의 불안이나 우울상태, 수면장애를 겪을 때도 T세포(T cell)의 활성이 저하된다. 또 NK세포의 활성저하, 호중구 탐식능(Neutrophil phagocytosis)의 저하, 림프구 PHA반응 저하와 같은 면역기능 저하를 불러온다.[1]

또 면역부전을 초래하는 에이즈 환자가 우울상태에 빠지면 병이 더 빨리 진행된다고 보고한다. HIV(human immunodeficiency virus)는 면역기능을 지닌 T세포를 감염의 표적으로 삼기 때문에 T세포의 작용이 저하되어 발병한다. 우울상태가 악화될수록 면역기능은 저하된다. 따라서 정신요법을 함께 받는 에이즈 환자는 그렇지 않은 환자보다 면역기능 억제의 진행속도가 느려진다.[6]

악성흑색종(malignant melanoma) 수술을 받은 환자 중 정신요법(정신과적 개입)을 실시한 쪽에서 정신증상 개선, 면역기능 향상, 재발률 억제, 생명 예후의 향상 등 뚜렷한 개선을 보였다.[7] 이 같은 현상은 중추신경 내에 면역기능의 활성화를 좌우하는 부위가 존재한다는 사실을 시사한다.[1] 인플루엔자에 감염되면서 우울증이 재발하기도 한다. 과도한 음주는 면역기능을 발휘하는 NK세포나 T세포의 활성을 급속히 떨어뜨려 결과적으로 우울증을 유발한다. 따라서 인플루엔자를 치료하고 금주를 실천하면 우울증은 서서히 개선된다. 시상하부가 파괴되면 NK세포의 성숙이 억제된다. 이는 시상하부에 면역계를 좌우하는 부위가 존재함을 암시한다. 시상하부는 대뇌변연계 피질과 함께 감정과 정동(情動, 일시적으로 급격히 일어나는 감정)의 중추이기도 하다.

이상에서 설명한 것처럼 감정은 면역기능의 변동에 큰 영향을 미친다. 또 면역기능과 감정, 정동은 서로 영향을 주고받는다. 스트레스가 면역기능에 영향을 미치는 메커니즘에는 내분비계와 신경계가 관여한다. 심리적 스트레스를 동반하는 감정적 행동의 종류, 정도, 지속시간, 스트레스를 받았을 때의 생체조건에 따라 면역기능은 각각 다른 영향을 받는다. 또 이것은 질병의 예후와 발병에 커다란 영향을 미친다. 심리적 스트레스는 신경계, 내분비계, 면역계를 통해서 정신 상태에 영향을 준다. 정신 상태는 앞서 설명한 대로 신경계, 내분비계, 면역계의 항상성에 변화를 주고 질병의 발생과 경과에 큰 영향을 미친다.

뇌의 특정 부위가 흥분해서 일어나는 인지기능이나 행동, 쾌감과 같은 긍정적인 감정행동이 면역기능의 증강과 관련돼 있음이 확실하며, 질병과 관련해서도 심리적, 정신의학적 개입이 신경계와 면역계에 매우 강력한 영향을 미친다는 사실 역시 명백하다.

3. 스트레스와 항상성

항상성(homeostasis)이란 개체 전체에서 세포에 이르기까지 생명 내부의 모든 부분에서 일정한 균형 상태를 유지하려는 작용으로서 생명현상의 기본적인 법칙이다. 개체에서는 신경계와 내분비계가 기능하여 이 법칙을 지탱한다. 세포 수준에서는 세포막현상 등을 들 수 있는데, 이와 같은 항상성 유지기능은 생체가 모든 기능을 총동원해서 행하는 생명현상 그 자체이다. 항상성 유지기능이 자기조절기능을 잃어버리면 질병을 앓게 되고, 세포가 죽게된다. 따라서 질병의 증상은 몸 밖에서 침입한 다양한 세균이나 스트레스 때문에 생긴 손상에 저항해서 스스로 치유하려는 상태이다. 바꿔 말하면 항상성을 유지하기 위한 생체유지기능, 즉 자기치유기능이 병에 저항을 하고 있는 상태로 해석할 수 있다.

스트레스에 대한 셀리에의 주장은 이제 보편적으로 받아들여지고 있다. 그는 외부에서 침입해 들어오는 것의 종류와는 상관없이 일단 침입을 당한 동물의 전신에서는 일정한 변화가 일어난다는 사실을 발견했다. 이 같은 변화는 외부에서 침입이 있을 때마다 공통적으로 일어나는 현상으로, 셀리에는 이 현상을 일반적응 증후군(general adaptation syndrome)이라고 불렀다. 이때 흉선과 림프선의 위축, 위와 장의 궤양, 부신피질의 비대라는 세 가지 징후가 나타난다. 이는 비특이적 질병상태. 즉 만성적인 스트레스가 면역계·자율신경계·내분비계에 장애를 일으킨다는 사실을 증명한 것이다.

일반적응 증후군은 침입의 정도와 지속에 따라 경고반응, 저항단계, 탈진단계로 나뉜다. 저항단계까지는 방어력(적응력)이 높아지지만, 탈진단계에서는 외부에서 침입한 힘이 저항력을 넘어서기 때문에 급속도로 기능부전 상태에 빠진다. 스트레스 상태란 외부 침입에 적응하기 위한 생체 에너지의 부하 상태를 의미한다. 또 생체는 원래 각각의 일정한 적응에너지를 보유하는데 적절한 양의 스트레스와 마주쳤을 때는 적응에너지의 소비가 적고, 전보다 적응력이 증가한다고 한다. 여기에서 유익한 스트레스와 유해한 스트레스라는 개념이 나온다.

4. 감각자극이 면역기능과 스트레스 반응에 미치는 영향

인간의 대뇌에서 가장 발달한 부분은 지성을 관장하는 신피질, 즉 대뇌피질이다. 그 안쪽에는 본능과 감정을 담당하는 대뇌변연계, 내장 등을 조절하고 정동에 관여하는 간뇌 등이 있다. 신피질, 특히 전두엽은 생각, 창조, 정조

(情操)** 같은 '인간답게 살기' 위해 필요한 지적인 기능을 담당한다. 또 뇌의 다른 부분은 각각 '살아남기', '열정적으로 살기', '건강하게 살기' 등등 저마다 다른 목적으로 기능한다. 살아가는 동안 인간의 뇌는 이들 사이에서 균형을 잡고 조화를 이루며 항상성을 유지한다.

현대인의 뇌는 외부 자극에 지적(知的)으로 반응하는 '인간답게 살기' 위한 뇌의 기능이 우위를 차지한다. 때문에 신체 신호에 반응하여 내장 등을 조절하여 건강을 유지하는 '건강하게 살기', 본능이나 정동에 대한 자극에 반응해서 창조적인 에너지나 정서를 표출하는 '열정적으로 살기' 기능 쪽이 뒤떨어지는 경향이 있다. 그래서 종종 정신적, 신체적 건강을 유지하는 데 곤란을 느끼는 것 아닐까 싶다.

뇌 기능은 뇌중추의 작용만으로 조절되는 것은 아니다. 여러 가지 자극으로 촉발되는 신체 말단부위의 작용을 받아 정신을 포함한 뇌기능이 작동한다. 근육의 수축과 이완, 호흡의 안정, 시각, 청각, 촉각, 미각 같은 각 감각기에서 느끼는 자극의 변화가 뇌간망양체(腦幹網樣體)** 부활계(賦活系)를 통해 전해지면 뇌 속 각 부분의 기능이 재조정된다.

좌선과 같은 동양적인 수행방식은 지성의 뇌인 신피질의 과도한 흥분을 진정시켜 신피질의 흥분으로 억제돼 있던 대뇌변연계와 간뇌의 기능을 부활시킨다. 그에 따라 뇌 전체의 정상적인 균형을 되찾게 해준다. 좌선의 손동작은 신체를 가다듬고 호흡을 안정시킨다. 마찬가지로 뇌 전체의 기능을 가다듬고 안정시킨다. 좌선을 하면 근육의 긴장이 풀리고, 호흡과 맥박은 안정된다. 또 뇌파검사를 해보면 각성 시 나오는 베타파는 감소하고 알파파가 증가하며 정신기능이 진정된다. 뇌파검사에서 보이는 이 같은 현상은 좌선뿐만 아니라 모리타요법(森田療法)의 와욕기(臥褥期)** 때도 확인할 수 있다.

이케미(池見, 1986)에 따르면 좌선을 하면 뇌의 자기조절기능이 활성화된

**
정조
진리, 아름다움, 선행, 신성한 것을 대했을 때 일어나는 고차원적인 복잡한 감정. 지적, 도덕적, 종교적, 미적 정조 따위로 나눈다.

**
뇌간망양체
뇌간 안에 그물 모양으로 된 신경 세포와 신경 섬유의 집단. 근육의 긴장, 운동의 협조를 담당하고, 호흡이나 혈압을 조절하며, 의식이나 주의력을 유지하는 기능을 한다. 중뇌, 뇌교, 연수가 이에 속한다.

**
모리타요법의 와욕기
일본의 모리타 마사타케(森田正馬)가 창시한 심리요법의 하나이다. 신경증을 전문적 치료대상으로 하며, 과정은 네 단계이다. 첫 단계는 '절대와욕기(絕代臥褥期)'인데, 이 시기에는 환자를 일상생활에서 떨어뜨려 식사와 배설을 제외한 시간은 내내 누워 지내게 한다.

다고 한다. 스트레스로 가득한 사회를 살아가면서 정신적인 피곤에 지쳐 감정과 감각이 무뎌진 사람은 뇌의 자기조절기능을 잃어버린 것이며, 인간으로서 정동이나 육체의 느낌을 잃어버린다는 것은 곧 자연생명계의 일부로서 살아 있는 감각을 잃는 것이다. 인간적인 자연스런 신체감각을 유지하면서 자아와 지성의 목소리를 따르는 삶을 위해 몸과 호흡(숨)과 마음을 가다듬어야 한다.[8]

정동행동에서 말하는 쾌감이란 본능적인 욕구가 충족되었을 때이고, 불쾌감이란 본능적인 욕구가 충족되지 못했을 때라고 할 수 있다. 감각자극의 '쾌(快)'는 본능에 따른 '플러스'의 감정이고 '불쾌(不快)'란 '마이너스'의 감정이다. 본능에 따른 '플러스' 감정, 즉 '쾌'는 자연 희구(希求), 인간이 느끼는 부드러운 소리나 색채, 어머니의 온기, 고향의 산천, 맑은 공기, 그리운 향기를 뜻한다. 이런 감각자극들에 의해 촉발된 '쾌'가 면역기능 활성화와 자기치유능력의 활성화에 영향을 미친다. 이제부터 감각자극 중에서 삼림욕과 관련이 깊은 냄새나 녹음의 색채가 주는 자극과 그 자극이 면역에 미치는 영향에 대해 알아보자.

1) 냄새와 면역기능

최근 아로마테라피가 널리 알려졌다. 중국, 인도, 그리스 등에서는 예로부터 수목, 화초의 향기, 정유(精油)를 써서 심신의 장애를 치료했다. 일본에서도 향은 헤이안(平安)시대부터 쓰였고 치료에도 사용되었다. 식물은 기체 또는 액체 화합물질을 방출하는데, 그중에는 다른 식물의 생육에 영향을 미치는 것도 있다. 이들 피톤치드는 항균작용과 살균작용을 한다.

가미야마(神山, 1983)는 삼림이 방출하는 휘발성 물질인 테르펜화합물이 피로회복이나 피로경감에 효과가 있다고 보고했다.[9] 또 냄새를 느낄 경우, 감각기로 들어온 냄새 자극은 전기신호로 바뀌어 대뇌피질에 도달해 쾌나 불쾌를 유발한다. 또 '그리운 냄새'라는 감정을 표출하기도 한다. 전기생리학 연구에서는 냄새자극에 의한 유발전위(誘發電位)**를 측정하는 방식으로 감정을 정량화할 수 있다고 보고한다.

**
유발전위
감각기 수용체가 받은 자극이 대뇌피질에 도달할 때까지의 반응시간.

스트레스를 받은 쥐는 흉선이 위축되는데 보이는데 방향제를 쓴 동일한 실험에서는 흉선이 위축되지 않았다.[10] 냄새로 인한 후각자극이 스트레스 때문에 생긴 면역기능의 저하를 회복하고 저지하는 효과를 보여주는 실험이다. 냄새로 인한 후각자극은 코끝의 후각망울(olfactory bulb)에서 대뇌변연계와 시상하부로 전해지고, 면역중추를 자극해서 활성화시킴으로써 항스트레스 작용을 하는 것으로 보인다.

대뇌변연계는 발생학적으로 후각망울과 밀접한 관계가 있어서 후뇌(嗅腦)라는 별명도 있다. 고등동물은 대뇌변연계와 후각의 관련성이 퇴화된 상태이긴 하나 숲이나 식물의 냄새인 피톤치드는 뇌의 이 부분을 자극해서 면역 기능을 활성화한다. 이는 자연에 대한 감각을 잃어가는 현대인에게 매우 효과적인 요법이다. 그리고 향기는 기분을 상쾌하게 하고 안정시켜주며, 정신피로와 부정적 감정을 줄여주고, 수면리듬을 개선하는 효과가 있다.[8]

간노(管野, 1986)의 테르펜계 화합물(삼림욕 향기)과 향수의 흡입에 대한 전기생리학적 비교연구를 살펴보면 처음에는 두 향기 모두에서 말초혈관의 수축작용과 뇌혈류감소작용이 나타나지만, 테르펜계 화합물은 흡입 후 20~30분이 지나면서 말초혈관이 확장되고 뇌혈류량이 증대되며 뇌파 중 알파파를 증강하는 작용이 나타났다.[11]

코의 후각수용체가 감지한 냄새는 후각망울을 통해 전기신호의 형태로 대뇌변연계, 시상하부, 대뇌피질, 후뇌간부(後腦幹部)의 순서로 전달된다. 그렇기 때문에 각 기관의 작용이나 감정, 성적 자극 등과 관련된다. 이때 향기에 대한 반응으로 혈관확장작용과 혈류량 증대작용을 일으키는 것이 말초신경인 지 중추신경인지는 확실치 않지만, 이 둘이 상호작용한 결과일 것으로 추측 한다. 또 근육의 전기생리적 연구에 따르면 테르펜계 향기는 긴장이완작용이 있어서 입욕제로 사용하면 뇌혈류량이 현저하게 증가한다.[11] 숲의 향기인 테르펜계 향기는 마음을 진정시키고 뇌혈류를 상승시켜서 근육의 긴장을 풀어 주는 작용을 한다.

2) 색과 면역기능

색채는 인체에 작지만 분명한 영향을 미친다. 즉 빛의 파장은 심리적, 생리 적으로 인체에 영향을 미치고, 치료 효과와도 관계가 있다. 그래서 이미 색채 요법이나 광요법이 실시되고 있다. 눈으로 들어온 빛의 자극은 신경계나 내 분비계 중추인 시상하부를 거쳐서 심리와 정신에 큰 작용을 한다.[12] 시각자극 뿐만 아니라 피부도 자극을 받는데 피부에서 느끼는 빛의 파장에 의한 자극은 자율신경에 작용해서 신체기능 조절과 호르몬 분비에 영향을 끼친다.[13]

빛의 파장에 따라 색채가 결정되고, 그 파장 정도에 따라 의식이나 감정, 정동에 변화가 온다. 또 호르몬 분비나 혈압과 같은 순환기에도 작용하며, 면 역기능에도 영향을 미친다. 예를 들어 광요법이 우울증 환자에게 효과적이란 것은 이미 실증되었고, 실제로 임상에서 시행되고 있다. 또 청색계열의 빛은 차가운 느낌을 주어 혈압강하작용, 정신 진정작용, 면역 항진작용을 이끌어 낸다. 적색이나 황색계열은 따뜻한 느낌을 줘서 파장에 따라서는 진정작용, 혈압 상승, 의욕에 영향을 미친다.[13] 개체가 '쾌'를 느끼는 파장에는 개인차 가 있다. '쾌'로 느끼는 파장은 정신을 진정시키고 면역력을 높이며 항상성 의 활성을 높인다.

5. 삼림요법과 정신요법

1) 삼림요법

삼림요법이란 종합적으로 숲을 이용하면서 건강증진을 꾀하는 요법이다. 다시 말해 삼림욕의 효과를 인정하면서 삼림욕 속에 각종 요법을 조합하는 방식으로 건강 증진과 정신요법의 효과를 높이고자 하는 것이다. 앞에서도 언급했던 크나이프요법은 다섯 개의 치료법으로 구성되어 있다. 첫째는 물요법으로 자율신경, 특히 교감신경을 자극한다. 둘째는 운동요법으로 운동신경계를 자극해서 이완효과나 감정의 고양(高揚)을 유도한다. 셋째는 식물요법으로 정신상태의 안정을 꾀한다. 넷째는 식사요법으로 신체의 균형을 도모한다. 다섯째는 질서요법으로 생활리듬을 조정하여 호르몬의 리듬을 조정한다. 이처럼 주로 자율신경계와 운동신경계를 자극하는 요법들 사이에 생활의 정규법을 집어넣어 정신을 안정시키고 신체를 개선, 향상시키고자 한다. 더불어 예방의학적 측면에서도 좋은 평가를 얻고 있다.

그렇다면 삼림욕의 효과는 어디에서 오는 것일까. 음이온, 기압, 적당한 습도를 느낄 수 있는 기온, 신선한 숲 향기(냄새), 산소 농도가 높은 공기의 흐름(바람) 등을 들 수 있다. 이런 요소들이 합세해 사람의 오감을 자극한다. 이것이야말로 '플러스' 감각이며 '쾌(快)'의 감각이다. 동시에 자연과 동화, 즉 자연과 하나되는 감각을 느끼는 것이 중요하다. 쾌를 느끼고 자연과 동화됨으로써 면역력이 활성화되고, 이는 결국 자기치유능력의 활성화를 가져온다. 삼림요법에서는 삼림욕뿐만 아니라 카운슬링이나 운동요법, 작업요법, 각종 정신요법, 그리고 기타 대체요법을 종합적으로 조합해 더욱 효과를 높인다.[3]

현대인이라면 누구나 정보 과잉의 세계에서 벗어나 살 수 없고, 과도한 일정에 쫓기면서 스트레스로 가득한 생활을 영위한다. 특히 IT사회의 진행에 따라 정보의 입수는 쉬워졌지만 일과 생활의 속도는 갈수록 빨라지고 있다. 일 상적으로 범람하는 정보에 매몰돼 온갖 마음고생을 하는 상황이다. 삼림요법 의 효과가 우수한 것은 스트레스의 근원이 되는 정보자극에서 멀어질 수 있기 때문이다. 스트레스와 멀어진 환경에서 삼림욕에 둘러싸여 자연과 동화되는 가운데 정신요법 상담을 받고, 무언가 목적이 있는 운동과 작업을 통해 좀 더 효율적으로 정신건강을 개선할 수 있다.

특히 집단으로 행하면 더욱 효과가 높다. 그 이유는 모두가 같은 목적에 따라 행동하고 상하관계 없이 대등한 입장으로 참가하기 때문이다. 참가자들은 집단, 자연과 하나가 되는 경험을 하는 것이 중요한데, 그 같은 경험을 통해 집중력이 더욱 높아져서 목적을 달성할 수 있게 된다. 그 결과 충실감을 느껴 뇌의 활성이 높아지고 결과적으로 면역력이 활성화되고 나아가 자기치유능력도 강화된다.

삼림요법은 삼림욕과 함께 다른 요법을 병행한다. 이때 개인요법과 집단요법이 있는데, 이 둘을 병용하면 효과가 한층 더 좋아진다. 개인요법으로는 카운슬링, 모리타요법, 자율훈련법이 있다. 집단요법은 더욱 좋은 효과를 기대할 수 있다. 처음에는 이완을 목적으로 단독으로 행하다가, 이어서 단체로 목적 있는 행위, 즉 작업, 운동, 유희 등을 조합해서 행하면 효과는 더욱 좋아진다. 이 사실은 모리타요법 실험에서 증명된 바 있다. 그럼 이제부터 삼림요법과 관계가 깊은 운동요법, 작업요법, 카운슬링, 모리타요법, 자율훈련법, 물요법, 아로마테라피, 놀이요법, 집단요법 중에서 몇 가지를 소개하겠다.

2) 정신요법

정신요법이란 마음을 통해 정신 또는 신체를 움직이는 치료법이다. 효과적으로 치료를 받은 사람은 한결같이 치료자가 피치료자인 자신에게 관심을 갖고 공감하며 지지해준다고 느낀다. 치료자가 지지적, 공감적, 수용적 태도로 환자를 대하면 자연스럽게 환자와 동맹관계가 형성되어 수용도가 높아진다. 여기에서 치료효과가 나온다.

어떤 정신요법이건 공통된 기법으로 지지, 표현, 통찰, 훈련이란 요소가 있다. 치료자의 치료적 태도를 전제로 환자의 상태나 치료 진행과정을 알려주거나 지지를 제공하는 것, 환자가 자신의 감정이나 사고, 상황에 대한 통찰을 얻을 수 있도록 원조하는 것, 또 사고패턴이나 행동패턴을 변화시키기 위한 학습과 훈련의 장을 제공하는 것이 모든 정신요법의 공통된 일반적 기법이다.

■ 모리타요법

안정요법과 작업요법을 조합한 인지행동요법의 일종이다. 환자가 쉬고 싶을 때 쉬는 것이 아니라 외부자극에서 완전히 떨어지는 절대와욕기가 효과적이다. 또 작업요법으로 심신의 조화를 되찾도록 돕고, 생활정규법으로 스케줄에 맞춰서 생활하면서 절대와욕과 자발성을 중시한 작업을 체험하도록 이끈다.

치료 목표는 '자기 존재에 대한 자기 태도의 전환'이다. 이는 증상에 사로잡힌 자아중심적 태도에서 벗어나 외부세계에 대응해서 도전과 실천을 할 수 있다는 자신감 있는 심리적 태도로 전환됨을 뜻한다. 다시 말해 있는 그대로 자신을 받아들이고 원래 원하던 상태에 도달한 것처럼 행동하여 자기실현을 도모한다.

모리타요법은 입원치료를 기본으로 한다. 입원은 4기의 치료기간으로 구성된다. 제1기는 절대와욕기로 보통 일주일 정도이다. 외부 자극에서 떨어져 심신 안정을 목적으로 한다. 불안과 같은 증상이 일어나도 그대로 놔둔다. 때로 강한 불안과 공포, 고뇌가 엄습하지만 그런 상태는 서서히 잦아든다. 그리고 그후에 조금씩 활동욕구가 높아진다.

제2기는 가벼운 작업기로 되살아난 활동욕구를 채울 정도의 작업량을 일주일 정도 자발적으로 행하는 것이 원칙이다. 이 시기부터 일기지도를 시작한다. 불안이나 강박관념은 건드리지 않고 그대로 놔둔다. 제3기는 작업기로, 비교적 힘든 작업을 1~3개월 정도 탄력적으로 행한다. 다른 환자와 공동작업을 중심으로 한다. 작업기의 목표는 '하면 된다'는 성취감을 얻는 데 있다. 현실에 맞춘 도전과 응전의 행동을 장려하며 관념적, 자아중심적 태도에서 객관적인 태도로 전환할 수 있도록 유도한다.

제4기는 사회회복기로 기간은 일주일에서 한 달 정도이다. 치료기법의 특색은 아무것도 묻지 않는 치료자의 태도에 있다. 증상을 하나하나 들춰내지 않고 증상을 없애려고도 하지 않는다. 증상을 받아들이고 '있는 그대로'를 인정하는 모리타요법의 치료철학이 중심이다. 작업요법은 가벼운 작업부터 시작해서 목적 중심의 작업으로 이행한다. 이 경우 자연에 녹아들어 계절감을 느끼고 자연과 어울린 상태에서 목적 본위의 작업을 행하는 것이 중요하다.

■ 자율훈련법

독일의 정신과의사인 슐츠(Johannes Heinrich Schultz)가 창안했다. 요가나 선(禪)의 영향을 받았으며, '집중적 자기이완법'으로도 불린다. 자기암시를 통해 긴장을 없애는 것이 기본적인 과제다. 최면을 바탕으로 한 생리학적 훈련법이며, 심신 이완을 목적으로 한다. 자율훈련법은 표준연습, 명상연습, 특수연습으로 나뉜다. 여기서는 가장 기본적인 표준연습에 대해서 설명한다. 표준연습은 안정연습(安靜練習)을 포함해서 다음의 7단계로 구성된다.

• 배경공식(안정연습) : 기분이 매우 편안하다.

- 제1공식(중감연습) : 팔다리가 무겁다.

- 제2공식(온감연습) : 팔다리가 따뜻하다.

- 제3공식(심장조정) : 심장이 조용히 규칙적으로 뛰고 있다.

- 제4공식(호흡조정) : 호흡이 편안하다(편안하게 숨쉬고 있다).

- 제5공식(복식온감연습) : 배가 따뜻하다.

- 제6공식(이마냉감연습) : 이마가 기분 좋게 시원하다.

이 같은 공식을 반복하면서 암시를 건다. 암시는 매우 간단한 말로 되어 있는데 긴장 이완에 따른 생리적 변화를 목표로 한다. 이처럼 간단하고 짧은 문장을 여러 번 반복하면 암시에 걸리기 쉬워서 의식 상태에 변화를 줄 수 있다. 자율훈련법은 일반적으로 건강회복이나 건강유지에 도움을 준다. 뿐만 아니라 다음과 같은 효과도 기대할 수 있다. 즉 쌓인 피로를 회복하고, 초조감을 덜어주며, 자기통제력을 늘리고, 충동적 행위를 줄인다. 또 일이나 공부 능률을 올리고, 신체적ㆍ정신적인 고통을 풀어준다.[14] 자율훈련법을 행할 때는 집중할 수 있는 환경과 조용하고 외부 자극이 적어 이완하기 쉬운 환경이 좋다. 삼림욕 환경은 그런 의미에서 적합한 환경이다.

■ 좌선

좌선은 원래 석가 탄생 이전부터 있었던 일종의 명상법이다. 신체적 질환이나 정신적 불안정에도 효과가 있다. 좌선에 대한 과학적 연구가 몇 건 있는데, 그중에서 전기생리학적인 연구를 소개하겠다. 히라이(平井, 1974)에 따르면, 좌선에 들기 전에는 베타파였던 뇌파가 좌선을 시작하면 깨어 있는 상태인데도 금세 알파파가 나온다고 한다(깨어 있을 때는 거의 β파가 중심이 된다).[15] 게다가 시간이 지날수록 알파파의 분포량, 규칙성, 지속성이 증가하고 편폭도 커진다.

좌선을 하면 뇌의 움직임은 흥분상태에서 진정되어 휴식상태로 접어든다. 그렇다고 뇌 활동 저하로 보기는 어렵다. 좌선이 심신기능이 조화를 이룬 평형상태로 이끄는 것으로 보인다. 좌선은 일상생활 중 식생활이나 수면, 자세, 호흡, 마음을 조정하는 것을 목표로 한다.

■ 행동요법

＊＊
아이젠크(Hans Jurgen Eysenck, 1916~1997)
독일 출생의 영국 심리학자. 인격 연구에 실험적 방법을 적용하였으며 행동요법을 세상에 널리 보급하기도 했다.

행동요법의 선구자 중 한 명인 아이젠크(Hans Jurgen Eysenck)＊＊는 행동요법을 '현대 학습이론의 법칙에 준거해서 인간 행동과 정동을 유익한 형태로 바꾸려는 시도' 라고 정의했다. 또 다른 관점에서는 '생활상의 여러 문제에 대처하는 과정에서 곤란에 직면한 사람들을 치료하기 위해 행동변화의 과정에 행동과학의 연구 성과를 적응하려는 시도' 라고도 했다. 신체적 건강과 질환을 이해하기 위해 필요한 행동과학의 이론과 기법을 개발하고, 이를 예방, 진단, 치료하고 재활훈련에 적용하는 것을 목표로 한다.[16]

행동요법은 기반이 되는 학습형태에 따라 세 가지 방법이 있고, 세 가지를 효과적으로 조합하기도 한다. 첫째 방법은 자기 의도와 상관없이 환경조건의 변화에 따라 수동적으로 행동변화를 꾀하는 반응적 방법이다. 둘째 방법은 자신의 뜻에 따라 능동적으로 환경에 개입해서 행동변화를 꾀하는 조작적 방법이다. 셋째 방법은 인지적 방법이다. 인지적 방법은 경험에 의해 행동 변화를 이끄는 학습을 이용한다. 반복된 경험으로 생겨난 지속적 행동변화 과정을 이용한다. 이때 행동은 일반적으로 외부로 드러난 행동뿐만 아니라 인지나 심기능(心機能) 변화와 같은 내재적 과정도 포함한다. 행동요법적 기법을 몇 가지 소개한다.

① 자기관찰법 : 치료자의 지시를 따르는 것이 아니라 스스로 자신의 행동

을 조절하는 방법이다. 자기 행동을 관찰해서 스스로 행동 변화를 모색한다. 문제가 되는 자신의 행동이나 증상 등을 관찰, 기록하고 결과를 자신에게 피드백하여 스스로 조절한다. 바이오피드백을 이용해서 의식적으로 반응을 쉽게 조절하는 방법도 임상적으로 자주 응용한다.

② 환경 조작 : 외부 환경을 바꾸어 조작행동(operant behavior)의 변화를 꾀한다. 음주나 흡연 등의 문제행동에 변화를 주기 위해 환경을 바꾼다. 즉 주위에서 알코올류를 없애거나 담배를 피울 수 없는 환경으로 바꾼다.

③ 수반관리 : 문제행동을 제어하기 위해서 행동변화를 꾀한다. 그 결과에 따른 행동을 관리하는 방법이다. 문제행동을 해결하기 위해서 행동변화를 도모하고, 결과에 따라 보수와 처벌을 결정하며, 그로써 행동변화를 관리한다.

④ 이완법 : 신체 각 부분의 근육을 점진적으로 이완하여 서서히 온몸 깊은 곳에 있는 근육을 이완시켜 정신적 안정을 꾀한다. 이것은 자율신경계의 항상성 회복을 꾀하는 방법으로 전진적 이완법(progressive relaxation)이라고도 한다.

이 밖에 메트로놈이나 바이오피드백을 이용한 조건부 이완법이 있다. 요가나 자율훈련법도 여기에 속한다. 삼림욕을 하면서 행하는 작업이나 운동은 이 같은 학습이론에 근거한 행동이어야 한다.

■ 음악요법

인간은 다양한 음 속에서 살아가며 위험한 음과 그렇지 않은 음을 인지하고 반응하면서 생활을 영위한다. 즉 교감신경의 긴장을 일으키는 음과 부교감신경의 작용을 높이는 음 속에서 살고 있다. 한편 음악을 듣는 것은 교감신경의 흥분을 억제하고 평온한 마음을 즐기고 기뻐하는 행위로 발전한다. 다시 말해 부교감신경의 작용을 높이기 위한 목적으로 음악을 사용해왔다. 음악은 교감신경과 부교감신경에 작용한다. 음악의 세계에서 음은 인간에게 위험과 안전의 신호로써 자율신경계에 작용한다. 음악에 따라 유발되는 감정반응은 개인차가 적어서 동일한 자율신경작용을 한다.

그동안 음악은 청각적 자극에 한해서만 논해왔지만, 음악에 대한 생체생리학적 연구를 통해 식물의 성장이나 와인의 숙성을 촉진한다는 사실이 밝혀졌다. 그래서 최근에는 음악이 청각세포뿐만 아니라 인간의 신체세포에도 작용할 것으로 추측한다. 특히 음악이 면역기능에 미치는 촉진효과는 자기치유능력의 향상과 연관돼 있다. 음악요법에서 음악이 모종의 심리효과를 발휘하려면 우선 상대방이 그 음악을 받아들여야만 한다. 외부자극에 대한 좋고 싫음은 음악에만 한정되는 것은 아니며, '동의의 원리'에 지배받는다. 누구에게나 자신이 싫어하는 자극을 거부하려는 경향이 있다.

음악은 인간의 감정을 움직이고 침울한 마음에 작용해서 억압되었던 감정을 바깥으로 표출하도록 돕는다. 음악을 받아들이는 행동은 생물체가 그 자극으로 인해 그때까지 마음속에 품었던 감정적 짐을 덜어내고 중화하는 의미가 있다. 정신에도 항상성 기능을 하는 것으로 추정한다. 삼림요법을 실시하면서 음악요법을 병행하면 더욱 좋은 효과를 얻을 수 있다.

6. 삼림요법을 극대화하려면

삼림요법은 삼림욕과 삼림에서 하는 레크리에이션, 운동, 작업, 카운슬링 등을 병행함으로써 효과를 발휘한다. 이들 요법의 공통점은 '자연적'이라는 데 있다. 자연생활로 돌아가 인간이 더욱 열정적으로 살아가기 위해 필요한 인간성 부활, 활동성 회복, 건강한 심신의 재생을 꾀한다. 삼림에 있을 때 인간은 고향이나 조국을 느끼고 본능적으로 숲을 그리워한다. 즉 숲은 인간이 무의식적으로 인지하는 신체적, 정신적 '쾌'란 감정의 원천이며, 필요를 느끼고 찾아헤매던 그 무엇이다.

스트레스로 인해 유발되는 질병은 너무도 많다. 스트레스로 면역력이 떨어지고 인간의 정신과 몸이 지닌 자기치유능력이 저하되면 컨디션 붕괴, 우울증, 불안, 초조, 공포, 중독, 의존증, 심신증 등으로 발전한다. 스트레스를 줄이는 방법으로 스트레스를 멀리하거나 해소하기 위해 노력하거나 아예 스트레스에 대한 내성을 강화하는 방법이 있다. 해소 또는 내성 강화를 위해서는 면역력과 자기치유능력의 활성화가 필요하다. 지금까지 그에 필요한 각종 요법과 함께 삼림요법을 설명했다.

피톤치드와 같은 식물정유의 향기, 새들의 지저귐, 숲속의 고요나 바람소리, 시냇물 소리, 나뭇잎 사이로 새어드는 햇살, 높은 산소농도 속 음이온, 녹색을 중심으로 한 숲의 색채, 기분 좋은 습기 등은 정신적 스트레스를 풀어주고 집중력을 높이는 효과가 있다. 또 숲이라는 자연환경에서 운동과 레크리에이션 같은 유희요법, 각종 정신심리요법을 병행하면 단독으로 행할 때보다 훨씬 효과가 올라간다.

삼림욕과 함께 좌선, 작업요법, 유희요법, 운동요법, 온천요법, 집단요법을 응용하거나 카운슬링을 병행하면 대뇌피질, 대뇌변연계, 간뇌 등에 부활자극(賦活刺戟) ** 을 주어 한층 더 효과적이다.

－ 신카이 노리토시(新貝憲利)

**
부활자극
생활체(生活體)가 동기를 얻어 행위로 옮겨가는 준비가 된 상태. 중추신경계의 흥분이 증대하거나 주의 수준이 높아지는 것을 포함하며, 행위를 수행하는 데는 적당한 부활 수준이 있다.

제4장

아로마테라피

1. 아로마테라피의 정의와 역사

아로마테라피란 식물의 꽃, 열매, 그 밖의 부분에서 얻은 천연오일인 정유(精油)를 이용해 신체·심리·정신적 건강을 증진할 목적으로 행하는 자연요법 중 하나다. 영국 아로마테라피의 선구자인 로버트 티서란드(Robert Tisserand)는 《아로마테라피(*The Aroma therapy*)》(1977)란 책에서 다음과 같이 말하고 있다. "아로마테라피의 원리는 보조적(complementary)이며 생명에 대한 이해에서 출발하여 자연에 대한 이해를 기초로 한다. 우주의 모든 사물과 현상(삼라만상)은 창조된 것으로서 일관된 원칙을 가지고 있으며 진실은 모순되지 않은 단 하나의 사실을 말한다. 그 원칙은 생명력(life force), 음양(陰陽), 생명력 있는 식품(organic foods)이다." 패트리시아 데이비스(Patricia Davis)는 《아로마테라피 A–Z(*Aromatherapy an A–Z*)》(1988)에서 "아로마테라피란 식물유(植物油)를 사용한 치료술이며 과학이다"라고 정의하면서, 심신의 상태와 생활습관까지 고려한 포괄적인 치료법임을 강조하였다.

아로마테라피의 역사를 살펴보면, 기원전 1000년 이전부터 이집트에서 식물에서 채취한 고분자 다당류인 검(gum)의 방향성에 주목해 향료로 사용한 역사가 있다. 이후 향고(香膏) ** 나 향유 제조법의 발달과 함께 향료뿐만 아니라 약품 등으로 이용하였다. 그후 그리스와 로마로 이어지면서 로마인 향료상(香料商)은 고형의 향고, 액상의 향유, 분말형태의 향재(香材)로 세 가지 종류를 취급했다.

한편 중국에서도 이미 기원전부터 불로장수, 질병치료를 목적으로 의학, 약학, 화학, 식물학, 광물학 등 광범위한 지식을 망라한 '본초학(本草學)'이 발달했다. 후한시대(BC 25~AD 220)에는 본초학을 집대성한 《신농본초경(神農本草經)》이 편집되었다. 16세기 말에는 명나라의 명의 이시진(李時珍)이 《본초강목(本草綱目)》 전 53권을 완성했는데, 오늘날 식물성 향료, 향신료, 훈향(薰香) ** 으로 사용되는 것들 1871종이 기재되어 있다. 또 약용식물도 함께 다룬 고대 인도의 건강증진의학인 '아유르베다'에도 향료를 포함한 다수의 처방이 기재되어 있다. 백단향(白檀香, sandalwood) ** 이 훈향이나 미용에 이용되었고 알로에, 장미, 재스민이 들어간 연고(軟膏) 등도 이미 사용되고 있었다. 하지만 중국이나 인도에서는 향을 심리 · 정신적으로 연결해 인식하였고, 물질로 정유(精油, essential oil)를 추출해서 사용하지는 않았다.

10세기에 접어들면 압착이나 기름을 이용한 추출법과 함께 아라비아를 중심으로 증류수를 이용한 정유 추출법이 개발되면서 제조량이 비약적으로 증대했다. 이때 생산된 향료가 십자군에 의해 유럽으로 반입되어 귀부인들 사이에서 퍼져 나갔다. 12세기에 프랑스에서 향료로 쓴 로즈마리는 독자적인 증류법으로 생산된 초창기의 정유였다. 15세기에는 이미 비터 아몬드(bitter almond), 스파이크 라벤더(spike lavender), 시나몬(cinnamon), 시더우드

** **
향고
손에 묻히면 녹는 끈적끈적한 물질로 마타리과 식물의 냄새를 연상시킨다.

** **
훈향
태워서 향을 내는 향료

** **
백단향
(sandalwood)
단향과의 상록 활엽 교목. 향료, 약품, 세공물 따위에 쓰인다. 동남아시아에 자생하는데 인도 등지의 열대 각지에서 재배한다.

(cedarwood), 로즈마리(rosemary), 주니퍼(juniper), 유향(乳香, frankincense), 장미, 사루비아의 정유가 널리 알려져 있었다. 16세기에는 프로방스 지방의 향료제조자가 라벤더와 스파이크 라벤더의 정유를 만들어 활발하게 거래하였다. 그리고 17세기 초에는 오늘날 알려진 정유의 대부분을 이용했다.

영국에서는 13세기에 라벤더수(水)가 나돌았다는 기록이 있으며, 14~15세기에 출판된 책에는 기름에 담근 약초를 가열해 용출(溶出)한 성분을 포함한 약용식물의 오일에 대한 기록이 있다. 런던에서는 허브에 관한 책인《영국 허브(British Herbal)》의 저자인 쿨페퍼(Nicholas Culpeper)가 1660년에 《ARTS master(Piece or the beautifying part of PHYSICK)》란 제목으로 미용을 위한 의술책을 출판했다. 이 책에는 미용을 위한 약용식물, 검, 방향유 및 방향수, 치료를 위해 몸에 바르는 식물유 등 미용과 의학에 대한 내용이 한데 섞여 있다.

그 뒤 18세기 이후 유럽에서는 약초나 향수에 관한 책이 연달아 출판되었다. 밀러(Joseph Miller)의 《약초지》(1722), 림멜(Eugene Rimmel)의 《향수의 책》(1865), 화이트라(William Whitla)의 《약용물질》(1882), 피세(Charles Piesse)의 《향수제조술》(1891) 등이 이 시기에 출판된 책이다. 정유의 주성분 중 하나인 테르펜탄화수소가 다섯 개의 탄소와 여덟 개의 수소로 이루어진 것이 공통점이라는 것 등 화학적 분석에 대한 정보도 입수할 수 있게 되었다.

20세기에 들어오면 1928년에 가트포세(René Mauricé Gattefossé)가 《아로마테라피(Aromathérapie)》란 책을 출판했는데, 이것이 오늘날 아로마테라피란 단어의 어원이 되었다. 그는 정유 성분에 대해 연구하면서 동시에 정유를 사용한 다양한 치료법을 제시했다. 그가 아로마테라피를 연구한 까닭은 실험 중에 화상을 입은 손을 라벤더가 들어 있는 염색액 통 속에 담갔더니 상처가 빨리 아물었던 경험이 계기가 되었다고 한다. 제1차 세계대전에서 제2차 세계대전 동안 그는 타임(thyme), 캐모마일(chamomile), 클로버, 레몬 등을 소독용이나 외과수술도구를 멸균하는 데 사용했다. 가트포세는 실험을 통해 정유마다 지닌 작용성분을 모두 배합해도 각각의 정유가 가지는 작용보다 결코 커지지 않는다는 사실을 확인하였다. 천연 정유와 같은 작용을 하는 물질을 인공적으로 제조하기 어려운 점을 당시에 이미 지적하기도 했다.

그의 아로마테라피는 같은 프랑스 군의관인 발네(Jean Valnet)에게 이어졌고 의학적 치료를 위한 《아로마테라피(*Aromathyrapie*)》란 책이 1964년에 출판되었다. 이 책은 세계대전 중 부상자를 치료하는 데 정유를 폭넓게 사용해 본 경험에 기초하여 쓴 책이다. 그는 아로마테라피의 아버지(가트포세는 아로마테라피의 할아버지)로 불린다. 하지만 전장에서 돌아온 발네는 이 아로마테라피 때문에 프랑스의사회와 대립하게 되어 의사 자격을 박탈당할 위기에 몰렸으나 그의 환자였던 고위관직자의 도움으로 위기를 모면한다.

현재 그의 저서는 판을 거듭해 출판되고 있으며 일본에서는 《식물 아로마테라피》(프레그랑스저널사), 영국에서는 《*The Practice of Aromatherapy*》(C. W. Daniel company, Ltd.)로 번역되었고 그 밖에 독일, 이탈리아, 스페인 등 여러 나라에서 번역해 출판되고 있다. 미용에 역점을 둔 책으로는, 의사의 아내이자 그 자신이 외과수술 조수였던 모리 부인(Marguerite Maury)이 경험에 기초해 1964년에 출판한 《생명과 젊음의 비결(*The secret of Life and Youth*)》이 있다. 저자인 모리 부인은 의장요법(醫粧療法, medico-cosmetic therapy)** 의 기초를 닦은 사람으로 알려져 있다.

일본에서는 에도시대에 출판된 가이바라 에키켄(貝原益軒)의 책인 《양생훈(養生訓)》 제7권에 향(아로마)이 지닌 유용성에 대해 다음과 같이 짤막하게 진술하고 있다. "향의 위생적 가치 : 제향(諸香)이 코를 기르는 것은 오미(五味)가 입을 기르는 것과 같다. 여러 가지 향을 맡으면 바른 기운을 지키고 나쁜 기운을 물리치며, 악취를 지우고 부정한 것을 없애며 신명(神明)에 통한다. 여

의장요법
치료와 미용을 접목시킨 치료법

유가 있을 때 향을 피워놓고 묵좌(默坐)하는 것은 소박한 정취(雅趣)가 있으며 마음을 길러준다. 이야말로 양생법의 하나다." 또 전통 약물학의 대표적인 책으로는 오노 란잔(小野蘭山)이 쓴 《본초강목계몽(本草綱目啓蒙)》이 있다. 제30권 목부(木部)에는 향목류(香木類)로 분류된 잣나무, 소나무, 삼나무, 계수나무, 녹나무 등 35종이 실려 있다. 이처럼 일본에서 향의 용도는 종교적 방면이나 풍류를 즐기려는 목적뿐만 아니라 양생법의 한 방면으로도 발달해왔다. 향기로 인한 일종의 청정감은 사람이 숲에서 풍기는 방향(芳香)에 둘러싸여 산책할 때 느끼는 상쾌함과 닮았다.

2. 정유의 제조, 분류, 활용

1) 다양한 정유제조법

아로마테라피에 사용하는 정유는 식물에서 얻는 휘발성을 가진 방향물질이다. 식물의 기본적인 대사는 탄산가스와 물, 태양빛을 이용해서 에너지원을 얻는 광합성 작용이다. 식물대사의 2차 산물로 알칼로이드(alkaloid), 비터(bitter, 苦味質), 글루코시드(glucoside), 검(gum), 무아라지, 사포닌(saponin), 스테로이드(steroid), 탄닌(tannin), 정유(精油)가 만들어진다. 이들 대사산물의 생성에는 각각 특이한 효소가 필요하며 이들 효소반응에는 망간, 에너지원인 인(燐)결합물, 철이 필요하다. 식물의 대사산물 가운데 정유의 상품가치가 가장 높다. 이들 대사산물, 특히 정유가 식물에게 필요한 이유와 이점을 〈표 4.1〉에 정리했다.

아로마테라피에 사용하는 정유는 식물의 종류에 따라 성분과 효과가 다르다. 일반적으로 같은 이름으로 불리더라도 차이가 있으므로 상세한 분류가 필요하다. 다시 말해 같이 분류되더라도 재배지의 조건이나 수확시기에 따라 정유 성분에 차이가 있다. 세계에는 각각의 정유 생산지가 있으며(그림 4.1 참조), 같은 산지라 해도 계절에 따라서 성분이 달라지기도 한다. 사루비아 잎을 증류해서 얻는 세이지오일(sage oil)을 봄·가을별로 수확한 성분을 비교해 보면, 봄 수확분에는 가을에는 거의 볼 수 없는 카리오필렌(caryophyllen)** 과 캄펜(camphene)**이 들어 있다. 또 일반적으로 정유를 추출할 때 식물 전체를 사용해 추출하는 경우는 드물며 특정 부위에서 정유를 추출한다. 이처럼 같은 식물이라도 부위에 따라 추출되는 정유의 내용물이 달라진다.

정유는 대량의 식물에서 극히 소량밖에 얻지 못하므로 다양한 채취방법을 연구하고 있다. 채취방법으로는 크게 압착법, 수증기증류법, 건류법(乾留法)**이 있으며, 이때 추출되는 식물 정유는 일반적으로 물보다 가벼운 휘발성 기름이다. 모든 식물은 정유를 함유하지만 천연방향물질이나 합성원료로

**
카리오필렌
톡 쏘는 나무 향을 지닌 무색 액체

**
캄펜
상온에서 결정 덩어리로 존재하는 샌달우드(백단향) 오일의 원료

**
건류법
고체물질을 공기를 차단하여 가열, 분해하는 방법

표 4.1 ⠿ **식물에서 정유가 하는 역할**

1. **초식동물의 공격 방지**
   : 초식곤충의 발육을 저해하는 호르몬 유사작용, 혹은 벌레나 동물을 쫓는 냄새나 맛.

2. **정유선의 반응성 증가**
   : 곤충의 공격을 받았을 때 정유선(精油腺)이 증가함.

3. **세균, 진균(眞菌)에 대한 항미생물 작용**
   : 대부분의 휘발성 정유가 시험관 내에서 항미생물(抗微生物) 작용

4. **수분 촉진**
   : 벌이나 나방 같은 곤충을 유인해서 수분(受粉, 종자식물에서 수술화분이 암술머리에 옮겨 붙는 일)작용.

5. **외상치료를 촉진**
   : 식물이 받은 상처를 스스로 치유하는 에너지원.

6. **성장 촉진**
   : 발육이 곤란한 환경에서 생존영역을 확보.
   [예 : 자기 안에 존재하지 않는 복합물질인 1, 8-유칼립톨(1, 8-eucalyptol), 장뇌(camphor)를 만들어 주위에 확산시켜 주변에 다른 식물이 접근하지 못하도록 토지를 확보]

7. **탈수 예방**
   : 고온 시 잎 표면에 휘발성 정유의 층을 만들어 수분 증발을 방지.

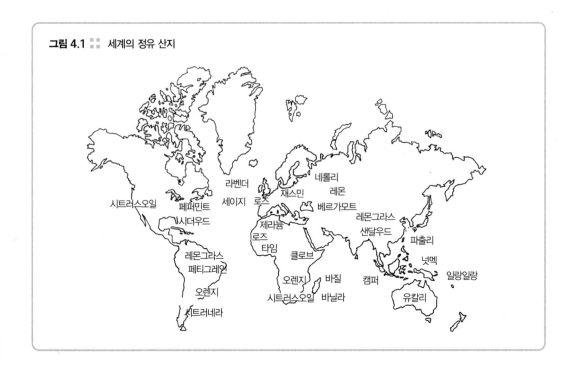

그림 4.1 :: 세계의 정유 산지

사용되는 것은 수백 종 정도다. 식물성 방향물질로는 정유 외에도 불휘발성 혹은 난휘발성 물질이 있는데 이들은 용제추출법(溶劑抽出法)**, 흡착법, 침출법(浸出法)** 등으로 얻는다.

2) 정유의 성질과 분류

19세기 말에 유기화학이 진보하면서 정유에 대해 많은 것을 밝혀내면서 정유 성분을 규명해 이미 합성되는 것도 많다. 하지만 아직까지도 충분히 밝히지 못한 부분도 많고 천연 정유에 필적할 만한 효과를 내지는 못한다. 예를 들면 유칼리 오일은 그 주성분인 유칼립톨(eucalyptol)의 합성품과 비교하면 살균작용이 비교할 수 없을 만큼 뛰어나며, 합성품은 천연물질보다 작용이 약할 뿐만 아니라 때로는 유해하기도 하다. 천연 라벤더 오일로 호전되던 치루(痔瘻, 치질의 일종)가 합성 라벤더 오일로 바꾸자 악화되기도 하고 때로는 피부염, 신경증상, 현기증과 같은 부작용을 일으키기도 한다. 천연 정유는 여러 가지 방법으로 분류하는데, 영국 최대 약국 체인인 부츠(Boots)가 취급하는 처방에서는 다음의 다섯 가지로 분류한다(표 4.2 참조).

정유의 원액을 희석하지 않고 피부에 습포하면 화상반응이 일어나므로 보통은 캐리어오일(carrier oil)을 써서 1~5퍼센트의 비율로 조정한다. 캐리어오일로는 스위트아몬드 오일(sweet almond oil)이나 호호바 오일(hohoba oil)을 주로 사용한다. 전자는 입자가 작아서 피부에 잘 흡수된다. 또 단백질이 풍부하여 건성피부든 지성피부든 다 잘 맞는다. 호호바 오일도 피부 침투성이 높아 모든 타입의 피부에 사용할 수 있다. 정유는 지용성이라서 20~40분 안에 흡수된다. 흡수 속도는 분자량, 극성**, 광학적 특성**과 같은 물리화학적 인자에 따라 달라진다.

여기에 정유 흡수를 더욱 촉진하기 위해 피부 온도가 올라가도록 마사지를 하거나 피부에 물이나 오일을 바르고 표면을 문지르거나 감싸준다. 가령 뜨거운 물에 손을 담가 온도를 1도 이상 올리면 정유의 흡수속도가 올라간다.[1] 또 정유의 종류에 따라 차이가 있지만 물, 비누, 계면활성제, 오일 등은 정유의 피부 침투성을 높인다.[2] 피부 표면은 수용성과 지용성 모두의 성질이 있어서 정유의 수성, 지성 성분이 각각 녹아들기 때문에 그런 것으로 보인다. 피

**

극성

전극의 양극과 음극

**

광학적 특성

물질이나 매질이 빛이나 전자기파 등을 흡수·산란·굴절·편광하는 특성이나 성질

표 4.2 ▪▪ 천연 정유의 분류(부츠의 자료를 근거로 작성)

시트러스(Citrus)	그레이프프루트, 레몬, 베르가모트, 만달린 등 감귤류의 상쾌한 과일향
플로랄(Floral)	제라늄, 라벤더, 일랑일랑, 올리브, 파출리 등의 꽃향기
그린(Green)	로만캐모마일, 클레이세이지, 유칼리, 스위트아몬드, 페퍼민트, 로즈마리 같은 녹색 잎의 향기
스파이시(Spicy)	주니퍼베리, 몰약, 티트리, 블랙페퍼 등의 향신료 향기
우디(Woody)	사이프러스, 시더우드, 유향, 소나무 등의 나무 향기

부를 문지르거나 상처가 있으면 정유 흡수가 빨라지고 피부를 뭔가로 감싸주면 4퍼센트 정도였던 정유의 흡수율이 75퍼센트까지 올라갔다는 보고도 있다.[3] 반면 끈기(점성)가 있고 밀도가 조밀한 점조도(粘稠度)가 높으면 제한적으로 흡수되어 캐리어 오일로 희석해 쓴다. 이때 흡수되는 데 시간이 좀 걸리긴 하지만 흡수율은 올라간다. 또 몸의 부위에 따라서도 흡수율에 차이가 있다. 손바닥, 발바닥, 이마, 겨드랑이, 두피에서 흡수가 잘 된다.[4] 아로마테라피의 목적에 따라 정유를 사용하는 방법이 다르며 주로 흡입, 습포, 주입, 음용, 마사지, 입욕 등에 이용한다.

■ 흡입

2~3리터의 뜨거운 물에 정유를 몇 방울 떨어뜨리고, 그릇 위에 얼굴을 대고 눈을 감은 채로 몇 분 동안 자연스럽게 숨을 쉰다(그림 4.2 참조). 이때 사용하는 뜨거운 물은 끓는 물이 아니다. 또 증발하는 방향성분이 주변으로 퍼지지 않도록 머리에 쓴 수건으로 그릇 전체를 가리듯이 걸친다. 만약 따뜻한 증기를 흡입하고서 기분이 나빠졌다면 뜨거운 물에 찬물을 섞어서 조금 식힌다.

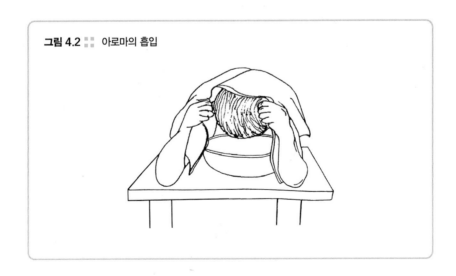

그림 4.2 ⠿ 아로마의 흡입

이 방법과는 별도로 정유를 직접 손수건에 적신 뒤 냄새를 들이마시는 방법도 있다. 흡입할 때처럼 수건으로 머리를 감싸지 않고 방 전체에 방향성분이 퍼지도록 하기도 한다. 비교적 오랜 시간에 걸쳐서 퍼지기 때문에 정유를 떨어뜨린 물이 담긴 용기를 양초로 데우거나 초음파에 의한 증기발생장치를 쓰기도 한다. 방향(芳香)에 의한 기분전환, 자극, 흥분, 피로회복 등의 목적으로 사용한다.

■ 습포 · 주입 · 음용

정유의 항균작용을 기대하고 피부나 점막에 사용하는 경우다. 티트리 오일을 제외하고는 화상의 위험이 있으므로 일반적으로 정유원액을 직접 습포하지는 않는다. 피부에 바를 때는 대개 캐리어오일 용액이나 연고, 젤의 형태로 사용한다. 제한된 부위에 바른 뒤 통기성이 좋지 않은 천으로 감싸 흡수를 높이기도 한다. 또 국소도포방식이라 해도 정유의 휘발성에 의한 흡입효과도 있기 때문에, 도포부위뿐만 아니라 전신 이완작용이나 항경련작용도 기대할 수 있다.

비뇨 · 생식기계에 특히 효과적인 정유를 주입 방식은 캐리어오일 용액 형태로 질 내에 넣거나 직장 혹은 항문에 주입해서 사용한다. 또 정유를 경구섭취해서 소화기계 치료에 이용하기도 한다. 하지만 정유 중에는 유해한 것도 있으므로 전문가의 처방이 없다면 허브차 형태로 향을 즐기는 정도로만 그치고 음용에 의한 치료는 피하는 것이 좋다. 이 밖에도 음용하지 않고 구강청정제로 사용하기도 한다.

■ 마사지

캐리어오일로 1~5퍼센트로 희석한 정유를 바르고 마사지를 한다. 보통

5~25리터의 캐리어오일을 사용한다. 흡수율은 4~25퍼센트로 정유성분만 따지면 0.002~0.3밀리리터 정도이다. 일반적으로 캐리어오일 10밀리리터에 몇 방울의 정유를 떨어뜨려 사용한다. 라벤더 오일로 10분간 마사지한 뒤 리나롤(linalool)과 아세트산리날릴(linalyl acetate)이라는 혈장 중 정유 성분을 측정했더니, 20분 전후로 최고농도를 보였으며 90분 후에는 거의 소실되었다.

마사지를 병용하는 아로마테라피에서는 몸을 문지르고 압박하고 주무르는 동작으로 심신 이완과 혈액순환 효과를 기대할 수 있다. 암 환자에게 캐리어오일을 첨가한 캐모마일오일(roman chamomile oil)로 마사지요법을 시행했더니 불안감이 저하되었다.[5] 또 진행암(advanced cancer)** 환자에게 스위트아몬드오일(캐리어오일)에 라벤더 오일을 1퍼센트 희석해서 마사지요법을 시행했더니 수면의 질이 향상되었다는 보고가 있다.[6]

■ **입욕**

물을 받은 욕조에 열 방울 정도의 정유를 떨어뜨리고 잘 섞은 뒤 입욕을 한다. 입욕 시간은 10~15분 정도가 적당하므로 물 온도는 너무 뜨겁지 않게 한다. 정유를 욕조에 넣을 경우 흡수율이 두 배 정도 상승하므로[7], 마사지에 사용할 때보다 희석해서 사용해도 좋다. 예를 들어 39도의 온수 150리터에 라벤더 정유 5밀리리터를 넣어 입욕했더니 남성의 심박수가 현격히 떨어졌고 여성도 쾌적한 기분이 증가하는 등 이완효과를 보였다.[8] 또 라벤더 입욕은 교감신경계의 긴장을 떨어뜨려 말초혈관의 확장과 피부혈류를 증대시켜 피부온도가 상승한다.[8] 일본 전통에서는 삼나무 잎이나 창포, 비파나무 잎 등을 탕에 넣어서 방향욕(芳香浴)을 하는 습관이 있다.[9]

남북조시대의 《정훈왕래(庭訓往來)》에는 '오목팔초탕치풍여(五木八草湯治風呂)……'라는 부분이 있다. 오목(五木)이란 매화나무, 복숭아나무, 버드나무,

**
진행암
(advanced cancer)
초기암(early cancer)과 말기암(teuminal cancer)을 제외한 암 환자. 말기암이 표준항암치료에 반응하지 않고 악화되는 시기라면, 진행암일 때 일부 환자는 항암치료로 완치할 수도 있다.

뽕나무, 삼나무나 회화나무, 꾸지나무를 가리킨다. 팔초(八草)는 창포, 쑥, 질경이, 연꽃, 도꼬마리, 인동(忍冬), 마편초, 별꽃을 가리킨다. 모두 일본 각지의 숲이나 과수원, 들판에서 볼 수 있는 것들이다. 특히 창포물로 목욕하는 방향욕(芳香浴)은 5월 5일 단오날에 전국적으로 행하던 풍습이었다. 이처럼 일본 각지의 삼림에 자생하는 향목이나 약초를 이용한 방향욕은 전통적이라는 이유로 사람들 눈에는 색다르게 보이지는 않겠지만 아로마테라피를 일본의 삼림의학에 도입할 때는 그 같은 문화적 배경 때문에 널리 받아들여질 가능성이 있다.

3. 아로마테라피의 효능

1) 아로마테라피의 일반적인 사용

■ 진정, 진통, 이완

녹색 잎에서는 탄소의 수가 여섯 개인 알코올과 알데히드 8 성분이 생성되며 이를 '숲의 향기'라고 총칭한다. 스트레스를 받았을 때 '숲의 향기'를 맡으면 스트레스가 풀리는 작용을 한다.[10~12] '숲 향기'의 주성분인 'cis-3-hexenol(푸른잎 알코올)'과 'trans-2-hexenal(트렌스 2 헥세날-사과향의 그린계열 향료)'을 써서 붉은털원숭이(rhesus monkey)에게 후각자극을 가한 뒤, 양전자단층촬영(PET : positron emission tomography)으로 국소 뇌혈류량이 증가하는 뇌 영역을 탐색해본 결과, 고차원기능영역인 전이상엽피질(prepyriform cortex)과 안와전두피질(orbitofr ontal cortex), 그리고 소뇌의 국소 뇌혈류량이 증가했다.[12]

이 사실은 중추신경계에서 이들 두 군데 부활영역(賦活領域) 중 한 곳이 스트레스 완화에 관여할 가능성을 시사한다.[12] 게다가 수증기증류법으로 편백

**
엽유 성분
편백나무에서는 주로 알
파테르피닐 아세테이트
(α-terpinyl acetate)가
삼나무에서는 주로 알파
피넨(α-pinen) 성분이 나
온다.

**
**R-R간격
(R-R intervals)**
심장박동의 박동간격.

나무나 삼나무의 어린잎에서 추출한 엽유(葉油) 성분** 의 향기에 노출한 상태
에서 운동부하 후 혈압을 측정한 결과, 최고혈압이 떨어지면서 진정작용을
보였다(그림 4.3 참조).[13]

대만편백 목재유(木材油)는 자연감이 강하다고 평가받는데 혈압을 낮추고
R-R간격** 의 변동계수를 줄이는 경향이 있다.[14,15] 또 홍차, 녹차, 커피의
향은 사람을 일시적으로 각성시키며 특히 커피는 알파파를 증가시켜 각성효
과 외에 이완효과도 있다.[16] 하지만 동시에 커피에 대한 기호의 차이(좋고 싫
음)가 있어 알파파 출현 패턴에 차이를 보이기도 하여(예를 들어 커피를 싫어하
는 사람은 알파파가 억제된다),[16] 사람마다 느끼는 향에 대한 감수성의 차이에
주의할 필요가 있다.

대만편백의 목재유와 편백엽유, 편백 목재유는 사람의 심리에 자연감과 이
지적인 느낌을 준다.[17] 한편 대만편백 목재유의 향은 남성 피험자집단에서는

그림 4.3 ░ 운동부하 후 편백나무 및 삼나무 정유성분이 혈압에 미치는 영향

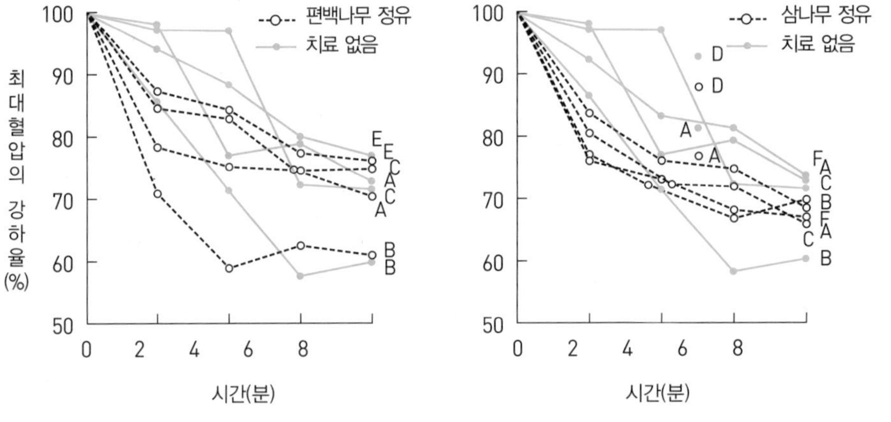

최대혈압(Pmax)의 강하율(%)을 시간 경과(분)에 따라 나타냈다. 편백나무 잎 정유와 삼나무 잎 정유를 사용.
피험자 : A, B, C, D, E, F.

*[스즈키&아오키(1994), 〈엽유의 휘발성분이 운동 후 혈압에 미치는 영향에 대해〉, 목재학회지에서 전재(轉載) 및 영문 부분 번역]

가장 여성적이라는 평가를 받았던 데 반해 여성 집단에서는 가장 남성적이라고 평가했다. 또 남녀 간에 느끼는 방식에 차이를 보인 정유도 있다.[17] 한편 장미(Rosa gigantea)에 함유된 DMMB(1,3-dimethoxy-5-methylbenzine)에는 진정효과가 있는데, 이 향료를 이용한 시험군에서 스트레스 부하 후 혈액 및 타액 속 코티솔의 증가가 억제되었다는 결과가 나왔다. 이것으로써 스트레스 완화 효과를 알 수 있다.[18] 캐모마일 차를 마시면 심박수가 감소하고 말초피부 온도가 올라가 안정을 느낀다는 보고도 있다.[19]

이 밖에도 라벤더의 고농도원액 한 방울(약 0.05㎖)을 양 손목 안쪽에 바르면 심박수와 혈압이 떨어지며 알파파 대역의 진폭도 증가하여[20] 라벤더 정유의 이완 및 진정효과를 확인할 수 있다.[21] 또 장미나 파츌리오일의 방향을 흡입하면 아드레날린의 수준을 떨어뜨려 교감신경계의 활동을 억제하는 진정작용을 한다.[22]

■ 자극 · 흥분

페퍼오일(Pepper oil), 타라곤오일(Estragon oil), 펜넬오일(Fennel oil), 그레이프프루트오일(Grapefruit oil)은 수축기혈압에서 평가된 교감신경계의 활동을 증가시키는 방향, 즉 자극과 흥분으로 작용했다.[22] 로즈마리는 일시적으로 수축기혈압과 심박수를 증가시키고 혈류량을 떨어뜨렸다.[23] 다시 말해 로즈마리도 자극과 흥분 작용을 한다.

■ 살균 · 정균 **

매우 많은 종류의 정유가 살균과 정균작용을 한다. 다만 이때의 농도는 일상적으로 사용할 때와 비교해서 매우 짙다. 예를 들면 라벤더 정유는 메티실린 내성 황색포도구균(MRSA)** 에 효과가 있다.[24] 또 시험관실험(in vitro)**

**

정균(靜菌)
세균의 성장과 대사가 저지되는 일.

**

**메티실린 내성 황색포도구균
(MRSA : Methicillin Resistance Staphyllococcus Aureus)**
항생물질인 메티실린(methicillin)에 내성을 가진 황색포도구균. 거의 대부분의 항생물질이 듣지 않는다.

**

in vitro
라틴어. '시험관 안에서'라는 뜻으로 in vivo(체내 실험, 생체실험)에 대비되어, 실험실이나 시험관 내 실험을 가리킨다.

에서 25종류 속(屬)의 세균에 대해 50종류의 정유를 시험해 본 결과, 그중 클로브(Clove), 베이(Bay), 시나몬(Cinnamon), 타임(Thyme), 마조람(Marjoram), 피멘토(Pimento), 제라늄(Geranium), 러비지(Lovage)에서 강력한 살균효과를 확인했다. [25]

타임 정유는 모라셀라(Moraxella spp)**, 클로스트리디움 스포로지너스(Clostridium sporogenes)**를 살균하는 작용을 한다. 세이지(Salvia) 정유는 아시네토박터 칼코아세티카(Acinetobacter calcoacetica)**, 브레비박테리아 리넨스(Brevibacterium linens)**, 클로스트리디움 스포로지너스, 모라셀라를 살균한다. 세이보리(Savory, Satureja) 정유는 브레비박테리아 리넨스, 엔트로박터 에어로지너스(Enterobacter aerogenes)**, 클렙시엘라 폐렴균(Klebsiella pneumonia), 모라셀라의 세균류를 살균한다. 라벤더(Lavendula) 정유는 브레비박테리아 리넨스, 클로스트리디움 스포로지너스, 모라셀라, 황색포도상구균(Staphylococcus aureus)을 살균한다. [26, 27]

덧붙여 유칼리 오일이 항균작용을 하는 사실은 널리 알려져 있지만, 유칼리에서 나온 21종류의 정유를 검사해보니 대장균(E. coli), 바실루스 메가테리움(B. megateruim), 황색포도구균(S. aureus)에 대해 가장 높은 항균작용을 보인 것은 레몬검(Lemon gum, Eucalyptus citriodora)의 휘발정유 성분이었다. [28] 무엇보다 정유 전체를 사용했을 때는 슈가검(Sugargum, Eucalyptus cladocalyx)이 최고의 살균효과를 보였다. [28] 여기에서 정유 전체를 사용한 경우와 일부분을 추출해서 사용한 경우 살균효과에 차이가 있다는 사실을 알 수 있다. 사용 시에 이 점을 주의해야 한다.

■ 최면

전통적으로 라벤더 정유는 불안감을 누그러뜨리고 이완을 유도해서 숙면

모라셀라
피부, 비뇨, 생식기에 상재하는 균으로 중이염과 부비강염 등의 원인균이다.

클로스트리디움 스포로지너스
동물의 장관에 존재하는 식품부패균이다.

아시네토박터 칼코아세티카
체온이 높거나 습기가 많은 부분을 좋아하여 겨드랑이나 사타구니 등에 상재하는 간균이다.

브레비박테리아 리넨스
인간의 피부표면에 생식하며 체취의 원인으로 알려져 있는 균

엔트로박터 에어로지너스
이차감염균, 요로기회감염균

을 유도할 목적으로 사용했다. 옥스퍼드 처칠병원의 간호사 파산트(Hellene Passant)는 라벤더나 마조람을 흡입하거나 마사지와 조합한 요법으로 진통제를 3분의 1로 감량한다. [29] 시트로네라, 레몬검, 내로리브드 페퍼민트(narrow-leaved peppermint, Eucalyptus radiata), 레몬, 로즈, 멜리사, 레몬그라스, 바질, 제라늄의 진정작용은 이들이 시트로넬랄(Citronellal)을 함유하고 있기 때문이다. [30] 최근의 연구 결과에 따르면 로만캐모마일(Roman chamomile, Chamomel um nobile)과 스위트마조람(Sweet marjoram, Origanum majorana)이 최면작용을 하는 것으로 밝혀졌다. [31] 그리고 사우어오렌지로 알려진 광귤(Citrus aurantium L.)의 정유도 최면작용을 하며 불면증 치료에 효과가 있다. [32]

■ 유해 작용

정유는 천연이라고는 하지만 농축되어 있고, 추출할 때 유기용제를 사용하기도 하므로 유해한 작용이 나타나기도 한다. 약을 복용하고 있거나 알레르기체질일 때 특히 유해 작용이 나오기 쉽다. 따라서 사용 전에 패치테스트**로 유해 작용 유무를 미리 확인할 필요가 있다. 이어지는 표는 주된 유해 작용과 사용 시 안전지침을 정리해 놓은 것이다(표 4.3·4.4 참조).

① 피부장애 : 자극증상, 과민증, 광독성(光毒性)이 주가 된다. 2~5퍼센트로 정유를 희석해 쓰면 대개 자극증상이 나타나지 않는다. 다만 알레르기체질은 조건에 상관없이 과민증이 나타난다. 또 빛, 특히 자외선이 정유와 피부 모두에 작용하여 광독성을 일으키기도 한다. 광독성**을 유발하는 정유 성분은 퓨라노쿠마린(furanocoumarin)으로 비교적 레몬오일에 많다. 라임이나 비터오렌지도 이 성분을 함유하지만 그 양은 적다. 이 밖에도 안젤리카뿌리 오

패치테스트(patch test)
첩포검사(貼布檢查). 과민성 반응의 원인 물질을 시험하기 위한 검사. 원인으로 추정하는 물질을 등에 붙여 반응을 조사한다.

광독성
에선셜오일의 자외선과 반응하여 일으키는 알레르기 증상을 말하며, 직사광선에 닿으면 피부가 색소침착을 일으킨다.

일에도 광독성 성분이 있다. 이들의 피부반응을 우려해서 패치테스트로 자극

반응을 검사할 경우에는 캐리어오일로 정유를 두 배 희석한 뒤 두 방울을 반

창고에 떨어뜨린 다음 48시간 후의 반응으로 판단한다. 과민증을 검사할 때

도 마찬가지로 희석한 액을 떨어뜨린 반창고를 사용한다. 만약 자극증상이나

발적(發赤), 경결반응(硬結反應)**이 나타나면 비누로 잘 씻은 뒤 건조한 다음

레몬오일을 바르면 빨리 낫는다.

경결반응
염증이나 울혈(鬱血) 따
위로 그 부분이 단단해
지는 일.

표 4.3 :: 병태와 상황별로 사용을 제한해야 하는 정유 목록(문헌[33])을 근거로 작성)

병태(病態)와 상황	사용을 제한해야 하는 정유	참고
발열 시	1년생 다북쑥(Annual Wormwood), 발사미트(Camphor CT), 캠퍼(Camph or-white), 녹나무(Ho leaf : 캠퍼/사프롤 CT), 히솝, 산토리나(Lavender cotton) *캠퍼는 녹나무에서 나는 지방고리모양 케톤의 일종	
임신	발사미트, 캠퍼, 녹나무, 히솝, 인도의 딜(Indian dill : 미나리과 식물), 파슬리 잎(Parsley leaf), 파슬리 씨(Parsley seed), 세이지(Seani sh), 사빈(Savin : 향나무속의 약용식물)	피부습포, 경구, 흡입 중 어떤 경로든 태아에게 영향을 미치고 유산 가능성이 있다.
과민증, 피부병	마늘, 마조이아(Massoia), 오크모스(떡갈나무 위에 생식하는 이끼에서 추출한 오일), 트리모스, Verbena Abies alba(Cones), 전나무(Abies alba-needless), 회향풀(fennel-bitter), 파인오일, 가문비나무오일(Spruce oils), 테레빈나무(Terebinth)	2세 이하의 유아는 이들 정유를 피한다.
일광노출	안젤리카뿌리(0.78%), 베르가모트(0.4%), 쿠민(0.4%), 그레이프프루트(expressed : 0.4%), 레몬(expressed : 2%), 라 임 (expressed : 0.7%), 오 포 파 낙 스(Opopanax : 향료용 고무수지의 일종, 미정), 오렌지(bitter, expressed : 1.4%), 루타(Rue : 0.78%, 지중해 원산의 귤과 상록다년초), 타게트(Taget, 0.05%)	12시간 이상 일광에 노출될 경우 최고허용 농도(%)

② 흡수성 장애 : 희석한 저농도의 정유라도 오랜 기간 사용하면 간이나 신장에 장애를 일으키기도 한다. 단 이런 경우라도 정유를 사용하던 부분에 증상이 나타나므로 그 상태를 보고 대응하면 크게 위험하지 않다. 보통 2주 이상에 걸쳐 부주의하게 같은 정유를 사용하는 일은 피한다. 정유는 과거 수백 년 동안 임신한 여성들도 방향이나 입욕제 혹은 방향비누 등으로 안전하게 사용해왔다. 흡입이나 피부에 사용했을 때 유산이나 기형아 출산 등의 보고는 전무하지만, 경구적으로 정유를 다량(수㎖) 투여하는 방법은 피하는 것이 좋다. 번즈(Burns)가 8년간 8058명의 임산부를 대상으로 조사한 결과에 따르면, 불안해소에는 로즈가 가장 효과가 좋았고 진통촉진에는 클라리세이지를 선호

표 4.4 정유사용 시 안전지침(문헌[33])을 근거로 작성)

소아	2세 이하는 피부가 특히 민감하기 때문에 피한다. 5세 이하에서는 코 흡입을 피한다.
입욕	정유가 완전히 용해됐는지 확인한다. 때때로 응집해서 피부를 자극하기도 한다. 정유를 사용할 때 소아는 한 방울, 성인은 두 방울이 좋다. 늘린다 해도 5~10방울로 한다.
콘돔	식물오일이나 정유는 콘돔의 강도를 떨어뜨리므로 사용하지 않는다. 예를 들어 콘오일은 15분 사이에 콘돔 강도를 77% 떨어뜨린다는 보고가 있다.
X선 조사	암 등으로 X선 조사(照射)를 받은 피부는 약해져 있으므로 강한 마사지를 피한다.
운전	클라리세이지 정유 마사지 뒤에는 운전을 피한다. 정유를 사용한 마사지 후에 때로 방향감각을 잃기도 한다.
관주(灌注)	점막은 피부보다 훨씬 민감하므로 정유가 완전히 녹지 않으면 문제를 일으킬 수 있다. 1리터에 두 방울 정도로도 자극증상을 일으킬 수 있다.
흡입	장시간 혹은 고농도의 흡입으로 구역질, 현기증, 복시(複視) 등의 증상을 일으킬 수 있다.
경구투여	용제로 희석해서 사용하지만 흡수율이 높기 때문에 전문가와 상담한 후 사용하는 것이 바람직하다. 직장이나 질내투여(膣內投與)도 경구와 마찬가지로 주의해야 한다. 게다가 정유는 태반을 통과하므로 태아에게도 영향을 미친다.
피부습포	상처, 종양, 염증 등으로 피부가 정상상태가 아닐 경우 희석하지 않고 정유를 사용하는 일은 피한다.

하는 사람이 제일 많았다. 그러나 정유 1퍼센트 요법으로도 두통, 구토, 가려움 등을 호소하는 사람도 있었다. [34]

4. 치료를 위한 아로마테라피

1) 심리 및 정신과 영역

감정, 불안, 불면증, 인지증(치매) 등에 대한 아로마테라피의 적용이 심리·정신과 영역에서 검토되고 있다. 쾌적하거나 불쾌한 냄새는 사람의 감정에 강하게 작용하며 동시에 과거의 기억과 깊이 연관된다. 밥 타는 냄새와 된장찌개 냄새는 부엌에서 식사준비를 하던 추억과 함께 향수를 불러일으키기도 한다. 그렇다고 해서 모든 이들이 공통적으로 느끼는 것은 아니며 냄새의 인상에는 개인차가 크다.

90명의 성인 피험자에게 레몬이나 일랑일랑 향을 맡게 하고 대조집단에는 불쾌한 냄새를 맡게 하거나 아무 냄새도 제공하지 않은 상태에서 일의 성취감, 기분, 감각 등을 비교한 연구가 있다. 하지만 일치된 결과가 나오지 않았다. 일반적으로 스트레스 해소에는 네 종류 정도의 정유를 섞어서 사용할 것을 권한다. 불안의 정도에 따라 조합을 달리하기도 한다. [35] 라벤더가 불면을 개선한다는 몇 건의 보고[36]가 있지만 적정한 라벤더인지 확인하지 않은 채 병동에서 이완이나 불면치료를 위해 아로마테라피를 행하기도 한다. 또 라벤더 오일을 사용하더라도 양이 너무 많으면 오히려 불면을 부추길 수도 있다.

영국 더비셔(Derbyshire)의 데일즈(Dales)작업요법센터에서는 알츠하이머 환자에게 아로마테라피를 실시하여 생활의 질을 높이고 있다. 유칼리, 페퍼민트는 대화와 기억을 되살리는데 도움을 주고, 라벤더와 제라늄은 요리나 식물을 떠올리는 작용을 한다. [37] 또 열두 명의 인지증 환자의 기능적 불안정이나 커뮤니케이션 능력에 대해 라벤더 및 레몬밤의 작용을 그레이프시드오일과 대조해 살펴보았더니 어느 정도 효과가 있었다.[38]

48명의 흡연자를 세 집단으로 나눠 블랙페퍼, 민트 그리고 공기를 세 시간 동안 흡입시킨 후 비교하는 실험이 있었다. 그 결과 금단증상이 경감된 쪽은 블랙페퍼 집단뿐이었다.[39] 의사나 간호사 등 의료종사자와 자원봉사자들 사이에서는 터미널케어(terminal care)** 마사지와 병용하는 방법으로 아로마테라피를 적극적으로 도입하려는 움직임도 보인다.[40] 또 인지증 환자의 불안, 동요나 신경정신적 증상에는 라벤더, 로만캐모마일, 로즈마리, 마조람 등 아로마테라피가 효과적이다.[41] 식물 정유는 아니지만 헬리오트로핀(heliotropin)이란 향료가 MRI 검사 중 불안감을 현저하게 떨어뜨렸다고 보고했다.[42]

알츠하이머 환자들에게는 스패니시 세이지 정유가 인지증 치료에 효과적일 뿐만 아니라 약리학적 항산화작용, 항염증작용, 여성호르몬과 비슷한 활성 및 최면작용을 보였다.[43] 또 시트러스 방향요법을 행한 집단 쪽이 항우울제를 투여한 집단보다 NK세포의 활성이 매우 높았다는 사실 등으로 스트레스가 유발하는 면역력 저하의 복원 작용을 확인했다.[44] 게다가 레몬밤(Melssa officinalis)은 중증 인지증의 섬망(譫妄)**에 대한 안전하고 효과적인 치료법임이 밝혀지는 등, 인지증 치료를 위한 종래의 정신약과의 병용 혹은 선택 치료법으로써 아로마테라피의 임상연구를 장기적으로 진행할 필요가 있음이 지적되고 있다.[45]

2) 구급 및 외과적 치료 영역

아로마테라피는 보조요법의 일종이므로 외과적으로 직접 적용하지 않으며 수술 전이나 수술 후 환자에 대한 심리 및 정신적인 대응이 주가 된다. 던(Dunn, 1995)은 집중치료실에 입원한 122명의 환자를 무작위로 세 집단으로

**
**터미널케어
(terminal care)**
종말 케어 또는 종말기 케어. 현대의학으로는 어쩔 수 없어서 죽음만을 기다리는 환자를 대상으로 하는 간호. 그 환자가 여생을 뜻있게 보내도록 하는 것이 목적이다. 터미널케어의 여러 형태로 호스피스케어(전문시설), 재택케어, 불교터미널케어 등이 있다.

**
섬망
의식 장애 상태의 한 가지. 외계에 대한 의식이 흐려지고 망상이나 착각이 일어나는 증세

나눈 뒤, 각각 라벤더를 희석한 캐리어오일로 마사지, 캐리어오일만으로 마사지, 마사지 없이 안정을 취하게 하는 세 가지 방식으로 각각 3회에 걸쳐 각 요법의 효과를 비교해보았다.[46] 신체소견(심박, 호흡, 혈압)이나 행동점수에서는 각 집단에 별 차이가 없었다. 그러나 정유 마사지 없이 안정만 취한 집단보다는 다른 두 집단에서 불안, 기분, 스트레스 코핑(stress coping)** 면에서 개선을 확인할 수 있었다. 단, 정유만을 사용한 아로마테라피의 효과에 대해서는 검토되지 않았기 때문에 이 결과만으로는 마사지와 정유의 상호작용에 대해서는 알 수 없다.

또 심장수술을 받은 환자를 대상으로 한쪽은 네롤리를 첨가한 마사지오일, 다른 쪽은 마사지오일만으로 5일간 발마사지를 행한 비교연구에서 전자가 후자보다 불안과 위험도가 좀 더 감소했다.[47] 리버풀의 마리퀴리(Marie Curei) 센터에서는 로만캐모마일을 사용한 마사지를 받은 암환자 쪽이 정유 없이 마사지를 받은 경우와 비교했을 때, 불안이 줄어들고 삶의 질이 개선되었다는 보고가 있다.[48] 또 호스피스 암환자 51명을 두 집단으로 나눠서 실시한 실험에서는 캐모마일 1퍼센트를 함유한 아몬드오일 마사지를 받은 집단은 불안, 신체증상과 삶의 질이 나아졌으며, 캐리어오일만으로는 불안이 조금 나아진 정도에 그쳤다.[49]

3) 피부과 영역

피부과 영역에서 사용할 때는 특정 정유에 감작반응(感作反應)** 을 일으킬 수 있기 때문에 사용 시에는 반드시 패치테스트로 확인해야 한다. 접촉피부염이나 식사알레르기가 있는 사람은 원칙적으로 사용해서는 안 된다. 저먼캐모마일에는 항히스타민 작용을 하는 세스퀴테르펜(sesquiterpene), 아줄린(azulene), 비사볼올(bisabolol)과 항염증작용을 하는 파네센(farnesene)이 들

＊＊
스트레스 코핑
(stress coping)
스트레스를 평가하고 대처하는 것

＊＊
감작반응
피부로 침투한 특정물질에 대해 T림프구가 급격히 증식, 항원을 기억하는 림프구가 피부로 이동하여 머무는 상태. 알레르기성 접촉피부염의 원인이 되기도 한다.

어 있다. 이들이 함께 작용하면 습진에 효과가 있다.[50] 그중에서도 알파비사볼올(α-bisabolol)을 함유한 종류가 가장 효과가 좋다.[51] 로만캐모마일도 항염증작용을 하는데[49] 정유의 색은 저먼캐모마일처럼 짙푸르지 않고 향도 덜 자극적이다.

티트리오일은 피부과 영역에서 널리 사용하는 정유로 여드름, 무좀, 진균증(眞菌症)의 치료제로 검토 중이다. 바셋(Bassett, 1990)은 5퍼센트의 정유를 함유한 오일을 여드름 부위에 발랐을 때 여드름치료제인 과산화벤조일(5%)을 바른 경우보다 효과가 좋다고 했다.[52] 그러나 플라시보효과(placebo effect, 심리적 효과)** 에 대한 검토는 없었다. 통(Tong, 1992)은 10퍼센트의 티트리오일(젤)과 무좀치료제인 톨나프테이트(100%)를 무작위 할당 실험으로 비교한 결과, 무좀의 가려움증에 대한 티트리오일의 유효성을 발견했다.[53] 벅(Buck, 1994)은 조갑진균증(爪甲眞菌症, 손발톱무좀)의 치료효과 실험에서 티트리오일과 항진균제인 클로트리마졸(clotrimazole)을 비교했다. 6개월 치료 후 진균의 음성화가 전자는 18퍼센트, 후자는 11퍼센트로 통계적으로 큰 차이가 없었다.[54] 하지만 이 실험 역시 플라시보효과를 보기 위한 대조집단을 설정하지 않았다.

헤르페스(Herpes simplex Ⅰ형 및 Ⅱ형)** 는 수포가 생기기 직전 따끔거리는 단계에서 정유를 바르면 수포를 예방할 수 있다. 또 수포가 나타난 뒤라도 정유를 바르면 통증이 줄어든다. 배양실험에서 헤르페스바이러스에 실제로 효과를 보인 것으로는 주니퍼, 레몬밤, 베이로렐(월계수), 유칼리, 쿠베브, 로즈마리 등이 있다(표 4.5 참조).[55]

레몬밤의 항바이러스작용에 대해서는 1964년 메이요클리닉(Mayo clinic)** 에서 실시한 닭의 배아에 단순 헤르페스바이러스를 집어넣은 실험으로 이미 증명됐다.[56] 또 레몬밤의 건조분말이 들어간 크림을 하루에 여러 번

**
**플라시보효과
(placebo effect)**
투약 형식에 따르는 심리효과. 플라시보라고 하는 독도 약도 아닌, 약리학적으로 비활성인 약품(젖당, 녹말, 우유, 증류수, 생리적 식염수 등)을 약으로 속여 환자에게 주어 유익한 작용을 나타낸 경우에 플라시보효과가 나타났다고 한다.

**
헤르페스(Herpes simplex Ⅰ형 및 Ⅱ형)
단순 헤르페스바이러스(herpes simple virus)에 감염되어 발생하는 바이러스성 질환. 단순포진 바이러스라고도 하며, Ⅰ형 단순포진 바이러스와 Ⅱ형 단순포진 바이러스가 있다. 피부 점막에 생기는 물집과 같은 가벼운 증상부터 뇌염과 같은 중증 질환까지 증상이 다양하다.

**
**메이요클리닉
(the Mayo clinic)**
미국 미네소타 주(州) 로체스터에 있는 세계 최대 병원.

발랐더니 헤르페스 증상이 50퍼센트 완화됐다는 보고도 있다.[57] 이 밖에도 클로드(Syzygium eromatica)의 싹에 함유된 탄닌성분에 항바이러스작용이 있다는 보고도 있다.[58] 정유의 항바이러스작용과 함께 국소에 발랐을 때 생기는 이완효과나 통증 완화작용도 증상 개선에 한몫했다.

바커(Barker, 1994)는 영국 국민보건서비스의 지원을 받아 니아울리, 레몬, 티트리, 그레이프프루트의 정유를 떨어뜨린 물을 상처에 바르는 자극요법으로 피부치료를 시행했다.[59] 방사선치료 후의 피부화상(피부염, 홍반, 통증)에 대한 치료촉진을 위해서도 각종 캐리어오일이나 정유를 사용한다. 캐리어오일로는 타마누가 피부회복에, 로즈힙은 피부 탈수증에 효과가 있다. 알로에젤은 심부열화상(深部熱火傷)일 때 48시간 이내에 처치하면 화상을 2도 이내로 경증화하며 흉터 없이 치료할 수 있다.

정유로는 라벤더, 저먼캐모마일, 로만캐모마일을 단독으로 사용하거나 둘씩 반반을 섞어 캐리어오일에 녹여 사용한다. 또 궤양에 효과적인 고투콜라, 피부 증상을 개선하는 컴프리 등은 침투성이 높은 캐리어오일에 녹여서 사용한다.[60] 이런 특이한 작용 외에 일반적인 작용으로는 트루라벤더의 흉터형성 억제와 세포보호 작용이 있다.[61] 저먼캐모마일은 피부에 난 상처의 치유를 촉진한다.[62]

표 4.5 ▪▪ 헤르페스바이러스에 효과적인 정유 리스트 [55]

주니퍼
레몬밤
베이로렐(월계수)
유칼리
로즈마리

4) 내과적 치료영역(호흡, 순환, 소화, 비뇨기계)

호흡기계 영역에서는 급성기관지염과 천식을 포함한 만성폐색성 호흡기질환에 대한 정유 흡입요법의 유효성이 검토되고 있다. 예를 들면 무작위할당 실험을 통해 상품명 'Vicks Vapo Rub' 흡입제(유칼리, 멘톨, 캠퍼, 테르빈의 각종 정유를 함유)를 급성기관지염 환자에게 사용한 뒤 70분간 살펴봤더니 증상 경감과 피부온도 상승이란 결과를 얻었다.[63] 또 캐모마일을 흡입하면 감기 증상이 개선되는데, 개선 정도는 사용한 정유의 양과 비례한다. 흡연자가 감기에 걸렸을 때 캐모마일을 흡입했더니 폐활량이 증가하기도 했다.[63] 만성폐색성 호흡기질환과 관련한 이중맹검실험(double blind test)** 에서 캠퍼, 유칼리, 멘톨과 두 종류의 파인(Pinus sylvestris와 pinus pumilia) 정유를 1~2주에 걸쳐 가슴이나 등에 계속 발랐더니 호흡기능이나 천명(喘鳴, 가래 끓는 소리), 호흡곤란, 가래 등의 증상이 개선되었다.[64] 반면 천식에는 정유 흡입이 효과가 없었다는 보고도 많아 전체적으로 호흡기계에 대한 흡입 효과는 아직 확정적이지 않다.

최근 흡입실험에서 라벤더는 수축기혈압을 일시적으로 떨어뜨리며 로즈마리는 수축기혈압과 확장기혈압을 일시적으로 올린다는 사실이 밝혀졌다.[65] 또 다른 흡입실험에서는 일랑일랑(Camanga odorata)도 수축기 및 확장기혈압을 떨어뜨린다는 것을 확인했다.[66] 또 페퍼민트도 자극작용이 있는데, 스페인의 천연산 애플민트(Mentha rotundifolia)와 호스민트(Mentha longifolia)에는 진정작용과 바르비탈계(barbital系) 수면제의 작용을 증강시킨다는 사실이 마우스 실험을 통해 밝혀졌다.[67] 참고로 페퍼민트는 향이 강하여 장시간 사용하는 것에는 적합하지 않다.[68] 또 항부정맥제를 투약 중인 환자가 멘톨향 담배나 페퍼민트 과자 때문에 심방세동(심방이 무질서하게 수축하는 것)이 유발되었다는 보고[69]도 있으니 주의할 필요가 있다.

**
이중맹검실험
더블블라인드 실험이라고도 한다. 약의 효과를 객관적으로 평가하는 방법. 진짜 약과 가짜 약을 피험자에게 무작위로 주고, 효과를 판정하는 의사에게도 진짜와 가짜를 알리지 않는다. 환자의 심리효과, 의사의 선입관, 개체의 차이 등을 배제하여 약의 효력을 판정하는 방법이다.

로와콜
올리브유 중 멘홀(meny hol), 멘톤(menthone), 피넨(pinene), 포르놀(for neol), 캄펜(camphene), 유칼립톨(eucalyptol)을 함유

로와티넥스
올리브유 중 피넨, 캄펜, 보르네올(borneol), 아네톨(anethol), 펜초네 (fench one), 유칼립톨을 함유

소화기계 영역에서는 경구투여 방식으로 아로마테라피를 행하고 있다. 일반적으로 과민성대장증후군, 담석, 변비 등에 유효한 것이 많다. 과민성대장증후군에는 0.2밀리리터의 페퍼민트 정유를 식사 전에 하루 세 번 경구 투여한다. 페퍼민트 정유의 주성분인 멘톨이 칼슘의 민무늬근 유입을 억제하여 치유효과를 발휘한다.[69] 또 대장내시경 검사 때 장관의 경련을 억제하기 위해서 페퍼민트를 사용한다.[70] 담석과 관련해서는 로와콜(Rowachol)**이 담즙 분비를 촉진하는데[71] 그 구성성분 중 하나인 유칼립톨이 시험관 내에서 담석 용해작용을 하였다.[72] 변비는 취향에 따라 정유를 선택해서 복부에 두 방울 정도 떨어뜨린 뒤, 상행결장을 따라 배를 문지르면서 올라갔다가 횡행결장, 하행결장을 따라 내려오는 방법을 하루 다섯 번 실시할 것을 권한다. 일반적으로 블랙페퍼, 진저(생강), 펜넬(Foeniculum vulare), 마조람, 그레이프프루트 등을 사용한다.[73]

요관 결석에 대한 로와티넥스(Rowatinex)**의 효과를 확인하기 위해 급성 결석동통으로 긴급 입원한 환자 82명을 무작위로 두 집단으로 나눠서 실험하였다. 그 결과 결석의 소실이 로와티넥스 투여집단에서 81퍼센트, 플라시보 집단에서 59퍼센트로 현격한 차이가 있었다.[74]

5) 대사, 내분비계 영역(고콜레스테롤혈증, 당뇨병)

엘슨(Elson, 1989)은 콜레스테롤에 대한 효과와 관련해 고콜레스테롤혈증 환자에게 하루 141밀리그램 이상의 레몬그라스 정유를 투여했더니 환자 일부에서 혈청콜레스테롤 저하를 확인했다.[75] 제라늄에는 항당뇨병 작용이 있으며,[76] 일랑일랑이 당뇨병 환자에게 유용하다는 사실이 보고된다.[77] 참고로 로즈마리에는 혈당치 상승과 인슐린반응 억제작용이 있으므로 당뇨병 환자는 사용을 삼간다.[78]

6) 관절염, 류머티즘성 질환

변형성 관절염의 통증치료는 국부를 따뜻하게 해서 혈행을 촉진하거나 전통적으로 진통작용을 하는 정유를 사용해왔다. 류머티즘성 관절염에는 항염증작용이나 진통작용을 하는 정유를 사용한다. 비사볼올과 카마줄렌(chamazulene)은 항염증작용을 하는 정유 성분으로 저먼캐모마일,[79] 로즈마리, 유칼리 등에 함유되어 있다.[80] 단 로즈마리는 승압(혈압을 올림)작용을 하기 때문에 혈압이 높은 류머티즘성 관절염 환자는 사용을 피한다. 진통작용을 목적으로 사용하는 정유로는 라벤더, 테르펜의 일종인 미르신(myrcene) 성분 때문에 진정작용을 보이는 서인도 레몬그라스(Cymbopogon citrates),[81] 페퍼민트[82] 등이 있다. 변형성 관설염은 일반적으로 국부를 따뜻하게 하면 증상이 호전되는 경우가 많지만 류머티즘성 관절염은 냉찜질 쪽이 좋다. 물론 그 반대인 경우도 있다. 온찜질을 목적으로 할 때는 전통적으로 블랙페퍼나 생강을 사용해왔다.

7) 치과, 구강 영역

천연 멘톨(menthol), 유칼립톨, 티몰(tymol)을 함유한 구강청정제 리스테린(Listerine, Warner-Lambert社 제품)은 플라크(plaque)와 치은염을 줄인다.[83,84] 이 효과는 함유된 정유의 항균작용 때문으로 보인다. 단 플라크는 정유가 치아와 플라크 사이에 충분히 침투했을 때만 효과가 있다. 또 모런(Moran, 1992)은 유제놀(eugenol), 티몰, 캐모마일, 몰약(myrrh)을 함유한 구강청정제가 플라크의 재발에 대해 위약(僞藥)보다 효과적이라고 했다.[85] 이들은 광범위한 미생물에 작용하며 그람양성균(gram陽性菌)[111]** 에는 저농도에서도 신속한 살균작용을 보인다. 이는 손가락, 피부의 소독이나 수술부위, 피부 창상(創傷)의 소독 등에 사용하는 클로르헥시딘액(chlorhexidine液)에 버금가는 효

**
그람양성균
그람 반응에서 짙은 자주색을 보이는 세균. 결핵균, 디프테리아균, 방선균, 파상풍균, 폐렴균, 포도상구균 등이 있는데, 위액이나 소화 효소에 잘 견디며 페니실린에 민감하게 반응한다.

과다. 단 때때로 점막이 짓무르는 부작용이 있으므로 주의가 필요하다.

8) 산부인과 영역

아로마테라피는 생리통, 갱년기증상, 심리적 불안 등을 완화하기 위해 자주 사용한다. 예를 들어 이브닝 프림로즈의 정유(Evening primrose oil)는 중증 월경전긴장증(premenstrual tension) 환자에게 가장 효과적이다.[86] 또 출산 시 정유 사용에 관한 번즈(Burns, 2000)의 조사 결과를 살펴보면 출산 중인 산모에게 동통, 불안감, 구토감 완화, 진통(陳痛) 강화를 목적으로 아로마테라피를 실시했더니 50퍼센트 이상의 여성이 "아로마테라피가 효과가 있었다"고 대답했다. 또 출산 중에 공통적으로 보이는 두통, 구토감, 피부 가려움을 포함한 부작용은 1퍼센트로 낮은 수준이었다.[34] 이 임상연구에서는 로즈, 라벤더, 재스민 등 열 종류의 정유가 효과를 보였다.

한편 칸디다 알비칸스(Candida albicans)는 칸디다질염(candidal colpitis)을 일으키는 대표적인 진균인데[87] 이 칸디다증에는 티트리[88]가 효과적이다. 단 이때 '티트리'란 이름은 멜라루카(Melaleuca), 렙토스페르뭄(Leptospermum), 쿤제아(Kunzea), 배키아(Baeckea) 속(屬) 식물들의 총칭이다. 이 중에서 치료 효과가 있는 것은 학명이 'Melaleuca alternifolia'인 티트리라는 점에 주의해야 한다.[88]

월경전증후군(premenstrual syndrome)이나 갱년기증상에도 아로마테라피를 적용한다. 펜넬(Faeniculum vulgare)이나 클레이세이지(Salvia sclarea)는 여성호르몬과 유사한 작용을 한다. 구주소나무(Pinus sylvestris)나 몰약(Commiphora myrrha)도 그와 같은 호르몬 작용을 위해 사용한다. 월경전증후군에는 에스트로겐과 균형을 맞추기 위해 레몬그라스와 레몬밤, 바베나를 사용한다. 이는 여기에 함유된 알데히드 시트랄(citral)이 안드로겐 작용**을 하

**
안드로겐 작용
남성의 성호르몬 테스토스테론과 비슷한 작용을 한다.

기 때문이다.[34]

갱년기장애에도 호르몬작용을 하는 정유를 사용한다. 안면홍조에는 로즈, 사이프러스, 클레이세이지를 얼굴에 스프레이한다. 식은땀에는 방취작용을 하는 호르몬 유사성분을 함유한 사이프러스가 적합하다. 불면에는 이완과 진정작용을 하는 정유나 안젤리카 뿌리가 매우 효과가 있다.[89] 재스민은 모유의 분비를 억제하는 작용이 있어서 인도 서부의 케라라 주(州)에서는 재스민 꽃(Jasminum sambac)을 몸에 둘러서 사용한다. 임상실험에서도 이 방법이 화학적 억제제인 브로모크립틴(Bromocriptine)과 비슷한 효과를 나타냈다.[90] 또 수유 마우스를 이용한 동물실험에서도 유즙분비 억제효과를 확인했다.[91]

5. 삼림요법과 아로마테라피의 접목

지금까지 아로마테라피의 역사, 방법, 일반적 적용을 살펴보았다. 아로마테라피는 약초의학과 마찬가지로 긴 역사를 지니고 있으며 정유의 산지는 지구 곳곳에 퍼져 있다. 더불어 전통적인 사용법에 과학적 검증을 더해 세련된 치료법으로서 체계를 잡아가고 있다. 그러나 아로마테라피를 삼림요법에 도입할 때 염두에 둬야 할 점이 있다. 단순히 현대의 세련된 아로마테라피 체계를 직접적으로 삼림요법 시설에서 활용하는 것뿐만 아니라, 각 지역의 삼림이 지닌 특색을 아로마테라피에 응용, 활용하는 일일 것이다.

일본열도는 남북으로 걸쳐 있으며 기상학적으로도 아열대에서 아한대까지 포함할 뿐만 아니라, 고산지대의 삼림이 있는가 하면 해안지대의 삼림도 있기 때문에 식물의 생태도 극히 다양하다. 따라서 삼림요법이 가능한 일본 각지의 삼림군은 그 지역의 독특한 수목이나 화초를 활용한 저마다의 특색이 있어 이를 아로마테라피 관점에서 응용할 수 있을 것이다. 예를 들면 앞에서 설명했듯이 전통적인 일본에서는 삼나무 잎이나 창포, 비파나무 잎 등을 욕탕에 넣어서 방향욕을 즐기는 오목팔초탕치풍여(五木八草湯治風呂)의 습관이 있었다. 매화나무, 복숭아나무, 버드나무, 뽕나무, 삼나무, 회화나무, 꾸지나무, 창포, 쑥, 질경이, 연꽃, 도꼬마리, 인동, 마편초, 별꽃 등의 초목은 일본 각지의 삼림이나 과수원, 들판 어디를 가나 쉽게 눈에 띄는 식물로, 삼림요법을 실시하는 시설 내 방향욕의 탕치(약탕에 몸을 담그는 한의학 요법)시설에 사용할 수 있다(표 4.6 참조).

또 지역특산의 향초나 약초를 사용해 각지의 독특한 방향욕을 개발하는 것도 가능하다. 아름다운 각지의 삼림은 강이나 바다가 보이고, 신선하고 거센 물이 근사한 소리를 내면서 흐르는 곳이 많다. 그런 장소에서 방향욕을 즐길 수 있다면 바쁜 일상에서 해방되어 느긋하게 휴식을 취하는 데 더할 나위 없이 좋을 것이다.

덧붙여서 삼림요법의 산책로 중간에 편백나무와 같은 그 지역 특산의 수목이나 화초의 정유를 만드는 공방이나 정유 판매소가 있어도 좋을 것이다. 그곳에서 방향요법 전문가나 기타 의료전문가가 정유의 활용방법을 설명해주거나 위생법과 양생법을 보급하는 것도 가능할 것이다.

이런 식으로 삼림욕을 만끽한 사람들은 일상으로 돌아간 다음에도 자택이나 직장 등에서 용도에 맞춰 삼림에서 얻은 방향을 사용할 수 있을 것이며, 지속적인 건강증진을 위한 동기부여로도 작용할 것이다. 또 이와 같은 향목의

표 4.6 :: **방향욕에 사용하는 오목팔초 9)**

오목	매화나무, 복숭아나무, 버드나무, 뽕나무, 삼나무(회화나무 혹은 꾸지나무)
팔초	창포(천남성과), 쑥(국화과), 질경이(질경이과), 연꽃(수련과), 도꼬마리(국화과), 인동(인동과), 마편초(마편초과), 별꽃(석죽과)

간벌재**나 약초에서 정유를 추출하는 정유제조소를 적절한 환경관리에 따라 설치한다면, 각 지역의 아름다운 자연을 그대로 활용한 보양산업(保養産業)으로 발전시키는 계기가 될 것이다.

또 이 같은 시도를 통해 근대 공업화사회가 초래한 자연과의 단절감을 회복할 수 있을 것이며 바로 거기에 삼림요법에 아로마테라피를 도입하는 의의가 있다. 또 삼림이 뿜어내는 향기에 잠겨 산책하는 일은 자연으로의 회귀를 재촉하는 동시에, 생명과 죽음의 순환을 느끼면서 '참다운 나'를 찾는 계기가 될 것이다.

– 가가미모리 사다노부(鏡森定信), 나오이 아키라(直井明)

간벌재
좋은 목재 생산을 위해
숲에서 솎아낸 목재

숲의 소리와 치유 효과

1. 음악요법이 정신에 미치는 영향

CINAHL(Cumulative Index to Nursing and Allied Health Literature)
간호학과 건강 관련 논문을 수록한 데이터베이스. 간호학, 보건학 관련의 서지 제공, 2500여 종의 저널. 1982년 이후, 92만 건의 서지 포함, CINAHL에서 제공하는 65종의 저널에 대한 Full Text 제공.

PsycInfo
미국심리학회(American Psychological Association : APA)가 작성하는 심리학 관련 최대 문헌 데이터베이스. 1800년대 이후의 심리학, 사회학, 의학 등 관련 자료 제공. 약 2000종의 학술 잡지, 잡지논문, 도서 중 각 장(章), 학위논문, 테크니컬 리포트 등 200만 건의 자료 수록.

청각자극을 매개로 한 치료 효과의 연구는 심신의학의 영역을 주체로 하는 음악요법을 중심으로 전개되어왔다. 숲의 소리가 가져다주는 치유 효과에 대해 생각하기에 앞서 의학 분야의 최근 연구동향부터 알아보자. 음악이 사람의 병이나 고통을 누그러뜨린다는 사실은 먼 옛날부터 체험적으로 알고 있다. 전 세계에서 특유의 방식으로 음악을 치료에 사용해왔지만, 음악의 효과에 대해 과학적으로 접근을 시도한 지는 얼마되지 않는다. 음악을 임상에 적용하는 데 필요한 기술을 가르치는 기관이 미국에 처음 생긴 것은 20세기 후반의 일이며 이후 음악요법을 체계적으로 연구하기 시작했다.

립(Lipe, 2002)은 정신보건의료분야에서 정신성과 건강의 관계에 주목하고, MEDLINE, CINAHL**, PsycInfo** 및 CAN Citation Index(CAN 논문색인)를 이용한 전자검색을 통해, 1973년부터 2000년 사이에 간행된 52건의 관련 문헌을 근거로 총설을 정리했다.[1] 이들 문헌의 내용은 체험적인 것, 사례연구, 임상적인 것 등 다방면에 걸쳐 있는데, 약 80퍼센트는 1990년 이후에 발표된 것들이다. 즉 의료분야는 물론 사회전체적으로 음악요법이 정신에 미치는 영향과 치료효과에 대한 흥미가 증가하고 있음을 보여준다.

52건의 논문을 요약해 음악이 인간에게 미치는 효과를 정리해보면 다음과

같다. 희망이나 목적 같은 추상적 관념을 구체화해서 성장 혹은 치유로 이어
지게 하며, 상상, 재탄생, 자기실현의 길로 이끌고, 좀 더 안전한 환경에서 해
방된 기분을 체험할 수 있다. 그렇기 때문에 깊은 내면으로 들어가 체험과 의
식의 통합을 유도하고, 나아가 개인이 신과 나눌 수 있는 소통의 통로를 열며,
상쾌함이나 안정감, 해방감을 안겨주는 효과가 있다.

또 스츠이(筒井, 2002)는 일본 내 음악요법의 역사와 발전에 대해 개괄하였다.
심신의학의 입장에서 본 음악요법의 목적으로, 치료자와 환자 사이의 윤활유 역
할과 커뮤니케이션의 촉진, 언어화의 촉진, 분노나 공격성 등 정동반응의 완화,
사회적응을 위한 건전한 자아의 촉진을 들었다. 또 심신 이완을 위해 음악과 긴
장감 완화법을 병행하는 경우가 많다고 설명했다.[2]

음악요법을 통한 스트레스 완화나 고통완화에 대한 임상적 연구사례도 여
러 건 발표되었다. 베쇼(別所, 2002)는 심장카테터법(cardiac catheterization)**
을 시술 중인 환자에게 음악요법을 실시한 뒤 질문지법으로 이완효과를 조사
하였다. 심장카테터법을 처음 받는 환자집단을 통해 음악으로 인한 긴장완
화, 검사시간이 짧아진 듯한 자각감(自覺感)을 확인할 수 있었다.[3]

인간의 정신이나 건강에 기여하는 음악의 효용은 자명한 사실이며, 음악요
법의 의의에 대해서는 새삼 논의할 필요도 없을 것이다. 그러나 음악 청취가
구체적으로 사람에게 어떤 변화를 일으키는지는 아직 밝혀지지 않았다. 립도
연구의 결론을 맺으며 사례보고에 대한 검증이나 상세한 검사가 필요하다고
제언하고 있다.

2. 음악요법의 치료 효과

의료분야에서 음악요법의 검증예를 펍메드나 '의학중앙잡지'에서 검색해

**✳✳
심장카테터법(cardiac catheterization)**
심장에 카테터(일반적으로 나일론제의 가는 관)를 넣어 심장의 기능이나 혈행상태를 알아보는 검사법.

보면, 현시점에서는 많다고 할 수 없는 것이 현실이다. 반도(板東, 2002)는 음악요법을 평가하는 검사법으로 심리학적 견지의 교류분석(transactional analysis)**, 에고그램(TEG)**, 자가평가우울척도(SDS), 심리상태평가서(POMS) 등에 대해 상세히 설명하였다.[4~6] 이들 방법은 활용범위가 넓고 환자가 유용한 정보원이 된다는 이점이 있다. 최근에는 이처럼 자기신고에 주로 의지하던 방법에서 벗어나 사람의 생리적 변화를 객관적, 과학적으로 추적하는 방식의 연구도 있다.

오하시(Oohashi, 2000)는 발리 섬의 전통음악인 가믈란(gamelan)을 이용해서 연구를 진행하였다. 그는 가청범위를 넘는 20킬로헤르츠 이상의 고주파 컴포넌트를 포함한 음을 조사대상에게 들려주고, 뇌파계측과 뇌자계(腦磁計, 양전자단층촬영)를 통해 뇌 활동에 미치는 효과를 밝혀냈다. 가청표준을 넘은 고주파 복합음에 대한 반응은 다음과 같다. 뇌파계측을 통해서는 후두부 알파파 파워스펙트럼(power spectrum)**이 증가했고, 양전자단층촬영으로는 뇌활동 증가와 함께 국소대뇌혈류(regional cerebral blood flow : rCBF)가 간뇌 및 왼쪽 시상(視床)에서 현저하게 증가했다. 주관평가에서는 상쾌한 기분을 느꼈다고 보고했다.[7]

우에다(上田, 2002)는 국소대뇌혈류(rCBF)에 주목하여 음악에 의한 통증 완화에 대해 연구, 발표했다. 단독자극인 통증은 뇌 속의 광범위한 영역에서 혈류 증가를 보인다. 서양 팝음악(Western pops)을 청취했을 때는 통증자극에 의한 뇌 부활(賦活)이 일부 증가를 보인 반면, 서양 클래식 음악(Western classic)은 오른쪽 '일차 감각피질(primary sensory cortex)', 오른쪽 '일차 운동피질(primary motor cortex)'에서 국소대뇌혈류가 감소하였다. 또 전두전야(前頭前野), 오른쪽 시상, 왼쪽 일차 지각피질에서는 국소대뇌혈류의 증가가 억제되었다.[8]

**
교류분석
(transactional analysis)
미국의 정신과의사 에릭 번(Eric Berne)이 창안한 인간의 교류나 행동에 대한 이론체계이며, 동시에 그를 기초로 행하는 치료 기법이다.

**
에고그램
(egogram, TEG)
에릭 번의 교류분석을 기본으로 제자인 존 듀세이(J. M. Dusay)가 고안한 자기분석법. 일본에서는 도쿄대식 에고그램(TEG)이 유명하다. 질문지법으로 50개 정도의 질문에 답한 내용을 점수화한 뒤 점수를 바탕으로 그래프로 나타낸다.

**
파워스펙트럼
(power spectrum)
주파수에 따른 파워의 변화 관계.

현재까지 음악청취에 따른 생리응답변화를 조사하는 방법은 뇌 내 응답계측이 주류를 이루지만 생화학적 지표를 사용한 연구도 많다. 그 예로 다가와(田川, 2002)는 음악의 장르에 따른 심리적, 신체적 영향의 차이를 연구, 보고했다. 정형외과 영역에서 신체 움직임에 똑같이 제한을 받는 환자를 대상으로 클래식음악 청취집단과 록음악 청취집단으로 나눈 뒤, 수동적 음악요법을 행하여 심리적 스트레스반응과 혈액 중 세포성 면역기능을 검토했다. 클래식집단은 거의 모든 환자가 쾌감을 느꼈으며, 공상과 회상으로 인한 사고력 저하를 확인했다. 면역력의 지표인 CD4/CD8은 음악요법 개시시점보다 종료시점이 낮은 수치를 보였다. 한편 록음악집단은 쾌와 불쾌에 개인차가 있었다. 공상이나 회상은 확인할 수 없었고, CD4/CD8에는 개인차가 있었다. 쾌감을 느낀 환자는 종료시점에서 낮은 수치를 보였다.[9]

3. 자연의 소리에 관한 치료 연구 사례

지금까지 살펴본 것처럼 음악이 사람에게 미치는 효용에 대해서는 다양한 연구 사례를 찾아볼 수 있다. 그러나 자연에서 나는 소리가 사람의 생리응답에 미치는 영향에 대한 연구는 매우 적다. 자연과 공생하며 살아가는 인간의 문화에 대해서는 많은 이가 논의해왔지만 아직까지 자연에서 나는 소리가 인간의 상태에 어떤 변화를 일으키는지에 대해서는 충분한 연구가 없었던 것이다.

그런 와중에, 일각에서는 '마음 치유'니 '이완'이니 하는 제목을 달고 자연의 소리를 수록한 다양한 음반이 나와 있다. 이 같은 현실에 주목한 필자들은 소리와 음악청취에 따른 생리응답변화를 계측해서 쾌적감, 진정감, 각성감과 같은 주관적 느낌의 상관관계를 밝히고자 했다. 생리응답변화를 연속적이고 정량적으로 측정하는 것은 소리와 음악청취로 인한 이완효과를 실증하는 일이다. 이 결과를 통해 수동적인 소리요법 및 음악요법에 응용할 수 있을 뿐만 아니라 의료현장 등 다방면에서 응용의 가능성을 열어주리라 생각한다. 이제부터 필자들이 실험한 연구사례를 소개한다.

4. 숲의 소리로 인한 생리응답 계측법

외부 환경이 사람의 감각을 자극하면 뇌에서는 '의미 있는 인지(認知)'를 거의 무의식적으로 행한다. 저자들은 이 일련의 흐름을 파악하기 위해 중추신경활동과 자율신경활동에 주목하는 방식으로 생리응답변화를 계측했다.[11~17] 중추신경활동의 지표를 산출하기 위해 근적외선분광분석법(近赤外線分光分析法)을 통해 산소헤모글로빈과 탈산소헤모글로빈의 동태를 측정했다. 자율신경활동의 지표로는 피나프레스TM법(FinepresTM法)** 으로 측정한 수축기혈압과 확장기혈압, 맥박을 사용했다.

소리나 음악청취로 인한 이완효과에 주목해 연구를 할 때는 몇 가지 전제조건이 있다. 계측은 비침습적(non-invasive)일 것, 계측 시 스트레스를 되도록 낮출 것, 리얼타임으로 매초 연속계측이 가능할 것 등이 그것이다. 근적외선분광분석법은 이들 조건에 특히 잘 맞는 방법이다.[18,19] 동시에 심리상태평가서로는 기분상태의 파악을, SD법(semantic differential method)** 으로는 쾌적감과 진정감 등 주관평가를 실시하여 방증(傍證)으로 이용했다. 일련의 실험에 임할 때는 헬싱키선언** 에 따라 대응했다.

피험자는 20대 남성으로서 사전에 피험자가 어려서부터 들어온 소리환경, 음악청취 습관, 선호하는 음악장르나 음악경력, 컨디션 등을 파악했다. 계측은 실온, 상대습도, 소음, 조도(照度), 풍향 등을 제어한 인공기후실 내에서 눈을 감고 앉은 상태로 실시했다. 청취실험에 사용한 숲의 소리는 '시냇물 소

**
피나프레스TM법
(FinepresTM法)
측정기 피나프레스를 이용하여, 손가락 끝에서 연속적으로 손가락 혈압을 측정하는 방법.

**
SD법
(semantic
differential method)
미국의 심리학자 찰스 오스굿이 고안한 개념의 의미내용을 분석하는 방법.

**
헬싱키선언
(Declaration of
Helsinki)
1964년 핀란드 헬싱키에서 열린 세계의사협회 총회에서 채택한 의료윤리선언으로, 정식 명칭은 '사람을 대상으로 한 의학 연구에 대한 윤리적 원칙'이다. 의학 연구를 할 때 피시험자가 강제된 상황에 참여해서는 안 된다는 내용이 들어 있다.

그림 c2.1 ░░ 근적외선분광분석 장치의 프로브

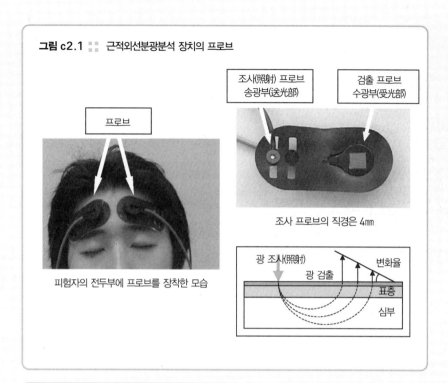

프로브

조사(照射) 프로브
송광부(送光部)

검출 프로브
수광부(受光部)

조사 프로브의 직경은 4mm

피험자의 전두부에 프로브를 장착한 모습

광 조사(照射)   광 검출   변화율
표층
심부

그림 c2.2 ░░ 근적외선분광분석법에 의한 뇌 산소대사 모니터링 실험을 위한 기기실 모습

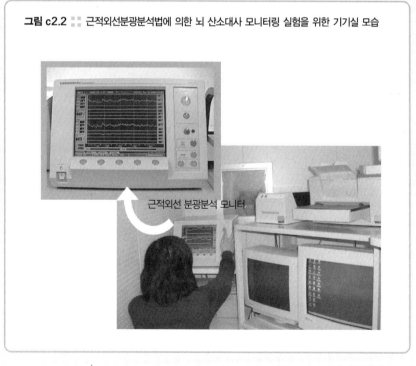

근적외선 분광분석 모니터

그림 c2.3 :: 소리 및 음악청취 과정 중 전두부 헤모글로빈 농도측정 실험 모습

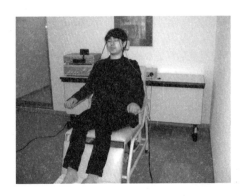

스피커의 높이는 바닥에서 43cm

←200cm→

190cm   190cm

인공기후실의 온도 24도, 상대습도 60%, 조도 40lx, 청취는 눈을 감고 앉은 상태로 실시했다.

리', '폭포소리', '뻐꾸기 소리', '꾀꼬리 소리'였다. 비교를 위해 라틴팝 음악과 클래식 음악도 병용했다.

　사람의 뇌는 활동에 따라 에너지를 소비하는데, 이때 뇌 내의 산소공급과 소비가 증대된다. 근적외선분광분석법을 이용하면 경두개적(經頭蓋的)**으로 투과하는 근적외광(近赤外光)에 의해 계측부위에서 일어나는 뇌 표층의 활동 상태를 파악할 수 있다. 산소의 결합 유무에 따라 광학특성이 변화하는 헤모글로빈을 지표로 흡수대(吸收帶)의 흡광도(吸光度) 변화를 해석함으로써 뇌의 활동 상태를 파악하는 방법이다. 본 실험에서는 주로 전두전야의 활동을 측정했다. (그림 c2.1~c2.3)

　모든 피험자들의 초 단위 계측치의 평균을 구해서, 과제수행 혹은 소리 및 음악청취 전 10초간 평균치에 대한 헤모글로빈의 상대농도 변화를 조사했다. 유의차 검정은 T검정(t-test)에 따랐다.

**경두개적
(transcranial)**
두개골 종단면의.

5. 숲의 소리로 인한 생리응답과 치료 효과

〈그림 c2.4〉에 나타난 것처럼, 암산과제(두 자릿수의 덧셈) 수행과정 시 왼쪽 전두부(前頭部)의 산소헤모글로빈 농도는 상승하였고, 뇌혈류량의 증가를 동반한 활동상태를 확인했다. 이런 경향은 전두부의 좌우에 별 차이가 없었다.

한편 〈그림 c2.5〉에 '폭포소리' 청취과정 시 헤모글로빈의 동태를 나타냈는데, 암산과제 수행 시와는 달리 청취시간이 지날수록 산소헤모글로빈 농도

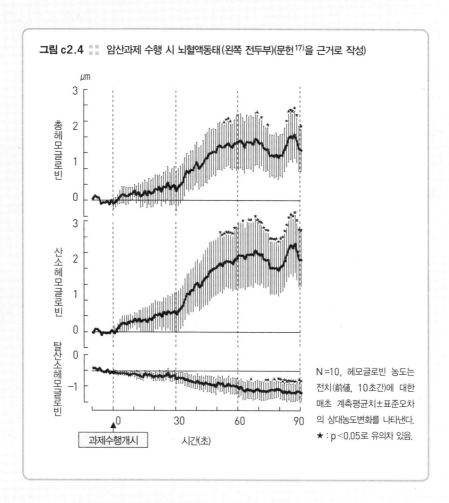

그림 c2.4 ∷ 암산과제 수행 시 뇌혈액동태(왼쪽 전두부)(문헌[17])을 근거로 작성)

N=10, 헤모글로빈 농도는 전치(前値, 10초간)에 대한 매초 계측평균치±표준오차의 상대농도변화를 나타낸다.
★ : p<0.05로 유의차 있음.

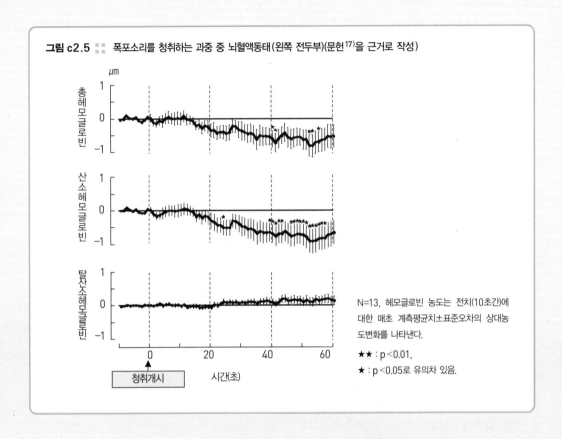

그림 c2.5 :: 폭포소리를 청취하는 과중 중 뇌혈액동태(왼쪽 전두부)(문헌[17])을 근거로 작성)

N=13, 헤모글로빈 농도는 전치(10초간)에 대한 매초 계측평균치±표준오차의 상대농도변화를 나타낸다.

★★ : p<0.01,
★ : p<0.05로 유의차 있음.

(그래프 축 라벨: 총헤모글로빈, 산소헤모글로빈, 탈산소헤모글로빈, µm, 청취개시, 시간(초))

가 저하되는 사실을 확인하였다. 참고로 무음 상태에서는 이와 같은 동태를 보이지 않았고 약간 상승하는 경향이 있었다. 마찬가지로 숲의 소리인 '시냇물 소리'를 청취했을 때(그림 c2.6) 역시 청취시간이 지남에 따라 산소헤모글로빈의 농도가 낮아지는 경향을 확인했다(그림 c2.6 왼쪽 그림). 주관평가에서 '특히 쾌적하다'고 대답한 16명 중 13명에게서 그런 경향이 더욱 뚜렷했다(그림 c2.6 오른쪽 그림).

전두부 산소헤모글로빈 농도의 저하 정도를 매초 평균치로 구한 결과, 폭포소리 > 꾀꼬리 소리 > 시냇물 소리 > 뻐꾸기 소리 순으로 나와, 폭포소리에서 가장 저하 정도가 큰 사실을 알 수 있었다. 이 순서는 전두부의 진정상태를 유도하는 정도를 나타내며 이완 정도와도 비례하는 것으로 보인다. 자율신경활동을 조사한 결과, 이들 소리를 청취하는 동안은 대부분 안정적이었다. 편안하게 청취할 수 있는 감각 강도로 음압 레벨을 설정한 뒤 눈을 감고 누운 상태에서 청취하는 동안의 생리응답계측을 실시했다. 그 결과 음악의 장르나 곡의 분위기에 상관없이 전두부의 산소헤모글로빈 농도가 현저하게 저하되었다. 이는 음악청취로 인해 전두부의 뇌 활동이 진정상태에 들어갔음을 시사한다.

또 산소헤모글로빈 농도의 변화 정도와 음악청취의 주관평가 사이에 상관성이 있었다. 그 일례로 라틴팝 음악청취 과정 중 헤모글로빈의 동태를 〈그림

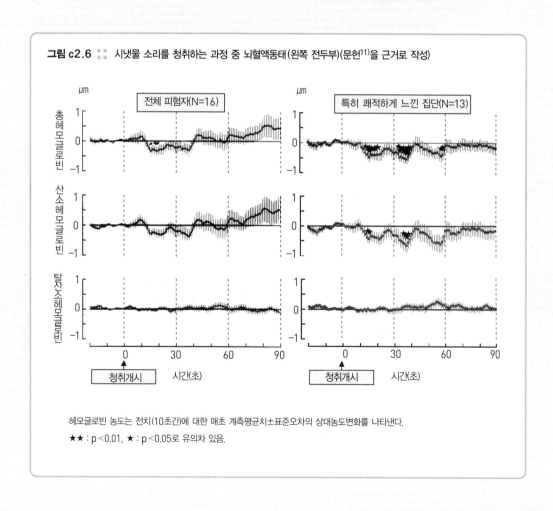

그림 c2.6 ▓ 시냇물 소리를 청취하는 과정 중 뇌혈액동태(왼쪽 전두부)(문헌[11])을 근거로 작성

헤모글로빈 농도는 전치(10초간)에 대한 매초 계측평균치±표준오차의 상대농도변화를 나타낸다.

★★ : p<0.01, ★ : p<0.05로 유의차 있음.

c2.7〉에 나타냈다. 이 악곡에 대해 "특히 쾌적하다"고 느낀 피험자는 저하 정
도가 컸다(그림 c2.7 오른쪽 그림). 이는 곧 음악청취에서 오는 쾌적감과 관련
이 있다는 뜻이다. 이런 경향은 곡의 분위기가 다른 악곡에서도 확인하였다.
산소헤모글로빈의 농도는 악곡의 음악 조직적 특징과 호응해서 변화하는 경
향을 보였고, 그런 경향은 청취악곡을 쾌적하다고 느끼는 경우에 더욱 뚜렷
하게 나타났다. 근적외선분광분석법은 음악을 청취하는 과정 중 일어나는 마
음의 움직임을 파악하는 데 매우 효과적인 방법이다.

숲의 소리 청취과정 중 나타난 헤모글로빈의 패턴을 살펴보면, 음악청취

그림 c2.7 ░░ 라틴팝 음악을 청취하는 과정 중 뇌혈액동태(왼쪽 전두부)(문헌[11])을 근거로 작성)

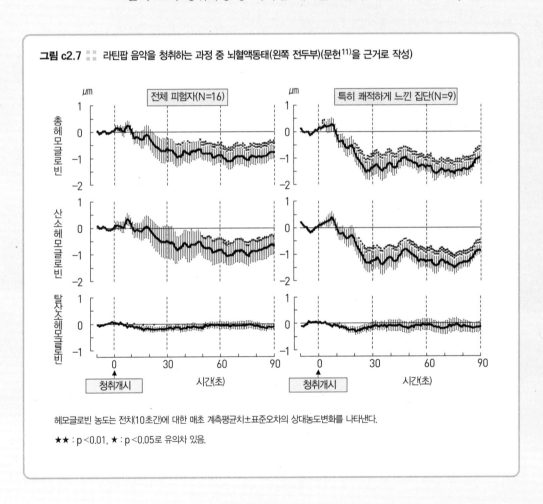

헤모글로빈 농도는 전차(10초간)에 대한 매초 계측평균치±표준오차의 상대농도변화를 나타낸다.

★★ : $p < 0.01$, ★ : $p < 0.05$로 유의차 있음.

때만큼 산소헤모글로빈 농도의 저하는 나타나지 않았고, 비교적 안정된 상태가 유지됨을 알 수 있다. 비교대조를 위해 같은 나이대의 남녀 피험자와 장년기 피험자를 대상으로 같은 실험을 실시했는데, 음악청취를 할 때 정도의 차이는 크지 않았지만 헤모글로빈 동태에서 성차(性差)와 연령차가 있었다. 따라서 이완을 위해서는 곡의 분위기나 장르 선택이 중요한 사실을 미루어 짐작할 수 있다.

'시냇물 소리'나 음악청취가 기분에 미치는 영향을 조사한 결과, '분노-적의' 항목과 '피로' 항목에서 득점에 통계적인 차이의 감소를 확인했다. 이를 통해 기분에 긍정적인 영향을 미침을 알 수 있다. 청년기에서는 남녀 모두 팝 음악을 들으면 긴장-불안, 우울-침울, 분노-적의, 피로감, 혼란스러운 기분상태가 완화되는 결과가 나왔다. 청년기 남자는 느린 템포의 곡을 청취했을 때 기분 변화에 현저한 개인차를 보였다. 수동적인 음악요법에서 곡을 선택할 때 연령, 선호 음악장르, 청취 시 기분상태 등에 대한 배려가 중요한 점을 시사한다. 장년기의 피험자는 느린 템포의 음악을 들을 때 기분이 좋아지는 경향이 있었다.

6. 숲의 소리와 자연 치유력

근적외선분광분석법으로 얻은 결과를 바탕으로 숲의 소리를 청취했을 때와 음악을 청취했을 때를 비교해보면, 전자는 후자보다 전두부의 진정상태 정도가 크지 않았다. 즉 무음(無音) 시 안정 상태와 비슷한 진정 상태를 만드는 점이 특징이다. 생리응답변화에서 성차, 연령차, 나아가 개인차가 적다는 것도 또 하나의 특징이다. 심리상태평가서의 결과도 같은 경향을 보였다. 이 사실은 숲의 소리가 지닌 치유 효과를 떠올릴 때 중요한 주안점이며, 자연 치유력은 사람을 가리지 않는 모든 사람을 위한 선물과 같은 것이라고 할 수 있다.

현대인은 스트레스 사회 속에서 과도한 긴장과 불안으로 고통받는 탓에 정신적인 피로도가 높다. 전두부의 산소헤모글로빈 농도는 항상 높은 수준에 머물러 있다. 일상생활뿐만 아니라 의료현장에서도 이완이나 스트레스 완화는 중요한 화두이다. 숲에 들어갈 기회를 만들고, 숲의 소리에 귀를 기울여보면 어떨까. 혹은 숲에 들어가지 않더라도 숲의 소리를 실내 환경으로 끌어들여서 느긋한 기분에 잠겨볼 것을 제안한다. 조명을 낮추고 눈을 감고 편안한 자세를 취한 뒤 적당한 음량으로 숲의 소리에 흠뻑 빠져보는 것이다. 남녀노소를 불문하고 사람들의 전두부는 진정되며 마음은 치유될 것이다. 많은 사람들이 숲의 소리가 베푸는 은혜를 한껏 만끽할 수 있기를 바란다.

– 하타케야마 에이코(畠山英子), 미야자키 요시후미(宮崎良文)

제5장

삼림 테라피의 연구 사례

1. 삼림테라피의 연구 방법

　사람들은 갈수록 도시화되는 사회생활과 인공적 환경에 따른 스트레스에서 벗어나고자 한다. 때문에 기분전환이나 가벼운 마음으로 실천하기 쉬운 건강법의 한 가지로 야외에서 행하는 테라피의 인기와 수요가 점점 늘어나고 있다. 그러나 이런 사실은 한편으로는 병이나 건강 문제로 불안해하는 사람들이 그만큼 많다는 반증이기도 하다. 또 자연에서 태어난 인간은 의식적으로든 무의식적으로든 자연에서 자연물이 지닌 힘을 통해 자신의 건강과 본래의 자신을 되찾으려는 생래적 욕구를 지니고 있다.

　요즘은 '테라피붐'이라고 할 수 있다. 자연, 민간, 온천, 물, 식물, 음악, 예술, 승마, 돌고래, 해양 등 이 모든 단어 뒤에 '테라피'란 말이 붙을 정도다. 또 신문과 잡지 등의 특집기사에서도 '○○테라피'란 용어를 접할 기회가 늘었다. 산업경제와 고도로 발전한 정보화사회가 드러내는 한계 탓인지

자기 손으로 직접 자신의 선택에 따라 주변 생활에서 건강과 생활을 돌아보려는 경향이 생기고 있다. 되도록 '자연'적인 것을 이용해서 자연에 가까운 형태로 '치유'하려는 풍조가 강해지는 것이다. 그리고 그런 이들의 눈이 향하는 곳, 몸이 찾아드는 곳이 바로 주변에서 가까운 자연이다. 사람들의 마음은 온몸을 감싸안는 대자연뿐만 아니라 식물과 흙, 물과 같은 친근한 '자연물'로 향하고 있다.

다양한 자연요법 중에서 '삼림요법'이란 단어가 학회에 처음 보고된 때는 1999년 4월 에히메(愛媛)대학교에서 열린 제110회 일본임학회의 풍치(風致)부문 발표회장에서였다[우에하라(上原), 1999a].[1] 이때를 전후해서 삼림요법이란 단어가 차츰 일반인들 사이에 전파되었다. 현재는 삼림요법을 목적으로 하는 기획이나 계획을 추진하는 지자체가 늘고 있다. 인터넷의 용어검색(Yahoo! JAPAN)에서 '삼림요법'을 쳐보면 약 2만 4500건, '삼림테라피'로는 약 10만 5000건 전후에 달하는 페이지가 검색된다(2006년 2월 현재).

하지만 삼림요법이나 삼림테라피는 새로운 단어이자 개념이다 보니 '삼림요법'이나 '삼림테라피'라는 이름으로 진행된 실제 사례는 별로 없다. 그럼에도 삼림환경의 생리적 효과를 비롯해서 생활습관병 예방을 위한 시도, 심리적 휴양효과나 카운슬링, 또는 숲속 활동이 아이들에게 미치는 효과에 관해서는 이미 많은 조사와 연구가 있다. 그래서 이번 장에서는 지금까지의 조사연구 결과를 바탕으로 삼림요법의 효과를 뒷받침하는 데이터를 소개하고자 한다. 이를 토대로 '실천적 연구'와 '실험조사연구'로 나누어 다시 카테고리별로 분류해서 제시하여 현 단계에서 향후 숲 치료(삼림요법과 삼림테라피)가 지향해야 할 바람직한 형태를 고찰해보겠다. 실천적 연구와 실험조사연구의 내용은 다음과 같이 분류했다.

[실천적 연구](5장 3.)

생활습관병 대책, 각종 장애를 배려한 치료와 교육, 질병치료의 대체요법, 카운슬링, 어린이를 대상으로 한 프로그램 등 각 실행 결과 및 사례.

[실험조사연구](5장 4.)

생리(스트레스 호르몬, 면역기능, 자율신경, 뇌파) 및 심리검사 위주의 조사연구 결과.

2. 삼림요법의 정의

우에하라(上原, 2002a)는 삼림요법에 대해 다음과 같이 정의했다. "삼림욕으로 대표되는 삼림 레크리에이션을 비롯해 수목이나 임산물을 활용한 작업요법, 숲속을 산책하며 실시하는 카운슬링과 그룹치료, 삼림속의 지형이나 공간을 이용한 의료 재활훈련, 유아보육, 임산물을 이용한 아로마테라피 등 삼림환경을 종합적으로 이용하면서 건강을 증진하는 테라피를 가리킨다." 그 특징으로 '임지의 경사면이나 지형의 기복, 다양하고 다층적인 구조의 삼림환경을 이용한 3차원적이며 다이내믹한 활동' 을 들었다.[2] 또 임야청(2003)은 '의료 및 복지 분야에서 삼림공간을 이용해 건강을 유지, 관리하는 활동을 삼림요법(포레스트테라피), 이를 담당하는 사람을 삼림요법사(포레스트테라피스트)라고 부른다' 고 제시했다.[3] 현재 이 두 가지가 삼림요법 개념에 대한 주된 정의(定義)다.

해외에서도 '삼림욕' 은 물론 숲 치료(forest therapy)란 단어는 찾아볼 수 없고, 비슷한 의미인 자연치료(natural therapy), 야생치료(wilderness therapy), 치료적 레크리에이션(therapeutic recreation), 숲 레크리에이션(forest recreation)의 용어를 사용했다. 그러나 특별히 삼림환경에만 국한한 단어는 없었다.

3. 다양한 방면의 실제 연구

1) 생활습관병 예방

오츠카(Ohtsuka, 1998)는 당뇨병 환자를 대상으로 삼림욕 실험(대상자 87명, 총 인원 237명)을 했다. 6년간 9회의 빈도로 3~6킬로미터의 삼림욕을 실시한 결과, 삼림욕은 사이클 에르고미터(실내에서 타는 피트니스용 자전거)나 런닝머신 경사를 이용한 운동보다 혈당치의 감소분이 컸다. 이를 통해 삼림환경은 당뇨병 환자의 혈당치를 효과적으로 낮춘다고 보고됐다.[4] 또 밀슨(Milson, 1989)은 인슐린 치료를 필요로 하는 14~18세의 젊은 당뇨병 환자 39명을 대상으로 산간지역에서 등산, 카누, 캠프와 같은 야외프로그램을 통해 삼림욕을 실시했다. 그 결과 지속적이며 종합적인 야외활동은 혈당치 저하에 효과적이었고, 인슐린 투여량도 줄일 수 있었다.[5]

우에하타(上畑, 1989)는 고혈압, 당뇨병, 간기능 장애, 고도비만(비만도 120% 이상), 소화성궤양과 자율신경실조증 등 심신증의 질병을 앓고 있으며, 동시에 음주, 흡연, 운동과 식생활 등 일상생활에서 개선이 필요한 중장년 남성(평균연령 45세, 연령층은 40~53세)의 경증 건강이상자 30명을 대상으로 온천리조트에서 실험을 했다. 삼림욕과 온천욕을 포함한 5박6일의 단기보양을 실시한 결과, 고혈압 경향을 보이던 대상자의 혈압이 떨어지고, 혈청 총콜레스테롤치가 높거나 낮았던 대상자는 정상치를 회복하는 경향을 보였다. HDL 콜레스테롤은 증가경향을, 고도비만 대상자는 보양 후 체중과 혈청 중성지방, 인지질의 감소를 보였다.[6] 이들 결과는 모두 당뇨병 환자(소년기 당뇨병 환자에 대해서는 추가분류가 필요하지만)를 주요 대상으로 한 사례며, 삼림환경과 숲속 운동이 치료환경으로서 몇가지 효과가 있음을 보여주었다.

우에하라(上原, 1997)는 독일의 자연보양지에서 삼림환경 내에 기복이 있는 보양산책코스를 걷는 방식으로 류머티즘이나 호흡순환기계 질환, 신경통, 비만 등의 재활훈련을 실시했다.[7] 머지않아 고령자가 국민의 4분의 1에 육박할 것으로 추정되는 일본에서 생활습관병 예방을 위한 근린 삼림환경 활용 정책은 장차 큰 역할을 할 것이다. 유럽에는 독일이나 프랑스처럼, 자연환경을 활용한 건강증진 활동에도 의료보험 혜택을 받을 수 있는 나라가 있다. 특히 독일에서는 3년에 한 번씩 3주간의 '보양휴가'를 사회적으로 인정하고 있다.

보양의료시스템이나 사회제도, 의료수가문제 등 아직 풀어야 할 과제가 많지만 해외의 선진적 보양시스템을 통해 배울 점이 많다. 나가노 현 시나노마치(信濃町)에서는 도시지역 산업의(産業醫)** 와 지방 의료기관을 연계하여 도시 직장인을 위한 보양과 건강증진 프로그램을 추진하는 등 여러 시도를 하고 있다.[8]

**
산업의(産業醫)
직장에서 근로자의 건강을 관리하는 의사

2) 장애인 치료 및 교육 분야

마도스키(Madorsky, 1984)는 휠체어 이용자가 표고 약 2900미터의 고산을 등산한 뒤 자존심과 자제력이 높아졌다고 보고했다.[9] 또 캐나다 브리티시 콜롬비아대 부속 연습림(演習林·임학을 연구하는 학생들이 연구에 쓰는 삼림)에서는 지역 양호학교에 통학하는 지적장애아를 숲으로 초대해서 가지치기와 밑깎기(잡초 베기) 작업 같은 요육작업을 행하였다.[10] 스웨덴 룬트 시(市)에 있는 자폐증 요육시설인 '님부스 가든'에서는 지역 내 삼림환경에서 통나무나 나뭇가지를 운반하는 작업을 치료 및 교육 프로그램에 포함해서 자폐증상이 완화되는 효과를 보았다.[11]

일본은 나가노 현이나 도치기 현에 위치한 여러 지적장애아 요육시설에서 중증 정신지체를 가진 지적장애인과 자폐증 등 발달장애인에게 오랫동안 삼림 작업요법이나 삼림욕을 체험하도록 했다. 그 결과 보행능력, 작업능력,

인지판단능력 같은 '신체능력'을 비롯해서 대화 이해도, 커뮤니케이션 욕구, 의사전달능력 등을 포함한 '커뮤니케이션 능력'이 증가했다. 패닉, 자해와 같은 행동장애나 이식(異食)** 같은 이상행동의 빈도는 줄어들고, 의사소통능력, 감정정서안정도, 생활리듬, 음식조절, 자발적 행동 등의 기본적 생활능력이 향상되었으며 이런 사실을 각 시설의 실천사례를 통해 보고했다

**
이식(異食)
음식으로 여겨지지 않는 비영양성 물질(ex. 페인트, 흙, 머리카락)을 지속적으로 섭취하는 증상

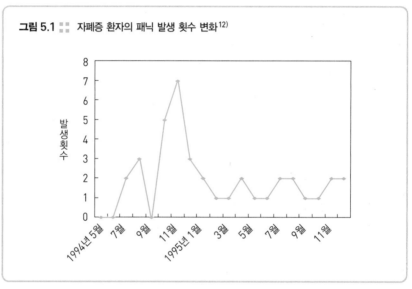

그림 5.1 :: 자폐증 환자의 패닉 발생 횟수 변화[12]

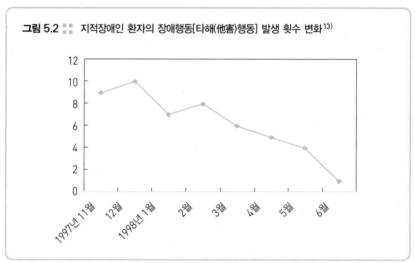

그림 5.2 :: 지적장애인 환자의 장애행동[타해(他害)행동] 발생 횟수 변화[13]

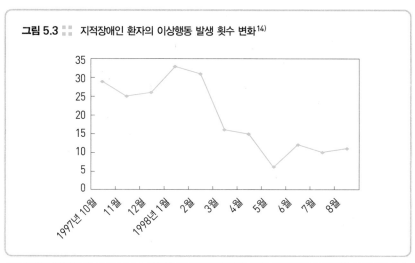

그림 5.3 :: 지적장애인 환자의 이상행동 발생 횟수 변화[14]

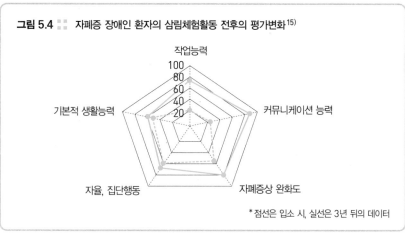

그림 5.4 :: 자폐증 장애인 환자의 삼림체험활동 전후의 평가변화[15]

작업능력

커뮤니케이션 능력

자폐증상 완화도

자율, 집단행동

기본적 생활능력

*점선은 입소 시, 실선은 3년 뒤의 데이터

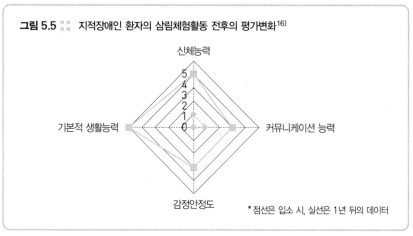

그림 5.5 :: 지적장애인 환자의 삼림체험활동 전후의 평가변화[16]

신체능력

커뮤니케이션 능력

감정안정도

기본적 생활능력

*점선은 입소 시, 실선은 1년 뒤의 데이터

그림 5.6 ::

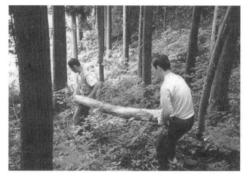
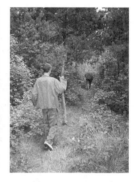
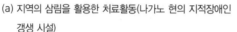

(a) 지역의 삼림을 활용한 치료활동(나가노 현의 지적장애인   (b) 삼림에서 운반하는 작업
갱생 시설)   (스웨덴의 자폐증 교육시설)

(그림 5.1~5.5).[13] 또 삼림에서 치료와 교육을 행한 복지사들 역시 시설이용자의 자기치유력 향상이나 기분전환, 재활훈련의 일환으로서 숲속활동이 미치는 효과를 높이 평가했다. 그러나 문제점으로는 안전성이나 위험관리대책, 직원 수나 활동장소의 부족, 지도력과 프로그램 매뉴얼의 미비 등을 꼽았다.[17]

지금까지 소개한 것처럼 지적장애인을 대상으로 실시하는 삼림 내 작업 프로그램은 버섯원목의 생산과 운반, 속은 통나무와 가지치기한 나뭇가지의 반출, 단체 식목활동, 가지치기, 밑깎기 등의 작업 활동이 중심이다(그림 5.6). 이들 작업은 대부분 '걷기', '들기', '옮기기', '받기', '두드리기', '치기', '찾기'처럼 단순명쾌하고 시각적·체감적으로 이해하기 쉬우며 시작과 끝이 명확한 동작으로 구성된다. 앞으로는 각 이용자에 맞춘 프로그램과 소프트웨어가 구축되기를 희망한다.[18]

3) 카운슬링(그림 5.7)

캐플란(Kaplan, 1993)은 야외에서 일정 기간을 보내는 야생체험(wilderness)

에 대해서 총 166명의 피험자를 대상으로 10년간 조사연구를 했다. 야생체험의 효과로는 일상 탈출효과, 운동효과, 고요한 자연을 통한 자아에 대한 재인식 등을 들었다.[19] 또 할리웰(Helliwell, 1981)은 야외체험의 효과로 자립능력의 향상을 들었다.[20] 우에하라(上原, 1999c)는 삼림욕을 포함한 다각적인 카운슬링을 통해 자폐증 환자의 커뮤니케이션 능력이 향상된다고 보고했다.[21]

또 삼림환경에서 행하는 카운슬링의 방식으로는 카운슬러와 환자의 일대일 카운슬링, 환자 자신이 숲속에서 자신의 감정이나 심리상태, 현재 안고 있는 문제양상의 변화를 스스로 기록하면서 자기변화를 이끄는 셀프카운슬링, 숲속 인카운터그룹(encounter group · 인간관계의 개선을 위한 집단 감수성 훈련 그룹)의 세 가지를 제시했다. 셀프카운슬링의 효과로는 자기수용도와 문제의 완화를, 인카운터그룹의 효과로는 타자에 대한 이해와 팀워크의 상승을 보고했다.[22]

삼림환경을 이용한 카운슬링의 효과는 숲속의 맑고 시원한 공기와 바람을 느끼고, 초목에 둘러싸여서 지저귀는 새소리를 듣고, 나뭇가지 사이로 비치는 부드러운 햇살을 바라보고, 숲의 향기를 느끼고, 계절의 변화를 피부로 느끼는 등, 숲의 모든 요소를 체험하는 것만으로도 심신을 재충전하거나 치유할 수 있는 점이다. 삼림 특유의 경관이 유발하는 다양한 작용과 효과를 그대로 카운슬링 환경으로 삼거나 효과적인 촉매로 이용하는 점이 숲속 카운슬링의 특징이다. 숲속을 걷는 동안에는 실내 환경과는 달리 변화하는 경치나 풍경에 따라 행동이나 숲을 대하는 태도에 변화가 생긴다. 이 같은 변화는 그 시점에서 환자의 마음상태나 관용도의 표현일 가능성이 높다. 앞서 나온 캐플란의 지표처럼 삼림이나 자연에 몸을 맡기는 행위는 평소 생활에서는 의식하지 못했던 자기 자신, 즉 자아에 대한 재인식을 촉구하는 계기가 된다. 또 숲속을 걷는 '워킹' 자체에도 신체적, 생리적인 효용이 있으며, 삼림환경 내에

그림 5.7

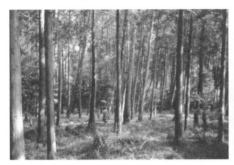

(a) 숲속에서 하는 셀프카운슬링[기후 시(岐阜市)]

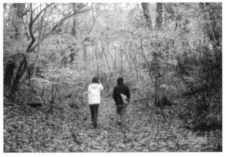

(b) 숲속산책 중 카운슬링 풍경[나가노 현 가루이자와 (軽井沢)]

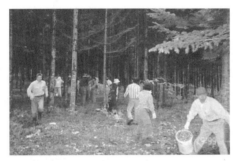

(c) 나뭇조각이 담긴 양동이 릴레이를 이용한 SGE 훈련 ✲✲
풍경[홋카이도(北海道) 오비히로 시(帯広市)]

✲✲
SGE 훈련
구성적 인카운터 그룹 훈련. 자신의 감정이나 생각을 다른 사람에게 전달하는 활동으로 정신적·심리적 문제를 가진 사람들이 그룹 안에서 감정과 생각을 전달하는 훈련을 통해 인간관계를 잘 이루어가도록 하는 것.

서는 지각이나 평형감각, 후각, 피부감각 등 전신의 기능을 사용하여 각 기능의 활성화를 기대할 수 있다.

4) 대체요법

의료현장에서 새로운 치료나 케어의 일환으로 삼림환경을 이용한 프로그램을 구축하고 그에 대한 임상평가도 확립해야겠지만, 현재는 주로 정신질환 치료를 위한 대체요법의 하나로서 삼림요법의 가능성에 주목하고 있다. 우에하라(2005)는 사방이 삼림환경으로 둘러싸인 병원에서 외상 후 스트레스장애

(PTSD)환자들, 특히 애착행동이나 행동화(行動化) 및 약물저항성 같은 정신증상을 보이는 남녀 22명(연령층은 10~50대)을 대상으로 매주 3회 정도(화, 수, 금요일) 각각 오전 9~12시까지 세 시간 동안 가까운 삼림환경을 활용해 산책, 가벼운 작업, 레크리에이션을 행했다. [23]

그 결과 삼림요법 실시 3~4개월 뒤 '은둔형 외톨이', '사회성', '공격적 행동' 등 아동행동평가척도(CBCL : child behavior check list)의 각 항목에서 양호한 결과를 보였다. 의사소통기술에서는 발음이 명료해지고, 상황에 따른 의사소통과 집단 내 자기 역할에 걸맞은 행동을 하는 등의 변화가 생겼다(그림 5.8). 또 병원 내 놀이방에서 지낼 때보다 어느 정도 충동조절이 가능해졌고, 계절 변화에 따라 숲속에서 내적 에너지를 발산하고 내적 억압에서 벗어나면서 정신적으로도 안정돼가는 경향을 보였다.

한편 연구 중 생리적 검사법으로 삼림요법 전후에 소변검사를 행한 결과, 급성 스트레스를 반영하는 아드레날린과 노르아드레날린, 흥분을 반영하는

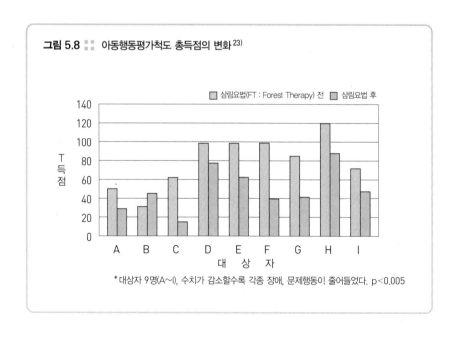

그림 5.8 ┊┊ 아동행동평가척도 총득점의 변화 [23]

*대상자 9명(A~I), 수치가 감소할수록 각종 장애, 문제행동이 줄어들었다. p<0.005

도파민이 감소했다(그림 5.9~5.11). 이 같은 결과 숲은 정신질환자의 '수용환경'으로서 치료적 의미를 지니며, 삼림요법은 오랜 치료시간을 필요로 하는 환자의 장기적 정신요법에 적합하다는 사실을 추측할 수 있다.

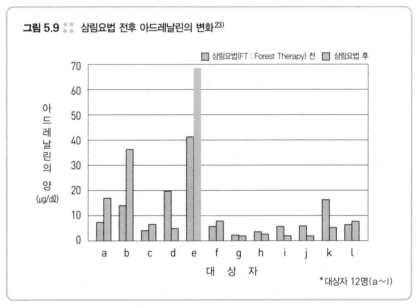

그림 5.9 ::: 삼림요법 전후 아드레날린의 변화[23)]

그림 5.10 ::: 삼림요법 전후 노르아드레날린의 변화[23)]

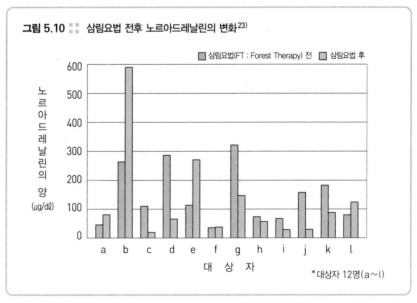

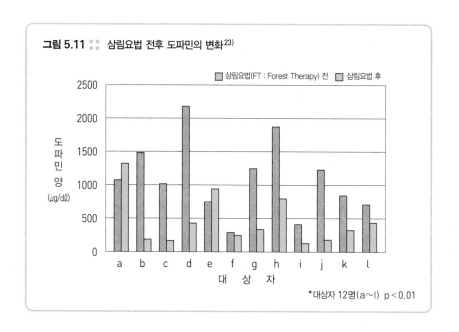

그림 5.11 삼림요법 전후 도파민의 변화[23]

도파민양 ($\mu g/d\ell$)

■ 삼림요법(FT : Forest Therapy) 전　■ 삼림요법 후

대　상　자

*대상자 12명(a~l) p<0.01

5) 어린이의 야외체험

사카모토(坂本, 2002a · b)는 미국 비행청소년의 아웃도어 체험요법(outdoor experimental therapy : OET)을 소개했다. 3~5주 정도 야외환경 생활체험을 통해 자기의식의 변화, 성격 및 태도의 개선, 재범률 저하, 행동변화에 효과가 있다는 사실을 보고하면서, 자연이 지닌 효과에 관한 연구를 더욱 심화할 필요가 있다고 제안했다. [24,25] 다키(滝, 2003)는 초등학교 3, 4학년 46명의 피험자들을 대상으로 5박6일 동안 야외캠프를 실시했다. 캠프 전후에 실시한 go/no go 과제실험**을 한 결과, 야외캠프 체험을 통해 피험자들의 실수 횟수가 줄고 긍정적 감정, 자기효능감, 자존감평가가 향상했다. 결과적으로 '살아가는 힘'이 커졌다.

이는 야외캠프 활동이 뇌기능, 특히 전두연합령(前頭聯合領, frontal association area)의 억제기능을 발달시켰을 가능성을 시사한다. [26] 독일의 폰 디트마(Von Dietmar, 1982)는 5~10명의 아이들이 하이킹을 포함한 며칠간의

**　**
go/no go 과제실험
자기제어능력을 조사하기 위한 실험으로 자주 사용한다. '붉은 램프가 켜지면 고무공을 잡으시오', '노란 캠프가 켜지더라도 잡지 마시오' 등의 지시를 내려서 과제의 선택방향을 보는 실험이다.

야외체험 프로그램을 체험하고 나면 욕구불만에 대한 내성과 공격적인 행동에 대한 자제력이 향상되고, 대인관계가 원만해져 사회적으로도 긍정적인 태도를 몸에 익힌다고 보고했다.[27]

C. W. 니콜 아판(C. W. Nicol Afan)
영국 출신 환경운동가, 작가. 1980년부터 일본 나가노 현 구로히메(黑姬)에 정착하였고, 2002년부터 황폐해진 숲을 사들여 'C. W. 니콜 아판 숲재단'을 설립하고 생태계 부활작업과 숲 재생에 뛰어들었다.

C. W. 니콜 아판**의 숲재단(2004)은 시각장애아와 아동양호시설의 아이들을 삼림환경으로 초대해서 음악과 회화, 감각통합운동 등을 1박2일에서 2박3일의 일정으로 시행한 결과, 총 97명(남자 58명, 여자 39명)의 아이들에게서 커뮤니케이션을 비롯한 표정, 정서의 안정도 등이 향상했다고 보고했다. 또 지노(千野, 1987)는 여덟 개 지역 총 1928명의 아이들을 대상으로 일상생활에서 아이들과 자연의 관계에 대해서 설문조사를 실시했다. 이를 통해 자연을 풍부하게 경험한 아이는 자기계발 능력이 커진다고 보고했다.[28] 이들 결과는 캠핑이나 숲속 체험활동이 아이들의 건전한 성장에 기여함을 시사한다.

유아를 대상으로 숲을 이용한 사례로는 덴마크와 독일의 '숲속 유치원(Waldkindergarten)'이 있다(우에하라, 2000).[29] 숲속 유치원은 1960년에 덴마크에서 처음 시작됐다. 특정 교사나 정원 없이 자연 속에서 하는 놀이를 중심

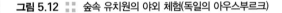

그림 5.12 :: **숲속 유치원의 야외 체험(독일의 아우스부르크)**

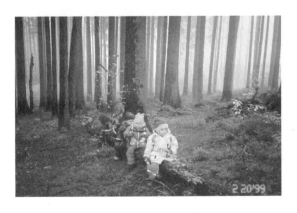

으로 한 유치원이다. 현재 덴마크에 60곳, 독일에는 220곳 이상이 숲속 유치원이다. 평균적인 규모의 숲속 유치원은 3세 전후부터 6세까지의 원아 15~20명과 두세 명의 교원으로 구성돼 있다. 여기서 아이들은 1년 내내 자연, 특히 숲속에서 일반적인 보육원과 마찬가지로 놀이나 공작, 체조 등을 자유롭게 행한다. 삼림자연환경을 이용한 보육 효과로는 커뮤니케이션 능력의 발달과 촉진, 감기 및 인플루엔자의 낮은 발병률, 인지판단 능력 육성, 손가락 미세동작능력의 향상, 내적 스트레스의 발산, 낮 활동과 밤의 수면이라는 생활리듬의 안정 등을 꼽을 수 있다. 또 숲속 유치원에서는 보육의 파트너로서 보호자가 언제나 자유로이 참여할 수 있는 점도 특징이다. 가정 내로 한정된 육아가 아니라 때로는 숲과 같은 자연환경 속에서 부모와 자녀가 함께 어울려 결과적으로 각자의 내적 환경을 풍요롭게 가꿀 수 있는 기회를 제공한다.

이상에서 살펴본 바대로 아이들을 대상으로 한 지금까지의 실천조사연구에서는 캠프체험과 놀이체험의 두 가지가 주를 이룬다. 앞으로는 여기서 한 걸음 더 나아가 삼림 활동이 아이들의 신체적·정신적 성장과 발달에 미치는 효과에 대한 실증적인 연구가 늘어나기를 희망한다.

4. 생리 및 심리검사를 위주로 한 연구 결과

1) 생리적 효과에 관한 조사연구

미야자키(宮崎, 1994)는 야쿠시마(屋久島) 섬과 인공기상실을 비교실험(피험자 5명)하였다. 그 결과 삼림환경 쪽이 인공기상실보다 손끝 혈류량과 조건반사결합률(타액량으로 측정)이 증가하고, 타액 중 코티솔이 감소했다.[30] 시모무라(下村, 2002)는 두 시간 정도 숲을 산책한 열 명의 피험자가 대조집단과 비교해서 코티솔과 노르아드레날린이 뚜렷하게 줄었다고 보고했다.[31] 한편 게로온천(下呂溫泉)의 삼림환경을 이용한 실험(피험자 20명) 결과 NK세포가 활성화되고, 면역글로불린(IgG, IgA, IgM)이 증가했다[오히라(大平), 1999]. 같은 조사 결과, 하루 여덟 시간 정도의 숲속 체험은 내분비계, 자율신경계, 세포성면역 D 및 체액성면역 D의 기능을 촉진하였다. 또 스트레스 부하에 대해 즉각적인 반응을 하지 않고 하루 단위로 완만하게 반응하는 태도를 확인할 수 있었다.[32]

임야청이 2003년 8월 마제무라(馬瀨村) 미키노사토(美輝の里)의 '삼림공원(森林公園)'에서 행한 '삼림의 건강과 치유효과에 대한 과학적 실증 조사'는 다음과 같다. 건강한 성인 남녀 20명의 피험자를 각각 도시환경과 산림환경에서 3시간씩 산책하게 한 후 채혈검사를 실시했다. 그 결과 삼림이 지닌 스트레스 경감효과를 알 수 있었다. 도시환경 쪽은 거리의 인도를 걸었고, 삼림환경에서는 침엽수인 편백나무와 적송, 활엽수인 졸참나무, 목련, 산벚나무 등이 섞인 혼합림을 산책했다. 실험 결과 삼림환경에서 산책을 한 이후에는 면역기능을 지닌 NK세포가 활성화됐고, 스트레스 호르몬인 코티솔이 현저히 줄었다(임야청, 2004).[33]

자율신경계의 조사연구에서는 심박수와 심전도를 측정하자 삼림환경은 실내환경보다 부교감신경이 더욱 각성되는 것으로 드러났다(피험자 6명). 각성 요인으로는 1/f 노이즈**가 관련한 것으로 추측했다[나가요시(永吉), 2000].[34]

스트레스 내성에 대한 조사연구(대상자 410명) 결과 야외체험활동으로 인해 스트레스 내성이 높아짐을 알 수 있었다. 야외에서 다양한 활동을 함으로써 대뇌 신피질의 감수성과 인지적 대처능력이 촉진되어 스트레스 내성이 높아진 것으로 보인다[야마나카(山仲), 2003].[35]

실내에서 수목의 방향(芳香)을 이용한 생리실험 결과 편백나무에 함유된 알파피넨(α-pinene)은 차분하고 양호한 각성상태를 유지해주고, 자율신경계의

**

1/f 노이즈(1/f noise)
파워(스펙트럼 밀도)가 주파수에 반비례하는 흔들림. 핑크노이즈(pink noise)라고도 한다. 모든 물리현상, 생물현상, 경제현상에 나타난다. 구체적으로는 인간의 심박수 간격, 촛불의 흔들림, 전차의 요동, 시냇물 소리, 알파파, 눈동자의 움직임, 나뭇잎 사이로 비치는 햇빛, 물리적으로는 금속의 저항, 네트워크 정보의 흐름, 반딧불의 깜박거림 등이 있다. 발생기구나 효과는 아직 연구 중이다.

기능을 양호한 상태로 유지하였다. 실제 삼림환경에서는 삼림의 경치로 인한 심리적 효과까지 더하여 한층 차분한 상태에 이를 수 있었다. 또 우에다(植田, 1989)는 기후요법과 연계한 삼림욕을 제창하였다.[36] 구로카와(黑川, 2002)는 총 51명의 피험자를 대상으로 6일간 표고 1300미터에서 1800미터에 이르는 고지에서 합숙트레이닝을 실시한 후 우울, 분노, 혼란이 저하된 점과 컨디션의 관련성에 대해서도 보고했다.[37]

시모무라(下村, 2001)는 친근한 목재를 실험에 사용했다. 편백나무 책상 120개를 놓아두고 알파피넨의 농도가 올라간 실내에서 여덟 명의 피험자를 대상으로 NK세포 활성치를 검사했다. 그 결과 대조실(對照室)과 견주어 활성치가 뚜렷이 상승했다.[38] 그리고 지금까지 소개한 실험 외에 뇌파측정을 이용한 실험연구도 있지만, 이들 생리실험에 대해서는 뒤에서 상세하게 설명할 예정이므로 여기서는 다루지 않겠다. 이 분야의 어려움은 다양한 삼림환경과 인공적 실험환경을 비교할 때 항상 같은 결과가 나오지 않는 점이다(시모무라, 2001).[38]

2) 심리검사를 통한 조사연구

미야자키(宮崎, 1992)는 삼림환경 쪽이 인공 기상실보다 우울, 불안, 적의와 같은 부정적 감정 득점이 줄어들고, 긍정적인 감정 득점이 증가한다고 했다.[39] 시라카와(白川, 2003)는 교토대 아시우(芦生) 연습림에서 내방객을 대상으로(피험자 279명) 삼림욕 전후의 다면적 감정상태척도를 분석했다. 그 결과 우울, 불안, 권태, 적의, 경악과 같은 부정적 감정 득점이 감소하고, 비활동 및 활동적인 쾌(快), 친화와 같은 긍정적 감정 득점은 증가했다. 또 평소 스트레스를 많이 느끼는 사람일수록 삼림욕 효과가 더 크게 나타났다.[40]

이상의 조사연구는 대체로 심리상태평가서인 POMS 등을 주로 사용했는데, 다른 심리검사법을 이용한 검토도 앞으로 남은 과제 중 하나라 할 수 있다.

5. 삼림의 치유 효과

숲속에 들어가면 기분이 좋아지고 몸과 마음이 재충전되는 것 같은 기분이 든다. 그러나 '숲이 어떤 식으로 우리를 치유하는가?' 란 질문에는 한마디로 답하기 쉽지 않다. 왜냐하면 삼림에는 하층의 식생부터 나뭇가지 층, 우듬지(나무의 꼭대기 줄기)로 이뤄진 다층적 수직구조에 더해서 깊은 숲, 풍경, 색과 같은 시각적 요소를 비롯해 방향(芳香), 바람, 나뭇잎 스치는 소리, 시냇물 소리, 흙이나 낙엽의 감촉, 동물들의 움직임, 새소리 등 다양한 환경 요소가 여러 겹으로 겹쳐 있기 때문이다. 환경 현상 하나하나의 수치를 조사할 수는 있어도 숲의 효과를 종합적으로 측정하기 어려운 점은 바로 그런 이유 때문이다.

또 '어떤 숲이 건강에 좋은가?' 란 질문 역시 흔히 하는 질문이다. 그러나 '건강에 좋은 숲' 이라는 애매한 정의에 짜맞추어 숲을 조정하는 일도 곤란하긴 매한가지다. 그런데 독일에서는 환경보전과 보건휴양이라는 두 마리 토끼를 잡기 위해서 수원함양(水原涵養, 녹색댐) 기능이 우수하고 경치도 아름다우며, 산책로 등을 정비한 혼합림을 조성한 경우가 많다. 앞에서 나온 지적장애인 갱생시설에서도 이용자가 활동장소로 선호한 곳은 편백나무나 적송만으로 이뤄진 단순림(單純林)이 아닌 다양한 수종과 식생으로 구성된 잡목림 환경이었다. 이 점으로 미루어볼 때 심신 양면의 치유효과를 끌어내는 데는 숲의 나무나 환경이 다양하고 조금 복잡할수록 효과적임을 알 수 있다.

6. 삼림요법의 전망과 과제

지금까지 살펴본 실제 삼림용법의 주된 내용은 장애인을 대상으로 한 특수 프로그램 실천을 비롯한 카운슬링 사례, 스트레스 호르몬이나 면역기능, 심리상태를 검사하는 테스트와 같은 것들이었다. 한편 지금까지 시도된 적은 없지만 앞으로 전망이 밝은 분야로는 정신장애나 뇌졸중, 고차뇌기능장애(高次脳機能障害) ** 등의 재활훈련을 들 수 있다. 그리고 그와 함께 숲에서 활동하는 시간이나 기간, 방문빈도, 숲의 종류, 숲속 체험 활동 이후의 효과지속 기간 등에 대한 조사연구도 필요하다. 또 수개월, 수년 단위의 장기적이며 지속적인 조사연구가 적고, 실제로 삶의 질 향상을 필요로 하는 대상자에 대한 객관적 연구도 부족하다. 근거중심의학이 더욱 중요해지는 요즘, 장기간에 걸친 조사와 사례연구도 필요하다.

** **고차뇌기능장애 (higher brain dysfunction)** 주로 뇌의 손상으로 인해 발생하는 다양한 신경심리학적 증상.

7. 삼림요법의 진행방법

우에하라(上原, 1999a)는 삼림요법의 진행방법으로 첫째, 대상자(정상인, 환자, 고령자, 장애인 : 개인, 복수), 둘째, 목적(재활훈련, 작업요법, 환경형성 활동, 숲의 경관효과, 심리적 치유 등), 셋째, 장소(침엽수림, 활엽수림, 혼합림 : 지형, 면적, 산책로 등), 넷째, 시간(장기, 단기 : 정기 혹은 부정기, 계절 등), 다섯째, 내용 (재활훈련, 작업활동, 휴양 및 보양, 카운슬링 등)의 다섯 가지 항목을 제시했다. 이 방법으로 기대되는 효과는 재활훈련, 심리적 효과, 장애인 치료 및 교육, 환경교육 등을 꼽았다.[1] 이들 각 조건과 지금까지 소개한 각 사례를 토대로 다음과 같은 삼림요법 실시 계획을 제안한다.

1) 사전평가

대상이 되는 이용자의 성별, 연령, 특징[신체적·정신적·사회적 특징과 일상생활(ADL : activity of daily living)], 삼림활동 경험의 유무, 생육력(生育歷), 기왕증(환자가 지금까지 경험해본 질병), 알레르기, 기호, 그리고 기타 항목에 대한 사전평가를 실시해서 좀 더 원활하고 효과적인 삼림요법 프로그램의 기반을 다지고, 이용자와 친밀한 관계도 형성한다.

2) 목표 설정

삼림요법에서 지향하는 목표(단기, 중기, 장기)를 만든다. 이때 전문의, 촉탁의, 작업요법사, 물리치료사, 카운슬러 등 각 의료분야 및 복지분야의 전문가들과 반드시 연계하여 그 시점에서 가능한 최선의 목표를 설정한다.

3) 방법 입안

구체적인 내용으로 작업, 산책, 레크리에이션, 재활훈련, 카운슬링, 교육 및 치료, 혹은 이들을 혼합한 프로그램 등 여러 방법을 계획한다. 이때 활동장소의 수종(樹種), 식생, 경사면, 이동거리, 산책로 상황, 자택 접근성 등도 고려한다. 사용 도구, 보조기구, 실행체제(일대일, 그룹 활동), 협력체제(삼림소유자, 관리자, 삼림조합 등), 이용자에 대한 유의점 등도 동시에 계획한다.

4) 실행 후 평가

프로그램 실행 후에는 반드시 평가와 반성을 통해 구체적으로 얻거나 얻지 못한 효과, 프로그램의 내용, 실행체제, 설정환경 등을 되돌아보고 다음 과제를 설정한다. 삼림요법의 효과로 일어난 신체적, 정신적, 사회적, 일상생활의 변화 등을 기록한다.

8. 지역복지의 새로운 패러다임

지금까지 살펴본 삼림치료 및 교육, 재활훈련, 카운슬링, 유아보육 등은 하나같이 주변에 가까이 있는 삼림을 이용한 활동이다. 어떤 삼림이든 지도자의 창의성과 연구에 따라 치료·교육환경이 될 수 있다. 농촌과 산촌에는 그냥 방치된 삼림과 마을 주변의 산, 휴경지 등이 산재해 있다. 그동안 돌보지 않은 이들 자연환경이 건강증진과 복지활동의 일환으로 되살아날 수 있다는 희망은 자연요법의 전개와 더불어 가능하다. 특히 복지의 관점에서 보면 앞으로 '노멀라이제이션(normalization)'** 및 '배리어 프리(Barrier Free)'**와 같은 정책이 더욱 확대될 것이다. 그리하여 복지의 전개 방향은 '수용에서 공생' 쪽이 될 것이다. 그렇다면 이와 같은 자연환경에서 할 수 있는 활동을 핵심으로 한 지역 커뮤니티의 재구성은 장래 복지활동의 새로운 형태이자 하나의 패러다임인 것이다. 유럽에는 설사 개인 소유의 숲이라 해도 보건휴양을 목적으로 할 때는 출입을 허용한다는 지방법규를 제정한 곳도 있다. 앞으로 공적 법규의 정비도 필요할 것이다.

임야청은 2003년부터 '의료, 복지의 숲', '요양, 보양(건강증진)의 숲', '생활습관병 예방의 숲'이라는 세 가지 삼림 이용구상을 제시하였다. 그 같은 구상에 걸맞은 자연환경의 장(場)을 확보하고, 동시에 세계 각국의 자연테라피 실천사례에서 보고한 숲의 효과를 의료와 복지 등 각 분야에서 검증, 반영해야 할 것이다. 그후 실증 효과와 공통된 양상을 축적해 치료 프로그램 소프트웨어를 구축하며, 치료를 담당할 인재 육성을 통해 지역 활성화로 이어질 것이다.

현재 '테라피'나 '치유'와 같은 말의 범람에서도 알 수 있듯이 심신의 건강에 대한 관심의 고조는 이제 일상적인 일이 돼버렸다. 또 행정면에서도 '복지

**
노멀라이제이션 (normalization)
고령자나 장애인을 격리된 보호시설에 수용하는 사회가 아니라 이들이 일반인들과 함께 살아가야 한다는 생각, 또는 그 생각에 바탕을 둔 사회 정책.

**
배리어 프리 (Barrier Free)
고령자나 장애인들도 살기 좋은 사회를 만들기 위해 물리적·제도적 장벽을 허물자는 운동.

와 건강을 위한 숲과 마을 조성' 등을 계획하는 지방자치단체가 갑작스레 늘어났다. 이들 지역복지활동의 핵심으로서 자연테라피가 보급되는 것도 의미 있는 일이지만, 테라피는 역시 다각적인 측면에서 접근할 필요가 있다. 즉 학술적, 사회적, 경제적, 풍토적 측면의 실천과 검증이 필요하다. 학제적 연구의 중요성이 지적된 지 이미 오래지만, 이 문제에 대해서도 다양한 분야의 접근과 협력체제가 필수불가결하다.

삼림테라피는 앞으로 예방의학과 대체요법 분야에서 가장 효과적인 치료법으로 각광받을 것이다. 삼림의 각 요소뿐만 아니라 운동이나 보양, 영양 같은 요소도 하나하나 고려한 연후에 실천으로 옮긴다면 복합적인 상승효과를 끌어낼 것이다. 앞으로 그 같은 복합테라피의 프로그램 구축이 필요할 것이다.

– 우에하라 이와오(上原巖)

원예요법과 녹지복지

1. 원예요법과 원예복지

이 분야에서 선도적 역할을 하는 마츠오(松尾, 2002)는 원예요법(horticultural therapy)과 원예복지(horticultural well-being)를 다음과 같이 정의한다.[1] '원예요법은 심신의 일부가 불편한 사람들이 전문가의 지원을 받아 원예의 효용을 누림으로써 좀 더 행복해질 수 있도록 돕는 절차다. 그리고 이 절차를 지원하는 전문가인 원예요법사(horticultural therapist)는 대상자가 지닌 심신의 불편함을 이해하고 무엇을 어떻게 개선할 필요가 있는지, 이를 위해서 어떤 원예활동이 가장 적합한지를 판단해 대상자에게 맞춰 계획하고 실천하는 능력을 지닌 사람이어야 한다.

이와 견주어 원예복지는 사람의 행복 — 치료나 재활훈련을 포함한 심신의 건강, 인간적 성장 등을 포함한 삶의 질 향상 — 을 증진하기 위해 원예가 지닌 다양한 효용을 활용하는 일이다. 다시 말해 원예복지는 모든 사람을 대상으로 하며, 자유로이 원예를 즐기는 행동을 통해 삶의 질적 향상을 목표로 한다. 이에 반해 원예요법은 심신 일부의 불편함 때문에 혼자서는 자유로운 원예활동이 불가능한 사람이 원예를 이용해서 건강 회복과 증진을 시도하는 것이다. 따라서 요법적인 절차와 원예요법사의 지원이 필요하다.'

마츠오(2002)는 원예와 심신건강의 관계를 다음과 같이 보았다. '원예에는 기르는 행동과 수확하는 행동이 포함되지만, 원예의 특징은 기르는 행동에 있다.'[1] 그래서 채소를 수확하는 것처럼 수확하는 행동은 수확하는 측, 즉 사람이 주체가 되는 단기적인 행위이다. 이에 반해 식물을 기르는 행동은 대상인 식물이 주체가 되는 장기적인 행위라는 데 특징이 있다. 이 점이 인간적 성장과 삶의 질 향상으로 이어진다.

원예가 심신을 건강하게 만드는 메커니즘을 살펴보자면 다음과 같다. 첫째가 시각, 청각, 후각, 촉각, 미각 등의 지각을 통한 식물의 효용이다. 둘째가 식물을 재배할 때 신체를 움직이는 데서 오는 효과이다. 셋째는 재배과정에서 일어나는 인간과 식물의 교류이다. 이것은 물이나 비료를 주는 행위와 식물의 반응 사이에 성립하는 상호의존적 관계이다. 이런 관계는 반려동물과 사람 사이에서도 성립된다. 그러나 식물은 소리를 내지 못하며 움직일 수 없다. 따라서 식물은 변화에 더 주의를 기울이고 상태를 살펴야 한다. 넷째는 수확물을 먹을 때 느끼는 만족감과 심신의 치유이다. 다섯째는 식물이 몸 가까이 있는 데서 오는 여유로움이나 미적 충족감이다. 여섯째는 이 모든 과정을 거치는 동안 형성되는 타인과의 교류이다.

원예가 심신을 건강하게 만드는 메커니즘의 대부분은 의식적인 행동을 발단으로 한다. 그중에는 사람이 무의식적으로 받는 효용도 있다. 원예활동을 좋아하는 사람은 당연히 식물이 주는 무의식적인 효용을 누린다. 그러나 무의식적인 효용은 원예에 관심이 없는 사람이나 원예활동을 하지 않는 사람도 누릴 수 있다. 필자들이 확립하려는 '녹지복지'는 원예를 좋아하는 사람뿐만 아니라 원예나 식물과 관련 없는 사람이 누리는 식물의 무의식적 효용까지 포함해 사람들의 생활의 질을 높이고자 하는 것이다. 즉 위에 설명한 원예복지가 원예활동에 의해 생활의 질을 향상시키는 것이 목적이라면, 녹지복지는 원예와 상관없는 사람들에 대해서도 식물과 녹지의 무의식적인 효용을 포함한다. 다시 말해 녹지복지의 목적은 재배나 정원 가꾸기 등 원예에 관한 의식적 활동이 주는 효용과 더불어 식물이나 녹지가 주는 무의식적인 효용을 더해 인류 전체로 그 같은 효용을 확대해 삶의 질을 높이려는 하는 것이다.

3. 식물을 바라볼 때의 효과

나카무라와 후지이(中村·藤井, 1992)는 콘크리트블록담장과 나무 울타리를 바라볼 때의 뇌파를 비교했더니, 나무울타리에서는 알파파가 좀 더 많아지고 식물로 인해 긴장감이 누그러지는 사실을 실험을 통해 밝혔다(그림 c3.1, c3.2).[3]

구로코와 후지이(黒子·藤井, 2002)는 콘크리트블록담장과 인터록킹블록(interlocking block)** 으로 포장된 인공물 공간과 나무울타리, 잔디로 둘러싸인 식물공간을 옥외에 만들었다. 각각의 공간에 놓인 의자에 눈을 감고 앉은 피험자에게 80데시벨(A)의 소음을 90초간 들려준 뒤에 눈을 뜨고 각각의 공간을 보았을 때 뇌파의 추이를 비교했다.[4] 인공물 공간에서는 알파파가 천천히 증가했지만 식물공간에서는 알파파가 좀 더 빨리 증가했다(그림 c3.3~c3.5). 즉 식물공간에서는 소음스트레스를 회복하는 속도가 빠르다는 이야기다. 이상의 연구 결과는 식물을 보면 무의식적으로 긴장이 풀어져 스트레스나 질병의 회복속도가 빨라진다는 점이다. 이 같은 식물의 시각적 효과가 원예요법 및 녹지복지의 바탕이다.

**
**인터록킹블록
(interlocking block)**
도로나 지면의 포장에 사용하는 블록의 일종.

그림 c3.1 :: 시각대상으로 삼은 블록담장과 나무울타리[3]

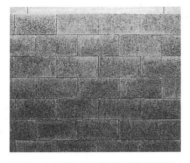

(a) 콘크리트블록을 7단 쌓아서 만든 담장(7BL)

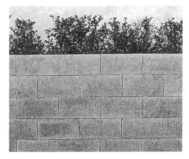

(b) 위쪽 2단의 블록을 제거(5BL)

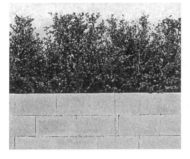

(c) 블록을 몇 단 더 제거(3BL)

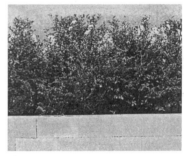

(d) 나무울타리와 블록의 비율 5:2(2BL)

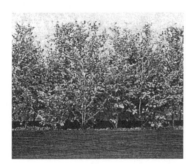

(e) 전면(全面)이 나무울타리인 상태(0BL)

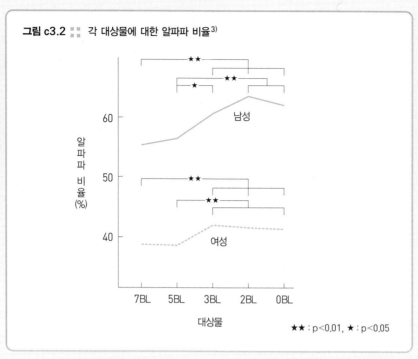

그림 c3.2 :: 각 대상물에 대한 알파파 비율[3)]

★★ : p<0.01, ★ : p<0.05

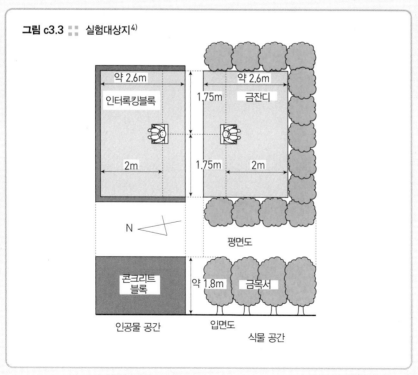

그림 c3.3 :: 실험대상지[4)]

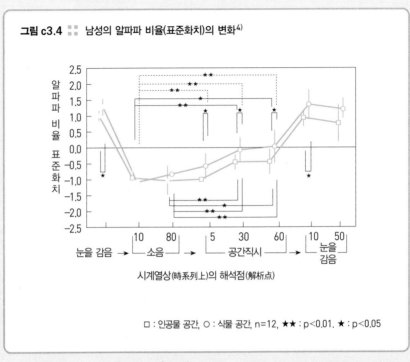

그림 c3.4 ░░ 남성의 알파파 비율(표준화치)의 변화[4]

□ : 인공물 공간, ○ : 식물 공간, n=12, ★★ : p<0.01, ★ : p<0.05

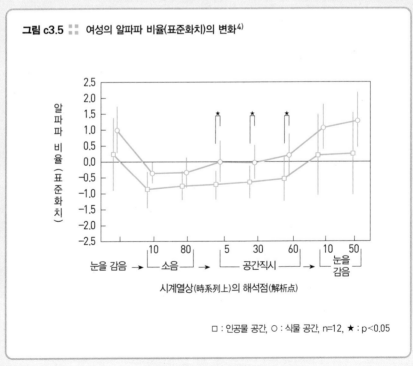

그림 c3.5 ░░ 여성의 알파파 비율(표준화치)의 변화[4]

□ : 인공물 공간, ○ : 식물 공간, n=12, ★ : p<0.05

4. 식물을 재배하는 효과

대다수의 원예요법에는 어떤 형태로든 재배활동이 포함된다. 그때의 심리적, 신체적, 사회적 효과에 대해서는 많은 보고가 있다.[5] 그러나 대부분이 실천보고이며 수많은 요인이 복잡하게 얽혀 있어 명확한 인과관계를 논하기가 어렵다. 재배활동 하나만 보아도 다양한 활동의 복합체이며 대상 식물에 따라서도 달라진다. 다음의 보고는 실천적으로 검토하기에는 지극히 복잡한 재배활동의 효과를 객관적으로 해석한 시도다.

엔도(遠藤, 2001)는 재배활동의 생리적, 심리적 효과를 해석하기 위해서 식물재배용기(플랜터, planter)에서 무를 기르는 피험자와 그 결과를 보기만 한 피험자(양쪽 모두 대학생)의 감정변화와 뇌파를 비교했다.[6] 1회는 흙 고르기, 씨뿌리기, 물주기, 2, 3회째는 솎아내기, 비료와 물주기, 4회는 수확으로 작업을 구성했다. 이렇게 구성한 작업을 1회 행하고, 각 회마다 작업 전후의 뇌파를 측정했다. 직접 작업한 피험자와 보기만 한 피험자의 결과를 심리상태 평가서로 비교했다. 결과는 재배를 하는 피험자 쪽에서 부정적 감정은 줄고 긍정적 감정이 늘어나는 경향을 보였고, 뇌파는 알파파가 증가하는 경향이 있었다.

고바야시(小林, 2003)는 재배활동의 효과를 활동 중의 발화(發話)와 활동 전후의 질문지를 이용해 해석했다.[7] 초등학교 4~6학년 21명(남학생 5명, 여학생 16명)을 대상으로 ① 모내기, ② 잡초 뽑기 및 해충 구제, ③ 벼의 관찰 및 허수아비 만들기, ④ 벼 베기, ⑤ 탈곡, ⑥ 떡 만들기로 구성된 6회(5~11월)의 벼농사체험 프로그램 도중에 보인 행동과 발화 등을 비디오로 기록해서 발화내용의 변화를 해석했다. 동시에 매회 작성한 질문지조사 결과를 분석했다. 3회까지의 활동에서는 '감탄', '감각', '감정' 등으로 분류된 발화가 많았지만 후반으로 갈수록 '관찰', '애정'으로 분류되는 발화가 많아지는 경향을 보였다(표 c3.1, c3.2). 또 각 체험 후 질문지 기술에서는 초기에 '알아채다(지각)', '혐오'가 많이 보였지만, 그 뒤에는 '알다(인식)'나 '관찰'이, 끝으로 갈수록 '애호'나 '확대'가 많아졌다(표 c3.3, c3.4). 즉 처음에는 오감을 통해서 흙이나 벼, 벌레 등을 감각적, 감정적으로 인식하고, 그 다음에는 흥미를 가지고 관찰하면서 애정이나 애호의 기분을 갖게 되고, 이어서 관련된 일에도 관심이 커지는 식으로 전개되었다.

이상의 검토에서 엿볼 수 있는 사실은 다음과 같다. 재배활동은 몸과 마음의 건강에만 한정되지 않은 인간적인 성장을 좌우하는 행위라는 사실이다.

표 c3.1 ▦ 발화의 카테고리와 예[7]

카테고리	발화의 예
감탄	'우왜!' '이야!' '깍!'
감각	'폭신폭신' '미끈미끈' '잎이 따끔따끔해.'
감정	'기분 좋아.' '좋아.' '싫어.' '귀여운 메뚜기가 있어.'
관찰	'암술과 수술' '잎사귀 모양이 달라.'
놀이	'벼 줄기는 빨대로 쓰면 되겠다.' '이 풀은 빗자루 같아.'
애정	'불쌍해.' '도와주자.'

표 c3.2 ▦ 각 카테고리별 발화 수의 추이[7]

	1회째	2회째	3회째	4회째	5회째	6회째
감탄	8	1		2	4	2
감각	44	16	1			
감정	22	14	1	4	4	4
관찰	10	60	36	50	30	33
놀이	4	6	1	4	2	10
애정		6	2	10	5	3

표 c3.3 ∷ 응답의 카테고리와 예[7]

카테고리	응답의 예
알아채다(지각)	'벌레가 있어.' '논 속은 차가워.'
혐오감	'끈적끈적해서 기분 나빠.' '벌레가 싫어.'
친밀감	'벼는 잘 크고 있을까.' '벌레가 귀여워. 이제 안 무서워.'
알다(인식)	벌레와 식물의 이름을 대답, '벼가 컸어.'
관찰	'밭의 모습이 봄이랑 달라.' '5센티나 되는 우렁이가 있어.'
애호	'벼를 지켜주고 싶어.' '벌레가 불쌍해.'
확대	'나도 풀도 똑같은 생명, 살아 있어.' '농부 아저씨들은 정말 힘들겠어.'

표 c3.4 ∷ 벼, 흙, 벌레, 풀과 꽃에 대한 응답 전체의 카테고리별 추이[7]

	1회째	2회째	3회째	4회째	5회째	6회째
알아채다(지각)	33	14	3		4	
혐오	6	6				
친밀감	8	1		3		13
알다(인식)	1	23	16	6	1	4
관찰		11	6	9	4	
애호			5	2	5	1
확대			2	3	1	6

즉 식물은 끝없이 새로운 발견을 안겨주는 대상이며 재배를 통해서 따뜻한 마음을 기를 수 있고, 나아가 식물을 둘러싼 환경으로까지 시야를 넓힐 수 있다.

5. 식물을 기반으로 하는 복지사회

식물이 타인과 교감하는 계기가 되고 교류를 깊게 한다는 보고는 수없이 많다. 일본 전국의 골목 여기저기서 볼 수 있는 수많은 식물화분이나 가로수 화단의 꽃들, 공원을 가꾸는 자원봉사자들, 야외정원 등은 식물을 매개로 한 사람들 사이의 교류를 보여주는 또 다른 표현이다. 식물과 관련한 활동을 통해 커뮤니티를 되살리고 활성화하려는 모임도 많다.[8]

급속한 고령화가 진행되면서 기존의 경제성장 모델은 수정이 불가피해졌다. 이와 함께 복지의 관점도 재구성해야 할 필요가 생겨났다.[9] 또 환경문제에 대응하려면 더 이상 시간을 낭비해서는 안 되며 한시라도 빨리 지속가능한 시스템을 구축해야만 한다. 복지와 환경이라는 당면 과제를 극복하기 위한 해답으로, 식물을 기반으로 한 환경과 생활의 재구축은 타당한 목표가 될 수 있을 것이다.

– 후지이 에이지로(藤井英二郎)

제6장

삼림약학

1. 삼림약학의 흐름과 주요생약

　지구상에서 인류가 삶을 시작한 이래로 인간은 숲에서 수많은 은혜를 입어
왔다. 산길에 자라난 풀이나 숲속의 잡초, 작은 관목이나 수목 등 삼림에는
다양한 종류의 식물이 드문드문 또는 한데 모여 자란다. 그들 중에는 약이 되
는 식물, 약초나 약목 같은 약용식물도 있는데 들판과는 비교할 수 없을 정도
이다. 삼림은 자연이 준 약용식물의 보고이며, 천연 약의 거대한 저장고이다.

　인류는 삼림이 길러온 약용식물이라는 은혜를 각지에서 민간약이나 전승
약으로써 오늘날까지 계승해왔으며, 다시 미래로 전할 의무가 있다. 약용식
물을 생활에서 이용하기 쉽게, 또는 오래 저장할 수 있도록 건조와 같은 가공
과정을 거친 것이 생약이다. 즉 약용식물이 식물성 생약의 기원이다. 먼 옛날
중국 대륙에서는 오랜 경험을 통해 생약을 체질이나 신체상황에 맞게 이용하
는 방법을 체계화했다. 이는 한방의학(漢方醫學)으로써 오늘날까지 이어져 내

방제(方劑)
처방에 따라 지은 약

**

전초(全草)
잎, 줄기, 꽃, 뿌리 따위
를 가진 옹근 풀포기

**

안약나무
학명 *Acer nikoense
Maxim*, 영명 Nikko
Maple. 단풍나무과의 낙
엽고목으로 일본 고유종

**

디기탈리스
학명 *Digitalis purpurea*.
현삼과의 여러해살이 풀
로 유럽이 원산지다. 약
용 또는 관상용으로 심는
다. 심부전증에 효과가
있으나 주성분인 디기톡
신은 극약이므로 주의해
야 한다

**

단리(單離)
혼합물에서 하나의 원소
나 물질을 순수한 상태로
분리하는 일.

**

강심배당체(強心配糖體)
분자 구조 중에 당기(糖
基)를 가지고 있는 물질.
심장 근육에 강력한 생리
작용을 나타내며 심부전
등에 사용한다. 디곡신,
디기탈리스가 있다.

려왔다. 한방에서는 여러 종류의 한방약을 처방한 방제(方劑)**를 이용하는 경우가 많다. 그에 반해 민간에서는 특정 증상에 대해 한 가지 약초를 쓸 때가 많다. 한방약과 일본에서 오랫동안 사용해온 민간약을 총칭해서 화한약(和漢藥)이라고 부르기도 한다.

〈그림 6.1〉은 민간약과 한방약을 중심으로 한 삼림약학의 흐름이다. 고대부터 사용해온 약용식물은 전초(全草)**를 사용하는 일은 비교적 적고, 대부분 약용식물의 종류에 따라 뿌리나 잎, 꽃, 열매 같은 특정 기관을 사용한다. 각각에는 생약명(生藥名)이 따로 붙어 있다. 한방에서 쓰는 약용식물 대부분은 민간약으로도 사용해왔다. 그러나 그림에서 P_3로 표시한 안약나무**는 일본 고유종으로 한방에서는 쓰지 않는다. 디기탈리스(P_4)**는 심장기능 저하에 따른 심각한 부종을 치료하는 비약(秘藥)으로 영국에서 전승되어온 것이다. 1785년에 위더링(W. Withering)이 효능을 발표하면서[1,2] 디기탈리스 잎(L_4)이 널리 알려졌다. 그 뒤 디기탈리스 잎에서 단리(單離)**한 강심배당체(強心配糖體)**인 디기톡신(M_4, digitoxin)과 근연종(近緣種)인 털디기탈리스(Digitalis lanata)(P_4')에 함유된 강심배당체 라나토사이드 C(lanatoside C)에서 유도(誘導)**한 디곡신(M_4', digoxin)이 심부전 치료제로써 중요한 역할을 해왔다.[3,4]

은행나무 열매인 은행(S_5)은 식용으로 쓰는 한편 민간에서는 기침약으로 사용했다. 또 민간에서는 가벼운 동상에 은행잎(L_5)을 달인 물로 만든 습포가 효과적이라고 알려져 있다. 1960년대에 독일의 제약회사가 은행잎 진액(M_5)에 뇌혈류 개선효과가 있음을 밝혀내면서, 현재는 뇌혈관질환 치료제로 주목받고 있다.[5~7]

주목(朱木, P_6)의 잎인 일위엽(L_6, 一位葉)은 민간에서는 이뇨제 등으로 써왔다. 1970년대 미국에서는 항암제 탐색을 위한 대규모 프로젝트를 전개했다. 그때 북미에서 자생하는 태평양주목(pacific yew)의 나무껍질에서 추출한 택

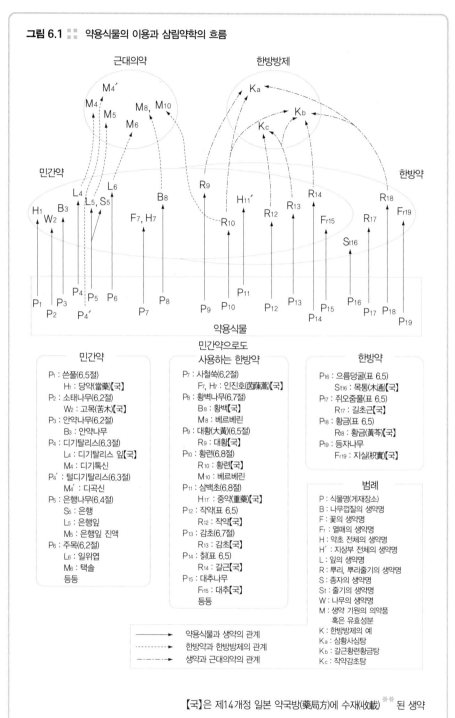

그림 6.1 약용식물의 이용과 삼림약학의 흐름

【국】은 제14개정 일본 약국방(藥局方)에 수재(收載)** 된 생약

솔(M_6, taxol)에서 강력한 항암 효과를 밝혀냈고 화학구조도 결정되었다.[8] 택솔은 지극히 유망한 항암제지만 주목 종류가 성장이 느린데다가 유효성분을 추출하기 위해서 나무껍질을 벗겨내면 말라죽기 때문에 수요를 따라갈 정도의 천연자원을 확보할 수 없다. 그래서 세계 각지에서 택솔의 완전합성을 시도했고, 1993년 말에 최초의 완전합성 프로세스를 확립했다.[9,10] 그 뒤 유럽에 분포하는 서양주목(english yew)의 잎에 택솔 관련 화합물이 함유돼 있다는 사실이 밝혀졌다. 현재는 이 성분을 원료로 한 반(半)합성품인 택솔 관련 항암제를 이용한다. 동시에 자연환경에 미치는 영향도 고려하여 서양주목의 배양세포에서 대량의 택솔을 얻는 기술도 확립했다.

운향과(科)의 황벽나무(P_8) 나무껍질은 고미건위제(苦味健胃劑)** 로 민간에서도 써왔다. 한방에서는 황백(B_8, 黃柏)이라고 해서 설사나 황달 등의 증상에 처방하고,[11] 그 밖에 소염습포제로도 외용한다.[12] 황벽나무의 나무껍질에서 단리한 베르베린(berberine, M_8)은 항균작용을 하며,[13,14] 고미건위제나 정장제(整腸劑)** 의 유효성분으로도 쓴다.[15] 베르베린을 합성하는 식물은 비교적 많은데, 미나리아재비과(科)의 황련(P_{10})도 그중 하나다. 황련의 뿌리줄기를 생약에서는 황련(R_{10}, 黃連)이라고 하는데 마찬가지로 고미건위제와 정장제로 쓴다.

황련은 널리 쓰는 한방약 중 하나로 삼황사심탕(三黃瀉心湯, Ka)이나 갈근황련황금탕(葛根黃連黃芩湯, Kb)의 한방방제로 처방된다. 고미건위제의 원료로 예부터 황벽나무 껍질을 대량으로 써왔으나 자원보호 문제가 있어서 최근에는 황련의 조직배양을 통해 베르베린을 대량생산하고 있다. 일본에서는 쥐오줌풀(P_{17})의 뿌리(길초근, 吉草根)나 황금(黃芩)(P_{18})의 뿌리(황금, 黃芩)는 민간약으로는 그다지 이용하지 않고, 주로 한방방제로 쓴다.

앞서 나온 삼황사심탕(Ka)이나 갈근황련황금탕(Kb)에는 황련(R_{10})과 함께

고미건위제
쓴맛으로 미각을 자극하여 위 기능을 증강하는 약. 용담, 황련 따위를 쓴다.

정장제
장(腸)을 깨끗하게 하여 장의 전반적인 기능을 좋게 하는 약. 특히 설사나 장내 이상 발효 따위를 가라앉히고 장의 소화흡수 운동 기능을 향상시킨다.

황금(R_{18})을 처방한다. 위의 방제 중 삼황사심탕(Ka)은 후한 때의 사람인 장중경(張仲景)이 저술한 《금궤옥함요략(金匱玉函要略)》에 기재돼 있다. 갈근황련황금탕(Kb)과 작약감초탕(Kc, 芍藥甘草湯)은 장중경의 다른 책인 《상한론(傷寒論)》에 나와 있다.

〈그림 6.1〉은 약용식물과 한방약의 관계를 단순화했다. 이 그림에 나온 생약을 써서 처방하는 약제로는 이 밖에도 대황감초탕(大黃甘草湯, 대황+감초), 대황황련사심탕(大黃黃連瀉心湯, 대황+황련), 지실작약산(枳實芍藥散, 지실+작약), 황금탕(黃芩湯, 황금+감초+작약+대추), 감초탕(甘草湯, 감초) 등이 있다.

이상에서 알 수 있듯이 근대약학은 약용식물에서 유효성분을 단리(분리), 동정(同定)**하는 일에서 시작하였으며 분석적인 접근이 중심이었다. 유효성분을 단리하면 그 성분의 유기화학합성을 시도하고, 이어서 화학구조의 일부를 수식(修飾)**하는 방식으로 약리작용은 더 강하면서 부작용이 적은 약제를 개발해왔다. 1960년대 후반부터 약리활성을 평가하기 위한 여러 종류의 스크리닝계(screening系) 방법을 개발하면서 다양한 식물에서 유효성분을 찾아내는 탐색적 접근이 가능해졌다. 그 결과 뇌혈관질환 치료제인 은행잎 진액(M_5)이나 주목 종류에서 단리한 항암제 택솔(M_6) 등의 개발로 이어졌다.

항암제인 택솔이나 디기탈리스 관련 강심배당체의 개발과정에서 보았듯이 근연(近緣)식물은 유연화합물(類緣化合物)**을 함유한 경우가 많다. 때문에 유효성이 더 뛰어나고 부작용도 적은 화합물을 찾기 위해 동속식물(同屬植物)의 성분에 관심이 쏠렸다. 약용식물의 수요보다 천연자원이 상대적으로 적을 경우에는 유효성분을 안정적으로 공급하기 위해 배양세포를 이용한 공업적 생산이나 유전자공학에 의한 새로운 형질도입 등의 방법도 사용한다.

약용식물이나 생약에 대한 지식을 심화하기 위해서는 식물학부터 출발하는 것이 정석이다. 그런데 이 분야의 책 중에는 식물형태학이나 식물분류학

동정
생물 분류학상의 소속을 정하는 일.

수식
효소단백질을 여러 가지 시약을 이용해 화학적으로 처리하여 성질을 변화시키는 것.

유연화합물(analog 혹은 analogue)
특정 화합물과 수용체 결합특성 등의 분자생물학적 성질이나 구조가 유사하지만, 특정 화합물의 원자 혹은 원자단이 다른 원자 혹은 원자단으로 치환된 구성을 지닌 별개의 화합물이다. 유사체, 유연체, 유사화합물이라고도 한다.

적 관점에서 기술한 것과[16~18] 식물성분에 기초를 둔 것이 많다.[19,20] 또 생약자원 이용의 관점에서 뿌리, 뿌리줄기, 잎, 열매, 나무껍질 등 이용부위별로 기재한 책도 있다.[21] 실용적인 의미에서는 약효별로 정리한 것이 편리하므로 일반인 대상의 책도 포함해서 해열제, 진통제, 건위제, 이뇨제 등 항목별로 설명한 것도 많다.[22~25]

2. 암 치료제로 쓰는 식물

일일초 및 그 동속(同屬), 서양주목 및 그 동속, 콰시아, 소태나무, 희수(한련목), 대왕참나무, 포도필룸 및 그 동속, 인삼, 율무, 감초, 방아풀 외 기타를 열거.

미국 국립암연구소에서는 사람의 암세포를 이용해서 항종양활성(抗腫瘍活性)을 보이는 식물성분에 대한 대규모 스크리닝을 시행했다.[26] 일본에서도 이토카와(糸川)가 세계 각국에서 수집한 약 4000종류의 재료를 검사해서 다양한 식물에서 항종양활성을 찾아냈는데, 이들 활성성분은 화학구조상 매우 광범위하다.[27]

관상용 식물로 화단에 심는 협죽도과(Apocynaceae)의 일일초는 마다가스카르와 인도가 원산지로 1780년경 일본으로 건너온 일년초다. 잎겨드랑이마다 매일 꽃이 핀다고 해서 일일초라는 이름이 붙었다. 일일초에는 빈카알칼로이드(vinca alkaoid)** 라고 불리는 인돌(indole)** 형 이합체(二合體, dimer)**의 알칼로이드가 함유돼 있다. 이 가운데 빈크리스틴(vincristine)**, 빈블라스틴(vinblastine)** 등은 식물 기원의 항종양제로 알려져 있다. 빈카알칼로이드의 어원은 일일초의 옛 학명인 '빈카 레시(Vinca Resea)'에서 유래한다. 동속의 빈카(Vinca major)도 빈카알칼로이드를 함유하여 마찬가지로 항종양제의 제조 원료로 쓴다.

서양주목은 주목과(Taxaceae)에 속하는 상록침엽수로 잎과 종자에 알칼로이드인 택시닌(taxine)과 미로시닌(milossine), 그리고 배당체(glociside)인 택시카틴(taxicatin)을 함유한다. 유럽의 전통적인 삼림약목으로서, 종자는 지사제(止瀉劑) 및 기침약으로, 잎은 구충제로 이용한다. 서양주목의 잎에 포함된 택소틴(taxotene)과 북미에 자생하는 태평양주목의 나무껍질에 함유된 택솔(taxol) 등은 강한 항종양활성이 있어서 항암제 개발연구 분야에서 주목받고 있다.

북동아시아와 일본에 동속인 일위엽(一位葉) 주목이 자생하는데, 이뇨, 통경(通經)**, 당뇨병 등에 쓰였다. 주목의 침엽과 나무껍질은 태평양주목의 나무껍질과 마찬가지로 강한 항종양활성을 보이는 택솔을 함유하여 일본에서도 삼림자원의 효과적인 이용을 위해 주목 침엽의 조제법과 택솔 함유량의 관계(그림 6.2) 등을 연구하고 있다.[28] 주목 종류의 열매(헛열매**)는 선명한 붉은색이며 종자를 포함한 육질의 가종피(假種皮)**는 단맛이 나고, 정원수로도 많이 심는다. 중국에는 동속의 미려홍두삼(美麗紅豆杉)이 자생한다. 그 종자는 혈비(血榧)라는 생약명으로 불리며 항종양성 디테르펜(diterpene)을 함유한다. 주목속의 속명은 탁수스(taxus)인데 이 말은 그리스어의 활(taxos)에서 유래했다. 주목 종류가 세계 각지에서 활의 재료로 쓰였기 때문이다. 아이누족도 주목으로 활을 만들었다.

소태나무과(Simaroubaceae)인 미국소태나무[수리남(Suriname wood) 또는 콰시아(quassia)]는 남미의 수리남과 서인도제도가 원산으로 열대 각지에서 재배되는 소고목(小高木)이다. 키는 약 3미터, 잎은 어긋나기**의 홀수깃모양겹잎**이다. 꽃은 가늘고 긴데 붉은 꽃잎이 아름다워서 관상용으로도 기른다.

통경
약으로 월경을 일으키는 것

헛열매
위과(僞果). 꽃받침, 꽃대의 부분이 씨방과 함께 비대해져서 된 과실. 무화과, 배, 사과, 양딸기 등이 있다.

가종피
헛씨껍질. 겉으로는 보통의 열매껍질과 같으나 실제로는 수정 후 태(胎) 자리나 주병(珠柄)이 비대해져서 씨를 싸게 된 열매껍질이다. 용안의 열매, 주목의 열매 따위에 있다.

어긋나기
호생엽서(互生葉序). 식물의 잎이 줄기의 마디 하나에 한 장씩 붙는 잎차례의 하나. 식물의 잎이 마디마다 방향을 달리하여 하나씩 어긋난다.

홀수깃모양겹잎 (odd pinnate, compound leaf)
잎줄기 좌우에 몇 쌍의 작은 잎이 짝을 이루어 달리고 그 끝에 한 개의 작은 잎으로 끝나는 깃모양 겹잎. 등나무, 조피나무 따위에서 볼 수 있다. 기수우상복엽(奇數羽狀複葉), 홀수깃꼴겹잎

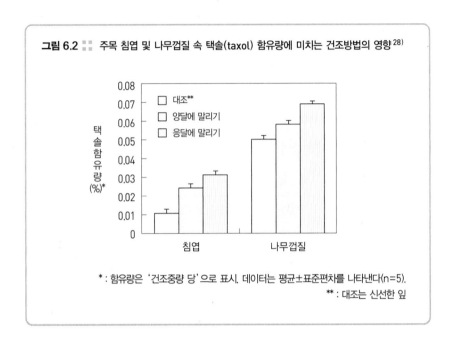

그림 6.2 ▒ 주목 침엽 및 나무껍질 속 택솔(taxol) 함유량에 미치는 건조방법의 영향[28]

택솔 함유량 (%)*

- □ 대조**
- □ 양달에 말리기
- □ 응달에 말리기

침엽　　　　나무껍질

* : 함유량은 '건조중량 당'으로 표시. 데이터는 평균±표준편차를 나타낸다(n=5).
** : 대조는 신선한 잎

선주민(先住民)의 민족약물로 나무줄기의 중심부(심재, 心材)를 고미건위, 강장, 해열, 구충제로 이용했다. 그 고미성분이며 변형 트리테르페노이드 (triterpenoid)의 일종인 쿠아시마린(quassimarin)에서 항종양활성을 확인했다.[29]

일본에서 나는 소태나무의 줄기와 가지에서 나무껍질을 제거하고, 목부를 주사위 모양으로 절단해서 건조한 것을 고목(苦木)이란 생약명으로 부르는데, 일본 약국방에 수재된 고미건위제다. 이 고미성분 역시 변형 트리테르페노이드의 일종으로 항종양활성이 있다.[30]

중국 중남부에 자생하는 니사과(Nyssaceae)의 희수(喜樹)는 한련목(旱蓮木)이라고도 부른다. 1966년 그 열매와 뿌리에서 단리된 알칼로이드 캄토테신 (camptothecine)[31]이 각종 실험동물에서 암에 대해 강력한 항종양작용을 보였다.[32] 임상실험까지 했지만 골수장애나 소화기장애 등의 부작용 때문에 실용화되지는 못했다. 그 뒤 임상이용을 목표로 각종 유도체를 합성한 결과, 캄토

테신보다 두 배 이상 강력한 항종양활성에 독성은 훨씬 적은 화합물(CPT-11)을 얻었다.[33] CPT-11은 그 뒤 이리노테칸(irinotecan)이라고 명명되었고, 현재 폭넓게 쓰이는 항암제다. 이리노테칸(CPT-11)은 토포아이소머라제(Topoisomerase)-Ⅰ의 저해제이며, DNA단일나선절단(single-stranded DNA break)[**]과 관련해서 DNA 합성을 억제하여 항종양작용을 한다.[34]

DNA단일나선절단
DNA의 손상이 이중나선 중 한 가닥에서만 일어나는 경우

산야에 자생하는 대극과(Euphorbiaceae, 大戟科) 예덕나무의 과피(果皮)에서 얻은 플로로글루시놀(phloroglucinol) 유도체에는 발암촉진인자 억제작용이 있다. 실험 쥐를 통한 2단계 피부발암시험에서 항종양활성을 확인했다(그림 6.3).[36] 또 이 성분은 항헤르페스바이러스 활성도 보였다.[37]

초본식물에서는 매자나무과(Berberidaceae)의 포도필룸과 히말라야 팔각련(八角蓮)의 뿌리줄기를 하제(下劑·장의 내용물을 배설시킬 목적으로 사용하는 약

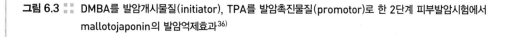

그림 6.3 ▪▪ DMBA를 발암개시물질(initiator), TPA를 발암촉진물질(promotor)로 한 2단계 피부발암시험에서 mallotojaponin의 발암억제효과[36]

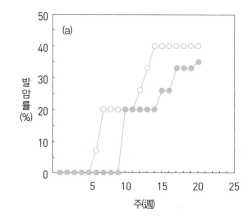
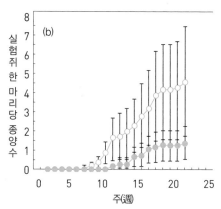

(a) 실험쥐의 발암률, (b) 실험쥐 한 마리당 종양수(평균±표준오차), ○ : DBMA+TPA 처리집단,
● : DMBA+TPA+mallotojaponin 도포집단(162nmol), DMBA : 7, 12-dimthyl-benz(a)anthracene, TPA : 12-o-tetradecanoylphorbol-13-acetate. 참고로, 그림 6.3의 10배 농도(1620nmol)로 피부에 도포한 경우에는 피부암의 발생이 억제되었다.

**
리그난(lignan)
n-페닐프로페인이 n-프로필 곁사슬의 β자리에서 2분자가 결합한 천연물의 총칭으로 동물시험에서 육종(肉腫)을 파괴하고 치료하는 작용이 있다고 판명되었다.

제)로 쓴다. 여기서 추출한 리그난(lignan)[**]인 포도필로톡신(podophyllotoxin)에 항종양작용이 있다.[38] 이 포도필로톡신을 리드 화합물로 해서 항종양제인 에토포사이드(etoposide)를 개발했다.[39] 에토포사이드는 이리노테칸과 유사한 메커니즘을 지닌 항암제다. 이쪽은 토포아이소머라제(Topoisomerase)-Ⅱ형의 저해제이며, DNA이중나선절단과 관련해서 DNA 합성을 억제한다.[40]

인삼에도 항종양활성이 있다.[41,42] 인삼에서는 다른 항암제의 작용을 증강하는 작용과 함께 부작용을 경감하는 효과도 있다.[43,44] 또 인삼은 혈압강하작용도 한다.[45] 학명이 파낙스 진셍(*Panax ginseng C. A Meyer*)인데 속명인 파낙스(Panax)는 '만병통치약'을 의미하는 라틴어다. 율무차로 알려진 율무는 종양억제성분인 코익세노라이드(coixenolide)를 함유하여 항종양제로써 이용이 기대된다.

생약 감초는 그 성분인 글리시리진(glycyrrhizin)에 항발암촉진물질활성이 있다. 감초진액이 실험 쥐의 자궁내막 발암에 대해 억제작용을 한 것으로 보아[46] 암 예방 측면의 활용이 기대된다.

일본에서 옛날부터 고미건위제로 이용해온 꿀풀과(Labiatea)의 방아풀은 지상부(地上部)만을 따로 연명초(延命草)라는 생약명으로 부른다. 이 고미성분에도 항종양활성이 있다.[47] 중국에서는 위에 소개한 식물을 포함해서 약 80종류의 식물을 암 치료를 위해 임상이용 혹은 시험 중에 있다. 그 밖에도 실험적으로 항종양활성을 보인 약 30종류의 식물과 암 예방에 효과가 있을 것으로 기대되는 약 20종류의 육상식물과 해조류 등 모두 130종류 이상의 식물이 지닌 항종양활성에 관심을 쏟고 있다.[48]

기타 항종양성과 관련한 식물을 다음에 열거한다.

• 히말라야에서 스리랑카의 음습지(陰濕地)에 자생하는 생강과(Zingiberaceae)의 봄울금은 카레의 향료로 유명한 울금(가을울금)과 동속종(同

屬種)이다. 뿌리줄기를 강황(薑黃)이라고 하며, 이담제(利膽劑)**와 방향성 건위제로 쓴다. 성분인 쿠르쿠민(curcumine)류는 실험 쥐의 결장암 세포 실험에서 암 세포의 기저막 침윤과 운동능력을 억제한다는 사실이 밝혀졌다.[9] 덧붙이자면 울금(Curcuma aromatica SALISB)의 학명은 아라비아어 쿠르쿰(kurkum, 노란색)에서 유래했다.

- 같은 생강과에 속하는 봉술(蓬蒁)은 아출(莪朮) 또는 봉출(蓬朮)이란 생약명으로 일본 약국방에 수재되어 있다. 방향성 건위제, 구어혈제(驅瘀血劑)로서 소화불량, 생리불순, 산증(疝症)** 등에 쓴다. 추출진액에 항종양활성 작용이 있다.[50]

- 인도네시아의 약용식물로 차속(茶屬, Thea) 식물에 기생하는 겨우살이과(Loranthaceae)의 '자주덩굴별꽃(Scurrula atropurpurea)' 함유한 지방산류(脂肪酸類)의 일종에서 시험관 실험(in vitro)을 통해 강한 암세포 침윤저해활성을 확인했다.[51]

- 꿀풀과(Labiatea) 와일드바질(wild basil)의 수추출물(水抽出物)이 배양암세포 A2058, HEp-2, L5178Y에 대해 강한 항종양활성을 보였다(그림 6.4).[52]

- 국화과(Compositae)인 사철쑥의 두상화(頭狀花)**나 꽃이 피었을 때의 전초(全草)를 인진호(茵蔯蒿)라고 부른다. 일본 약국방에 수재된 소염성 이뇨제로 황달, 간염, 두드러기, 부종 등에 쓴다. 직접적인 항종양작용도 있다.[53]

- 국화과 삽주의 뿌리줄기는 생약명으로 백출(白朮)이라고 하는데, 일본 약국방에 수재되어 있다. 이뇨제, 방향성 건위제, 강장제로 쓰지만 그 진액은 종양항체반응을 매개로 해서 항종양작용을 한다.[53]

- 부처손과(Selaginellaceae)의 석상백(石上柏) 전초를 중국에서는 대엽채(大葉菜)라고 하며 그 진액은 종양항체반응을 매개로 항종양작용을 한다.[53]

- 중국에 분포하는 콩과(Leguminosae) 고삼속(苦蔘屬) 땅비싸리(Sophora

** 이담제
담즙의 분비와 배설을 활발하게 하는 약.

** 산증
생식기와 고환이 붓고 아픈 병증.

** 두상화
꽃대 끝에 많은 꽃이 뭉쳐 붙어서 머리 모양을 이룬 꽃. 국화, 민들레, 해바라기 등이 있다.

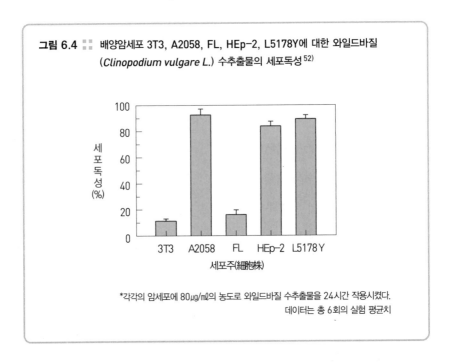

그림 6.4 배양암세포 3T3, A2058, FL, HEp-2, L5178Y에 대한 와일드바질
(*Clinopodium vulgare L.*) 수추출물의 세포독성[52]

*각각의 암세포에 80μg/㎖의 농도로 와일드바질 수추출물을 24시간 작용시켰다.
데이터는 총 6회의 실험 평균치

subprostrata Chun et T. Chen)의 뿌리는 생약명으로 산두근(山豆根) 혹은 광두근(廣豆根)이라고 한다. 해열, 해독, 진통에 효과가 있고 인후의 종양에 내복하며 부스럼과 치질, 타박상에는 외용한다. 육종 및 복수간암(腹水肝癌), 쥐에서 항종양 및 연명효과를 확인했다.[54]

• 산야에 자생하는 콩과 차풀은 열매가 달렸을 때의 지상부를 산편두(山扁豆)라고 부른다. 차제(茶劑)** 형태로 만들어서 정장, 이뇨, 완하제(緩下劑)**로 복용한다. 추출진액은 마이토마이신C(MitomycinC)로 유발된 차이니스 햄스터의 난소세포 염색체이상과 세포독성을 억제했다(그림 6.5).[55]

• 물푸레나무과(Oleaceae) 광나무의 과실을 생약명으로 왜여정자(倭女貞子)라고 하는데, 여정자(女貞子) 대용 강장제로 쓴다. 민간에서는 잎의 수침액(水沈液)을 종기에 바른다. 왜여정자의 추출진액이 사람의 비인후두암(鼻咽喉頭癌)에서 배양한 세포의 증식을 저해했다.[56]

**
차제
여러 가지 식물성 생약을 혼합하여 말려서 만든 약제. 끓는 물에 넣어 우려 내거나 달여서 먹는다.

**
완하제
묽은 반고형(半固形)의 똥을 배출하게 하는 설사약. 준하제(峻下劑)보다 약한 변비 치료약.

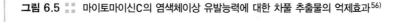

그림 6.5 :: **마이토마이신C의 염색체이상 유발능력에 대한 차풀 추출물의 억제효과[56]**

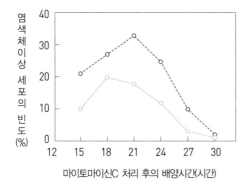

마이토마이신C로 1시간 처리 후의 염색체이상세포의 빈도를 나타냈다. 실선은 차풀 추출물을 첨가한 배지(培地), 점선은 차풀 추출물의 무첨가 배지를 나타낸다.

• 목련과(Magnoliaceae) 일본목련의 나무껍질은 후박 또는 왜후박으로 일본 약국방에 수재되어 있다. 흥복부의 팽만, 동통, 이뇨, 설사 등에 달여서 먹는다. 성분 중 마그놀올(magnolol)에 종양증식저해작용(그림 6.6) 및 카스파아제(caspase) 활성화에 따른 세포사(apoptosis) 유도능력(그림 6.7)이 있을 것으로 추정한다.[57]

• 단풍나무과(Aceraceae)에 속하는 안약나무의 나무껍질과 가지를 달인 물을 안약이나 간질환약으로 내복하거나 세안(洗眼)에 사용했다. 안약나무의 추출물이 쥐의 호염기성백혈병 세포주(RBL-2H3)의 탈과립(脫顆粒)을 억제하는 사실이 드러났다.[58]

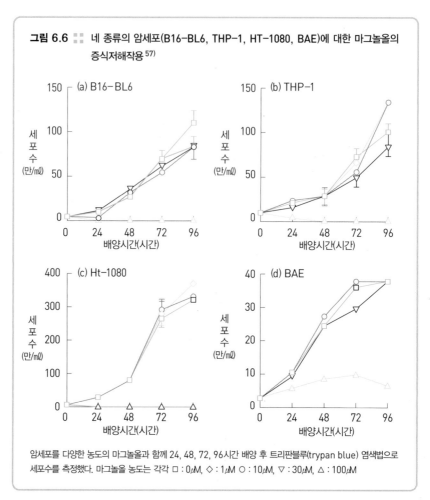

그림 6.6 네 종류의 암세포(B16-BL6, THP-1, HT-1080, BAE)에 대한 마그놀올의 증식저해작용 [57)]

암세포를 다양한 농도의 마그놀올과 함께 24, 48, 72, 96시간 배양 후 트리판블루(trypan blue) 염색법으로 세포수를 측정했다. 마그놀올 농도는 각각 □ : 0μM, ◇ : 1μM ○ : 10μM, ▽ : 30μM, △ : 100μM

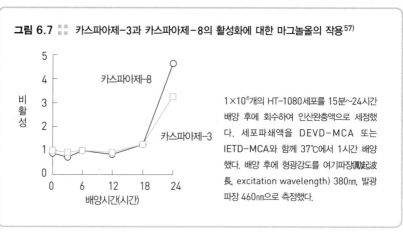

그림 6.7 카스파아제-3과 카스파아제-8의 활성화에 대한 마그놀올의 작용 [57)]

1×10^6개의 HT-1080세포를 15분~24시간 배양 후에 회수하여 인산완충액으로 세정했다. 세포파쇄액을 DEVD-MCA 또는 IETD-MCA와 함께 37℃에서 1시간 배양했다. 배양 후에 형광강도를 여기파장(勵起波長, excitation wavelength) 380nm, 발광파장 460nm으로 측정했다.

3. 심장질환 치료제로 쓰는 식물

디기탈리스 및 그 동속, 협죽도, 은방울꽃, 예덕나무, 인도사목.

강심배당체를 함유한 식물로 대표적인 것이 현삼과(Scrophulariaceae)의 디기탈리스다. 디기탈리스 잎은 일본 약국방에 극약으로 수록되어 있다. 강심제와 강심이뇨제의 원료다. 꽃은 적자색으로 보통 안쪽에 짙은 자홍색 반점이 있다. 흰색 혹은 흰색에 적자색 반점이 있는 것도 있어서 관상용으로 심는다. 디기탈리스의 꽃잎이 골무와 비슷하게 생겼다고 해서, '자주색 골무'를 뜻하는 라틴어 디기탈리스 퍼퓨리아(Digitalis purpurea)라는 학명이 붙었다. 영어 이름인 커먼 폭스글로브(common foxglove)에서 유래한 '여우장갑'이란 일본식 명칭도 있다.

디기탈리스는 앞에서도 설명했듯이 근대 서양의학에서 200년 이상 강심제로 이용해온 역사가 있다.[1~4] 디기탈리스에서 분리한 강심작용의 주성분인 디기톡신은 수용성이 낮아 체내 저장시간이 길고 부작용의 위험이 있어서 투여량 설정이 어려운 의약품이었다. 그래서 근연종인 털디기탈리스가 함유한 강심배당체 라나토사이드 C(lanatoside C)에서 디곡신(digoxin)을 유도했다. 디곡신은 디기톡신의 당쇄(糖鎖)에 수산기(水酸基)를 하나 부가한 구조로, 디기톡신보다 수용성이 높고 신장으로 배설되는 시간이 비교적 빨라 디기톡신보다 사용하기 쉬운 강심배당체이다.

최근 만성심부전 치료에서는 신경내분비차단제가 중심이 되긴 하지만 디기탈리스 관련 강심배당체는 지금도 처방 빈도가 높은 약제다.[3,4] 동속인 디기탈리스 루테아도 강심배당체를 함유하지만 성분이 다른 강심이뇨제다. 봄에 볼 수 있는 디기탈리스속의 로제트 잎은 허브의 일종이며 식용으로도 쓰는

지치과(Boraginaceae) 컴프리(comfrey) 잎과 비슷하니 주의가 필요하다.

가로수로 심는 협죽도과(Apocynaceae)의 협죽도 잎, 서늘하고 귀여운 흰색 꽃이 피는 백합과(Liliaceae) 은방울꽃과 독일은방울꽃의 뿌리 및 뿌리줄기, 예덕나무의 종자 등도 제각기 다른 강심배당체를 함유한다. 열대아시아의 고온다습한 삼림에 자생하는 상록저목(常綠低木)으로 재배하기도 하는 협죽도과 인도사목의 뿌리와 뿌리줄기는 여러 종의 유용한 알칼로이드를 함유한다. 그 중 아즈마린(ajmaline)은 중요한 항부정맥약물이다.[59]

4. 뇌혈관질환 치료제로 쓰는 식물

은행나무, 중국오수유, 울금.

은행나무는 은행나무과(Ginkgoaceae)에 속하는 중국 원산의 대형 낙엽고목으로, 먼 옛날 일본에 들어와 각지의 신사, 사찰, 교정, 가로수 등에 심어져 왔다. 열매인 은행은 청산배당체(靑酸配當體)를 함유하여 진해제로 기침을 멎게 하는 데 쓰며 식용하기도 한다. 은행잎은 특유의 플라보노이드(flavonoid) 류와 테르페노이드(terpenoid) 외에 알레르기성 물질인 깅콜산(ginkgolic acid)을 함유한다.

독일의 제약회사가 은행잎 성분의 약리활성에 관심을 갖고 여러 단계로 특수한 추출조작을 거쳐서 정제한 은행잎 진액(EGb761)을 상품화했다. EGb761은 뇌기능장애에 좋다고 해서 1960년대 말부터 독일에서 치매 등에 사용한다.[60] EGb761 같은 은행잎 진액은 뇌혈류를 좋게 하여(그림 6.8) 결과적으로 뇌기능장애가 개선되는 작용(그림 6.9)을 한다.[61] 유럽 각국에서는 뇌경색의 후유증이나 치매에 널리 쓴다.[5,6] EGb761 등의 은행잎 진액제제는 1980년

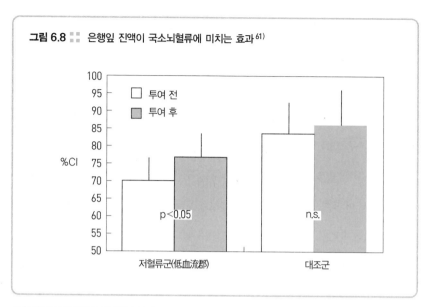

그림 6.8 :: 은행잎 진액이 국소뇌혈류에 미치는 효과 [61]

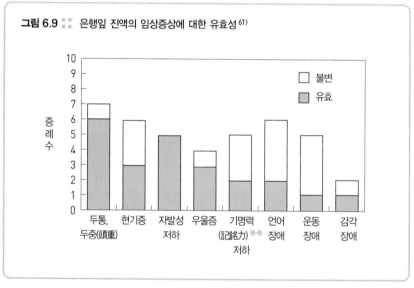

그림 6.9 :: 은행잎 진액의 임상증상에 대한 유효성 [61]

＊＊
기명
기억 과정에서, 새로운 경험을 머릿속에 새기는 일.

대 이래 뇌순환개선제 중에서 전 세계적으로 가장 많이 쓰는 의약품이다. [7]

은행잎 진액을 섭취하자 고혈압 환자의 혈압과 혈중요산농도가 저하되었고, 음용 종료 후에도 다시 원상태로 돌아가는 리바운드 현상을 보이지 않았다. [62] 은행잎 진액은 항종양제 시스플라틴(cisplatin)의 부작용인 청각장애를 현저하게 떨어뜨리며, 신장장애에 대한 경감효과도 있다.[63] 항종양성 물질도 얻을 수 있고[64] 쥐를 이용한 동물실험에서 급성 스트레스에 대한 항스트레스 효과도 보였다.[65]

참고로 현시점에서 은행잎 진액은 일본에서는 건강식품으로 나와 있지만 의약품으로는 승인이 나지 않았다. 일본에서 시판되는 은행잎 관련제품 가운데는 건조한 은행잎을 분쇄만 해서 파는 제품도 있다. 여기에는 독일 의약품 기준의 2000배에 달하는 1퍼센트 이상의 고농도로 깅콜산이 함유돼 있어 제품 섭취에 따른 알레르기 증상이 문제가 된 적도 있다. '건강식품'이라 해도 섭취할 때는 그 품질에 충분히 유의할 필요가 있다.

한방(漢方)에서 두통을 동반하는 질환에 자주 처방하는 생약인 오수유(吳茱萸)는 운향과(Rutaceae) 중국오수유(Evodia rutaecarpa BENTH)의 미성숙과실을 건조한 것이다. 오수유는 중국 원산인 암수딴그루 낙엽소고목(落葉小高木)으로 오래전에 일본에 들어와 각지에서 약목으로 사용되었다. 과실은 직경 약 6밀리에 편평하게 둥근 모양의 삭과(蒴果)[**]로, 익으면 자홍색을 띤다. 중국에서는 과실이 작은 오수유(evodia officinalis)도 오수유라고 한다. 오수유는 일본 약국방에 수록되어 있는데 진통, 건위, 이뇨제로서 두통 이외에도 복통, 옆구리통증, 구토, 가슴 통증에 쓴다. 최근 마취한 고양이를 사용한 실험에서 알칼로이드 성분인 DHED(dehydroevodiamine)에서 뇌혈류 증가작용을 확인했다.[66] 또 열탕추출액에 함유된 다당체 'evodiasaccharide-B'에서는 선택적 뇌혈류 증가작용을 보였다.[67]

급속한 고령화 사회의 도래와 함께 치매예방과 치료가 큰 문제가 되고 있다. 치매에는 뇌경색 등이 원인인 뇌혈관성 치매와 알츠하이머병이 있다. 알츠하이머병은 현재 확실한 치료법이 없어 예방이 중요하다. 카레를 자주 먹는 인도사람은 알츠하이머병 발병률이 미국인의 약 4분의 1 정도에 불과하다

[**]
삭과
익으면 과피(果皮)가 말라 쪼개지면서 씨를 퍼뜨리는, 여러 개의 씨방으로 된 열매.

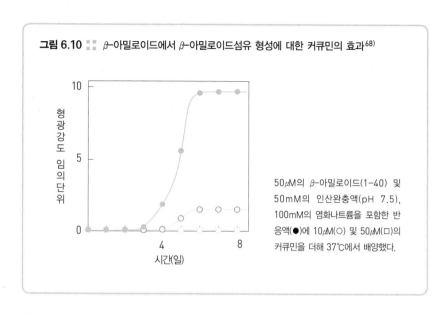

그림 6.10 ::: β-아밀로이드에서 β-아밀로이드섬유 형성에 대한 커큐민의 효과[68]

50μM의 β-아밀로이드(1-40) 및 50mM의 인산완충액(pH 7.5), 100mM의 염화나트륨을 포함한 반응액(●)에 10μM(○) 및 50μM(□)의 커큐민을 더해 37℃에서 배양했다.

는 사실을 통해 카레에 향신료로 들어가는 울금 성분에 관심이 쏠렸다. 울금은 열대동아시아 원산의 생강과(Zingiberaceae) 식물로, 영어로 터메릭(turmeric)으로 불리는 뿌리줄기의 황색분말을 향신료로 사용한다. 일본에서는 단무지를 착색할 때와 옷감을 염색할 때 사용한다. 울금의 생약명은 울금(鬱金)인데, 방향성 건위제와 이뇨제로 쓴다. 알츠하이머병은 β-아밀로이드(β-amyloid)의 대뇌 침착(沈着) 때문에 진행된다고 추측한다. 울금에 함유된 커큐민(curcumin)이 β-아밀로이드 생성을 억제한다는 사실이 드러나면서(그림 6.10)[68] 알츠하이머병 예방과 관련해 주목받고 있다.

5. 당뇨병 치료제로 쓰는 식물

대황, 두릅나무, 인삼 및 그 동속, 알로에속, 수리남체리(피탄가), 김네마 실베스터(당살초), 자바심황(Kunyit), 쓴풀(당뇨병 환자 감미료인 스테비아, 나한과).

대황(약용대황)은 마디풀과(Polygonaceae)에 속한다. 중국 서부 표고 3000 미터에서 4000미터에 달하는 산악고지에 분포하거나 재배되는 다년생초본으로 뿌리줄기가 굵으면서 황갈색을 보인다. 3년 이상 자란 대황의 뿌리줄기를 건조한 것이 생약인 대황(大黃)이다. 본종(本種) 외에 한국 북부에서 중국 동북부에 걸쳐 분포한다. 짙은 붉은색 꽃이 피는 장군풀(조선대황), 중국에서 티베트에 걸쳐 분포하며 깊게 갈라진 잎에 담홍색 꽃이 피는 장엽대황(금문대황), 담황색 꽃이 피는 당고특대황(*Pheum tanguticum* MAXIM.)과 함께, 일본에서 교배해서 만든 신주대황(新州大黃) 종류도 일본 약국방에 수록된 대황이다. 대황은 하제(下劑)와 건위정장제로 쓴다. 당대황(唐大黃)과 루바브(Rhubarb)에서 유래한 것은 화대황(和大黃, 일본대황)이나 토대황(土大黃)이라고 부르며 대황의 대용으로 쓴다. 루바브는 잎자루를 식용으로 써서 식용대황이라고도 하는데, 유럽에서 많이 재배한다. 대황을 포함한 한방방제는 단백뇨를 동반하는 당뇨병신증(糖尿病腎症)의 진행을 억제한다.[69]

두릅튀김으로 익숙한 두릅나무는 두릅나무과(Araliaceae)에 속하며 일본 각지의 산야에 넓게 분포하는 낙엽소고목이다. 나무껍질과 뿌리껍질을 두릅껍질이라고 하는데, 민간에서는 신경통과 당뇨병에 쓰며 어린 싹은 식용으로 쓴다. 중국의 호자총목(虎刺楤木, *Aralia chinensis*)의 나무껍질과 뿌리껍질은 총목백피(楤木白皮)와 총목근(楤木根)이라고 하는데, 당뇨병과 정장에 쓴다.[70]

조선인삼 또는 고려인삼으로 널리 알려진 생약은 두릅나무과(Araliaceae)인 인삼의 뿌리를 건조한 것으로, 올바른 생약명은 인삼이다. 인삼은 한반도와 중국 동북부 원산의 다년초로, 한반도와 중국, 일본, 러시아 등에서 재배한다. 인삼은 일본 약국방에 수록되어 있으며, 처리법에 따라 백삼과 홍삼으로 나뉜다. 백삼은 물에 씻은 뒤 그대로 건조한 것으로 백색을 띤다. 홍삼은 물에 씻은 뒤 쪄서 건조한 것으로 담갈색이다. 야생품은 산삼이라고 하여 한국에서는 귀중한 약재로 취급한다. 가는 뿌리삼을 모아놓은 것은 모인삼(毛人蔘)이라고 한다. 인삼은 건위강장제, 정력제, 습포약으로 위가 쇠약한 병약자에게 쓰며, 특정보건용 식품(特定保健用食品)** 으로 당뇨병에 좋다. [71]

성분으로는 인삼사포닌이라고 부르는 진세노사이드 사포닌(ginsenoside saponin:ginsenoside Ra~h, Ro, malonylginsenoside Rb$_1$, b$_2$, c, d 등)과 당류 등을 함유한다. 진세노사이드 사포닌의 일종(G-Rb$_2$)은 자연발증 당뇨병 쥐의 요알부민(尿albumin) 배설을 억제해서 신장중량(腎臟重量)의 증가와 신사구체(腎系球體)** 의 비대를 억제한다. [72] 인삼에서 얻은 글리칸(glycan)류는 알록산(alloxan) 당뇨병 쥐에서 현저한 혈당강하작용을 보였다. [73] 인삼 진액은 동물실험에서 만성 스트레스에 대한 항스트레스효과를 보였다. [65] 이 인삼속(Panax屬)은 뿌리를 약용으로 쓰는데, 각각의 생약명을 보면 일본의 죽절삼(*Panax japonicus* C. A. Meyer)은 죽절인삼(竹節人蔘), 미국삼(*Panax quinquefolius L.*)은 광동인삼(廣東人蔘), 삼칠삼(*Panax notoginseng* BURKILL)은 삼칠(三七), 전칠(田七) 혹은 인삼삼칠(人蔘三七)이라고 한다. 일본죽절삼은 숲속에서 자생하며 종소명(種小名-japonicus)에서 알 수 있듯이 일본 고유의 약용식물이다. 칠엽수(마로니에) 잎과 비슷하게 생긴 잎이 달린다. 뿌리줄기가 1년에 한 마디씩 성장하는데, 마치 대나무 마디처럼 생겼다고 해서 생약명이 죽절인삼이다. 이것도 일본 약국방에 수록되어 있으며 주로 진해거담제로 쓴다.

알로에는 백합과(Lillaceae) 알로에속 식물(*Aloe ssp.*)의 총칭이다. 알로에속은 아프리카에 자생분포하며 200종 가까이 알려져 있다. 그 속에는 변종이나 교배품종도 많아서 옛날부터 세계 각지에서 재배되었다. 모두 다년생으로 3미터까지 자라는 것도 있으며, 잎은 다육질(多肉質)의 반원주형(半圓柱形)에 끝이 뾰족하다. 잎 둘레에는 날카로운 가시모양의 톱니가 있다. 생약 알로에의

특정보건용 식품

일본에서 식품이 지닌 특정 보건용도를 표시해서 판매하는 상품. 특정보건용 식품으로 판매하기 위해서는 식품마다 유효성과 안전성 심사를 받아야 하며, 일본 정부의 허가를 받아 표시할 수 있다.

신사구체

콩팥 피질부(皮質部)의 모세혈관이 실로 만든 작은 공 모양을 이룬 작은 조직체. 혈액을 여과하여 혈구나 단백질 이외의 성분을 보먼주머니로 보내 오줌을 만든다.

기원식물은 산지에 따라 다른데, 다음의 알로에속 식물을 들 수 있다. 알로에 아프리카나(A. africana MILL.), 용두금(A. arborescens MILL.), 알로에 바이네시(A. bainesii TH. DYER.), 알로에(A. barbadensis MILL.), 알로에 페록스(A. ferox MILL.), 알로에 마르로티이(A. marlothii BGR.), 소코트라 알로에(A. perryi BAKER), 부채알로에(A. plicatilis MILL.), 알로에 스페키오사(A. speciosa BAK.), 핀보스 알로에(A. succotrina LAM.), 알로에 베라(A. vera L.) 등이다.

이용부위는 잎의 액즙을 건조한 것(로카이)과 생잎(알로에)인데, 일본 약국방에 수록돼 있다. 건위, 완하, 소염, 지혈, 종기치료제로 쓸 때에는 내복하고, 화상, 창상, 궤양, 벌레 물린 데에는 생잎을 외용한다. 생즙을 건강음료로 마시며, 특정보건용 상품으로 당뇨병에 좋다. 생약알로에는 자연발증 당뇨병 쥐의 식이섭취 과정 중 글루코오스 부하 시 혈당치를 떨어뜨렸다(그림 6.11).[74]

남미에는 고혈압과 당뇨병에 좋다고 해서 마테차와 섞어서 자주 마시는 피탄가(pitanga) 혹은 난가피리(nangapiry)라 불리는 민간약이 있다. 이는 도금양과(Myrtaceae) 수리남체리(Eugenia uniflora LINN.)의 잎을 건조한 것이다. 수리남체리는 브라질, 파라과이, 아르헨티나, 우루과이 등 남미에 분포하는 상록고목으로, 달콤한 방향을 풍기는 하얀 꽃이 잎겨드랑이에 하나씩 핀다. 잎은 발한, 해열, 건위제로도 쓴다. 나무껍질은 소아용 설사약으로 쓰고 과실은 생식한다. 성분으로는 잎에 정유와 베타-시토스테롤(β-sitosterol), 플라보노이드 등을 함유한다. 이 나무의 수성(水性) 진액에는 탄수화물소화저해제(α-glucosidase inhibitor : AGI)인 항당뇨병약 아카보스(acarbose)에 필적하는 저해활성을 지닌 함질소당류(含窒素糖類) 'uniflorine-A'와 'uniflorine-B'가 함유돼 있다(표 6.1).[75] 실험 쥐를 사용한 자당(蔗糖, sucrose)부하실험에서도 현저한 혈당강하를 보였다. 이외에도 동속인 'E. sulcata SPRING ex

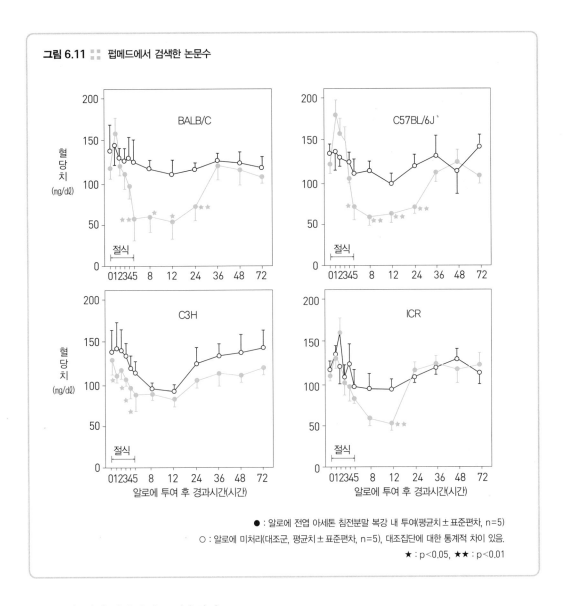

그림 6.11 ░ 펍메드에서 검색한 논문수

● : 알로에 전엽 아세톤 침전분말 복강 내 투여(평균치±표준편차, n=5)
○ : 알로에 미처리(대조군, 평균치±표준편차, n=5), 대조집단에 대한 통계적 차이가 있음.
★ : p<0.05, ★★ : p<0.01

MART.' 역시 마찬가지로 이용한다.

　중국 남부 및 인도가 원산인 상록덩굴식물로, 저목림(低木林) 내에 자생하는 박주가리과(Asclepiadaceae)의 당살초(糖殺草, 김네마실베스터)는 줄기와 잎을 김네마잎(차)이라고 부르며, 미각(단맛과 쓴맛)을 마비시키는 교미제(矯味劑)로 쓴다. 특정보건용 식품으로 당뇨병에 좋다. 중국에서는 뿌리를 포함한 전체

표 6.1 :: 수리남체리(*Eugenia uniflora L.*)에서 분리한 세 종류 화합물의 α-글루코시다아제(α-glucosidase) 저해 활성[75]

	50% 저해농도	
	말타아제(μM)	수크라아제(μM)
uniflorine-A(1)	12.5	3.1
uniflorine-B(2)	4.0	1.8
화합물3	500	270
아카보스(Acarbose)	2.0	2.9

를 찧어서 외상, 종기, 관절통에 외용한다.[76]

인도네시아에서 자생 혹은 재배하는 여러해살이풀인 자바심황(Kunyit)은 생강과(Zingiberaceae)에 속한다. 뿌리줄기는 비대한 원통형이고, 자라면 짙은 노란색이 되어 자극성의 방향을 풍기며 쓴맛이 난다. 뿌리줄기에서 전분을 얻을 수 있으며, 현지에서는 뿌리줄기를 코끼리의 만병통치약으로 쓴다. 스트렙토조토신(streptozotocin) 유발성 당뇨병 쥐에 대해 뿌리줄기 진액은 혈청 글루코오스와 트리글리세리드 농도, 지방산의 불포화화, 담즙산의 배설 같은 측면에서 당뇨병의 여러 증상을 현저하게 개선했다.[77]

일본의 3대 민간약 중 하나인 쓴풀은 용담과(Gentianaceae)에 속하는데, 개화기의 전초를 당약(當藥)이라고 부르며, 일본 약국방에 수록된 고미건위제이다. 당약 진액이 스트렙토조토신 유발성 당뇨병 쥐의 혈당치를 유의하게 저하시켰다.

치료약은 아니지만 당뇨병 환자를 위한 감미료로 쓰는 식물이 있다. 국화과 스테비아(stevia)의 잎은 자당의 수백 배 단맛을 내는 디테르펜 배당체를 함유한다. 나한과(羅漢果)는 중국에서 나는 박과(Cucurbitaceae) 여주속(屬)의 'Momordica grosvenori SWINGLE'의 과실로 자당의 300 배 단맛을 내는 변형(變形) 트리테르페노이드(triterpenoid) 배당체를 함유한다. 이들은 감미료 외에도 저칼로리 식품으로 이용한다.

6. 신경통, 류머티즘 치료제로 쓰는 식물

돌외, 알로에속, 방기, 갓과 그 동속, 율무, 개다래나무.

돌외는 박과(Cucurbitaceae)에 속하며 일본 각지의 산야에 자생하는 암수딴그루의 덩굴성 다년생초본이다. 잎은 단맛이 나며, 민간에서는 지상부를 건조해서 사용한다. 이뇨, 강장, 소염, 해독, 거담제로 쓰며, 두통이 있는 사람, 신경통이나 류머티즘에 건강차로 복용하면 좋다.[78] 성분으로는 인삼과 유사한 사포닌류를 함유한다. 민간에서는 앞서 소개한 알로에속의 차를 갈아서 환부에 붙이면 신경통, 류머티즘, 관절통이 사라진다고 알려져 있다.

방기는 새모래덩굴과(Menispermaceae)의 낙엽성 덩굴 목본으로 암수딴그루 식물이다. 약용부위는 줄기, 뿌리줄기 및 뿌리이다. 생약명은 방기(防己) 또는 한방기(漢防己)로, 일본 약국방에 수록되어 있다. 소염, 진통, 이뇨를 목적으로 한방처방하며, 그 외에 진통제로 신경통, 류머티즘, 관절통에 복용한다.

향신료로 알려진 갓은 십자화과(Cruciferae) 식물이다. 중국 혹은 중앙

아시아가 원산이라고 하며, 일본에서도 옛날부터 재배해왔다. 과실은 각과(角果)로 내부에 직경 1.5밀리의 황색 구형 종자가 들어 있다. 흑겨자는 적갈색 종자, 백겨자(서양겨자)는 황색 또는 황갈색 종자를 가지며 같은 목적으로 이용한다. 종자의 생약명은 개자(芥子)다. 발적(發赤)**에 습포제로 외용하며 신경통, 류머티즘, 관절통을 없앤다.[79] 향신료로써 식욕증진에 쓰고, 카레가루 매운맛의 원료이기도 하다. 신미성분(辛味成分)으로 함유된 개자유(芥子油)배당체 시니그린(sinigrin)이 효소 미로신(myrosin)에 의해 가수분해되면서 강자극성 AITC(allyl-isothoicyanate)를 생성하여 신미성을 띤다. 백겨자는 함유배당체(含硫配當體)인 시날빈(sinalbin)을 함유한다.

율무차로 잘 알려진 율무는 벼과(Gramineae) 식물이다. 베트남이 원산지며 열대와 온대에서 자생하는 일년초로, 중국을 거쳐 일본으로 건너와 재배되고 있다. 과실은 끝이 뾰족한 약 1.2센티의 타원형으로, 익으면 광택이 나는 암갈색을 띤다. 낟알은 딱딱하지만 염주(Coix lachryma-jobi)처럼 딱딱한 에나멜질은 아니고, 손톱으로 누르면 쉽게 갈라진다. 외관은 염주와 비슷하지만 꽃차례가 아래로 처진 쪽이 율무다. 씨껍질을 제거한 종자의 생약명이 의이인(薏苡仁)이다. 한방에서는 이뇨, 배농(排膿)**, 소염, 진통, 진경(鎭痙)**, 자양강장제로 쓴다. 민간에서는 사마귀가 났을 때나 거친 피부에 사용한다. 진통제로 신경통, 류머티즘, 관절통에 쓴다. 동남아시아 각국에서는 식용곡물이다. 염주의 과실은 천곡(川穀)이라고 해서 의이인의 대용으로 쓴다.

개다래나무는 다래나무과(Actinidiaceae) 다래나무속(Actinidia)의 덩굴성 낙엽저목이다. 중국, 일본의 산지에 넓게 분포한다. 개화기에는 근처의 잎이 순백색으로 변한다. 과실은 직경 약 1센티, 길이 1~2센티의 긴 타원형 장과(漿果)**로 가을에 노랗게 익으며 다수의 종자를 포함한다. 이용부위는 과실에 진딧물 종류가 기생해서 생긴 혹 모양의 벌레집이다. 생약명은 목천료(木天蓼)

로 한방에서는 진통, 강장, 건위제로 쓰고,[80] 진통제로는 ‘신경통, 류머티즘, 관절통에 복용한다.

또 개다래주(木天蓼酒)의 원료이며, 어린 과실을 소금에 절여서 먹기도 한다. 성분으로는 고양이속 동물을 성적으로 흥분시키는 이리도이드(iridoid)계 마타타비락톤류(matatabi-lactone類)를 함유하여 고양이의 만병통치약으로 여긴다. 동속인 쥐다래나무의 잎은 개화기에 담홍색으로 변하며 벌레집이 생기지 않는다. 일본의 산지에 자생하는 다래나무속 식물로는 이 밖에도 다래가 있다. 다래 잎은 꽃이 필 때 색이 변하지 않기 때문에 개다래나무나 쥐다래나무보다 눈에 띄지 않는다. 도호쿠(東北)지방의 민간에서는 수액을 각기병, 진해, 거담, 심장병, 신장병 등에 쓴다. 친숙한 과일인 키위는 중국 원산의 동속 식물 중국다래(양다래)를 뉴질랜드에서 품종 개량한 것이다.[81]

7. 위, 십이지장궤양 치료제로 쓰는 식물

예덕나무, 황벽나무, 감초, 미국소태나무, 미치광이풀, 일본사시나무, 기타.

예덕나무는 대극과(Euphorbiaceae)에 속하며, 일본과 중국에 널리 분포하는 암수딴그루 낙엽고목이다. 성장이 빠르고 줄기는 여러 갈래로 갈라져서 우거지며, 높이는 약 7미터까지 자란다. 회갈색 나무껍질 잎은 길쭉한 모양으로 어긋난다. 잎몸은 거꿀달걀꼴로 셋으로 가늘게 갈라져서 끝이 뾰족하고, 잎 가장자리는 물결형태를 이룬다. 어린 새잎은 홍적색의 별모양 털로 덮여 있어서 아름다운 빨간색으로 보인다. 과실은 직경 약 7밀리의 구형(球形) 삭과(蒴果)로 황갈색 선점(腺点)과 연한 가시가 많다. 익으면 세 갈래로 벌어지면서 흑자색 구형 종자가 나온다. 약용으로는 나무껍질과 잎을 사용한다. 나무껍질은 위산과다와 위궤양에, 잎은 담석과 종기에 복용하며, 나무껍질과 잎을 욕탕제 형태로 피부염, 류머티즘, 신경통에 쓴다. 나무껍질은 정장제다. 종자에는 강심배당체, 과피에는 항종양, 항발암촉진물질활성, 항헤르페스바이러스활성을 지니는 플로로글루시놀(phloroglucinol) 유도체를 함유한다.[37] 동속인 비당나무의 과피(果皮)에 나는 섬모는 '카마라'라는 생약으로 기생충 구제약으로 쓴다.[82]

삼림에 자생하는 약목들의 왕이라 할 수 있는 것이 운향과(Rutceae)의 황벽나무다. 아시아 북부와 일본 각지의 산지에 자생하는 암수딴그루의 낙엽고목으로, 높이는 약 15미터에 달한다. 가지의 외피는 엷은 황갈색의 두꺼운 코르크질로 덮여 있는데, 겉에 세로로 홈이 나 있고 내피는 황색이다. 일본에는 화태황벽나무(넓은잎황벽나무), Phellodendron japonicum, Phellodendron lavallei의 세 가지 변종이 자생하는데, 마찬가지로 약용으로 쓴다. 겉을 벗긴 나무껍질의 생약명은 황백(黃柏)이다. 고미건위, 소화불량, 장내살균, 정장 등에 복용하며,[11] 한방에서는 해열, 수렴제(收斂劑)** 로 염증에 쓴다.[11] 또 타박상에 외용한다. 진액은 다라니스케[陀羅尼助, 나라 현, 네리구마(練雄), 호쿠리쿠(北陸), 산인(山陰) 지방], 백초(百草, 나가노 현) 등의 이름으로 불리는 각지의 전통적인 위장약을 만드는 원료다. 성분으로는 알칼로이드인 베르베린(berberine), 팔마틴(palmatine), 매그노프롤린(magnoflorine), 펠로덴드린(phellodendrine)과 고미질(苦味質)인 오바쿠논(obakunone), 리모닌(limonin) 등을 함유한다. 의약품인 염화베르베린의 제조 원료다. 대만의 대만황벽, 중국의 황피수(黃皮樹)의 나무껍질도 같은 용도로 쓴다.

생약 감초에는 여러 종의 기원식물이 있는데, 대표적으로 기록된 것이 만주감초다. 만주감초는 중국 북부, 몽골, 시베리아 등에 널리 분포하는 콩과(Leguminosea)의 다년생초본으로 길이는 1~3미터에 달한다. 줄기 밑 부분이 목질화하면서 뿌리줄기에서 사방으로 땅속줄기를 뻗는다. 동북감초, 서북감초, 양외감초라는 이름으로 유통되는 생약의 기원식물로 보고된다. 유럽감초(또는 광과감초)도 감초의 기원식물이다.

이 밖에도 러시아감초와 신강감초의 기원식물로 보이는 창과감초(脹果甘草), 페르시아감초의 기원식물로 보이는 'Glycyrrhiza glabra L. var. violaceae BOISS'와 'G. glabra L. var. pallida BOISS.'도 모두 생약 감초에 넣는다. 약용부위는 뿌리와 줄기다. 진통, 진경, 진해, 거담, 완화(緩和), 감미교미제(甘味矯味劑)로 많이 쓰고, 글리시리진(glycyrrhizin)의 제조 원료다. 쥐를 이용한 수침구속(水沈拘束) 스트레스 모델에서, 감초 진액의 항궤양작용을 확인했다.[83] 성분은 감미(甘味) 사포닌인 글리시리진과 플라보노이드 배당체인 리퀴리틴(liquiritin) 등을 함유한다.

미국소태나무(수리남, 콰시아)의 나무껍질은 카리브 해 지역과 브라질 북부에서 위궤양의 민간약으로 널리 쓴다. 〈표 6.2〉에 나온 대로 실험 쥐를 이용한 실험에서 미국소태나무의 항궤양활성도 인정되었다.[84] 시메티딘(cimetidine)은 과도한 위산분비를 억제하여 위궤양과 십이지장궤양에 효과적인 치료제인데, 미국소태나무의 각종 추출물은 저온구속(低溫拘束) 자극 스트레스 유도성 위궤양 모델에서 시메티딘보다도 강한 항궤양작용을 보였다.

유독식물인 미치광이풀은 일본 특산의 가지과(Solanaceae) 다년초로, 각지의 산간 음습지에 자생한다. 줄기는 직립해서 성글게 가지가 갈라지는데, 풀 길이는 약 60센티이며 뿌리줄기는 마디 형태를 보인다. 이른 봄 잎겨드랑이에 종 모양의 짙은 보라색 꽃이 피는데, 길이는 2센티 정도이다. 초여름에 지상부는 말라서 없어진다. 뿌리와 뿌리줄기의 생약명을 낭탕근(莨菪根), 잎을 낭탕엽(莨菪葉)이라고 한다. 알칼로이드인 히오시아민(hyoscyamine), 스코폴라민(scopolamine), 아트로핀(atropine) 등의 성분을 함유한다. 진통, 진경제로 위통, 위경련, 위산과다, 위궤양에 쓰이며, 낭탕 진액, 낭탕 팅크(tincture), 유산 아트로빈 등의 제조 원료다.

버드나무과(Salicaceae)의 일본사시나무는 암수딴그루의 낙엽고목으로 산지에서 자생한다. 나무껍질이 아스펜(Aspen)이라고 불리는 천연물질이다. 나무껍질에 배당체 살리신(salicin)과 탄닌을 함유한다. 나무껍질 추출 진액을 사용한 쥐 실험에서 위궤양에 대한 치료효과를 보였다.[85]

삼나무는 낙우송과(Taxodiaceae)에 속하는 일본 특산의 상록침엽수로, 혼슈~규슈[야쿠시마(屋久島)]에 자생한다. 유용수종으로 각지에 산재해 있는데 재목가격의 침체 등으로 솎아베기, 가지치기 같은 관리가 안 된 숲도 많고,

표 6.2 ░░ 인도메타신(Indomthacin)/베타네콜(bethanecol) 및 저온구속 자극에 의해 유도된 실험 쥐의 위궤양에 대한 미국소태나무(*Quassia amara*) 추출물과 시메티딘의 효과[84]

위궤양 모델	처리 (경구투여)	투여량 (mg/kg)	사례수 (事例數)	궤양지수(mm)	궤양형성 억제율(%)
인도메타신/베타네콜	대조	–	8	11.1±2.6	–
	시메티딘	100	8	4.8±2.1[*3]	56.8
	70%에탄올추출물	100	8	8.6±2.3[*1]	22.5
	100%에탄올추출물	100	8	8.5±1.5[*1]	23.4
	디클로로메탄추출물	100	8	5.5±1.6[*3]	50.5
	헥산(hexane)추출물	100	6	5.9±1.7[*3]	46.8
저온구속자극스트레스	대조	–	6	7.5±1.2	–
	시메티딘	100	6	3.3±1.6[*3]	57.3
	70%에탄올추출물	100	6	2.2±0.8[*3]	70.7
	100%에탄올추출물	100	6	1.5±0.8[*2]	80.0
	디클로로메탄추출물	100	6	3.0±1.1[*3]	60.0
	헥산추출물	100	6	1.3±0.5[*3]	82.7

궤양지수는 평균±표준오차로 표시했다. 분산분석결과 : 인도메타신/베타네콜 유도궤양에 대해서는 $F_{(5, 42)}=11.739(p<0.05)$, 저온구속자극유도궤양에 대해서는 $F_{(5, 30)}=27.097(p<0.05)$
Dunnett's 검정 : [*1]$p<0.05$, [*2]$p<0.01$ [*3]$p<0.0001$

최근에는 삼나무꽃가루 알레르기의 원인으로 꽃가루알레르기 환자가 기피하는 존재가 되었다. 쥐에게 각종 화학물질과 스트레스를 부하해서 실험적인 위궤양을 만들어냈더니 삼나무 잎에서 나온 정유가 강한 항궤양작용을 보였다. 유효성분으로는 모노테르펜(Monoterpenes)인 'terpinen-4-ol'과 세스퀴테르펜(sesquitezpene)인 에레몰(elemol)이 분리되었다.[86]

삼나무 잎도 약용자원(藥用資源)으로 활용할 수 있다면 임업진흥과 삼나무 꽃가루 알레르기 대책이라는 두 가지 측면에서 커다란 의의가 있을 것이다. 앞서 말한 대로 은행잎 진액과 인삼 진액은 쥐를 이용한 구속 스트레스 위궤양 모델에서 각각 급성 및 만성 스트레스에 대한 항스트레스 작용을 보였다 (그림 6.12).[65]

아마존 지역의 대극과(Euphorbiacear) 약용식물 '*Croton cajucara* BENTH.'는 나무껍질을 위장질환에 이용해왔다. 성분으로 디히드로크로토닌(dehydrocrotonin), 푸란(furan)** 형 디테르펜과 정유를 함유한다. 쥐를 이용한 실험에서 정유의 위궤양치료와 위점막 보호작용을 확인하였다.[87]

** 푸란
수소원자와 결합된 탄소 네 개와 산소 한 원자로 된 헤테로 고리 화합물.

8. 외상치료제 및 살균제로 쓰는 식물

식나무, 황련, 털머위, 약모밀, 오이풀 외 기타.

가을부터 겨울에 걸쳐, 붉은 열매와 광택이 나는 푸른 잎으로 숲속에서 눈길을 끄는 식나무는 낙우송과(Cornaceae)에 속하는 암수딴그루 높이 3미터의 상록저목이다. 일본 원산으로 정원수로도 사용하는데, 무늬가 들어간 원예품종이 여럿 있다. 과실은 약 2센티의 타원형 핵과(核果)** 로, 익으면 아름다운 홍색을 띤다. 생잎을 화상, 종기에 외용한다. 앞에서 나온 건위제 다라니스케

** 핵과
장과(漿果)의 하나. 씨가 굳어서 된 단단한 핵으로 싸여 있는 열매로, 외과피는 얇고 중과피는 살과 물기가 많다. 복숭아, 살구, 앵두 따위가 있다. 보통 하나의 방에 한 개의 종자가 들어 있다.

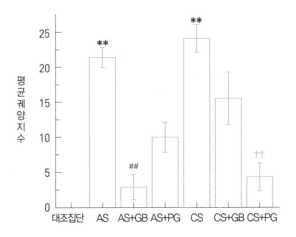

그림 6.12 ▦ 급성 및 만성 스트레스 부하에 의한 쥐의 위궤양 발생과 생약 진액 투여
에 의한 위궤양 발생 예방효과[65]

급성 스트레스집단(AS)에는 150분간 구속 스트레스를 1회만, 만성 스트레스집단(CS)에는 150분간 구속
스트레스를 매일 1회 7일간 연속으로 부하했다. 스트레스 부하집단에는 각각 30㎎/㎏의 은행잎 진액
(GB) 또는 100㎎/㎏의 인삼 진액(PG)를 매일 경구 투여했다. 모든 집단의 동물 수는 7마리이며, 평균치
±표준오차를 그림으로 나타냈다.
** : 대조집단과 비교해서 p<0.01로 유의차 있음.
\#\# : 급성 스트레스집단(AS)과 비교해서 p<0.01로 유의차 있음.
†† : 만성 스트레스집단(CS)과 비교해서 p<0.01로 유의차 있음.

와 백초의 원료이기도 하다. 성분은 이리도이드 배당체인 아우큐빈(aucubin)
을 함유한다.

황련은 미나리아재비과(Ranunculaceae)의 다년초다. 잎은 뿌리에서 무더기
로 나오고 잎자루가 길며 세 개의 소엽(小葉)으로 이루어진 겹잎(복옆)이다. 세
장씩 달린 작은 겹잎(一回三出)이 국화잎과 닮은 국엽황련(菊葉黃連), 세 장씩
달린 작은 겹잎이 둘 달린 모습(二回三出)이 미나리와 비슷한 미나리황련, 세
장씩 달린 작은 겹잎이 셋 달린(三回三出) 좀미나리황련이 있다. 이른 봄에 약
20센티의 꽃줄기를 뻗어서 흰색 작은 꽃이 1~3개 달린다. 뿌리줄기는 짧게
옆으로 뻗으며 다수의 수염뿌리가 나고, 절단면은 샛노란 색이다. 수염뿌리

를 불에 쬐어 말리고 남은 뿌리줄기의 생약명이 황련(黃連)이며 고미건위제다.

성분은 베르베린, 콥티신(coptisine), 재테오르히진(jateorrhizine), 팔마틴 등의 알칼로이드인데, 베르베린에 항균작용이 있다.[13,14] 크기가 작고 매화와 닮은 꽃이 달리는 매화황련, 고산에서 볼 수 있는 세잎황련과 세잎매화황련은 일본에서는 쓰지 않지만, 북미에서는 세잎황련의 전초를 고미건위제로 쓴다.[88] 중국에는 운남황련(雲南黃蓮, *C. teetoides* C. Y. CHENG), 아미야련(峨嵋野蓮, *C omeiensis* C. Y. CHENG)이 있는데, 해독과 열병에 쓴다.[89] 이 밖에도 세계 각지의 황련속(屬) 식물을 약용으로 쓴다.

정원에서 볼 수 있는 털머위는 국화과에 속하며, 일본(후쿠시마 현 서쪽), 한반도, 중국 해안에 많이 자생하는 상록다년초다. 두꺼운 뿌리줄기는 갈색을 띠고, 잎은 근생엽(根生葉)**으로 잎줄기가 길며, 잎몸은 광택이 있는 원형 혹은 신장형(腎臟形)인데, 잎 가장자리에는 돌기모양의 톱니가 있다. 10월경에 꽃줄기가 서고 줄기 윗부분에 샛노란 두상화 여럿이 산방형(繖房形)**으로 달린다. 이용부위는 뿌리줄기, 잎, 줄기다. 뿌리줄기는 건위, 식중독, 설사에 복용한다.[90] 말린 잎은 종기, 습진, 화상, 베인 상처, 타박상, 독충자상에 외용한다.[90] 줄기나 잎을 달인 물은 어패류로 인한 식중독에 좋다.[90] 잎줄기는 식용한다. 규슈에 자생하는 변종 오키나와털머위도 같은 식으로 쓴다.

일본의 3대 민간약 중 하나인 약모밀은 삼백초과(Saururaceae)에 속하며, 각지에 자생하는 다년초다. 장마 때 수상꽃차례**로 꽃이 피는데, 꽃잎과 꽃받침이 없는 담황색의 작은 꽃이 촘촘히 핀다. 화서(花序)의 밑부분에는 4장의 하얀 총포(總苞)**가 있어서 마치 꽃잎처럼 보인다. 꽃이 피었을 때의 지상부를 약용으로 쓴다. 색약명은 중약(重藥)이다. 정장제로 완하, 이뇨, 해독에 복용하고, 민간에서는 생약을 말려서 화농, 종기, 치질, 외상 등에 외용한다. 축농증에는 생잎을 둥글게 말아서 콧구멍에 넣는다. 총포가 여덟 겹인

** **근생엽**
뿌리나 땅속줄기에서 직접 땅위로 나온 잎.

** **산방형**
꽃자루의 길이가 아래에 달리는 것일수록 길어져서 꽃이 거의 정면으로 가지런하게 피는 모양.

** **수상꽃차례**
한 개의 긴 꽃대에 꽃자루가 없는 꽃이 이삭처럼 촘촘히 붙어서 피는 꽃차례. 수상화서(穗狀花序).

** **총포**
꽃대의 끝에서 꽃 밑동을 싸는 비늘 모양의 조각. 잎이 변한 것으로 국화과의 두상꽃차례와 산형과의 산형꽃차례에서 볼 수 있다.

여덟겹약모밀과 잎에 반점이 있는 무늬약모밀(카멜레온약모밀) 같은 관상용 품종도 있다. 일본의 3대 민간약은 약모밀과 함께 앞에 나온 쓴풀(용담과)과 쥐손이풀과의 이질풀을 말한다.

오이풀은 장미과(Rosaceae)에 속하며 아시아와 유럽에 널리 자생 분포하는데, 일본의 산야에서도 흔히 볼 수 있는 다년초다. 뿌리와 뿌리줄기를 지유(地榆)라고 해서 수렴(收斂) 및 지혈제로 각종 출혈증에 사용한다. 지사제와 거담제로도 복용하며, 달인 물은 함수제(含漱劑, 양치약)로 구내염에 쓴다.[92] 화상, 습진, 피부염, 창상에는 외용한다.[91]

최근 많은 항생물질에 내성을 지닌 다제내성균(多劑耐性菌, multi-drug resistant organism)이 차례차례 등장하고, 임상에서는 메틸실린 내성 황색포도구균에 대한 대책이 시급한 실정이다. 이런 가운데 한방에서 유래한 항균 성분에 관심이 쏠리고 있다.[93]

• 감초에서 얻은 쿠마린 유도체(glycyrol, glycyrin, isoglycyrol, glycyocoumarin)는 충치와 관련 있는 스트렙토코커스 뮤탄스(Streptococcus mutans, 뮤탄스균 : 충치균)에 대해 강한 항균작용을 보인다.[94]

• 물레나무과의 서양고추나물은 유럽 원산의 초본으로, 전초를 창상치료제, 장염의 수렴제로 쓴다.[95] 만성 불면증[96]이나 가래에도 사용한다.

• 서아프리카에 분포하는 국화과 관목 베르노니아 아미그달리나(Vernonia amygdalina)는 야생 침팬지가 약용으로 섭취하는 식물로도 알려져 있다.[97,98] 나이지리아에서 각종 감염증을 치료하기 위해 오래전부터 사용해온 민간약이다. 이 식물의 추출물이 다제내성균과 황색포도구균 등에 항균작용을 한다.[99] 그람양성균에 대한 항균작용을 보이는 성분인 세스퀴테르펜 락톤(sesquiterpene lactones)은 실험 쥐의 백혈병 세포(P-388, L-1210)에 대해 강한 항종양활성도 보였다.[100]

• 코알라의 먹이로 유명한 유칼립투스는 도금양과에 속하는 오스트레일리아 원산의 상록고목이다. 잎의 정유(유칼리유)에는 소염, 거담, 방부작용이 있다.[101] 방충제나 향료로 쓴다. 유칼립투스 잎의 추출물이 치주병원성 세균의 증식을 억제하는 항균작용을 보였다.[102]

• 꿀풀과의 정향나륵(tree basil)은 인도 원산으로 추측되는 다년초로, 아시아와 아프리카, 아메리카에 자생한다. 하부는 목질화하며, 높이는 1~2.5미터로 저목(低木)처럼 보인다. 전체에서 강한 향을 풍겨 향미채소로 쓴다. 잎에서 채취한 정유를 향료로 쓰는데, 항균작용(그림 6.13)도 한다.[103,104] 꿀풀과의 와일드바질은 불가리아에서 외상치료제로서 특히 전시 등에 사용해온 민간약이다. 에탄올 추출물과 프로필렌글리콜(propylene glycol) 추출물이 그람양성균, 그람음성균**에 대해 강한 항균작용을 보였다. 다제내성균에 대해서도 효과가 있다.[105]

• 옻나무과(Anacardiaceae) 향춘의(香椿擬)는 높이 10미터가 넘는 낙엽고목으로, 일본에서는 규수에 드물게 자생한다. 나무껍질은 오안과수피(五眼果樹

**
그람음성균(Gram
negative bacillus)
그람 반응에서 염색되지
않는 세균. 대장균, 이질
균, 임질균, 젖산균, 콜레
라균, 페스트균 따위로
소화 효소에는 약하며 페
니실린의 작용을 잘 받지
않는다.

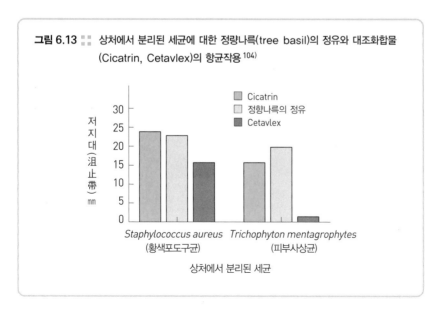

그림 6.13 상처에서 분리된 세균에 대한 정량나륵(tree basil)의 정유와 대조화합물 (Cicatrin, Cetavlex)의 항균작용[104]

표 6.3 :: 화상환자에 대한 향춘의 나무껍질 추출물의 치료효과[107]

변수	실험군 (상춘의 나무껍질 추출액) (n=20)	대조군 (생리식염수) (n=19)
평균치유일수	11	17
치유일수의 4분위 수치		
25%치	9	10
50%치	10	14
75%치	12	23
화상부위의 감염건수	7	16
항생물질 추가가 필요한 건수	12	18
간호에 곤란을 동반한 환자수	3	19
통증의 강도(환자 혹은 간호자의 판단에 의거)		
매우 강하다	2	10
적다	17	9
자료 없음	1	0

✳✳
좌상
외부에서 둔중한 충격을
받아 피부 표면에는 손상
이 없으나 내부의 조직이
나 내장이 다치는 일.

✳✳
방향신미제
약리학상의 방향신미건
위제. 정유 또는 신미성
분을 함유하여 내복하면
위장점막을 자극해 반사
적으로 소화액 분비를 촉
진한다. 식품의 향신료로
도 사용한다.

✳✳
고미팅크(tincture)
등피, 용담, 산초 따위의
생약을 알코올이나 물과
알코올의 혼합액에 담가
유효성분을 뽑아내어 만
든 약. 황갈색을 띠고
쓴맛이 나며 건위제로
쓴다.

皮)라고 하며, 달인물을 창상, 화상, 음낭습진에 외용한다.[106] 베트남 병원에
서 화상환자에게 나무껍질 수성(水性) 진액을 외용했더니 회복이 빠를 뿐 아니
라 화상부위의 감염이 적었다고 한다(표 6.3).[107]

• 포르투갈의 약용식물인 감람과(Burseraceae) 산트리아 트리메라[*Santiria
trimera*(OLIV.) AUBREV.]의 나무껍질은 창상, 좌상(挫傷)✳✳에 사용한다. 나
무껍질 정유는 항균작용을 한다.[108]

• 운향과(Rutaceae)의 초피나무와 '*Zanthoxylum piperitum* DC. f.
brevispinosum MAKINO'의 과피를 생약명으로 산초(山椒)라고 한다. 방향신
미제(芳香辛味性劑)✳✳이다. 해독약으로도 쓰며,[109] 고미팅크(苦味tincture)✳✳의 원
료다. 정유는 항균작용을 한다.[110]

9. 항원충제로 쓰는 식물

천심련, 미얀마흑단(thinwin), 수리안바왕(surian bawang), 레몬드롭망고스틴[*Garcinia intermedia*], 산타마리아, 맘미애플, 복나무, 고삼, 월계수

말라리아는 동남아시아와 아프리카 등지에서 들어온 외래감염증으로 1920년대부터 1930년대 후반까지만 해도 연간 수만 명의 환자가 발생했다. 열대, 아열대지역에는 지금도 말라리아원충을 매개하는 학질모기속의 모기가 많아서 연간 150~200만 명이 말라리아로 사망한다. 리슈만편모충증(leishmaniasis)[**]과 수면병(trypanosoma症)[**]도 열대나 아열대지방에 생식하는 모래파리(sand fly)와 체체파리(tsetse fly)가 매개하는 위험한 원충감염증이다. 지구온난화가 진행되면서 이들 원충 매개 곤충의 서식범위가 확대될 가능성이 있어 원충감염증에 대한 대책의 일환으로 식물에서 유래한 항원충제의 탐색연구가 광범위하고 끈기 있게 추진되고 있다.

■ 천심련(안드로그라피스) 쥐꼬리망초과(Acanthaceae)

인도 원산의 일년초로 줄기는 네모진 모양으로 곧게 서고 풀 길이는 0.3~1미터다. 잎은 마주나며 전연(全緣)[**]에 양끝이 뾰족한 타원형이다. 산형꽃차례[**]로 잎겨드랑이에 꽃이 달리며, 화관은 끝이 두세 개로 갈라진 흰색이고, 하순(下脣)에 푸른 점이 있는 꽃을 피운다. 과실은 길이 약 2센티로, 익으면 열매가 벌어지는데 안에는 여덟 개의 종자가 있다. 전초에 고미성분(andrographoid, kalmeghin)을 함유한다. 조추출물(粗抽出物)[**]은 시험관 실험에서 말라리아원충인 클로로퀸(chloroquine) 저항성주(抵抗性株)와 감수성주(感受性株)의 양주에 대해 활성을 보였다. 항말라리아약의 원료가 될 가능성이 있다.[111]

**
리슈만편모충증
리슈만편모충에 의한 감염증. 리슈마니아증이라고도 한다.

**
수면병
서아프리카의 콩고 강, 남아메리카의 아마존 강 유역 등에 발생하는 전염성 풍토병. 트리파노소마 감비엔제(gambiense)라고 하는 편모충류가 체체파리 따위를 매개로 인체의 혈액 속에 기생하여 발생한다. 두통, 부종(浮腫), 뇌종(腦腫)을 일으키며 수면상태에 빠지고, 마침내 혼수상태가 되어 사망한다.

**
전연
잎의 가장자리에 톱니가 없고 매끈하게 생긴 것.

**
산형꽃차례
꽃대의 끝에 여러 꽃자루가 방사상으로 나와, 그 끝에 꽃이 하나씩 피는 꽃차례.

**
조추출물
생물재료에서 얻어진 추출조제물로 충분히 정제하지 않은 것.

総상꽃차례

긴 꽃대에 꽃자루가 있는
여러 개의 꽃이 어긋나게
붙어서, 밑에서부터 피기
시작하여 끝까지 미치어
피는 꽃차례.

협과

꼬투리로 맺히는 열매.

■ 미얀마흑단, 콩과(Leguminosae)

미얀먀에서 틴윈(thinwin)으로 불리는 중고목(中高木)으로 옅은 타르향이 난
다. 줄기는 직경 약 50센티에 달하며 나무껍질은 회갈색으로 매끄럽다. 잎은
소엽 세 쌍으로 된 홀수깃모양겹잎이다. 총상(總狀)꽃차례 ** 로 줄기 끝에 흰
색 꽃을 피운다. 과실은 길이 5~12센티, 폭 2.5~5센티의 협과(莢果) ** 다.
나무의 강도와 내성이 커서 고급가구 등에 이용한다. 목재 추출물은 시험관
스크리닝에서 강한 항리슈만편모충증활성을 확인했다. [112)

■ 수리안바왕(surian bawang), 멀구슬나무과(Meliaceae)

미얀마에서 수리안바왕(surian bawang)이라고 불리는 중고목이며, 나무는
적갈색으로 방향(芳香)이 있다. 잎은 깃모양겹잎으로 소엽에는 톱니가 있다.
꽃은 밑으로 수그려서 핀다. 종자에는 한쪽에 날개가 달려 있다. 목재는 내구
성과 항균성이 있어서 가구나 건축 재료로 쓴다. 목재 추출물에서, 시험관 스
크리닝에서 항리슈만편모충증활성을 확인했다. [112)

■ 레몬드롭망고스틴, 물레나물과

멕시코에서 파나마에 걸쳐 분포하는 고목으로, 높이는 20미터에 이른다.
현지에서는 '작은 레몬'이란 뜻의 리몬칠로(limoncillo)라고 부르며 과실은 식
용한다. 잎에서 얻은 프레닐화 크산톤(Prenylated Xanthone)과 'guttiferone
A'에서 항트리파노소마활성을 확인했다. [113)

■ 산타마리아, 물레나물과

중남미, 서인도제도에 자생하는 고목으로 높이가 약 30미터에 달한다. 타
원형에 광택 있는 가죽질감의 잎이 마주난다. 총상꽃차례로 흰색 꽃이 달리

고, 과실은 핵과다. 나무에는 분홍, 주황색으로 짙은 줄무늬가 있다. 목재는 건축, 가구, 목공에 사용한다. 심재(心材)에서 얻은 4-페닐 피라노쿠마린 (phyenyl pyranocoumarin)류가 강한 항트리파노소마활성을 보인다. [113]

■ 맘미애플, 물레나물과

서인도제도, 남미 북부 원산의 상록고목으로 높이가 약 15미터에 달한다. 잎은 마주나며, 광택 있는 가죽질감에, 길이 12~15센티의 계란형 전연(全緣) 둔두(鈍頭)**이다. 꽃은 흰색으로 단생(單生)하는데, 향이 좋고 직경은 약 5센티, 꽃잎은 4~6장이다. 과실은 직경 10~15센티의 구형으로 끝이 유두상 (乳頭狀)이다. 과피는 갈색, 과육은 주황색으로 방향을 풍긴다. 과실은 생식하고 수액은 술(mammey wine)의 원료다. 과피 성분에 항트리파소마활성이 있다. [114]

둔두
잎사귀, 꽃받침 조각, 꽃잎 따위의 끝이 무딘 것.

■ 복나무, 물레나물과

아열대산의 암수딴그루 상록고목. 뿌리가 강해서 오키나와 등지에서는 방풍 목적으로 인가의 울타리로 심는다. 높이는 약 18미터에 달하고, 줄기의 직경은 1미터에 이른다. 잎은 마주나며 잎자루가 짧고, 잎의 길이는 약 10센티에 넓은 타원형이다. 가죽질감이 나는 두꺼운 표면은 광택 있는 짙은 녹색이다. 꽃은 8월경 피는데, 담황색에 크기가 작아서 눈에 잘 띄지 않는다. 과실은 직경 약 3센티의 구형으로 익으면 황갈색을 띠며, 속에는 세 개의 종자가 들어 있다. 노란색 색소염료로 쓰는 나무껍질은 강한 항트리파노소마 작용을 하는 'garciniaxanthone'과 'subelliptenone'(표 6.4) 그리고 이중분자 플라보노이드인 'fukugetin', 'isofukugetin', 'garcibin' 등을 함유한다. [115] 학명이 'Garcinia subelliptica MERR.'인데, '일리프티카(elliptica)'는 타원형

표 6.4 :: 복나무(*Garcinia subelliptica* MERR.)의 나무껍질에서 분리한 7종류의 화합물과 겐티아나 바이올렛(Gentian violet), 케토코나졸(Ketoconazole)의 시험관 항트리파노소마 작용 및 세포독성[74]

	Epi.[*1]	Try.[*2]	HeLa.[*3]
Garciniaxanthone A	66μM	8μM	50μM
Garciniaxanthone B	158	16	17
Subelliptenone H	190	114	>253
Subelliptenone B	51	25	43
Subelliptenone A	162	54	77
Garciniaxanthone E	>430	47	10
Fukugetin	>500	>500	
Gentian violet	24	2	2
Ketoconazole	94	377	>188

[*1] 상편모형(上鞭毛型, epimastigotes)의 Trypansoma cruzi에 대한 MC$_{100}$[48시간 뒤에 완전히 부활화(不活化)하기 위한 최소농도]
[*2] 추편모형(錐鞭毛型, trypomastigotes)의 *T. cruzi*에 대한 MC$_{100}$
[*3] HeLa세포에 대한 50% 증식저해농도

을 의미하는 라틴어로서 넓은 타원형 잎 때문에 붙은 학명이다.

■ **고삼(苦蔘), 콩과(Leguminosea)**

시베리아에서 중국에 걸쳐 넓게 분포하며, 일본 각지의 산야에 자생하는 다년초다. 줄기는 원주형으로 다소 목질화하고, 뿌리에서 모여 나서 곧게 자라는데, 길이는 1미터 안팎이다. 초여름에 길이 10~20센티의 담황색 나비모양 꽃이 총상꽃차례로 줄기 끝에 여럿 달린다. 뿌리는 생약명을 고삼(苦蔘)이라고 하는데, 고미건위와 수렴지사(收斂止瀉) 작용이 있다. 한방에서는 이뇨, 해열, 가려움증을 가라앉히는 목적으로 처방한다.[116] 달인 물은 농업용 살충제로 쓴다.[117] 고삼의 모종(母種)인 넓은잎고삼은 항트리파노소마작용[118] 외에도 급성 및 만성 가려움증에 항소양작용(抗搔痒作用)을 한다.[119]

■ 월계수, 녹나무과(Lauraceae)

잎을 월계엽 혹은 로렐이라고 부른다. 향료나 소스의 향미원료로 쓴다. 과실의 생약명은 월계실(月桂實)이라고 하며, 방향성 고미건위제로 이용한다. 잎과 과실은 류머티즘에 외용한다.[120] 최근 월계수에서 항트리파노소마활성이 있는 테르페노이드를 추출하였다.[121]

10. 기타 일본 산야에 자생하는 약초와 약목

〈표 6.5〉에는 지금까지 언급한 것 외에 일본의 산야에 자생하는 주요 약용식물에 대해 이용부위와 생약명 등을 정리했다.

11. 의료원료 공급원으로서 삼림의 역할

예부터 삼림은 식량과 목재, 연료 등의 공급원으로서 인류를 지탱해왔을 뿐만 아니라, 병든 사람들을 치유하는 약용식물의 공급원으로서도 중요한 역할을 담당해왔다. 인류가 오랜 세월 동안 사용해온 약용식물 대부분은 초원이나 벌판이 아닌, 숲속에서 자생하는 식물이었다. 숲의 최하층부에는 다양한 초본류와 저목층(低木層)의 수목이 우거지고, 그 위에는 중목(中木), 또 그 위에는 임관부(林冠部)를 구성하는 고목층의 수목이 가지를 뻗고 있다. 초원이나 벌판과 비교하면 삼림은 입체적인 구조를 지니며, 다양한 동식물이 살아가는 삶의 터전이다. 이번 장에서는 식물 기원의 생약에만 초점을 맞췄다. 그러나 웅담(반달가슴곰, 불곰의 담낭), 사향(사향노루의 사향샘 분비물), 섬소(두꺼비의 독샘 분비물) 같은 동물 기원의 생약도 중요한 역할을 해왔다. 숲은 이들 동물의 서식처이기도 하며, 인류의 건강은 숲속 동식물의 다양성에 기대어

표 6.5 일본의 산야에 자생하는 약초와 약목

종명(이명)	과명	이용부위	생약명	응용
댕댕이덩굴 (댕강넝쿨)	새모래덩굴과 (Menispermaceae)	줄기와 뿌리	목방기(木防己)	〈한방〉 이뇨, 진통, 해열, 완하제. 〈민간〉 신경통, 류머티즘, 관절염 등의 부종.
소나무	소나무과 (Pinaceae)	나무 및 수지 , 잎	수지 : 송진, 목재 및 수지에서 얻은 정유 : 테레빈유, 정유를 뺀 수지 : 로진	송진 : 강장, 진해제. 테레빈유 : 피부의 발적약으로 신경통, 류머티즘에 외용. 잎 : 말린 잎을 동맥경화와 고혈압의 예방, 간기능 개선 등에 달여서 먹고, 몸을 따뜻하게 하기 때문에 소아야뇨증에 좋다. 위장병과 기침약으로도 쓴다.
으름덩굴	으름덩굴과 (Lardizabalaceae)	줄기	목통(木通)[국]	소염, 이뇨, 배농(排膿), 통경.
일본음양곽	매자나무과 (Berberidaceae)	지상부	음양곽(淫羊藿)[국]	강장, 정력제.
쇠무릎, 털쇠무릎	비름과 (Amaranthaceae)	두꺼운 뿌리	우슬(牛膝)[국]	이뇨, 통경, 강장제, 〈한방〉 부인병에 처방.
족도리풀	쥐방울덩굴과 (Aristolochiaceae)	뿌리 및 뿌리줄기	세신(細辛)[국]	해열, 이뇨, 진해, 진통, 거담제.
꿀풀	꿀풀과 (Labiatea)	이삭꽃	하고초(夏枯草)[국]	이뇨, 소종약(消腫藥)으로 결핵성 경부임파선염, 방광염에 쓴다.
질경이	질경이과 (Plantaginaceae)	종자, 전초	종자 : 차전자(車前子) [국], 전초 : 차전초(車前草) [국]	차전자 : 진해거담, 소염이뇨제로 상용. 차전초 : 지혈, 진해거담, 소염이뇨제. 〈민간〉 생잎을 말려서 종기를 빨아내는 데 쓴다.
벌사상자	산형과 (Umbelliferae)	과실	사상자(蛇床子)[국]	습진, 옴 등의 피부병에 외용.
얼레지	백합과 (Liliaceae)	비늘줄기	편율(片栗)	식용, 자양강장, 완화, 하제, 비늘줄기의 전분은 편율분(片栗粉)

종명(이명)	과명	이용부위	생약명	응용
쥐오줌풀	마타리과 (Valerianaceae)	뿌리와 뿌리줄기	길초근(吉草根) 혹은 힐초근(纈草根)	정신안정과 히스테리의 치료, 한방에서는 진정, 진통, 통경제로 처방. 쥐오줌풀 팅크의 제조원료.
노랑하눌타리	박과 (Cucurbitaceae)	종자, 뿌리, 과실	종자 : 괄루인(括樓仁), 뿌리 : 괄루근(括樓根) [국], 과실 : 괄루실(括樓實)	괄루인을 진해, 거담, 진통, 소염해열제. 괄루근은 지사, 강장, 거담, 이뇨해열제이며, 젖을 잘 나오게 하는 효과가 있다. 뿌리의 전분은 천화분(天花粉)으로 쓴다. 괄루실은 해열, 지사 진통에 쓴다.
짚신나물	장미과 (Rosaceae)	개화기의 전초	선학초(仙鶴草) 또는 용아초(龍牙草)	수렴, 지혈, 지사제로 쓴다.
수뤼나물 (구개초, 냉초)	현삼과 (Scrophulariaceae)	뿌리줄기		민간에서 이뇨제로 쓰며, 류머티즘과 관절염에 사용.
애기똥풀	양귀비과 (Papaveraceae)	전초	백굴채(白屈菜)	백굴채를 진경, 진통제로 썼지만, 유독성 때문에 현재는 쓰지 않는다. 〈민간〉 자른 부분에서 나오는 유액을 사마귀약, 습진, 피부병에 외용.
칡	콩과 (Leguminosae)	뿌리	갈근(葛根)[국]	〈한방〉 발한, 해열, 진경에 처방.
녹나무	녹나무과 (Lauraceae)	잎과 나무	나무 : 장뇌수(樟腦樹)	신경통, 타박상에 외용. 향료, 방취방충제로 쓰는 장뇌의 원료. d-camphor는 혈관중추, 호흡중추흥분작용이 있어서 캠퍼주사로 잘 알려진 의약품.
조장나무	녹나무과 (Lauraceae)	근피(根皮), 가지와 잎	근피 : 조장근피(釣樟根皮), 가지와 잎의 정유 : 조장유(釣樟油)	근피는 위장병, 각기나 부종에 달여서 복용하며, 지혈제로서 혹은 옴에 외용. 또 피부병과 관절통의 욕탕제. 조장유는 비누의 향료, 향수원료.

종명(이명)	과명	이용부위	생약명	응용
이질풀	쥐손이풀과 (Geraniaceae)	개화 전의 지상부	현초(玄草)[국]	수렴성 지사제로 정장(整腸)에 사용.
황금	꿀풀과 (labiatae)	뿌리	황금(黃芩)[국]	한방에서 소염, 해열, 지사제로 쓰인다.
목련, 북목련	목련과 (Magnoliaceae)	꽃봉오리를 말린 것	신이(辛夷)[국]	한방에서 진정, 진통제로, 두통, 치통, 비염(특히 축농증)에 달여서 사용.
석류	석류나무과 (Punicaceae)	간피(幹皮), 지피(枝皮), 근피(根皮), 과피(果皮)	간피, 지피 및 근피 : 석류근피(石榴根皮), 과피 : 석류피(石榴皮)	석류근피를 기생충 구제약으로 쓴다. 중국에서는 과피를 지사제, 인후염의 함수제로 사용.
촛대승마	미나리아재비과 (Ranunculaceae)	뿌리줄기	승마(升麻)[국]	한방에서 발한해열, 해독, 소염에 쓰며, 또 구내염, 편도선염의 함수제로 사용.
청미래덩굴	백합과 (Lillaceae)	뿌리줄기	발계 혹은 일본산귀래 (日本山歸來)[국]	배농, 해독약. 〈민간〉 이뇨와 신경통에 달여서 사용.
작약	작약과 (Paeoniaceae)	뿌리	작약(芍藥)[국]	한방에서는 진통, 진경, 통경의 목적으로 처방하며, 부인병 약으로 쓴다.
인동	인동과 (Caprifoliaceae)	잎, 꽃봉오리	잎 : 인동(忍冬)[국], 꽃봉오리 : 금은화(金銀花)	인동, 금은화 모두 해열, 해독약으로 종양, 편도염, 피부병에 복용. 또 욕탕제로 습진, 땀띠, 화농증, 피부미용에 좋다. 금은화로 담근 술을 인동주라고 하는데, 피를 맑게 하며[淨血] 해독효과가 있다.
등자나무	운향과 (Rutaceae)	과피, 미숙과실	과피 : 등피(橙皮)[국], 미숙과실 : 지실(枳實)[국]	등피는 방향성 고미건위제, 또 고미팅크, 등피팅크의 원료. 지실도 방향성 고미건위제로 소화불량, 위하수에 처방. 쥐 실험에서 정유 및 잎의 수성(水性) 진액에 불안해소, 진정효과가 확인되었다.

종명(이명)	과명	이용부위	생약명	응용
잔대	초롱꽃과 (Campanulaceae)	뿌리	사삼(沙蔘)	진해, 거담, 강장제.
더덕	초롱꽃과 (Campanulaceae)	뿌리	[한반도에서는 사삼(沙蔘/砂蔘)]	진해, 거담, 강장제. 식용으로도 쓴다.
왜당귀	산형과 (Umbelliferae)	뿌리 및 뿌리줄기	당귀(當歸)[국] 또는 왜당귀	통경, 진정, 정혈, 강장을 목적으로 부인병 약으로 처방.
남천	매자나무과 (Berberidaceae)	과실, 잎, 뿌리	과실 : 남천실(南天實)	남천실은 천식, 백일해 등의 진해제. 민간에서는 기침약과 강장제로 쓴다. 생약에 살균작용과, 생선으로 인한 식중독의 해독효과가 있다고 여겨지며, 또 멀미에도 잘 듣는다고 한다. 뿌리는 통증을 멎게 할 때나 황달에 달여서 복용하면 좋다.
일본육계	녹나무과 (Lauraceae)	근피	육계(肉桂) 혹은 일본계피(日本桂皮)	방향성 건위제, 구풍제(驅風劑)**, 발한해열, 수렴, 진구(鎭嘔), 진통제로 계피와 마찬가지로 사용하며, 그 외에 과자용 향료의 원료로 쓴다.
덧나무	인동과 (Caprifoliaceae)	줄기와 잎, 꽃	줄기와 잎 : 접골목(接骨木), 꽃 : 접골목화(接骨木花)	접골목은 염좌, 타박상에 외용하며, 소염제 및 이뇨제로 부종에 복용한다. 접골목화는 발한해열제로서 감기에 쓴다.
붉나무	옻나무과 (Anacardiaceae)	벌레집, 과실, 잎	벌레집 : 오배자(五倍子), 과실 : 염부자(鹽麩子), 잎 : 염부엽(鹽麩葉)	오배자는 수렴지혈, 해독약이며, 탄닌산, 갈산(gallic 酸), 피로갈롤(pyrogallol)의 원료. 또 염직용(染織用)이나 잉크 제조에도 사용한다. 염부자, 염부엽은 주독(酒毒), 혈변(血便)에 달여서 복용한다.

**
구풍제
창자 안에 차 있는 가스를 배설시키는 약.

준하(峻下)

작용이 센 약으로 장내의 음식 찌꺼기나 대변, 유독물질을 제거해 대변으로 배출하거나 체내에 머물러 있는 실열(實熱)을 씻어 내리는 일. 또는 그런 치료법

종명(이명)	과명	이용부위	생약명	응용
찔레나무	장미과 (Rosaceae)	헛열매 혹은 과실	영실(營實)[국]	하제(준하, ** 완하)로 쓴다. 중국에서는 부종, 각기, 신장염, 이뇨에도 사용한다.
산오갈피나무	두릅나무과 (Araliaceae)	근피	오가피(五加皮)	강장제, 오가피주(酒)로 이용.
참마	마과 (Dioscoreaceae)	뿌리줄기	산약(山藥)[국]	한방의 자양강장제. 식용한다.
구릿대	산형과 (Umbelliferae)	뿌리 및 뿌리줄기	백지(白芷)[국]	진통, 진정, 통경, 정혈제로 각종 부인병에 쓴다.
용담	용담과 (Gentianaceae)	뿌리 및 뿌리줄기	용담(龍膽)[국]	고미건위제로 소화불량, 식욕부진에 쓴다.

제14개정 일본 약국방 수록품에는 생약명 뒤에 [국]을 붙였다.

유지돼왔다고 해도 과언은 아니다.

전 세계에 분포하는 다양한 삼림생태계는 각종 생약원료가 되는 동식물을 길러왔다. 또 같은 약용식물이라 해도 기후나 토양조건의 차이로 함유성분의 종류나 구성에 미묘한 차이가 있다. 약용식물을 재배해서 생약원료를 확보하는 일이나 유효성분을 화학적으로 합성하려는 노력도 물론 필요할 것이다. 그러나 굳이 클로로킨(chloroquine) 내성 말라리아 치료제의 예를 들지 않아도, 다양한 약효성분을 만들어내는 능력을 지닌 동식물의 생존기반을 확보하는 일이야말로 매우 중요하다.

지구온난화 때문에 앞으로 북반구에서는 동식물이 북상하거나 고지대로 서식지를 옮겨갈 것이다. 그러나 야생동물의 서식, 분포권이 인간의 생활권이나 각종 인공구조물에 의해 가로막힌다면 이동은 거의 불가능해질 것이며, 약용식물을 포함한 수많은 지역개체군 생물들은 절멸할 위기에 놓일 가능성

이 높다. 최근 야생생물보호의 관점에서 생물이동통로(Eco corridor)를 확립하려는 움직임이 일고 있다. 이는 생약자원을 후세에 남겨준다는 의미에서도 마을 주변 산까지 포함해서 삼림의 자연환경을 보전할 필요가 있다.

삼림이 주는 혜택은 세계 각지에서 민간약 혹은 전승약으로 오늘날까지 전해 내려왔다. 이들을 미래로 전하는 것은 현대를 살아가는 우리 모두의 의무이며, 만약 이를 제대로 전하지 못한다면 인류의 건강 역시 중대한 위기에 직면할 것이다.

– 아리사와 무네히사(有澤宗久), 가토 데루타카(加藤輝隆)

대체통합의학과 새로운 건강증진법

1. 건강을 위한 기초정보와 대체통합의학

이번 칼럼에서는 대체통합의학의 하나로서 삼림요법을 자리매김하며, 향후 전망을 세우기 위한 기초적인 건강정보로서 첫째, 대체통합의학과 새로운 건강, 둘째, 건강증진법에서 삼림요법의 위치에 대해서 정리한다.

1) 건강증진에 활용하는 대체통합의학

2001년 6월에 '제1회 일본 통합의료학교(JIM)' 대회를 개최한 아츠미 가즈히코(渥美和彦) 대표는 세계의 보완대체요법에 관한 최신 동향을 소개했다. 보완대체요법(complementary and alternative medicine : CAM)은 카이로프락틱, 한방(漢方), 아유르베다, 심리요법, 이미지요법, 기공, 식사(영양)요법, 아로마테라피 등과 같은 전통전승의학이다. 세계보건기구에 따르면 의학적 근거가 인정되는 보완대체요법 분야의 수는 약 100가지라고 한다.

서양에서는 서양의료 이외의 보완대체요법(CAM)에서 해결책을 찾아 의학적 근거를 조사하고 연구해왔다. 지난 수년간 정부기관의 지원까지 합세해 의료 현장으로 도입을 추진하면서 서양의학과 대체의학의 통합을 지향하고 있다. 미국에서는 의료비의 50퍼센트 이상을 대체의학이 차지한다.

미국 국립보건원은 1992년에 대체의료사무국(Office of Alternative

Medicine : OAM)을 설립해 본격적인 연구에 뛰어들었다. 1999년에는 연구예산이 5000만 달러에 이르러 국립보완대체의학연구소(the National Center for Complementary and Alternative Medicine : NCCAM)로 승격되었다. 그리고 다음의 일곱 가지 연구항목을 설정했다. 첫째 영양 및 자연요법, 둘째 라이프스타일의 개선, 셋째 정신컨트롤, 넷째 생체자기(生體磁氣)의 영향, 다섯째 지압 등의 수기치료(手技治療), 마사지, 기공 등, 여섯째 약물적·생물학적 효과, 일곱째 약초요법이다. 열세 개의 대학과 연구기관에 연구 주제와 예산을 배정해 2001년에는 연구비로 8600만 달러를 지급했다. 2002년부터 2004년에는 2억 달러를 목표로 했다.

독일과 영국에서도 대체의학을 이용하는 사람은 50퍼센트에서 70퍼센트로 늘어나는 등, 대체의학은 이제 세계적인 추세가 되었다. 세키지마(関島, 2002)도 미국의 대체통합의학 활동을 소개한 바 있다.[2] 또 이들 대체통합의학 활동은 의료기관에서 실시하는 것에 그치지 않고, 간호활동을 포함한 다양한 분야에서 폭넓게 활용한다. 특히 미국의 보완대체요법 전문가 양성시스템을 보면, 많은 유명 대학이 대학원을 설치하여 대학원 교육으로 자리매김하고 있다. 한편 영국에서는 침이 보험진료 항목이다. 독일에서는 온천요법과 삼림요법이 의료제도에 포함돼 질병예방과 건강증진을 위한 방법으로 활용된다.

암에 대한 터미널케어(terminal care)에서 보완대체요법을 많이 활용하고 있어 질병 치유보다는 본인이나 가족의 삶의 질을 높이는 하나의 방법으로서 활용하는 듯하다. 실버(Silver, 2004)는 종말기 케어(end-of-life care)를 치료와 구분해야 하며, 특히 케어가 필요하긴 하지만 그 효과를 장담하기 어려운 종말기 환자는 모든 케어과정에서 보완대체요법을 활용해야 한다고 했다.[3]

일본의 보완대체요법 활용상황은 다음과 같다. 사토(佐藤, 2003)는 중년여성을 대상으로 한 완화케어(緩和care)에서 대체요법을 희망하는 환자의 케어

중 간호의 역할에 대해 알아봤다.[4] 구로자키(黑崎)는 간암환자가 병의 의미를 찾아가는 과정에서 대체요법 도입의 의의에 대해 보고했다. 다무라(田村, 2002)는 터미널케어 시 대체요법의 효과에 대한 평가가 필요하다고 했다.[5] 보겔장(Vogelzang, 2003)은 암의 대체요법으로서 기능성 보조식품의 필요성에 대해서 보고했다.[6] 스미요시(住吉, 2003)는 전립선암 환자의 대체요법 현황을 보고했고[7] 효도(兵頭, 2002)는 암의 대체요법에 대한 임상종양의의 인식에 대해서 전국적인 설문조사를 실시했다.[8] 이처럼 몇 가지 보고가 있긴 하지만 의료현장에서 대체요법을 폭넓게 활용하는 것은 앞으로의 과제로 남아 있다.

일본에서 널리 활용하는 방법은 침구와 카이로프락틱, 식사요법, 한방약, 아로마테라피, 음악 그리고 요가 등 다방면에 걸쳐 있다. 히사나가(Hisanaga, 2002)는 한방약 치료로 패닉장애 4증례가 호전됐다고 보고했다.[9] 하라다(原田, 2003)는 소화기암 환자에 대해 건강식품을 활용해 삶의 질을 높일 필요가 있다고 주장했다.[10] 이와모토(岩本, 2002)는 암환자를 위한 완화치료의 한 종류로서 건강식품을 이용한 대체요법의 효과에 대해서 과학적 검증을 시도했다.[11]

보완대체요법은 중환자뿐만 아니라 질병 위험이 낮은 집단의 건강을 유지, 증진하기 위한 목적으로도 활용한다. 스보노(坪野, 2002)는 베타카로틴의 암 예방효과와 위암 발병률을 낮춘다는 녹차의 효능을 과신해서는 안 된다고 주장했다.[12] 한편 오나이(小内, 2002)는 해외의 다이어트용 건강식품의 위험성에 대해 언급하며 정보공개 추진의 필요성을 제기했다.[13]

시세로(Cicero, 2004)는 이탈리아에서 당뇨병 치료에 보조식품을 보급하려면 의학 이외의 전문가 역할이 중요하다고 했다.[14] 싱(Singh)은 24명의 2형 당뇨병 환자를 대상으로 요가의 주요 13체위를 하루 30~40분, 40일간 실시했다.[15] 효과로 심장혈관기능이 개선되었으며 혈당치도 개선되었다.

기류(桐生, 2002)는 한방약의 효과로 피부원발성 악성흑색종의 4증례에 대해 아가리쿠스버섯(Agaricus)의 투여효과를 추적했다. 그 결과 말기 증례에 대한 대체요법으로 사용할 수 있다고 보고했다.[16] 야마구치(山口, 2002)는 가려움증과 동통을 호소하는 투석환자 스무 명을 대상으로 아로마테라피를 통한 원조를 시도하여 효과를 보았다.[17] 한편 반도(板東, 2002)는 음악요법을 활용해서 자기평가에 의한 우울증척도를 알아본 결과, 음악요법의 효과 가능성을 보고했다.[18] 말리노바(Malinova, 2004)는 출산하기 전에 음악을 들려주면 태아의 심박수와 몸의 운동에 영향을 준다고 했다.[19]

앞으로 통합의학을 지속적으로 보급하기 위한 시스템 조성이 필요하다. 이마니시(今西, 2003)는 지금보다 바람직한 대체요법을 추진하려면 의료정보학을 활용한 데이터베이스가 필요하다고 했다.[20] 또 미국에서 법 정비를 통해 보완대체요법 서비스를 좀 더 많은 사람에게 활용하는 사례도 보고했다. 미국의 와츠(Watts, 2004)는 워싱턴 주에서 더 많은 사람이 보완대체요법 서비스를 활용한 데는 법적인 정비가 큰 역할을 했다고 한다. 그렇지만 서비스 제공자가 이들 시책을 지속하기 위해 서비스 효과와 치료비를 고려하지 않을 수 없는 상황이라고 했다.[21] 일본에서도 과학적 근거를 축적하여 보완대체요법이 보험제도의 일부로 활용될 시대를 맞이할 것이다.

2) 대체통합의학으로서 삼림요법

삼림요법은 대체통합의학의 일부로 자리 잡을 것이다. 삼림요법의 효과를 심리면, 의학면에서 연구하는 미야자키(宮崎, 2002)는 자연과 인간의 연결이 건강면에서 제일 중요하다고 했다.[22] 앞으로도 삼림요법이나 삼림욕과 관련해 수많은 근거가 축적된다면, 삶의 질을 높이고 사람들의 치료를 촉진하는 요법 중 하나로 활용될 것이다.

3) 세계보건기구가 제안한 새로운 건강개념

■ 영적인(spiritual) 인생

세계보건기구는 종래의 '건강'에 대한 정의에 '다이내믹(dynamic)'과 '스피리추얼(spiritual)'이란 단어를 추가한 새로운 건강개념을 1999년 총회에서 제안했다.

"Health is a dynamic state of complete physical, mental, spiritual and social well-being and not merely the absence of disease of infirmity."

'spiritual'은 삶의 보람을 갖고 긍정적이며 즐겁고 활기차게 살아가는 상태라고 이해할 수 있다. 'spiritual'은 '영적(靈的)인'으로 번역하지만 정답은 없다. 이 단어를 추가한 배경에는, 고령화 사회를 맞이하여 한 사람 한 사람의 활기찬 인생에 주목하게 되었다는 시대적 변화가 있다. 특히 고령화 사회에 접어든 선진국에서는 삶의 질을 중시하는 것은 물론, 활기찬 인생의 중요성을 인식했다. 자신이 'spiritual'한 기분을 느끼기 위해서는 이루려는 꿈이나 희망이 있어야 함은 물론, 이룰 수 있다는 전망과 지원체제가 중요하다. 왜냐하면 자기 자신의 노후를 긍정적으로 바라보는 사람일수록 이후 생존을 유지하기가 쉽다는 보고가 있기 때문이다.[23]

■ 인생을 다이내믹하게 바라본다

'dynamic'이란 살아 있음의 의미를 가리킨다. 즉 시간의 변동까지 아우르며 연속적이며 넓은 시야로 바라보는 일, 살아 있다는 현상을 거시적 관점에서 바라보는 일이라고 이해할 수 있다. 인생을 살면서 다치거나 병에 걸려 생각대로 일이 풀리지 않기도 하지만, 관점에 따라서는 이후의 건강관리에 도움이 되는 경험을 하고 있는 것으로 볼 수 있다. 등교거부를 하고 퇴학을 당하고 이혼을 한다 해도, 장기적인 관점에서 보면 반드시 나쁜 일이라고만 단정할 수는 없다. 아이가 등교거부를 해서 다른 학교로 전학을 보냈더니 그 뒤에는 즐겁게 학교를 다녔다는 사례나 재혼을 해서 오히려 더 풍요로운 인생을 보내는 사례가 결코 적지 않기 때문이다.

건강을 의학적인 검사치에만 의존해서 일시적으로 판정하지 말고, 과정을 중시하며, 본인과 가족의 주체성을 중시하는 장기적 관점에서 바라보는 것도 중요하다. 검사치나 질병의 진단결과에 근거해서 '이상(異常)'이라고 판단하는 데서 그칠 것이 아니라, 그 질병과 기능저하에 대해 어떤 식으로 지원하고 어떤 형태로 지원환경을 조성할 것인지를 장기적인 관점에서 수용할 필요가 있다. 또는 생각을 바꿔서 질병과 인체 기능의 저하를 인생의 가치를 다시 보게 되는 계기로써 받아들일 필요성도 시사하고 있다. 세계보건기구가 제안한 새로운 건강개념에는 지역의 건강수준을 집단적이며 객관적인 지표로만 판단하지 말고, 주관적이며 개별적인 건강수준, 다시 말해 삶의 질과 웰빙(well being), 삶의 과정, 혹은 개인의 의사결정을 중시해야 한다는 뜻이 담겨 있다.

2. 건강증진에서 삼림요법이 차지하는 위치

세계보건기구가 새로운 건강증진법으로써 헬스 프로모션을 제시한 배경에는 의료만으로 건강을 지키기 쉽지 않을 뿐더러 의료의 기여 정도도 낮다는 현실이 작용하고 있다. 여기서는 건강증진의 의미에서 삼림요법이 지닌 의미와 위치를 알아보기 위해서 첫째로 삼림요법의 건강전략과 건강효과를, 둘째로 헬스 프로모션으로서 삼림에 대해서 정리한다.

1) 삼림요법의 건강전략과 건강효과

건강증진을 위한 삼림요법의 역할은 다음과 같다. 비교적 건강한 대다수 사람들의 건강도(健康度) 증진을 지향하며, 더불어 좀 더 많은 사람들이 질병을 예방해서 건강을 증진시킬 수 있도록 한다는 데에 있다. 때문에 스트레스 제어와 자율신경계의 완화작용이라는 질병관리전략뿐만 아니라 대중전략으로서도 의미가 높다. 소모시(Somosi, 1983)는 헝가리 사람을 상대로 한 조사를 통해 공원이 기후에 미치는 영향과 함께, 대기오염과 소음을 낮춰서 레크리에이션 관점에서도 효과가 있다는 사실을 보고했다.[24]

■ 주관적으로 건강한 느낌과 실제 건강

현재 자신의 건강상태를 스스로 평가한 것이 주관적인 건강감(健康感)이다. 이를 주관적 건강관, 건강도자기평가라고도 한다. 이에 대해서는 스기사와(杉澤, 1995)가 실시한 상세한 총설연구[25]가 있다. 1970년대 후반부터 주관적 건강감은 생명예후에 대한 예측타당성이 높은 건강지표로 자리 잡았다.

캐플란(Kaplan, 1983)은 1965년부터 캘리포니아 주의 알라메다에서 16세 이상의 주민 6921명을 무작위로 추출하여 주관적 건강감과 사망의 관계를 조사했다. 9년에 걸쳐 사망자를 추적하고, 연령, 성별, 신체적 건강, 건강습관, 사회적 네트워크, 수업, 교육, 도덕가치관과 우울증, 행복감 등을 조절해서 다중 로지스틱 분석을 행한 결과 다음의 결과를 얻었다. 생명예후에 가장 관련이 깊은 것은 주관적 건강감이었다. 사망에 대한 상대위험도는 건강상태가 '나쁘다(poor)'고 대답한 사람이 '매우 좋다(excellent)'고 대답한 사람보다 남성은 두 배, 여성은 다섯 배가 높았다.[26]

노후에 대한 인식이 이후의 생명예후를 규정한다는 사실은 이미 증명되었다. 50세 이상 660명을 대상으로 1975년부터 1998년 1월 1일까지 추적조사한 예일대학 레비(Levy, 2002)에 따르면, 노화를 부정적으로 바라보는 사고방식은 수명을 단축하는 원인이 되었다.[27] 연령, 성별, 사회적 지위, 고독감 그

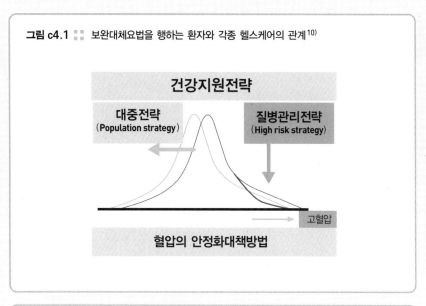

그림 c4.1 ▪▪ 보완대체요법을 행하는 환자와 각종 헬스케어의 관계[10]

건강지원전략

대중전략
（Population strategy）

질병관리전략
（High risk strategy）

고혈압

혈압의 안정화대책방법

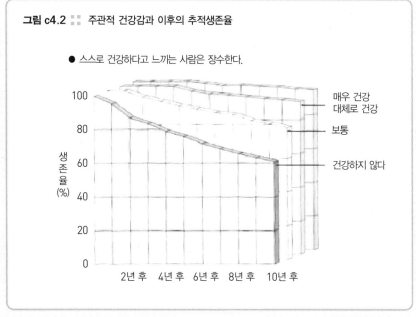

그림 c4.2 ▪▪ 주관적 건강감과 이후의 추적생존율

● 스스로 건강하다고 느끼는 사람은 장수한다.

매우 건강
대체로 건강

보통

건강하지 않다

생존율(%)

2년 후   4년 후   6년 후   8년 후   10년 후

리고 건강전반을 포함한 요소를 고려한다 해도, 수명이 7.5년 늘어난다는 사실이 증명되었다. 이에 최고혈압이 낮다든가 콜레스테롤치가 적다든가 하는 생리학적 요소(이들은 수명을 4년 정도 연장한다)보다 주관적 건강감이 중요하

며, 주관적 건강감과 관련한 정신적 지원시스템이 필요하다는 점을 유추할 수 있다.

■ 시청 표고와 평균수명의 관계[28]

일본 전국의 특별구 및 시청의 표고(標高)와 1995년도 평균수명의 관계를 분석했는데, 대체로 같은 경향을 보였다. 일반적으로 단명한 지역은 해발고도가 낮은 도시지역이었다(그림 c4.3). 도시지역보다 표고가 높은 시(市)일수록 평균수명이 높아지는 경향은 통계상 현저한 차이를 보였다.

지자체 평균수명은 후생노동성 통계정보부가 보고한 1995년의 평균수명을 이용했다. 표고는 시청이나 구청의 표고를 지리정보시스템(GIS : geographic information system)을 통해 구했다. 성별로 나눈 평균수명과 표고의 관계를

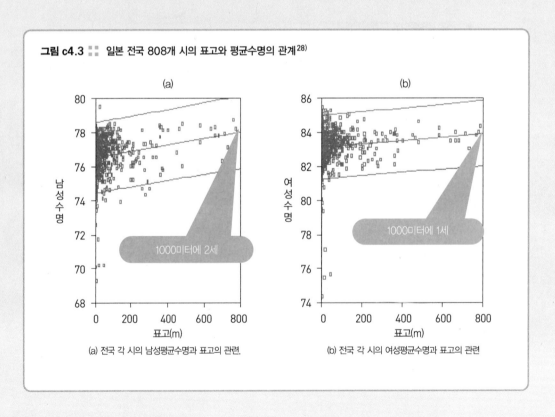

그림 c4.3 ▪▪ 일본 전국 808개 시의 표고와 평균수명의 관계[28]

(a) 전국 각 시의 남성평균수명과 표고의 관련.

(b) 전국 각 시의 여성평균수명과 표고의 관련

회귀분석했다. 평균수명과 표고의 관련성에서 남녀 보두 통계학적인 회귀식 (p<0.001)을 얻을 수 있었다.

남성평균수명=표고×0.00188+76.488

여성평균수명=표고×0.000998+83.102

남성평균수명은 표고가 1000미터 높아질수록 약 2년씩 늘어났고, 여성은 1년 정도 연장되는 경향을 보였다. 현 내의 모든 시가 높은 표고에 위치하는 나가노 현 각 시의 평균수명은, 남녀 모두 장수경향을 보였다. 해발 0미터에 가까운 지자체에서는 평균수명이 낮은 경향을 보였다.

이번 연구의 분석결과는 수명과 표고의 단순한 관련성을 보여주는 것에 불과하다. 앞으로는 이들 관련성을 바탕으로 건강을 규정하는 본질적인 요인을 다양한 방법을 통해 실증해나갈 필요가 있다. 특히 물과 공기 등의 자연환경과 함께 사회적 네트워크와 같은 사회 환경의 관련성, 뛰어난 지역 의료시스템과의 관련성, 세부적으로는 표고가 높아서 비교적 의료서비스가 낙후된 지역에서 장수경향이 높게 나온 이유, 반면 의료가 제일 잘 정비된 도시의 단명경향, 지진의 영향도 등을 고려해 이 모든 것들을 명확히 밝혀줄 상세한 조사연구가 필요하다.

■ **지역별 평균수명의 연도별 변화** [29]

1965년부터 30년 동안 평균수명 연장폭을 지자체별로 나눈 뒤 연도별로 분석했다. 남녀 모두 평균수명이 가장 많이 늘어난 현은 아키타(秋田) 현, 야마가타(山形) 현, 이와테(岩手) 현, 도야마(富山) 현, 구마모토(熊本) 현, 이시카와(石川) 현, 오이타(大分) 현, 나가사키(長崎) 현이었다. 반대로 평균수명이 가장 낮은 현은 도쿄(東京) 도, 효고(兵庫) 현, 오사카(大阪) 부, 아이치(愛知) 현, 교토(京都) 부, 가나가와(神奈川) 현이었다. 특히 도시지역에서는 환경면에서 건강

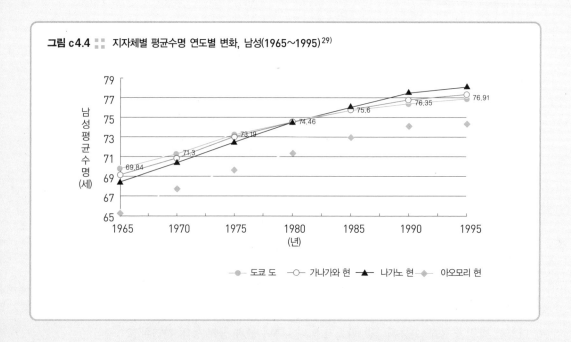

그림 c4.4 지자체별 평균수명 연도별 변화, 남성(1965~1995)[29]

남성 평균수명(세)

- ● 도쿄 도
- ○ 가나가와 현
- ▲ 나가노 현
- ◆ 아오모리 현

(년)

을 재검토할 필요가 있다. 1995년 도쿄 도의 평균수명 순위는 남성 20위, 여성 33위였다.

■ 건강장수 나가노 현에서 배울 점 [29]

1995년 지자체별로 본 남성 평균수명 1위는 나가노 현이다. 여성순위 역시 전국 3위를 기록했다. 여기서는 나가노 현의 평균수명이 급속히 늘어난 배경을 과학적인 근거를 기초로 고찰해보겠다. 나가노 현이 장수하는 이유로 다음과 같은 가설을 설정했다. 표고가 높고 삼림이 울창한 산과 자연에 둘러싸여서 공기가 맑고 물이 풍부한 점, 마음을 부드럽게 어루만지는 아름다운 풍광 속에서 살아가는 점, 공민관(公民館) 활동을 배경으로 학습의욕이 높은 점, 고령자의 취업률이 지자체별로 볼 때 가장 높은 점이다.

나가노 현은 지자체 중 의료비가 가장 적은 현으로 가장 많은 현의 45퍼센트 정도에 불과하여 그 차이는 약 1.8배였다. 지역의료를 담당하는 의사가 기

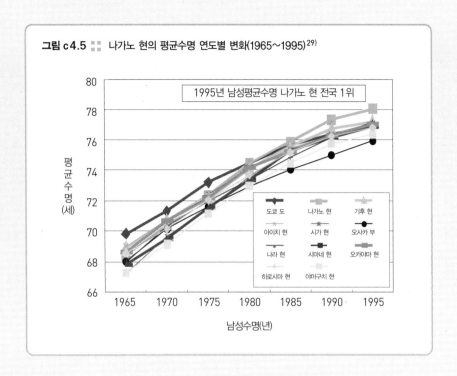

그림 c4.5 ▪▪ 나가노 현의 평균수명 연도별 변화(1965~1995)[29]

타 의료진(paramedical staff)과 협력해서 예방활동을 홍보하는 학습회를 지속적으로 하는 현 중 하나다.

2) 헬스 프로모션으로서 삼림

■ 어느 세대의 사망률이 낮은가

나가노 현의 청장년 사망률비(전국의 연령별로 본 사망률을 100으로 했을 때의 비율)는 약 80 전후로, 일본 전국과 비교해볼 때 약 20퍼센트 정도 적다. 아오모리(青森) 현의 동세대에 비하면 약 절반 정도에 해당하는 사망률비다. 그 대신 89세를 넘긴 사망률비는 전국치를 다소 웃돌고 있다.

■ 어떤 사인이 적은가

나가노 현의 평균수명이 남녀 모두 긴 이유 중 하나는, 청장년의 사망률이 낮기 때문이다. 또 어떤 사인이 관련돼 있는지를 분석했다. 각 사인별로 본 사망률을 연령구성별로 조정해서(연령조정사망률) 전국치와 비교했다(그림 c4.7). 그 결과 간암에 의한 사망률비는, 전국과 비교해서 남녀 모두 약 40퍼센트 정도 적었다. 남성의 간암 사망률비를 보면 오사카 부와 후쿠오카 현의 약 3분의 1이었다.

질병예방에 성공하면 할수록 의료기관과 의사의 수입이 줄어드는 것이 일본 의료제도의 특성이다. 하지만 나가노 현은 뛰어난 지역의료활동이 예방활동과 연동해서 추진되고 있다는 특징을 보여준다.

나가노 현이 건강 장수하는 배경으로, 표고가 높고 아름다운 자연에 둘러싸여서 깨끗한 공기와 물을 공급받을 수 있는 점과 함께 높은 학습의욕과 고령자 취업률, 근면한 생활태도를 들 수 있다. 종합적으로 판단할 때 삼림요법

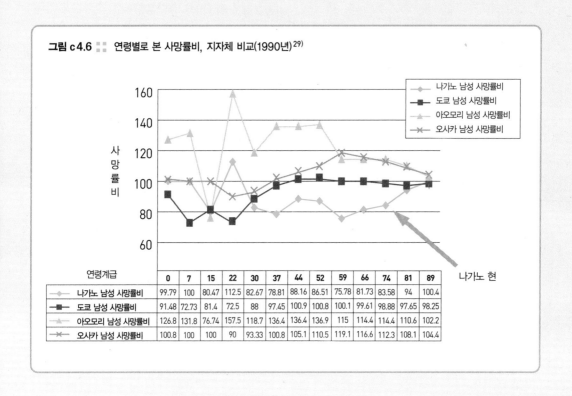

그림 c4.6 연령별로 본 사망률비, 지자체 비교(1990년)[29]

연령계급	0	7	15	22	30	37	44	52	59	66	74	81	89
나가노 남성 사망률비	99.79	100	80.47	112.5	82.67	78.81	88.16	86.51	75.78	81.73	83.58	94	100.4
도쿄 남성 사망률비	91.48	72.73	81.4	72.5	88	97.45	100.9	100.8	100.1	99.61	98.88	97.65	98.25
아오모리 남성 사망률비	126.8	131.8	76.74	157.5	118.7	136.4	136.4	136.9	115	114.4	114.4	110.6	102.2
오사카 남성 사망률비	100.8	100	100	90	93.33	100.8	105.1	110.5	119.1	116.6	112.3	108.1	104.4

나가노 현

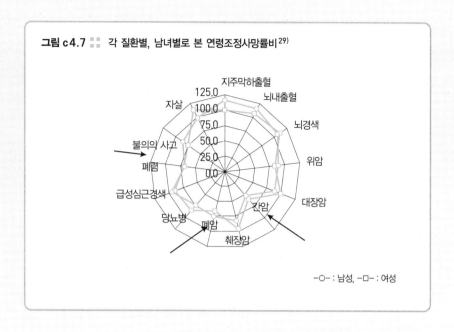

그림 c4.7 :: 각 질환별, 남녀별로 본 연령조정사망률비[29)]

지주막하출혈
뇌내출혈
뇌경색
위암
대장암
간암
췌장암
폐암
당뇨병
급성심근경색
폐렴
불의의 사고
자살

125.0
100.0
75.0
50.0
25.0
0.0

-○- : 남성, -□- : 여성

을 집단전략으로 활용해온 점이 장수 나가노 현을 만들었을 가능성이 있다.

영국에서 실시한 연구에서는 삼림이 수명을 연장하고 질병을 예방하며 높은 경제효과가 있다고 했다. 포(powe, 2004)는 영국의 삼림이 아황산가스(SO2)나 미세먼지(PM10)와 같은 대기오염을 줄이고 평균수명을 연장하여 질병치료율을 낮출 것으로 예상했다.[31)] 구체적으로는 1제곱킬로미터 당 2헥타르의 숲이 있으면 연간 5~7명의 사망률을 낮추고, 동시에 입원치료를 연간 4~6명 감소시켜 연간 90만 달러의 경제효과를 낸다고 보고했다. 자연의 힘은 건강유지와 함께 경제적 효과도 안겨줄 가능성을 시사한다.

3) 헬스 프로모션으로서 삼림정비

건강을 규정하는 요인과 함께 건강정책을 추진하는 선행연구를 정리해보면 다음과 같은 점을 알 수 있다. 건강을 유지하기 위해서는 보건의료, 자연적 환경과 함께 사회적 환경의 역할 또한 중요하다는 것이다. 또 삼림요법의 제도적 정착은, 깨끗한 물과 공기를 정화하는 자연환경의 역할은 물론이고, 사회적 네트워크를 확대하고 마음에 안정을 주는 사회 환경, 더불어 일자리 창출을 위해서도 중요하다. 또 질병을 예방해서 수명을 연장하는 건강효과가 있다는 점도 명백하다.

건강증진 분야로서 세계보건기구는 보건의료복지활동뿐만 아니라 '교육, 수송, 주거, 도시개발, 공업생산, 농업 부분 등을 건강과 관련해 우선한다'고 제시했다. 또 스웨덴의 후생성은 20년 전에 1990년대를 대비한 시책의 목표를 밝혔다. 그중에는 '사회의 모든 분야가 건강을 저해하는 요소에 대해 적극적으로 대처할 책임이 있다'고 했다. 또 '이미 병에 걸린 환자에 대한 대처뿐만 아니라 병에 걸린 원인 추적과 예방활동에 초점을 맞춰야 한다'며 예방활동의 의의를 강조했다.[32]

향후 인간의 생존과 폭넓은 건강증진을 추진하기 위해서는 포(powe, 2004)가 지적한 대로[31] 삼림이 건강면에서 정비되어 삼림요법과 치유를 촉진하는 삼림욕으로 활용되어야만 한다. 그런 식의 정비와 활용이, 평균수명의 연장과 함께 질병을 예방하고 건강을 증진하는 삼림의 역할을 발휘하기 위한 필요불가결한 요소 중 하나이다.

– 호시 단지(星日二)

제2부

삼림테라피의 실제

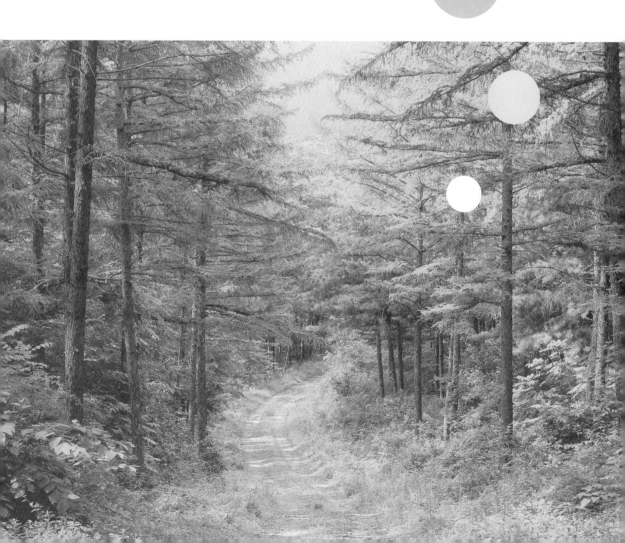

제7장

삼림환경과 감성의학

1. 자연과 인간의 관계 [1]

인간은 자연과 접하는 순간 쾌적한 느낌을 받는다. 그 이유는 다음과 같다. 인류(人類)가 진화한 지 500만 년이 지났다. 산업혁명 이후에 본격적인 도시화와 인공화가 이루어졌음을 생각한다면, 인류는 살아온 시간 중 99.99퍼센트 이상을 자연에서 살아온 셈이다. 그리고 자연에서 진화과정을 거쳐 오늘날의 모습이 되었다. 자연환경에 맞춰진 인간의 몸은 급격한 도시화에 따른 인공환경에 적응하지 못하고 있다. 그래서 언제나 긴장을 늦추지 못하고 스트레스 상태에 놓여 있다.

일본 생리인류학회의 회장인 사토 마사히코(佐藤方彦)는 인간과 자연의 관계에 대해서 다음과 같이 말하였다. "인간이 인류가 되고 나서 500만 년 동안 생활해온 곳은 자연환경이었다. 인간의 역사에서 도시가 출현한 것은 극히 최근의 일이다. (중략) 태곳적 야생의 숲과 초원에서 살아온 뇌를 가지고 우리들은 오늘날 도시생활을 영위하고 있다. 인간의 생리기능, 그러니까 인간의 뇌, 신경계, 근육, 폐, 소화기, 간, 감각계 모두 자연환경에서 진화하여 자연환경에 맞게 만들어졌다."[2] 또 숲과 인간의 관계에 대해서 "인류는 숲에서 태어났다. 영장류로서 숲에 살기 시작한 것이 약 6000만 년 전의 일이다. 그리고 원인(猿人), 원인(原人), 네안데르탈인, 호모사피엔스로 이어지는 진화 과정을 통해, 숲은 인간의 체질에 깊이 새겨졌다"[3]고도 언급하였다. 인간과 자연의 관계를 파악하는 가장 기본적인 관점일 것이다.

한편 최근 컴퓨터가 급격하게 보급되면서 스트레스 상태는 더욱 악화되었다. 1984년에 미국의 임상심리학자 크레이그 브로드(Craig Brod)는 '테크노스트레스(technostress)'라는 신조어를 만들어냈다. 이런 상황에 대한 반작용으로 현재 삼림욕에 급속도로 관심이 쏠리고 있는 것도 사실이다. 원래 이 삼림욕이란 단어는 1982년 7월 29일 〈아사히신문〉에 임야청이 '삼림욕' 구상을 발표하면서 나온 것이다.[4] 위에 나온 '테크노스트레스'란 단어의 출현과 시기적으로 겹친다. 삼림욕을 하거나 대표적인 자연환경 요소인 목재와 접촉하면서 과도한 긴장상태와 지나치게 고조된 교감신경활동이 억제되고 우리 몸은 이완된다. 인간으로서 자연스러운 본래 모습에 가까워질수록, 그 상태를 쾌적하다고 인식하는 것이다.

지금까지는 자연이 주는 쾌적성 증진효과가 생리지표를 이용해 검증되지도 않았고 평가방법도 확립돼 있지 않았다. 그러나 최근 인간의 상태를 생리적으로 평가하는 방법이 발달하면서 조금씩 데이터가 쌓이고 있다. 이번 장에서는 생리지표를 이용한 실험 사례를 중심으로 소개한다.

2. 쾌적성에 대한 관점 [1]

1) 쾌적성의 종류

학문영역에서 '쾌적성'에 대한 정의는 아직 확정돼 있지 않은 것이 현실이다. 사전에서 쾌적이란 "상태가 좋아서 기분이 좋은 것"이라고 나와 있다. 여기서 '상태가 좋다'는 것은 인간과 외부환경의 관계가 좋다는 뜻을 나타내며, '기분이 좋다'는 것은 그 결과 생겨난 인간의 상태를 뜻한다. 여기서 알 수 있는 사실은 '쾌적성'을 논할 때 인간의 상태를 해석할 필요가 있다는 점이다.

유일하게 정의 내려진 '쾌적성'은 '열적 쾌적성(thermal comfort)'이다. 미국 난방냉동공조기협회(ASHRAE)는 'that condition of mind which express satisfaction with the thermal environment(열적 환경에 만족을 표하는 심리상태)'라고 했다. 이후 1972년도 핸드북에서는 'comfort'를 '……is defined as a sensation that is neither slightly warm nor slightly cool'(덥지도 춥지도 않은 감각으로 정의된다)이라고 표현한다. 그러나 이 경우 불쾌의 제거를 목적으로 한 개념이며, 후술하는 '소극적 쾌적성'을 지향한다. 여기서 다루려는 쾌적성은 '적극적 쾌적성'이므로 위의 정의는 현재의 논의에서 제외한다.

세계보건기구는 1961년 생활에 관한 기본적인 개념을 제시하면서 쾌적성(comfort), 능률(efficiency), 건강(health), 안전성(safety)이라는 4단계 구조로 나눠서 해석했다. 이누이(乾, 1988)는 이 4단계 구조를 A. H. 매슬로[**]가 제창한 욕구의 분류에 맞춰서 안전성(safety), 건강(health), 능률(efficiency)을 결핍욕구로, 쾌적성(comfort)을 성장욕구로 보았다.[8] 현재 많은 학회에서 쾌적성에 대한 토의를 진행하고 있다. 여기서는 이누이의 관점을 바탕으로 '소극적 쾌적성'과 '적극적 쾌적성'으로 나눠 〈표 7.1〉에 정리해놓았다.

[**]
**A. H 매슬로
(Abraham Harold
Maslow, 1908~1970)**
미국의 심리학자. 인본주의 심리학의 창시자로, 욕구 위계설(욕구 5단계설)로 유명하다. 5단계는 각각 생리적 욕구, 안전과 안정 욕구, 사랑과 소속감에 대한 욕구, 존경욕구, 자기실현 욕구이다. 앞의 네 단계를 결핍욕구로, 자기실현 욕구를 존재욕구로 본다.

표 7.1 :: 쾌적성

소극적 쾌적성(comfort)	적극적 쾌적성(pleasantness)
• 안전성과 건강의 유지(결핍욕구)를 포함	• 적당한 자극을 통해 생기는 성장욕구
• 불쾌의 제거	• 플러스 알파의 획득
• 개인의 생각이나 느낌이 들어가지 않음	• 동일인물이라 하더라도 상황에 따라 변화
• 합의를 얻기 쉽다.	• 합의를 얻기 어렵다
• 의식되지 않는다.	• 의식된다
• 정(靜)	• 동(動)
• 일상	• 비일상
• 안정	• 불안정
• 정상(定常)	• 비정상(非定常)
• 장기간	• 단시간(단기간)
• 상태가 좋다	• 기분이 좋다
• '지(地)'(지각되지 않음)	• '도(圖)'(지각, 인식된다)
• 중립적 상태로 스트레스가 적다	• 적당한 생체적 부하

'소극적 쾌적성'은 안전과 건강 유지를 포함한 결핍욕구이며, 불쾌의 제거를 목적으로 한다. 따라서 개인의 생각이나 감정이 개입되지 않아 합의에 이르기 쉽다. '정(靜)', '일상적(日常的)', '안정(安定)', '정상(定常)' 등으로 표현된다. '지(地)'와 '도(圖)'의 분류방식에서는, 평소에는 지각되지 않는 '지(地, 땅)'에 해당한다. 한편 '적극적 쾌적성'은 적당한 자극에 의해 생기는 성장욕구이며, 플러스 알파의 획득을 목적으로 한다. 그래서 합의에 이르기 어렵다. '동(動)', '비일상(非日常)', '불안정(不安定)', '비정상(非定常)' 등으로 표현한다. 이 경우는 자주 의식되는 '도(圖)'에 대응한다.

현대사회에서 요구하는 것, 혹은 인간이 원래 추구하는 쾌적성은 두 가지 쾌적성 중 '적극적 쾌적성'이다. 물론 '소극적 쾌적성'을 보증하는 것은 기본적인 욕구로서 필요한 일이긴 하다. 그렇지만 앞으로의 쾌적성 연구에서는 '적극적 쾌적성'을 지향할 것이다. 삼림욕과 목재 같은 자연환경 요소에서 자극을 받아 심한 긴장을 풀고 좀 더 적극적으로 생체가 진정된다는 사실이 실험데이터를 통해 확실히 드러난다. 본래 인간의 자연스러운 모습에 근접함으로써 이완되고 적극적인 쾌적감을 느끼는 것이다. 기존의 쾌적성 연구에서는 측정기술이나 쾌적성에 대한 개념이 미숙했던 탓에 '소극적 쾌적성'을 지향하는 연구가 대부분이었다. 그러나 앞으로 쾌적성 연구에서는 주로 이번 장에서 소개하는 '적극적 쾌적성'을 지향할 것이다.

2) 자연과 쾌적성 그리고 감성

앞에서 언급했듯이 아직 쾌적성에 관한 확정된 정의는 없다. 여기서는 '인간과 환경 간의 리듬 동조'라고 본다. 인간이 그 자리의 환경과 동조하느냐 아니냐의 관점에서 쾌적성을 논할 수 있으리라 생각한다. 철학자 나카무라 유지로(中村雄二郎)는 "'철학이란 리듬'이라고 할 수 있습니다. 예를 들어 아무리 난해한 철학서라도 자기 리듬에 맞으면 쉽게 이해됩니다. 그러나 반대로 그다지 어렵지 않은 책이라 해도 리듬이 맞지 않으면 제대로 머릿속에 들어오지 않지요"[9]라고 말했다. 이 역시 여기서 주제로 삼는 '리듬의 동조'와 관련한 현상이다. 또 리듬의 동조와 비슷한 말로 '인트레인먼트(entrainment, 끌어들임)'가 있다. 이 말은 윌리엄 컨던(William S. Condon)이 두 명 이상의 사람 사이에서 리듬이 맞는 현상을 가리켜 쓴 단어다.[10] 문화인류학자인 에드워드 홀(Edward T. Hall) 역시 의사소통 시 리듬의 동조가 중요하다고 강조했다.[11]

인간과 자연의 동조 작용에 대한 예를 들면 다음과 같다. 누구나 꽃이나 수목 등의 자연을 마주할 때 무의식적으로 다가가는 경험을 종종 한다. 이 역시 인류가 지난 500만 년 동안 자연 속에서 생활해온 것과 관계가 있다. 인간과 자연은 가치관의 기초를 좌우하는 유전자 레벨에서 선천적으로 동조하고 있다. 때문에 자연과 접촉한 순간 인간 본연의 모습으로 돌아가 편안해지는 것이다.

게다가 실험 데이터를 살펴보면 자연을 통해서 받는 자극에는 거의 스트레스 반응을 보이지 않았다. 예를 들어 나무 향을 들이마시거나 서늘한 목재를 만져서 불쾌감을 느낀 그룹에서도 생리적으로는 혈압이 상승하지 않았다. 다시 말해 유전자 레벨에서 인간과 자연 유래의 자극이 동조하므로 후천적인 경험 때문에 불쾌하게 느낀 그룹이라 해도 비록 이완효과는 없지만 스트레스 상태에 빠지는 일도 없었다.

한편 감성에 대해서도 확정된 정의는 없다. 미야자키(宮崎)는 감성을 '비논리적이며 직관적인 특성이며, 그 처리과정을 말로는 표현할 수 없는 것'으로 정의한다. 비논리적, 직관적, 말로는 표현할 수 없다는 설명은 자연과 인간의 관계에도 적용된다. 일반적으로 감성은 크게 두 가지로 나뉜다. 하나는 감수성의 줄임말인 '감성'과, 직관적인 능력으로서의 '감성'이 그것이다. 여기서는 직관적인 능력으로서의 감성이란 뜻으로 쓴다. 이 경우 임마누엘 칸트(Immanuel Kant, 1724~1804)가 쓴《순수이성비판》이 큰 의미를 지닌다. 칸트는 1781년에 쓴《순수이성비판》에서 '진리히카이트(Sinnlichkeit)'란 단어를 사용했는데, 이 말은 '감성'으로 옮긴다. 칸트가《순수이성비판》을 쓴 지 140년 뒤인 1921년 아마노 데이유(天野貞祐)[**]의 번역을 통해 '감성'이란 말이 처음 등장했다.[12)]

자연과 접했을 때 이완되는 것은 인간이 유전적으로 지니고 태어난 비논리적이며 직관적인 능력에 의한 것으로, 그 이완과정을 말로 설명할 수는 없다. 인공 환경으로 이루어진 현대사회에서 삼림욕을 하거나 목재 등을 만졌을 때 쾌적한 느낌을 받는다. 이는 감성을 매개로 한 느낌이며 생리지표를 통해서 평가할 수 있다.

**
아마노 데이유
(1884~1980)
20세기 초 일본의 철학자, 교육자, 문학박사. 도쿄대 명예교수, 문부대신.

3. 삼림욕을 하면서 행했던 실험

1) 지바 '세이와현민의 숲'에서 한 삼림욕 실험[13]

삼림욕의 생리적 효과를 밝히기 위해 다음의 여러 가지 방법을 활용했다. 근적외선을 이용한 뇌 전두전야(前頭前野)의 활동(시간분해분광법), 타액 중 코티솔 농도, 혈압, 심박변동성(HRV) 등을 이용해서 다면적으로 평가했다. 또 순서에 따른 영향을 차단하기 위해 실험 디자인에도 주의해서 실험을 실시했다. 본 실험은(독립행정법인) 산림총합연구소, 지바(千葉) 현 산림연구센터, 규슈대학, 도야마대학, 소니-PCL(주), 임야청의 협조로 이루어졌다.

삼림욕 실험은 지바 현 '세이와현민의 숲(清和県民の森, 그림 7.1)'에서 실시했으며, 대조를 위한 도시지역 실험(그림 7.2)은 지바 역 앞에서 동일한 실험 스케줄로 시행했다. 12명의 피험자(남성, 22.8±1.4세)는 실험 전날 집합해서 충분한 설명을 들은 뒤 동의서에 서명하고 실험에 참가했다. 또 본 실험은 산림총합연구소 윤리위원회의 승인을 받아 실시했다. 피험자는 실험 전날부터 종료 시까지 호텔의 개인실에 숙박했으며 똑같은 식사를 했다.

그림 7.1 ░ 지바 현 '세이와현민의 숲' 산책 시 삼림욕 풍경

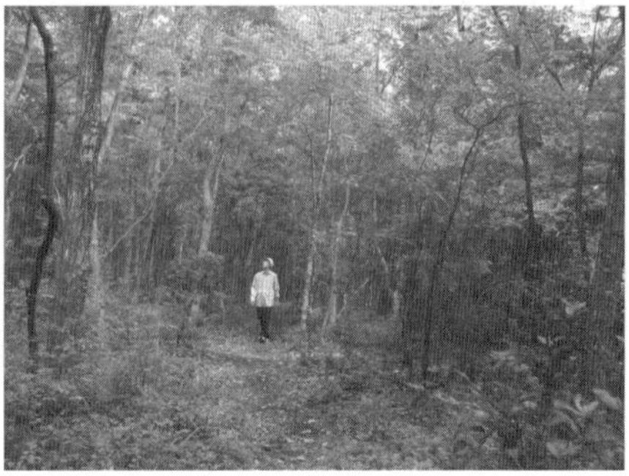

그림 7.2 ⣿ 지바 역 앞 산책 시의 대조실험

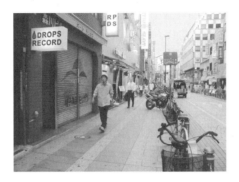

피험자는 6명씩 두 집단으로 나뉘어 전날 오후 산림과 도시지역을 사전 견학했다. 첫날은 각각 삼림욕과 도시지역의 피험자가 되고, 둘째 날은 서로 교대했다. 타액은 1일 6회 채취했다. 1회째는 호텔 회의실에서 행했으며(7시±30분), 2·3회는 20분간의 산책 실험 전(11시 5분±50분)과 후(11시 25분±50분)에 행했다. 4·5회는 20분간의 경관감상 실험 전(14시 35분±30분)과 후(14시 55분±50분)에 행했다. 6회째는 호텔로 돌아온 뒤(18시 30분±30분)에 같은 방식으로 실시했다. 또 뇌활성은 6회째를 제외한 1일 5회 측정했다. 타액채취는 타액 컬렉션튜브를 써서, 탈지면을 입안에 5분간 물고 있다가 채취했으며, 냉동보존 후 코티솔 분석을 행했다. 뇌활성 계측은 시간분해분광법을 써서 왼쪽 전두전야를 중심으로 행했다[그림 7.3 하마마츠포토닉스사(浜松 photonics社)의 TRS-10]. 또 피험자, 실험조건(산림과 도시지역) 및 측정시간을 요인으로 한 분산분석을 실시했다.

〈그림 7.4〉에 코티솔 농도의 결과를 나타냈다. 경관감상 전, 경관감상 후 모두 삼림욕 때가 도시지역보다 코티솔 농도가 뚜렷이 낮았다. 이는 산림지역에서 쾌적감(그림 7.5), 진정감(그림 7.6)이 모두 높았던 평가가 반영된 결과

그림 7.3 :: 삼림욕 시간분해분광법에 의한 전두전야의 활동수준 측정

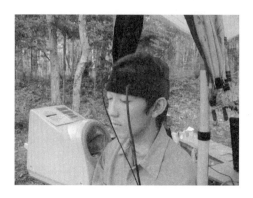

그림 7.4 :: 삼림욕 의한 타액 중 코티솔 농도의 저하[13]

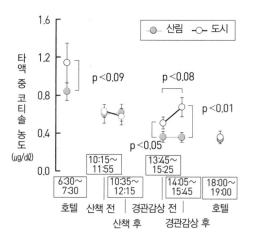

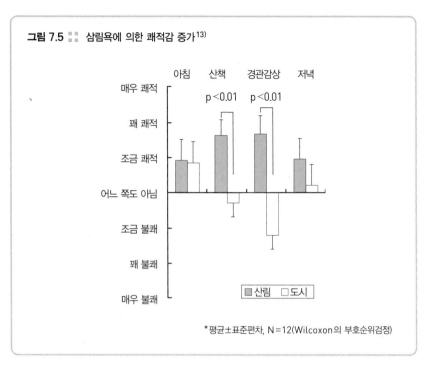

그림 7.5 ░░ 삼림욕에 의한 쾌적감 증가[13)

그림 7.6 ░░ 삼림욕에 의한 진정감 증가[13)

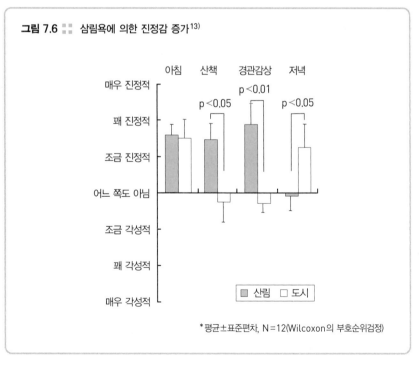

로 보인다. 한편 흥미롭게도, 산림군은 호텔에서 아침식사 전에 측정할 때도 낮은 경향을 보였다. 아침 전 계측에서는 쾌적감과 진정감에 차이가 없었지만, 이후에 삼림욕을 하느냐 도시지역으로 나가느냐가 이미 결정돼 있었기 때문에, 그 사실이 생리면에 영향을 준 것으로 보인다. 또 도시지역의 경관감상 측정치는, 경관감상 전보다 경관감상 후의 코티솔 농도가 높아지는 경향이 있었다.

뇌 활동(전두전야) 계측의 결과는 〈그림 7.7〉에 나타냈다. 코티솔의 결과와 마찬가지로 아침식사 전의 계측에서 두 집단 간에 주관적인 차이는 없었다. 그렇지만 산림집단에서 전두전야의 활동이 진정돼 있음을 알 수 있다. 또 산책 후와 경관감상 전 모두 삼림욕 쪽이 도시지역보다 전두전야의 활동이 진정돼 있음이 드러났다.

결론을 내리면 다음과 같다. 첫째, 삼림욕 시에는 타액 중 코티솔 농도가

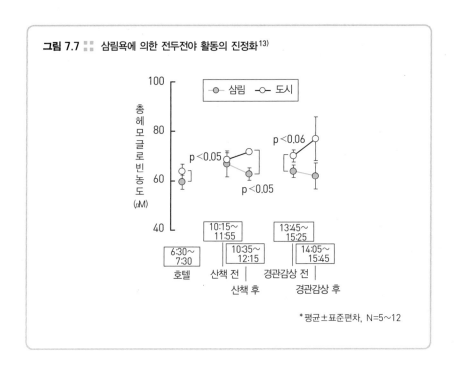

그림 7.7 ⠿ **삼림욕에 의한 전두전야 활동의 진정화**[13]

떨어지고 전두전야의 활동이 진정되어 생체가 생리적으로 이완된다. 둘째 삼림욕 및 도시지역으로 이동하기 전의 아침 측정에서는 주관적인 쾌적감과 진정감에 차이가 없었지만, 상기한 생리지표에서는 차이가 있어 삼림욕 전에 이미 이완돼 있음을 알 수 있다.

2) 야쿠시마의 삼림욕 실험 [14)

산림총합연구소(독립행정법인)가 야쿠시마(屋久島)에서 실시한 연구다. 삼림욕은 다섯 명의 남학생을 피험자로 해서 이틀간 진행되었다. 오전 9시부터 오후 3시까지 야쿠삼나무(야쿠시마에 자생하는 삼나무) 숲에 들어가서 오전, 오후 각 40분씩 각자의 속도에 맞춰 약 2000~2500보의 삼림욕을 시켰다. 대조실험은 가고시마대학(鹿児島大學)의 인공기후실에서 온도, 습도를 거의 같은 조건으로 하고 40분간의 운동(각자 삼림욕과 거의 같은 걸음수)을 행했다. 삼림욕을 할 때 숲길의 공기에서 알파피넨과 리모넨 등의 방향물질이 검출되었다. 삼림욕의 효과는 설문지를 이용한 주관평가와 스트레스 호르몬(코티솔)을 통해 조사했다. 이 실험은 16년 전에 실시했는데, 이 실험 때부터 혈액과 소변이 아닌 타액 중 코티솔의 정량 측정이 가능해졌다.

우선 주관적 느낌을 조사하는 설문지법을 통해서 피험자는 삼림욕을 쾌적하다고 느꼈다. 또 자연에서 편안함도 느꼈다. 게다가 기분 변화를 조사하는 심리상태평가서의 감정척도들, 즉 '긴장－불안', '혼란', '우울－침울', '분노－적의', '피로' 등은 이완 시에 줄고 스트레스에 증가하는데, 삼림욕에서는 이들 감정척도가 감소했다. 반면 '활기'는 증가했다. 생리적인 변화에서는 타액 중 코티솔 농도가 대조그룹보다 떨어졌다(그림 7.8). 삼림욕을 통해 몸 속 스트레스 호르몬 농도가 떨어졌으며, 주관적ㆍ생리적으로 이완상태가 되었다.

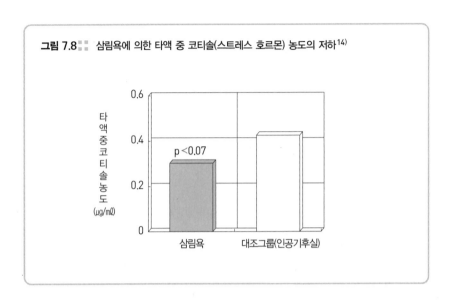

그림 7.8 삼림욕에 의한 타액 중 코티솔(스트레스 호르몬) 농도의 저하[14]

3) 기후 현의 삼림욕 실험[15]

오히라(大平, 1999)는 기후(岐阜) 현 마시타(益田) 군의 산림에서 1998년 10월에 삼림욕 실험을 실시했다. 대조실험(비산림부)은 기후 시내의 건강플라자에서 행했다. 산림 실험은 하루(10월 21일) 동안 행했고, 산림이 아닌 곳에서는 피험자를 두 집단으로 나눠서 산림실험 전후의 이틀간(10월 17일과 24일) 실험을 실시하는 방식으로, 조금 변칙적인 실험을 설계했다. 두 조건에서 8시간씩 체재하게 했다(산림이 아닌 곳은 실내라고 기록돼 있으나 산림지역의 기록은 없다). 산림지역에서는 비가 왔고 시작했을 때의 기온은 12.5도였다. 산림이 아닌 곳에서는 17일은 비, 24일은 흐렸고, 실내 기온은 각각 23.5도, 25.5도로 산림지역과 큰 차이가 있었다.

측정지표로는 ① 면역계 지표로서 NK세포 활성, 면역글로불린 G, M, A(이상, 혈액 중), 분비성 면역글로불린 A(타액 중), ② 내분비계 지표로서 코티솔(소변 중), 아드레날린, 노르아드레날린, 도파민(소변 및 타액 중), ③ 중추신경계 지표로서 뇌파, ④ 자율신경계 지표로서 심박과 혈압, ⑤ 심리적 지표로서 상태불안(STAI-S), 심리상태평가서(POMS) 일본어판, 스트레스척도를 이용했다.

피험자는 남자 대학생 10명, 여자 대학생 10명으로, 각 조건 모두 9시에 실험을 개시했다. 개시 전과 8시간의 실험 후에 채혈, 채뇨를 하고, 동시에 산림 혹은 비산림환경에 있는 동안의 타액채취를 비롯해서 기타 지표를 측정했다. 또 냉수부하(冷水負荷) 및 스트루프(stroop) 과제 **를 통해 급성 스트레스 부하를 줘서 그에 대한 반응을 조사했다.

그 결과 첫째, 8시간 체재 전후의 측정에서 혈액 중 NK세포 활성 및 면역글로불린 G, M, A가 산림부에서 비산림부보다 증가한다는 사실이 밝혀졌다. 또 산림환경에서는 면역기능이 향상되었다. 둘째, 스트루프 과제 시 뇌파측정 결과 세타(θ)파와 알파(α)파의 파워수치가 커졌고, 삼림욕을 통해 집중과 이완상태가 동시에 조성되었다고 보고했다. 현장실험에서 실험조건을 최대한 통제해야 한다는 사실을 염두에 두고 실시한 실험이었으며, 기상조건은 따라주지 않았지만 귀중한 데이터를 제공한 의욕적인 연구였다.

스트루프 과제
붉은 잉크로 '파랑'이라고 쓰인 시각자극을 제시하고, 가능한 한 빨리 문자의 잉크 색을 답변케 하는 것으로, 정신적 스트레스를 안겨주는 과제

4) 삼림욕과 당뇨병[16]

오츠카(Ohtsuka, 1998)는 고령 당뇨병 환자의 운동요법에 삼림욕을 추가하자 혈당치가 저하되었다고 보고했다. 환자는 인슐린 비의존형당뇨병을 앓는 남성 29명, 여성 58명으로 총 87명이었고, 평균연령은 61세였다. 삼림욕 실험은 6년 동안 9번 실시했다. 환자를 두 집단으로 나눈 뒤 체력에 맞춰 3킬로 또는 6킬로를 산책하는 방식으로 오전 중에 행했다. 9회의 연참가인원은 237명이었다.

실험 결과, 삼림욕 산책실험 참가자 총 237명의 혈당치는 평균 179㎎/㎗에서 108㎎/㎗로 40퍼센트로 감소했다. 3킬로 코스 참가자는 68명으로 평균 혈

당치는 190mg/dl에서 116mg/dl로 39퍼센트 감소했다. 6킬로 코스 참가자 169명은 175mg/dl에서 104mg/dl로 41퍼센트 감소했다. 두 집단 간 감소율에는 차이가 없었다. 이 실험에서는 삼림욕 산책에 대한 대조실험은 없었지만, 당뇨병 환자의 혈당치가 삼림욕 산책으로 현저히 떨어지는 결과를 보여주는 귀중한 임상 데이터다.

4. 실험실 내 실험

이제까지 소개한 삼림현장에서의 실험은 매우 중요하다. 삼림현장에서 오감을 통해 영향을 받고, 그 결과 삼림욕의 전반적인 효과를 평가할 수 있다. 하지만 유감스럽게도 실험의 재현성이 없다. 기후조건은 항상 바뀌고, 산림의 상태도 변화한다. 그에 반해 실내실험은 온도, 습도, 조도 등의 환경조건을 조절할 수 있고 방음도 되는 인공기후실에서 실시하기 때문에 재현성을 추구할 수 있다. 게다가 산림풍경이나 숲의 소리 같은 단일 자극을 주고 그 영향을 평가함으로써, 삼림욕이 오감에 미치는 전체적인 영향을 각각의 감각별로 분리해서 조사할 수 있는 장점이 있다. 여기서는 실험실 내 실험에서 밝혀진 산림환경 요소 및 목재가 인간의 생리기능에 미치는 영향을 연구한 사례를 소개한다.

1) 시각실험

■ 삼림욕과 벚꽃[17]

삼림욕 효과를 오감별로 분리했을 때, 시각이 큰 비중을 차지한다. 지금까지 삼림욕을 대상으로 한 시각실험에서는 제시화면이 조악하거나 너무 작아서 현장감을 느끼기 어려웠기 때문에 실험을 진행하는 데 어려움이 많았다.

이 실험에서는 70인치, 고휘도(高輝度), 고해상도 디스플레이를 사용해서 기존의 문제를 해결했다. 시각자극으로는 수년 전 파리에서 학회가 열렸을 때 촬영해온 '파리의 삼림욕 풍경(그림 7.9)'이란 제목의 이미지를 사용했다. 그리고 추가로 삼림욕과는 대조적으로, 특히 일본인에게는 가슴 뛰는 특별한 감각을 안겨주는 '만개한 벚꽃(그림 7.10)'의 풍경을 사용했다. 남자 대학생 14명을 피험자로 해서 뇌 전두전야의 활동, 혈압, 맥박수에 미치는 영향을 조사했다. 실험풍경은 〈그림 7.11〉에 나타나 있다. 실제로 실험을 할 때는 실내를 영화관 정도의 조도로 낮춰서 현장감을 주었다.

그 결과 주관적으로는 디스플레이로 본 '파리의 삼림욕'은 쾌적하고 진정적이라는 평가가, '만개한 벚꽃'은 쾌적하면서 각성적이라는 평가가 나왔다. 생리적 변화로는, '파리의 삼림욕 풍경'을 보면서 수축기혈압(그림 7.12)과 확장기혈압이 모두 떨어졌다. 특히 90초간의 시각자극 전반부에서 혈압 저하가 현저했다. 스트레스를 받으면 고양되는 교감신경활동이 억제되면서 진정적인 이완상태가 되었다. 게다가 왼쪽 전두전야의 뇌 활동 역시, 〈그림 7.13〉

그림 7.9 :: 시각자극으로 사용한 '파리의 삼림욕 풍경'

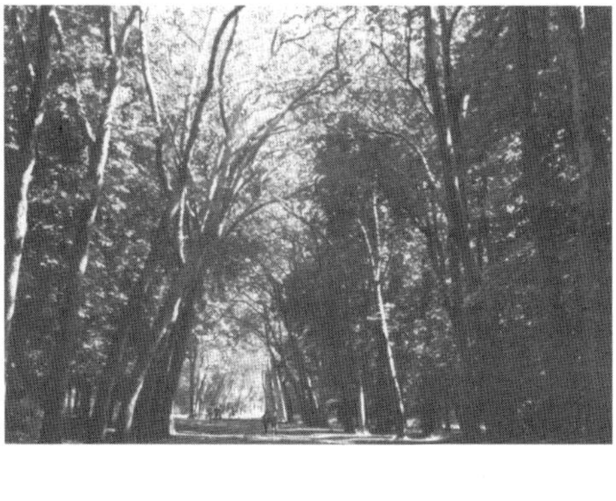

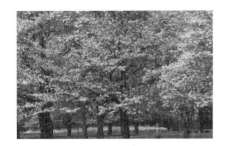

그림 7.10 ∷ 시각자극으로 사용한 '만개한 벚꽃'

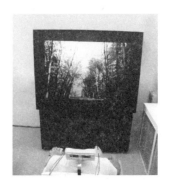

그림 7.11 ∷ 시각자극의 실험풍경

에서 알 수 있듯이 진정되는 변화를 보였다. 혈압 변화와 마찬가지로 전반부에 진정적인 상태에 들어가는 것으로 보아, 자율신경활동과 뇌 전두전야 활동의 변화가 함께 연동해서 일어남을 알 수 있다. 즉 쾌적하며 진정적이라는 주관평가와 더불어 혈압은 떨어지고 전두전야의 활동도 진정되었다. 이처럼 현장감 있는 삼림욕 풍경이라는 자연에서 유래한 자극을 받는 것으로도 생체가 실질적으로 이완하는 사실을 알 수 있다.

한편 '만개한 벚꽃'에서는 자극에 따라 맥박수가 증가하였고(그림 7.14), 90초 뒤에도 높은 상태를 유지했다. 수축기혈압과 확장기혈압에서도 모두 상승하는 경향을 보였다. 맥박수와 혈압의 상승은 가슴이 두근거리거나 스트레스 상태에 있을 때 나타나는 현상이라고 알려져 있다. 주관평가 결과도 고려해 판단하면, 이 경우는 명백하게 두근거리는 상태를 반영하는 것으로 보인다. 더욱이 뇌 전두전야의 활동도 90초의 자극시간 중 연속적으로 고양되었다(그림 7.15). 다시 말해 쾌적하면서 각성적이라는 주관평가와 동일하게 맥박수와 전두전야 활동 모두가 뚜렷이 높아져서, 생리적으로도 생체가 두근거리는 각성적인 상태가 되었음을 알 수 있다.

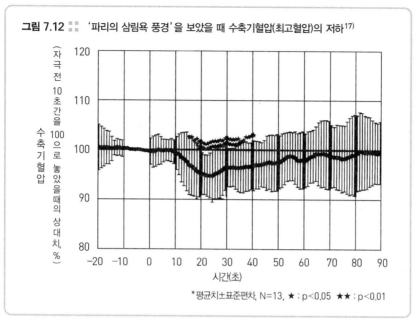

그림 7.12 ‘파리의 삼림욕 풍경’을 보았을 때 수축기혈압(최고혈압)의 저하[17)

세로축: (자극 전 10초간을 100으로 놓았을때의 상대치, %) 수축기혈압

가로축: 시간(초)

*평균치±표준편차, N=13, ★ : p<0.05 ★★ : p<0.01

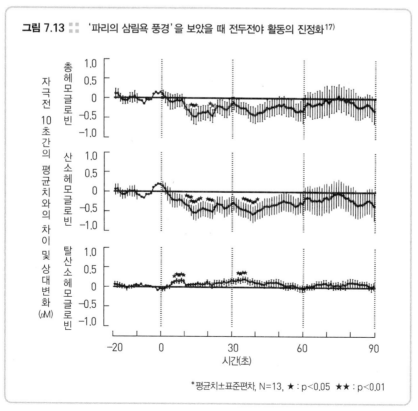

그림 7.13 ‘파리의 삼림욕 풍경’을 보았을 때 전두전야 활동의 진정화[17)

세로축: 자극전 10초간의 평균치와의 차이 및 상대변화 (㎌)

총헤모글로빈 / 산소헤모글로빈 / 탈산소헤모글로빈

가로축: 시간(초)

*평균치±표준편차, N=13, ★ : p<0.05 ★★ : p<0.01

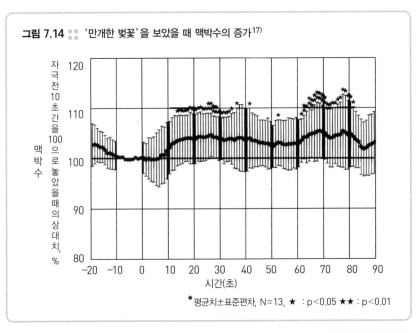

그림 7.14 ░░ '만개한 벚꽃'을 보았을 때 맥박수의 증가[17]

세로축: 자극전 10초간을 100으로 놓았을 때의 상대치, %

맥박수

가로축: 시간(초)

*평균치±표준편차, N=13, ★ : p<0.05 ★★ : p<0.01

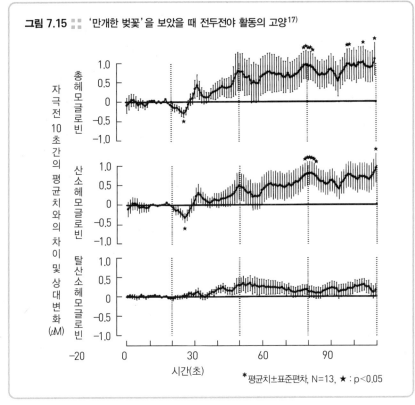

그림 7.15 ░░ '만개한 벚꽃'을 보았을 때 전두전야 활동의 고양[17]

세로축: 자극전 10초간의 평균치와의 차이 및 상대변화 (μM)

총헤모글로빈

산소헤모글로빈

탈산소헤모글로빈

가로축: 시간(초)

*평균치±표준편차, N=13, ★ : p<0.05

■ 목재비율과 디자인이 다른 목조 공간 [18,19]

이번에는 실제 방(13.2m² 정도, 약 4평)을 만들어서 방의 목재비율과 디자인을 달리했을 때의 시각영향을 밝혔다. 현장감을 위해서 가구나 방 배치 등은 동일하지만 목재비율과 디자인이 다른 방을 준비해서 생리응답에 미치는 영향을 조사했다. 남자 대학생 15명을 피험자로 했다. 현재 시판되는 목조 거실은 바닥이 목재로 된 것이 많고 목재비율은 대개 30퍼센트 정도다. 이번 실험에서는 일반적인 목조 거실(목재비율 30%)과, 벽에 목재를 더해서 목재비율이 조금 올라간 거실(45%)의 두 가지를 비교했다. 휠체어에서 눈을 감은 상태로 피험자를 앉힌 뒤, 실험자가 휠체어를 밀어서 방으로 이동했다. 측정하는 방에서 휠체어에 탄 피험자가 눈을 감은 채 안정을 유지하면, 옆방에서 생리응답지표로 안정되었음을 확인한 다음 눈을 뜨게 해서 시각자극을 부여했다. 자극시간은 90초였다.

그 결과, 주관적으로는 모든 방에서 쾌적하다는 평가가 나왔지만, 특히 45퍼센트 방을 선호했다. 맥박수에 관해서는, 일반적인 목조거실인 30퍼센트 방에서는 현저히 저하되었다. 반대로 가장 선호된 45퍼센트 방에서는 증가하였다. 일반적인 목조거실은 쾌적하다고 느껴서 맥박수가 떨어지는 점으로 봤을 때 몸의 긴장이 풀어진 것으로 해석된다. 한편 가장 쾌적하다는 평가와 함께 교감신경활동이 고양된 45퍼센트 방에서는 피험자가 두근거리는 상태였던 것으로 보인다.

또 대들보와 기둥을 추가한 참신한 디자인의 방을 만들어서 그 영향에 대해서도 밝혔다. 그 결과, 주관적인 쾌적감은 양자 간에 차이가 없어서 모두 쾌적하다는 평가가 나왔다. 안정감에 대해서도 차이가 없었다. 그러나 맥박수에서는 차이가 있었다. 30퍼센트의 방에서는 맥박수가 떨어진 데 반해, 참신한 디자인의 방에서는 증가했다. 확장기혈압에서도 30퍼센트 방에서는 저하됐다. 즉 주관적으로는 차이가 없었지만, 생체는 목재비율 30퍼센트인 방에서는 진정적으로, 참신한 디자인의 방에서는 각성적으로 변화하는 사실을 알 수 있었다. 이 결과는 목조거실에는 그 용도에 맞는 목재비율과 디자인이 따로 있다는 사실을 시사한다.

■ 편백나무 재질 벽면과 흰 벽[19]

마디가 많은 편백나무 재질과 흰 벽을 한쪽 벽면에 제시하고, 그것을 보았을 때의 영향을 조사했다. 남자 대학생 14명을 피험자로 해서, 자율신경반사와 주관평가를 지표로 측정한 결과는 다음과 같다. 우선 주관적인 평가에서는, 편백나무 벽을 보고서 우울과 피로 등의 감정척도가 줄고 활기가 증가했다고 느꼈다. 반면 흰 벽에서는 우울, 분노가 증가하고 활기가 줄어드는 것을 알 수 있었다. 혈압 변화에서는, 편백나무 재질의 벽면과 흰색 벽면을 본 14명의 평균치에서는 변화를 확인할 수 없었다. 그러나 '좋다-싫다'는 가치관에 따라 나눠서 평가했더니 '좋다' 집단에서는 혈압이 뚜렷이 떨어졌다. 한편 '싫다' 집단에서는 흰색 벽면에서는 혈압이 올랐지만, 편백나무 재질 벽면에서는 올라가지 않았다. 이로써 주관적으로는 불쾌하다고 평가해도 생리적으로는 스트레스 반응을 유발하지 않았음을 확인했다.

2) 청각실험 [21,22]

삼림욕은 각종 감각을 매개로 해서 종합적으로 즐기는 행위이다. 따라서 삼림욕 도중에 들려오는 시냇물 소리나 새소리처럼 청각을 매개로 한 자극이 삼림욕이 주는 쾌적성 증진에 강하게 기여하는 사실은 경험적으로 알 수 있다. 그래서 인공기후실에서 숲의 소리를 들려주고 이에 생체가 어느 정도 이완하는지를 2회에 걸쳐 실험했다.

최초의 실험에서는 남자 대학생 12명을 피험자로, 눈을 감은 상태에서 각종 숲의 소리를 2분간 들려주었다. 숲의 소리는 일본을 대표하는 자연환경의 하나인 기요사토(淸里)에서 녹음된 시판 CD의 ① 시냇물 흐르는 소리, ② 뻐꾸기 우는 소리가 들어간 숲의 소리 ③ 휘파람새가 지저귀는 소리가 들어간 숲의 소리, ④ 이리오모테지마(西表島) 섬에서 녹음한 개구리 소리가 들어간 한밤중 전원(田園)의 소리, ⑤ 대표적인 불쾌음인 '삐-'하는 단일음으로 실험했다. 평가를 위해 주관적 평가와 함께 근적외선분광분석법으로 뇌 활동을 측정했다. 실험을 실시할 당시에는 매초마다 안정된 측정이 불가능했다. 때문에 2분 동안의 평균치를 사용했다.

그 결과 주관평가에서 쾌적감에 관해서는 예상대로 — 음을 들려주지 않은 대조실험과 비교했을 때 — '시냇물 흐르는 소리', '휘파람새 지저귀는 소리', '뻐꾸기 우는 소리' 같은 산림에서 유래되는 음을 들었을 때 쾌적하다고 느꼈으며, 단일음은 불쾌하다고 평가했다. 전두전야의 활동 결과는 '휘파람새 지저귀는 소리'가 가장 진정적이었다. '시냇물 흐르는 소리'와 '뻐꾸기 우는 소리', '이리오모테지마 섬의 한밤중 전원소리' 순으로 진정됐다. 주관적으로 쾌적하다고 느낀 각종 숲의 소리를 듣자 뇌 전두전야의 활동이 진정되면서 생체가 이완하는 상태로 돌입했다.

또 가장 불쾌하다고 평가한 '단일음' 소리는 전두전야 활동의 평균치에서는 변화가 적었지만, 증가한 사람과 감소한 사람으로 분리해서 평균치를 계산한 결과, 다른 자극보다는 증가집단이나 감소집단에서도 그 절대치가 가장 컸다. 다시 말해 '단일음'을 들었을 때, 전두전야의 활동이 늘어나든 줄어들든 커다란 변화를 일으켰다. 스트레스 반응은 일반적으로 투쟁 및 도주반응(fight-or-flight response)이라고도 말한다. 전두전야의 뇌 활동에서도 적극적으로 대응하기 위해 활동이 고양되는 사례와 뇌 활동을 저하시켜서 자극에서 벗어나려는 소극적인 사례로 나뉜다.

이후 남자 대학생 16명을 피험자로 해서 추가실험을 행했다. 측정은 똑같은 인공기후실 내에서 눈을 감은 상태로 앉아서 실시했다. 각 생리지표로 30초 이상의 안정 상태를 확인한 후, 90초간 청각자극을 주었다. 자극은 지난 실험에서 사용한 '시냇물 흐르는 소리'로 했다. 동시에 소리자극을 주지 않는 대조실험도 행했다. 생리응답지표는 근적외선분광분석법을 이용한 좌우 전두전야의 뇌 활동 및 혈압(손가락에서 측정)으로 했다. 양 지표 모두 매초 측정을 실시했다. 또 청각자극 뒤에 주관평가를 행했다.

'시냇물 흐르는 소리'를 들었을 때의 주관평가에서는 소리를 들려주지 않은 대조집단과 비교해서 '쾌적하고 친숙하며 진정적'이란 평가가 나왔다. 또 수축기혈압은 〈그림 7.16〉에서 보듯이 통계적으로 현저히 저하됐다. 15명 중

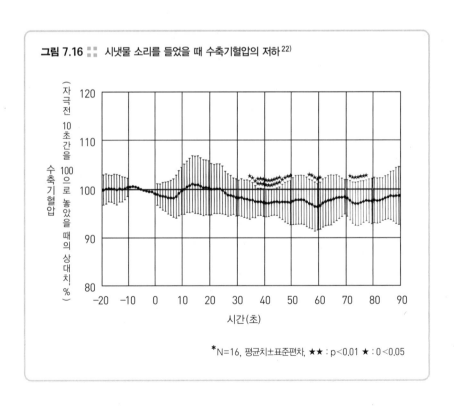

그림 7.16 ⠿ 시냇물 소리를 들었을 때 수축기혈압의 저하 [22]

*N=16, 평균치±표준편차, ★★ : p<0.01 ★ : 0<0.05

13명의 피험자가 '특히 좋다'고 평가했는데, 당시의 수축기혈압은 청각자극 이후 40초 전후의 측정치가 자극 전 측정치보다 뚜렷이 떨어졌다. 그리고 〈그림 7.17〉에 나온 것처럼 당시 왼쪽 전두전야의 뇌 활동 역시, 특히 자극 전반부에 뚜렷이 떨어졌다. 즉 자연에서 유래한 청각자극인 '시냇물 흐르는 소리'를 들었을 때, 스트레스 시에 고양된다고 알려진 교감신경활동이 저하하고, 뇌 활동 역시 진정되어서 생체가 이완되는 사실을 확인했다.

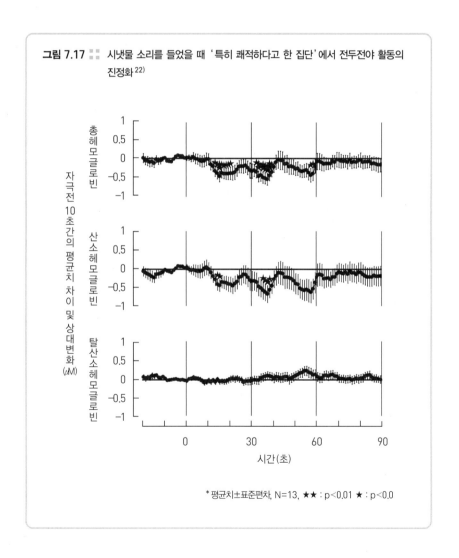

그림 7.17 :: 시냇물 소리를 들었을 때 '특히 쾌적하다고 한 집단'에서 전두전야 활동의 진정화[22]

*평균치±표준편차, N=13, ★★ : p<0.01 ★ : p<0.0

3) 촉각실험

■ 손으로 차가운 목재를 만진다[23,24]

사람은 일상적으로 수많은 물체와 접촉한다. 금속, 유리, 플라스틱 같은 인공물과 목재로 대표되는 자연에서 유래한 소재를 만졌을 때 서로 다른 감각을 경험한다. 보통 목재는 몸에 좋은 소재라고들 말한다. 실제로 접촉했을 때 생리적으로 어떤 변화가 생기는지 조사한 실험 사례를 소개한다.

먼저 눈을 감은 상태에서 60초간 목재(편백나무)와 금속을 손으로 접촉했을 때의 혈압, 맥박수, 동공 지름을 측정했다. 보이지 않는 커튼 너머로, 팔꿈치를 기점으로 손을 움직여서 접촉하도록 했다. 피험자는 여자 대학생으로 했다. 생리적으로는 금속에 접촉했을 때 수축기혈압과 동공 지름이 상승했다. 60초 뒤에도 접촉 전의 상태로 돌아가지 않는 모습을 보여 전형적인 스트레스 상태에 있음을 알 수 있었다. 한편 목재와 접촉했을 때는 눈을 감은 상태의 접촉이었기 때문에 접촉 직후 일과성으로 혈압과 동공 지름이 경미한 상승을 보였다. 그러나 금세 접촉 전 측정치를 회복했다.

목재와 금속은 온랭감에서 차이가 크기 때문에 목재는 냉동고에 넣어두었고 금속은 핫플레이트로 덥혀서 동일한 온도 조건으로 접촉실험을 행했다. 남자 대학생 13명을 피험자로 하여 수축기혈압과 주관평가를 지표로 했다. 주관평가의 쾌적감에서는 졸참나무, 삼나무, 편백나무 및 따뜻한 금속을 쾌적하다고 느꼈다. 반면 차가운 졸참나무의 목재가 가장 불쾌하다고 평가했다. 금속과 차가운 아크릴에서도 강한 불쾌감을 보고했다. 정리하자면 금속 접촉이 불쾌하긴 하지만 따뜻한 금속은 쾌적하다고 평가했다. 목재 접촉은 쾌적하지만 차가운 목재는 불쾌하게 느꼈다. 한편 자연감에 대해서는 삼나무, 편백나무, 졸참나무, 차가운 졸참나무 목재 모두에서 자연적인 느낌이 난다고 평가했다. 차가운 졸참나무는 가장 불쾌하다는 평가를 받긴 했지만 자연적인 느낌은 남아 있다는 의미가 된다.

확장기혈압은 금속 접촉에서 접촉 직후에 상승했다. 이후에도 접촉 전으로 다시 돌아가지 않고 계속 높은 수치를 이어갔다. 그에 반해 따뜻한 금속은 혈압 상승을 억제했다. 따뜻한 금속은 주관평가의 쾌적성에서도 가장 쾌적하다는 평가를 얻어서, 금속이 주는 불쾌감은 차가움이 큰 요인임을 알 수 있다. 같은 인공물인 아크릴 접촉에서는 작지만 통계상 혈압 상승을 확인했다. 이어서 차가운 아크릴 접촉에서는 더욱 강한 상승을 관찰하였다. 이 데이터를 통해 온도가 큰 요인을 차지한다는 사실을 알 수 있다.

다음으로 편백나무, 삼나무, 졸참나무 목재와 접촉했을 때의 영향을 살펴보자. 어떤 목재와 접촉하든 접촉 직후에는 일과성 혈압 상승을 보였다. 그러나 접촉 15초 뒤에는 접촉 전의 수치로 회복되었고 그 뒤 다시 상승하지 않았다. 차가운 졸참나무 목재와 접촉했을 때는 주관평가에서는 불쾌하다는 평가가 나왔지만 확장기혈압은 상승하지 않았다. 그 이유를 찾자면, 차가운 졸참나무 목재와 접촉했을 때 주관적으로 자연감이 남아 있었다고 한 사실에 주목할 수 있다. 금속은 따뜻하게 덥혀서 불쾌감이나 생리적 스트레스를 제거할 수 있었다. 한편 차가운 목재는 주관적으로는 불쾌하다고 평가하더라도 생체는 스트레스 상태가 되지 않았다. 이 역시 인간의 생리기능이 선천적으로 자연적응에 맞춰져 있음을 보여주는 방증이다.

■ 손으로 도장목재를 만진다 [25]

실제 생활환경 속에서 목재는 대부분 도장(塗裝)된 상태로 이용한다. 다른 방식으로 도장한 목재와 접촉했을 때 생체는 실질적으로 어떤 영향을 받는지, 눈을 감은 상태에서 접촉했을 때의 생체변화를 자율신경반사와 주관평가방법으로 조사했다. 재료로는 무도장(無塗裝) 삼나무 목재, 오일피니시 도장 삼나무 목재, 폴리우레탄 도장 삼나무 목재, 금속의 네 종류를 썼다. 오일피니시 도장은 오일 도료를 목재에 침투시켜 표면을 경화하기 때문에 요철감이 남아 있어 무도장 목재와 비슷한 표면질감을 지닌다. 그에 비해 폴리우레탄 도장은 도료를 목재에 침투시키지 않고, 표면의 도장과 연삭(研削)을 반복해서 완성하기 때문에 옻칠처럼 표면이 매끄럽다. 매끈매끈한 표면 때문에 가구나 완구 등에서 흔히 볼 수 있다. 각각의 소재와 접촉한 시간은 90초로 했다.

주관평가에서는 무도장과 오일피니시 도장이 기분이 좋고 자연적인 느낌이 난다고 평가했다. 반면 폴리우레탄 도장과 금속은 모두 불쾌하며 인공적이라고 평가했다. 폴리우레탄 쪽이 금속보다도 훨씬 불쾌하다고 느꼈다. 수축기혈압은 무도장 삼나무 목재와 접촉할 때 일과성으로 상승하긴 했지만 바로 접촉 전 수치로 돌아왔다. 금속 접촉은 일과성으로 상승한 후 90초간 접촉하는 동안 접촉 전으로 회복되지 않고 높은 수치로 이어져 전형적인 스트레스 상태를 보였다. 이와 견주어 오일피니시 도장은 무도장 때와 매우 유사한 반응을 보여서 주관평가의 결과를 잘 반영했다. 주관평가에서 금속과 비슷한 평가를 받았던 폴리우레탄 도장은 90초간, 이전 수치로 회복되지 않고 높게 유지되어 금속 접촉 시와 마찬가지로 스트레스 상태를 보였다. 이 결과를 통해 도장의 차이에 따라 쾌적감이 증가하기도 하며 스트레스 상태를 유발하기도 하는 사실을 확인하였다.

4) 후각실험[26]

목재 조각을 사용해서 조각에서 직접 풍기는 목재의 향기물질을 흡입했을 때 생기는 영향을 조사했다. 남자 대학생 13명을 피험자로 해서 전두전야의 활동과 자율신경활동을 1초마다 연속 측정하는 쾌적성평가시스템을 이용했다. 냄새 자극은 눈을 감고 앉은 상태에서 90초간 부여했다. 수종은 대표적인 일본 나무인 삼나무 목재와 편백으로 약 3밀리 조각에서 발산하는 향기물질을 이용했다. 감각강도는 '무취'에서 '참기 힘들 정도로 강한 냄새'까지 6단계로 나눠서 평가하는 '냄새 6단계법'중 거의 '편안하게 느끼는 냄새'가 되도록 설정했다.

그 결과 삼나무 목재 조각의 휘발물질 흡입 시 수축기혈압이 떨어졌다. 또 전두전야의 활동 역시, 특히 자극 90초 중 후반부에서 현저히 진정되었다. 주관평가에서도 쾌적하며 자연적이라고 평가했다. 조사 결과로 미루어 삼나무 조각의 향기물질을 흡입하면 사람의 몸은 이완된다고 해석할 수 있다. 더불어 피험자가 삼나무 향을 불쾌하다고 평가해도 수축기혈압은 올라가지 않아서 스트레스 상태가 유발되지 않는 점을 알 수 있다. 이 결과 또한 인간의 생리기능이 선천적으로 자연적응에 맞춰져 있는 방증으로 볼 수 있다. 또 편백 조각에서도 삼나무 목재 조각 때와 마찬가지로 전두전야의 활동이 진정되고 수축기혈압도 떨어졌다.

5) 미각실험 [27]

일반적인 몰트위스키(이하 보통 위스키)와 삼나무 통에서 저장한 위스키를 섞은 위스키(이하 삼나무통 위스키)를 만들어서, 둘 사이의 맛과 향이 생체에 미치는 영향을 조사했다. 삼나무 목재 조각의 향이 주는 후각자극은 생체를 진정시켰다. 그렇다면 삼나무통에서 나온 추출물은 미각과 후각자극에 어떤 영향을 주었을까. 이를 알기 위해 알코올농도는 25퍼센트로 했으며, 대조집단에는 에탄올(알코올농도 25%)과 물을 사용했다. 이들을 눈을 감은 상태에서 무작위 순번으로 혀 위에 0.1밀리리터를 떨어뜨렸다.

그 결과 주관평가에서는 우선 감각강도에 대해서 보통 위스키와 삼나무통 위스키 모두 거의 편안한 냄새라고 평가했다. 쾌적감에서도 차이가 없었다.

실험 종료 후 피험자에게 감상을 묻자, 대부분의 피험자는 같은 위스키를 두 번 혀 위에 떨어뜨렸다고 여겼다. 하지만 생리응답에서는 큰 차이가 있었다. 보통 위스키를 혀 위에 떨어뜨리자 일시적인 수축기 혈압상승이 있었다. 이어서 미각자극 이전 수치로 회복되는데 50초가 걸렸다. 그와 견주어 삼나무통 위스키는 혈압은 상승하지 않았고 20초 만에 이전 수치를 회복했다. 명백하게 삼나무통 위스키 쪽이 교감신경활동의 고양을 억제하였다. 원인은 삼나무통 추출물 때문으로 보였다.

게다가 왼쪽 전두전야의 뇌 활동에서도 마찬가지의 결과가 나왔다. 보통 위스키는 자극 후 90초간 활발한 뇌 활동이 지속되었다. 반면 삼나무통 위스키는 자극 직후에 일시적인 뇌 활동이 보였지만, 그 뒤에는 활동이 보이지 않았다. 혈압 결과와 마찬가지로, 활동 상승을 억제하는 삼나무통 추출물이 작용한 것으로 보인다.

보통 위스키는 교감신경활동과 뇌 전두전야의 활동을 고양하지만, 그 같은 고양은 삼나무통 추출물이 억제하는 사실을 알 수 있다. 또 주관적으로는 전혀 차이가 없어서, 피험자에 따라서는 모두 같은 것을 혀 위에 떨어뜨렸다고 느꼈지만, 생리적으로는 전두전야의 활동과 자율신경활동 모두 통계적으로 명백한 차이가 있었다.

5. 생리응답과 주관평가의 대응

지금까지 실험 자료를 통해 주관평가의 결과는 인간의 생리적 상태를 반영하는 경우가 많지만, 반영하지 않는 경우도 있으며, 때로는 정반대의 평가를 보이기도 했다. 그 이유로는 다음 네 가지를 들 수 있다. 첫째로 주관평가에서는 자신의 상태를 재해석한 뒤 언어로써 표현해야 하는데, 이것이 상당히 어려운 일이란 점이다. 둘째로 언어로 표현했을 때 그 언어가 의미하는 바가 사람에 따라 다르다는 점이다. 셋째로 생리응답지표와 달리 연속측정이 불가능하여 연속된 특정기간을 평가할 때 어느 시점을 평가하느냐가 평가자에 따라 다르다는 점이다. 넷째로 반응이 무의식 영역에서 일어날 때는 표현하는 것 자체가 불가능한 점이다.

이번 장에서 소개한 실험에서도 대부분은 주관평가와 생리응답 결과가 일치했다. 그러나 일부 결과는 그렇지 않았다. 예를 들어 대형 디스플레이를 써서 각종 숲의 풍경을 보여주는 실험에서 그와 같은 현상을 관찰할 수 있었다. 나무가 많은 '깊은 숲'을 보여주었을 때 대부분의 피험자들이 정도의 차이는 있었지만 주관적으로는 쾌적하고 자연적이며 진정되는 느낌이라고 평가했다. 왼쪽 전두전야의 뇌 활동에서는 13명 전원이 진정되었다.

다음으로 강하게 진정된다고 느낀 7명을 뺀 6명만 따로 살펴보니, 오히려 전체 수치보다도 강하게 뇌가 진정돼 있었다. 그래서 앞에서 뺀 7명, 즉 강하게 진정된다고 평가한 그룹의 결과를 보니, 뇌 활동이 진정되기는커녕 오히려 고양되는 경향을 보였다. 자율신경활동의 수축기혈압과 확장기혈압에서도 거의 비슷한 결과가 나왔다. 다시 말해서 숲의 풍경을 보고 진정된다고 평가한 사람들은, 사실 생체는 진정되지 않고 오히려 두근두근 하는 각성적 변화를 보였던 것이다. 하지만 숲은 진정감을 준다는 관념이나 상식 때문에 주관적으로는 진정된다고 대답했으며 자신도 그런 식으로 느꼈던 것이다.

주관적인 평가와 생리응답이 잘 맞아떨어지는 케이스가 많이 관찰되지만, 여기에 소개한 것처럼 주관평가가 생체 변화와 일치하지 않을 뿐 아니라 오히려 정반대의 결과를 보이기도 하는 사실을 염두에 둬야 할 것이다.

이번 장에서 보았듯이, 삼림욕을 실시한 현장실험이나 산림환경 요소나 목재를 이용한 실험실 내 실험에서도 '자연'은 인간을 생리적으로 진정시켜서 생체를 이완한다는 사실이 거듭 증명되었다. 앞으로 이 같은 데이터들이 축적되면 스트레스 완화를 위한 실질적인 삼림욕법이나 실내의 자연환경 요소 이용법에 대한 새로운 제안이 나올 것으로 기대한다.

－미야자키 요시후미(宮崎良文), 스네츠구 유코(恒次祐子)

6. 삼림테라피 효과의 평가지표

산림이나 자연환경이 가져다주는 테라피 효과는 많은 사람이 경험적으로 알고 있다. 사람의 오감에 대한 자극은 각각 눈, 귀, 코, 피부, 혀에 있는 감각기의 감각세포로 수용되고, 정보는 신경을 통해 뇌로 전달된다. 뇌는 각각의 지각령(知覺領)**에서 정보를 처리하고 통합하여 기억과 조합하고 가치를 판단한다. 또 입력된 정보를 바탕으로 다양한 생리기능을 조정하고, 몸은 시시각각 변화하며 환경에 대응한다. 이들 오감을 통해서 사람에게 영향을 미치는 산림환경 요소로는 다음과 같은 것들을 떠올릴 수 있다.

[시각] 나무와 잎의 초록색, 색의 조화, 빛 환경(조도 등) 등.
[청각] 잎이 스치는 소리, 시냇물 흐르는 소리, 새소리, 낙엽 밟는 소리 등.
[후각] 나무에서 나는 향기물질 등.
[촉각] 서늘한 공기, 나무 사이로 새어드는 햇볕의 온기, 발을 내딛을 때 느끼는 부드러운 숲길 등.
[미각] 샘물의 단맛 등.

물론 삼림욕의 테라피 효과를 구성하는 요소를 열거할 수는 있지만, 사람이 숲에서 편안함을 느낄 때의 효과를 언어를 통해 분석적으로 설명하는 것은

**
지각령
각 지각에 대응하는 대뇌 피질의 특정 부위를 통틀어 이르는 말. 체지각령, 청각령, 시각령 따위다.

실로 어려운 일이다. 각각의 요소는 복합적으로 사람에게 작용한다. 때문에 그 영향을 요소들의 총합으로는 나타낼 수 없다(비선형적). 또 편안함은 직관적으로 '느껴지는 것'이지, 논리적인 단계를 밟아가며 '생겨나는 것'이 아니다(비논리적). 더욱이 사람이 자각적으로 인식할 수 없는 수많은 환경요소가 편안함에 기여한다는 사실도 잊어서는 안 된다.

다시 말해 자연환경 속에서 수백만 년의 시간을 거쳐 진화해온 인간이라는 동물이 지닌 감성은, 직관적으로 숲에서 편안함을 느낀다. 그 편안함을 논리의 도구인 언어를 써서 꼭 들어맞게 표현하는 것은 불가능하다. 이런 이유로 삼림테라피의 효과를 평가할 때는 설문조사처럼 언어로 구성된 수법은 보조수단으로 사용하고, 생리지표측정 수법을 중심으로 적절하게 평가해야 할 필요가 있다.

여기서는 특정 환경에 놓인 사람의 상태를 해석하기 위해 사용하는 다양한 생리지표를 소개하고, 측정법과 실제 측정사례를 설명한다. 이때 특히 중요한 것은, 단일한 지표가 아니라 복수의 지표를 써서 사람의 상태를 다면적으로 이해하려는 노력일 것이다. 예를 들어 '혈압 상승'이란 하나의 현상에서도, 그 현상의 원인이 된 사람의 상태변화는 다양한 형태로 나타날 것이다. 이 때문에 '혈압 상승'이 의미하는 바를 다른 지표를 참고해가며 타당하게 해석해야 한다. 단일한 지표의 변화가 지닌 의미를 이분법적으로 해석하려는 시도는 오류를 낳을 위험이 크다.

1) 각 평가지표

현재 사람의 생체지표 측정은 폭넓은 분야에서 행해진다. 기술의 진보 또한 눈부시다. 여기서는 산림테라피 연구에서 사용하거나 사용할 가능성이 있는 지표를 중심으로 설명한다.

■ 중추신경계

중추신경계는 생체 내 정보의 통합을 담당한다. 생체의 모든 기능을 조정하는 중추인 뇌의 활동상황을 측정하기 위해 쓰는 방법으로는, 신경활동 시 일어나는 전기적 변화를 측정하는 방법과 뇌 활동에 수반되는 산소대사를 측정하는 방법이 있다.

[뇌파] [1,2]

뇌의 신경활동과 함께 발생하는 전위의 변화를 두피의 전극을 통해 측정하는 수법이다. 오랜 기간 이용하였기 때문에 축적된 연구도 많다. 뇌파는 복수의 주파수 성분으로 이루어진 복합파(複合波)가 많다. 그 주파수대역에 따라 델타(δ)파(f<4Hz), 세타(θ)파(4Hz≤f<8Hz), 알파(α)파(8Hz≤f<13Hz), 베타(β)파(13Hz<f)로 나눈다. 뇌의 각성도에 따라 이들 구성성분의 발생상태가 달라지는 현상을 이용해서 뇌의 활동 상태를 추측하는 것이 뇌파측정의 원리다. 일반적으로는 측정된 뇌파를 해석하여 각 주파수대역의 파워수치를 얻는다. 이때 얻은 데이터는 일정 시간 동안의 평균적인 뇌의 활동 상태를 나타낸다고 보는 것이 적절하다.

뇌파의 구성성분으로 잘 알려진 알파파는, 흔히 말하는 '이완' 상태를 나타내는 지표로 자주 사용한다. 뇌의 각성도가 낮을 때와 극단적으로 높을 때 알파파의 발생은 억제되며, 통상적인 각성도에서는 증가한다는 사실을 이용한 것이다. 하지만 이 발생과정에서도 알 수 있듯이, 알파파의 증가가 반드시 '이완'을 의미하지는 않는다. 제대로 해석하려면 다른 지표도 참고해야 하는 등 충분한 주의가 필요하다.

알파파 같은 배경뇌파와는 달리, 과제나 감각자극을 제시했을 때 그 자극과 연관해서 특정 시간 동안 발생하는 뇌파를 사건관련전위(Event-Related

Potential : ERP)라고 한다. 사건관련전위 가운데 과제의 예상이나 과제에 기울이는 주의 같은 고차원적인 정신활동에 수반되어 발생하는 수반음성변동(contingent negative variation : CNV)이 각성도의 지표로써 유용하다. 반응과제(일반적으로 지시제시 후에 버튼을 누르는 운동반응과제를 사용하는 경우가 많다) 제시 전에 예고자극을 반복해서 제시하면, 예고자극 제시 후에 수반음성변동 발생을 유발한다. 수반음성변동의 전위는 배경전위와 비교해서 작기 때문에 데이터를 가산평균해서 추출한다.

그 밖에 뇌파를 해석할 때 주의할 점으로는, 근육이나 안구운동에 의해서 발생하는 전기신호로 인한 아티팩트(artifact)를 제거해야 한다. 일반적으로 안구운동에 따른 전기신호를 동시 측정해서 그 부분의 측정 데이터를 제거한다. 근육운동에 따른 전기신호는 해석할 때 뇌파의 전위차를 이용해서 필터 처리한다. 삼림욕 테라피의 효과인 '쾌적감'을 측정할 때는 전극의 접촉 향상을 위한 목적으로 사용하는 접착제 등이 피험자에게 부담을 줘서 문제가 되기도 한다. 몇 가지 문제점이 있다고는 해도 뇌파에는 장점도 많다. 앞으로도 각 분야에서 풍부한 데이터가 축적되고 각 주파수 성분의 생리학적 의미가 해명되길 기대한다.

• 뇌파 측정 사례

모리야(森谷, 1995)는 '꽃의 방향(芳香)'과 '숲의 방향'을 기초로 합성한 두 종류의 향기(플로랄, 우디)를 기화한 인공기후실에서 남녀 대학생의 뇌파를 측정하여 알파파와 베타파를 해석했다. 남녀별로 평균을 내보니, 여성은 플로랄과 우디 모두에서 향기가 없는 조건과 견주어 알파파 대역 파워수치가 커졌다. 남성은 플로랄에서 베타파 대역 파워수치가 커졌다. 그러나 향기가 뇌파의 반응 패턴에 미치는 영향에는 개인차가 컸다.[3]

데라우치(寺内, 1991)는 편백나무 향기가 각성 수준에 미치는 영향을 수반음성변동을 써서 밝혀냈다.[4] 예고자극을 클릭 음으로 하고, 그 뒤에는 광 자극을 주어 버튼을 눌러서 반응하는 과제를 주었다. 편백나무 톱밥 냄새가 나는 경우와 향기가 없는 경우를 비교했다. 그 결과 향기가 있을 때는 수반음성변동 성분이 감소했다. 편백나무 냄새에는 인간의 각성수준을 저하하는 효과가 있었다. 필자들은 나무 냄새가 진정작용이나 안정된 심리상태를 유발하는 효과가 있다고 결론지었다.

[뇌자계] [2,5]

뇌 활동에 수반되는 전류가 발생하면 그곳에는 자기장이 생긴다. 이 미약한 자장을 측정해서 뇌의 활동을 알아내는 수법이 뇌자계(MEG : Magneto Encephalography)다. 뇌파는 두부의 각 조직(가령 두개골이나 뇌척수액)에 따라 전도율이 달라서 발생원을 추정하기가 어렵다. 그에 반해 자기장의 투자율(透磁率)은 모든 조직에서 거의 동일하여 뇌 내 발생원 추정이 가능하다. 뇌자계(腦磁界, 뇌 자기장)가 매우 미약해서 다른 측정기의 영향을 받아서 노이즈가 발생하기 쉬운 점과 측정기가 매우 큰 점, 피험자의 행동을 제약해야 하는 점 등 장시간 측정에는 적절하지 않은 단점이 있다. 그렇지만 최근에는 뇌심부(腦深部) 발생원에 대해서도 추정할 수 있어 대뇌변연계의 활동까지 응용이 확대되고 있다.

[양전자단층촬영] [2,5]

양전자단층촬영(PET)은 방사성 동위원소 가운데 양전자(positron)를 방사하는 포지트론방사체를 체내에 투여한다. 그후 그것을 트레이서를 이용해 생체 내의 생화학적, 생리학적 기능화상(機能畵像)을 얻는다. 트레이서의 종류에 따라 뇌 산소대사, 글루코오스대사, 아미노산대사 등을 측정할 수 있다. 뇌의 활동 이미지를 얻기 위해 ^{15}O트레이서를 사용해서 뇌혈류와 산소대사를 측정한다. 이들은 뇌의 산소공급량과 소비량을 할당하는 지표로서 유용한 정보를 알려준다. 공간해상도(spatial resolution)와 시간해상도(temporal resolution)가 모두 높지만 방사성 동위원소를 피험자에 투여하는 방식이라 건강한 피험자에게는 쓰기 어려운 측면도 있다.

• 양전자단층촬영 측정 사례

나카야마(中山, 1992)는 여러 종류의 식물성 향기성분을 섞어서 만든 향을 종이에 적신 뒤 코 앞에 놓고, 자연호흡을 통해 향기물질을 흡입했을 때의 뇌혈류 변화를 양전자단층촬영으로 측정했다. 그 결과 오른쪽 시상하부의 혈류량이 감소하고 왼쪽 시상하부의 혈류량이 증가했다. 또 기공이나 명상을 할 때 향기의 존재로 혈류량이 증강되는 점을 통해 이들 요법의 치료효과가 향기물질의 흡입을 통해 강화된다고 보고했다.[6]

[기능성 자기공명영상] [2,5]

뇌의 활성에 따른 국소적 혈류 증가는 곧 활성화된 뇌 조직으로 공급되는 산소량의 증가를 의미한다. 이때 늘어난 산소공급량은 모세혈관과 정맥 내 옥시헤모글로빈 양을 증가시켜 상대적으로 탈산소헤모글로빈의 농도를 감소시킨다. 기능성 자기공명영상(fMRI)에서는 혈액 중 산소헤모글로빈과 탈산소헤모글로빈의 자성(磁性)이 다른 점을 이용해, 핵자기공명법으로 탈산소헤모글로빈의 농도저하를 측정해 뇌의 부활부위를 추측한다. 혈액 중 탈산소헤모글로빈을 천연 조영제로 이용하기 때문에(BOLD법) 양전자단층촬영처럼 방사성 동위원소를 쓰지 않는 비침습적인 측정이 가능하다.

공간해상도와 시간해상도가 모두 높고 뇌심부까지 측정할 수 있다. 때문에 대뇌피질의 각 지각령과 전두전야뿐만 아니라 정동(情動)과 기억을 관장하는 변연계의 해마와 편도체 같은 각 부위의 기능계측에도 이용한다. 특히 최근 들어 급속도로 발전하고 있다. 측정기가 대형이라 피험자는 침대에 누운 자세로 계측기 안으로 들어가는데, 이 때문에 피험자의 행동을 제약하는 점과 계측기 내부의 소음이 요란하다는 문제점이 있다. 자극을 부여할 때는 소형 스크린에 이미지를 제공하거나 헤드폰으로 소리를 흘려보내는 방식으로 실시한다. 다른 측정법도 다 그렇긴 하지만, 실험패러다임과 해석법 모두에서 기능성 자기공명영상 특유의 노하우가 축적돼 있어 실험을 계획할 때는 반드시 측정에 정통한 연구자가 협력해야 한다.

[근적외선분광분석법] [7]

기능성 자기공명영상에서 설명한 것처럼, 뇌 활동은 산소와 탈산소헤모글로빈의 농도변화를 수반한다. 이때 이들은 근적외선 흡수특성에서 차이를 보인다. 그 차이를 이용한 측정법이 근적외선분광분석법(NIRS)이다. 센서는 송광부(送光部)와 수광부(受光部)로 이뤄져 있다. 송광부에서 조사(照射)되어 생체조직 안에서 산란, 흡수된 뒤 돌아오는 근적외광을 수광부에서 검출한다. 측정부위의 산소와 탈산소헤모글로빈의 농도가 높으면 각각 특이한 파장대에서 근적외선 흡수가 커지고, 농도가 낮으면 흡수는 적어진다.

기능성 자기공명영상, 뇌자계 같은 측정법보다 측정기가 싸고 이동이 편리해서, 침대 옆에 놓고 실시간으로 측정할 수 있다. 이런 장점 덕분에 임상적으로 널리 활용하고 있다. 또 센서를 장착할 때 피험자의 부담이 적고 신체구속도 적어 운동 시 뇌 활동 측정 등에도 응용할 수 있다. 시간해상도는 높지만 공간해상도는 다른 수법보다는 떨어지고, 뇌심부는 측정이 어렵다. 또 전기적인 노이즈에는 강하지만 외광(外光)의 영향을 받아서, 현장에서 사용하려면 어느 정도의 광 실드(shield)가 필요하다.

최근 큰 화제가 되는 것이 혈액 중 헤모글로빈 농도의 절대치 측정 가능성이다. 지금까지의 근적외선분광분석법으로는 광자의 평균 광행로(光行路)[**]를 알 수 없었다. 때문에 램버트비어법칙(Lambert-Beer's law)을 이용해서 농도산출을 할 때, 일정한 실험치를 대입해서 얻은 수치는 특정 시점의 농도변화에 국한했다. 하지만 측정 시에 평균 광행로를 실측(實測)하거나 광확산(光擴散) 방정식을 쓴 기술이 개발되면서 헤모글로빈 농도의 절대치를 산출할 수 있게 됐다. 이에 따라 피험자들끼리 비교하거나 동일 피험자의 복수 측정기회(하루 중 변동이나 계절변동 등)를 서로 비교할 수 있게 되었다. 이에 따라 관련 데이터 축적에 큰 기대를 걸고 있다.

광행로
빛이 지나가는 길. 굴절률과 거리의 곱으로 나타낸다.

• 근적외선분광분석법/TRS의 측정 사례

박범진 외(2004)는 산림환경과 도시환경에서 TRS를 이용해 측정한 전두전야의 총 헤모글로빈 농도를 비교했다. 그 결과 산림환경에서는 헤모글로빈 농도가 낮았다.[8] 스네츠구(Tsunetsugu, 2005)는 디자인이 다른 목재 내장의 방 두 곳에서 근적외선분광분석법으로 90초간 뇌혈액동태를 측정했다. 그 결과 두 방에서 모두 총 헤모글로빈 농도가 상승했으며, 전두전야를 중심으로 뇌가 활동했다.[9]

■ 자율신경계

사람의 여러 기관은 자율신경계의 지배(대부분은 교감신경과 부교감신경의 길항지배)를 받는다. 또 외계의 변화에 대응해 몸의 항상성을 유지하려는 조정이 이루어진다. 자율신경계의 각 지표는 외부에서 오는 스트레스에 대처하는 생체의 자율적인 반응이다. 동시에 정신 상태도 반영한다고 여겨진다. 대부분의 경우 측정도 간편하여 사람의 상태측정에 널리 활용한다.

[심박수, 심박변동성] [10]

심박 또는 맥박수는 가장 기본적인 자율신경계의 지표 중 하나이며 측정법도 간단하다. 1분당 심박수(heart rate : HR)를 지표로 삼기도 하지만, 심박변동성(HRV)을 해석하면 교감신경계와 부교감신경계의 활동을 추정할 수 있는 사실이 알려지면서 각 분야에서 응용하고 있다.

심박은 규칙적으로 뛴다고 생각하기 쉽지만 실제로는 1박마다 간격에 변동성이 있다. 심전파형(心電波形)인 R파의 정점(頂点)을 검출한 뒤 다음 정점까지 시간 간격을 잰 것을 R-R간격이라고 한다. 대부분 심박변동계수(연속하는 100박의 R-R간격의 표준편차를 R-R간격의 표준치로 나눈 값)를 부교감신경계의 활동지표로 삼아 분석한다. 또 심박변동은 서로 다른 주파수를 지닌 복수의 성분을 가진다는 점에서 고속 푸리에 변환을 이용한 주파수해석도 유용하다.

심박변동의 주파수스펙트럼에서는 저주파역(0.1Hz 부근, LF)과 고주파역(HF)에서 각각 정점이 발현된다. 전자는 교감신경과 부교감신경 양쪽의 활동을 반영하고, 후자는 부교감신경 활동을 반영한다. 저주파역 성분, 고주파역 성분의 파워 스펙트럼의 면적에서 LF/HF 또는 LF/(LF+HF)의 값을 구해서 교감신경활동의 지표로 삼는다. 심박변동성은 호흡에 영향을 받기 때문에 기본적으로는 측정 시 호흡 통제가 필요하다.

• 심박수, 심박변동성의 측정사례

구로코(黑子, 2002)는 공사현장의 소음에 노출된 뒤 콘크리트블록으로 둘러싸인 공간과 나무로 둘러싸인 공간의 경치를 피험자에게 보여주었고, 그때의 심박변동성을 검토했다. 심박변동계수는 인공물 공간에서는 소음노출 시보다도 떨어졌다. 반대로 식물공간에서는 소음노출 시보다 근소하게 상승했다. 이 점으로 보아 소음노출 시보다도 식물공간에서 부교감신경 우위로 변화했다고 해석할 수 있다.[11]

이리키(入来, 1993)는 열적 쾌적성에서 R-R간격 검사의 유용성을 검토하기 위해 열적 중립상태와 열적 불쾌상태로 나눠서 측정했다. 열적 불쾌감이 낮은 26도 조건과 비교해서 불쾌감이 높았던 22도 조건에서는 심박변동계수가 높게 나타났다. R-R간격도 증가경향을 보인 점으로 보아 주로 부교감성인 미주신경(迷走神經)[**]의 활동이 증가한 것으로 추정했다. 30도 조건에서는 심박변동과 열적 쾌-불쾌감의 상관관계가 인정되지 않았다. 그러나 22도에서는 인정되었기 때문에 적어도 한랭자극에 한해서는 심박변동성이 열적 쾌적성의 객관적 평가법 중 하나로 유용하다고 지적한다.[12]

[혈압] [10]

혈압도 심박수와 함께 가장 기본적인 자율신경활동의 지표다. 임상에서도 각 개인의 건강상태를 반영하는 기본지표로서 건강진단 등에 널리 사용한다. 실험적으로는 심장의 수축과 확장에 대응하는 수축기(최고)혈압(SBP)과 확장기(최저)혈압(DBP)을 지표로 삼는다. 평균혈압은 DBP+(SBP-DBP)/3의 값을 가리킨다.

혈압 측정법은 두 가지로 나뉜다. 동맥 내에 카테터를 삽입해서 동맥내압을 측정하는 관혈법(觀血法)과 커프(cuff) 등을 사용한 비침습적인 비관혈법(非觀血法)으로 나뉜다. 산림테라피 효과 같은 쾌적성 평가를 목적으로 할 때는 당연히 비관혈법을 사용한다.

비관혈법에도 몇 가지 측정법이 있다. 크게 다음과 같이 나눈다. 청진법(聽

[**]
미주신경
연수에서 나오는 열 번째의 뇌신경. 부교감신경 중 가장 큰 것으로 운동과 지각의 두 섬유를 포함하며 내장의 대부분에 분포되어 있다.

診法)에서는 상완동맥을 커프로 압박해서 혈류를 일시적으로 정지시켰다가 혈류가 다시 흐를 때, 혈류음[코로트코프음(sound of Korotkoff)]의 발생 시 압력과 소멸 시 압력을 각각 수축기와 확장기혈압으로 한다. 요즘에는 가정에서 간편하게 혈압을 잴 수 있도록 청진법을 응용한 자동혈압계도 개발되어 시판되고 있다. 연속적인 측정은 불가능하지만 혈압이 정밀하게 절대치로 측정되는 특징이 있다.

토노메트리법(tonometric method)에서는 팔의 요골동맥 위에 센서를 설치해서 동맥압(動脈壓)을 측정한다. 이 방법으로는 절대압을 측정할 수 없기 때문에 수치의 보정이 필요하다. 그렇지만 이 방법으로 측정된 수축기 및 확장기혈압은 관혈법의 측정치와 높은 상관관계를 보인다. 한편 측정 시에는 손바닥을 위로 하고 손목을 젖힌 형태로 신체적 제약을 가하기 때문에 피험자에 따라서는 부담을 느낄 수도 있다.

피나플레스TM(FinepresTM)법은 손가락 끝에 커프를 장착해서 연속적으로 혈압의 변화를 모니터링하는 수법이다. 임상 또는 연구목적으로 널리 보급돼 있다. 커프의 장착이 쉽고 1초마다 데이터를 얻을 수 있는 장점이 있다. 또 토노메트리법과 마찬가지로 심장의 높이와 측정부위의 높이가 다르면 혈압 보정이 필요하지만, 최근 위팔에 커프를 장착해서 자동적으로 보정되는 계측기가 개발되었다. 손가락 끝 말초혈관에서 측정하므로 한랭 등의 원인으로 말초혈관이 수축하면 제대로 측정하기가 어렵다.

그 밖에 최근에는 휴대형 연속혈압측정기도 많이 개발되었다. 위팔에 커프를 감고 측정기기를 웨이스트백(waist bag) 속에 설치하거나 손목시계처럼 장착하는 방식도 나왔다. 따라서 하루 동안 활동 시부터 수면 시까지의 혈압변동도 자동적으로 측정할 수 있다. 측정원리는 가정용 자동혈압계와 비슷하다. 커프의 자동적인 가압(加壓)에 탄산가스 카트리지를 사용한다. 장시간 장착해야 하므로 몸을 움직일 때에는 측정치가 부정확한 경우도 있지만, 혈압의 서커디안 리듬(circadian rhythm)**과 관련해 유용한 정보를 제공한다.

• 혈압 측정 사례

미야자키(宮崎, 1999)는 삼나무 목재 조각의 향기물질을 흡입했을 때의 영향을 남자 대학생을 피험자로 해서 피나플레스법으로 검토했다. 그 결과 향기물질에 노출된 뒤 40초를 경과하면서 수축기혈압이 떨어졌다.[13]

또 쾌적한 느낌을 주는 오렌지 과피유(果皮油)의 향기물질을 써서 동공 지름의 각 지표 변화를 조사했다. 향기물질을 흡입하자 동공확장 시간이 증가하였다. 이것은 교감신경활동의 억제를 의미한다. 이것은 관능검사(sensory test)** 결과와 상관관계가 있다고 보고했다.[15] 그 밖에 호흡수, 말초혈류량, 말초피부온도, 정신성 발한 등도 자율신경의 지배를 받는 지표다. 하지만 이들 지표들은 일부는 해석이 어렵고 일부는 측정하는 데 기술적인 문제가 있다.

하제(Haze, 2002)는 혈압 변동성에 주목하였다. 수축기혈압의 저주파성분(SBP-LF)이 교감신경활동을 반영하는 사실을 근거로 향기물질의 흡입효과를 검토했다. 솜에 묻혀서 향기물질을 흡입시킨 결과, 페퍼오일(pepper oil) 향에서는 저주파성분의 진폭이 증가했으며, 로즈오일(rose oil)에서는 감소했다. 이로써 전자에서는 교감신경활동이 항진되었고, 후자에서는 억제되었다고 짐작했다.[14] 단 혈압변동성은 일반적으로 그다지 사용하지 않는 지표다.

[그 밖의 자율신경계 활동지표]

자율신경계의 지표는 매우 많으며 다양한 연구사례가 있다. 동공 지름은 사람의 흥미나 정신활동에 의해 변화한다. 최고축동속도(最高縮瞳速度), 최고

**
서커디안 리듬
(circadian rhythm)
생물이 나타내는 여러 현상 중 대개 24시간을 주기로 되풀이하는 변화를 말한다.

**
관능검사
(sensory test)
여러 가지 품질을 인간의 오감에 의해 평가하는 제품검사.

**
산동(散瞳)
교감신경의 지배를 받는
동공 확대근의 작용으로
동공이 커지는 현상.

축동가속도(最高縮瞳加速度), 최고산동속도(最高散瞳速度), 동공이 최소에서 확장되어(산동) ****** 63퍼센트까지 회복되는 시간 등을 조합해서 교감 및 부교감 신경활동의 지표로 삼으려는 시도가 이어지고 있다. 측정할 때는 안과에서 흔히 보는 것처럼 이마와 턱을 접촉해 두부를 고정하는 설치형이나 소형 경량 기기를 두부에 고정하는 휴대형 계측기를 사용한다.

[타액 중 아밀라아제활성] [16)

타액선에서 분비되는 타액 아밀라아제는 교감신경-부교감신경의 지배를 받는다. 이 중 응답시간이 1초에서 수초로 짧은 직접신경작용제어에 의한 아밀라아제 분비를 정신적 스트레스의 지표로 삼으려는 시도가 최근 있었다. 타액을 채취한 뒤, 효소법시약과 검체를 반응해 흡광도를 측정하는 방식으로 아밀라아제활성을 측정하는 간편한 측정 장치를 개발해 2006년 시판하였다. 채취 자체가 정신적인 스트레스를 유발할 가능성이 있는 혈액과 달리, 타액은 채취 시 피험자의 부담이 적고, 또 측정치가 수십 초 정도면 나오기 때문에 자율신경계의 지표로서 활용이 기대된다.

• 타액 중 아밀라아제활성의 측정 사례

야마구치(山口, 2001)는 평균연령 22세의 남녀 피험자에게 전동식 안마의자로 마사지 실험을 실시했다. 그 결과 마사지를 쾌적하다고 회답한 피험자는 타액 중 아밀라아제활성이 떨어졌고, 불쾌하다고 답한 피험자는 상승했다. 또 쾌적, 불쾌라는 스트레스 반응에 대응해서 타액 아밀라아제활성 시간이 반비례하였다. 이로써 아밀라아제활성을 스트레스 평가에 이용 가능한 지표라고 설명했다. [17)

■ 내분비계

생체 내 내분비선(內分泌線)에서 생산되어 직접 체액으로 분비된 뒤 체내의 다른 장소로 옮겨져서 표적기관이나 조직 및 세포의 활동에 영향을 미치는 화학물질을 호르몬이라고 한다. 호르몬에는 여러 종류가 있지만, 부신피질호르몬의 일종인 코티솔이 스트레스 부하 시에 급격히 분비된다. 이 때문에 오래 전부터 스트레스 지표로 이용된다.[2,18] 코티솔은 시상하부에서 분비되는 신경 펩티드 부신피질자극호르몬 방출호르몬(CRH : corticotropin releasing hormone)이 뇌하수체에서 부신피질자극호르몬(ACTH : adrenocorticotropic hormone)의 방출을 촉진한다. 부신피질자극호르몬이 다시 부신피질에 작용한 결과로 코티솔이 분비된다.

분비된 코티솔은 혈액, 소변, 타액 등에 존재하는데, 측정이 간편하여 최근에는 타액 중 코티솔 농도를 많이 사용한다. 일반적으로 호르몬 분비에는 일내변동(日內變動)이 있다고 알려져 있다. 코티솔은 새벽에는 농도가 높고, 오후부터 밤에는 낮아지는 변동을 보인다. 하루 중에서 시간에 따라 측정한 실험 데이터를 해석할 때는 베이스라인(baseline)으로 일내변동을 고려할 필요가 있다. 또 코티솔 분비는 식사에도 영향을 받는다. 따라서 측정 시 피험자에 대한 음식 통제도 필요하다.

타액 채취는 일반적으로 컬렉션튜브를 사용한다. 튜브 속의 탈지면을 입에 물고 혀 밑으로 놓이게 해서 탈지면에 타액이 스미게 한다. 몇 분 뒤에 튜브 속으로 탈지면을 돌려놓고 마개를 덮는데, 증발을 막기 위해 비닐테이프 등으로 밀봉하는 것이 좋다. 코티솔 농도의 분석은 시판 키트를 써서 하든가, 분석회사에 의뢰한다.

• 코티솔 측정 사례

박범진(2004)은 산림환경과 도시환경에서 피험자 12명의 타액 중 코티솔 농도를 비교했다. 그 결과 산림환경에서는 코티솔 농도가 낮았다.[8]

■ 면역계

외부에서 오는 스트레스에 대해 생체 내 여러 시스템은 항상성을 유지하기 위해 상호작용하면서 적응 혹은 대항하려 한다. 이 같은 시스템 가운데 1차적인 침입에 대한 방어반응을 담당하는 것이 면역계 시스템이다. 산림테라피 효과를 면역계 활동지표로 평가하는 데는 두 가지 의미가 있다. 하나는 산림에서 단기체재하거나 산림환경 요소와 접하여 생기는 스트레스 완화효과에 대한 평가이다. 이때의 지표로 면역글로불린 A라고 불리는 체액성 면역물질(항체)의 농도를 이용한다. 또 다른 하나는 면역력 향상효과에 대한 평가로, NK세포의 활성 등을 지표로 삼는다.

[분비성 면역글로불린 A][2,20]

면역작용은 골수구와 림프구라는 혈액세포에 의한 것이다. 이 중 B림프구는 항원에 의해 자극을 받으면 면역글로불린이라는 항체를 체액 중에 분비한다. 면역글로불린에는 분자량과 기능이 다른 다섯 종류가 있다. 그중 분비성 면역글로불린 A(s-IgA)는 단백분해효소에 의해 분해되지 않고 점액 중에 존재하기 때문에 비교적 쉽게 측정할 수 있다. 따라서 면역계의 활동 상태를 나타내는 지표로 자주 사용한다. 면역글로불린 A는 만성적이며 강한 스트레스 부하에는 줄어든다.

한편 또 다른 실험 사례에 따르면 도시환경에서 20분간 경치를 바라보았을 때에는 산림환경과 견주어 면역글로불린 A 농도가 상승하여[21] 일시적 자극에 대해서도 증가한 보고가 있다. 앞으로는 부하나 계측의 시간적 지속성을 고려해 면역글로불린 A의 농도변화가 지니는 의미를 해석하려는 시도가 필요하다. 면역글로불린 A의 베이스라인이나 변화량에는 커다란 개인차가 존재한다. 그러므로 건강이나 일상생활의 스트레스 상태 같은 개개인의 특성을 고려하는 것도 매우 중요하다.

[NK세포 활성][22]

NK세포는 B림프구, T림프구에 이어 제3의 림프구라고 불리는 대형 림프구이다. 종양세포나 바이러스감염세포를 죽이는 활성이 있으며, 개체의 암에 대한 면역감시기구 및 바이러스 방어기구와 관련해 중요한 역할을 담당한다. 이 활성을 조사하려면 혈액채취가 필요하므로 사용에 어려움이 있다. 그러나 산림에서 장기간 체재할 때의 효과를 평가할 때 유용한 지표가 될 것이다.

• NK세포 활성 측정 사례

오히라(大平, 1999)는 산림환경과 비산림환경(건물 내부)에서 8시간 체재한 뒤 NK세포 활성을 체재 전 수치와 비교했다. 산림환경에서는 NK세포 활성이 증가했다.[23] 함께 측정한 혈중 면역글로불린 G, M, A 역시 증가한 점으로 미루어, 비산림환경보다 산림환경에서는 면역기능이 향상된 것으로 해석하였다.

■ 작업능률 및 반사시간

[작업능률][2]

환경에 따라 변화하는 사람의 정신활동을 검토하기 위해서 각 환경에서 모종의 작업을 시킨 뒤, 그 수행정도와 실수횟수를 지표로 삼아 평가한다. 어떤 작업을 시키느냐와 관련해서는 현재 통일된 견해를 확립하지 못한 상태이다. 따라서 실험실시자가 고안해내는 경우도 많다. 비교적 많이 사용하는 작업은 '우치다 크레펠린(Kraepelin) 검사'이다. 한 자리 숫자가 종횡으로 인쇄된 시트를 사용하여 인접한 두 숫자의 합에서 1의 자릿수 숫자만을 기입해 나가는 것이다. 검사용지는 시판되고 있으며 시간 배분 등에 대한 매뉴얼도 첨부돼 있다.

이 검사는 원래 작업곡선(시간의 경과에 따른 작업량을 나타내는 곡선)의 형상을 일반적인 형상과 비교하여 성격특성을 검사하기 위해 고안한 것이다. 그러나 일정시간 내의 회답 수와 정답률(실수율)을 지표로 작업능률을 측정하거나, 이 검사를 정신적 부하로 써서 다른 생리지표를 측정하는 등의 용도로도 이용한다.

이 밖에도 문자소거(숫자의 나열에서 정해진 숫자만을 사선으로 소거해간다)나 암산과제, 기억과제 등도 사용한다. 과제수행 지시는 알기 쉬워야 하고 이해하기 쉬운 과제 내용이 바람직하다. 자극 종류와 기대 효과에 맞는 과제를 선택하는 것이 매우 중요하다. 또 피험자에게 과제달성을 위한 동기부여(먼저보다 나은 성적을 내도록 지시하는 등)를 하는 것도 중요하다.

• 작업능률 측정 사례

야마다(山田, 1995)는 컴퓨터를 이용한 트래킹과제(화상 위를 이동하는 표적을 트랙볼로 추적틀을 움직여서 좇는다)를 이용해서, 페퍼민트 향의 유무에 따른 작업능률의 차이를 검토했다.[24] 지표는 실수횟수(추적틀에서 표적이 벗어난 횟수)와 복귀시간(벗어난 표적을 다시 틀 안으로 되돌리는 데 걸린 시간)으로 했다. 그 결과 작업성적은 향이 있는 조건 쪽이 좋았고, 특히 성격검사에서 외향적이라고 판단된 집단에서는 실수횟수가 감소하였으며 복귀시간도 단축되었다.

모종의 작업을 요하는 과제를 제시하고 반응이 일어나기까지 걸리는 시간을 개인의 고차원 정신과정지표로 삼는 수법이다. 반응시간에는 과제를 인지하고 반응을 결정한 후에 신체운동으로 반응을 표현하는 과정이 포함돼 있다. 최소시간을 지표로 삼기 위해서 피험자에게는 되도록 단시간에 반응하도록 지시와 동기부여를 한다. 반응시간은 밀리초(ms) 오더가 되는 것이 보통이다. 측정에는 자극제시, 반응 입력, 계시(計時)가 가능한 기계를 사용한다. 과제에 시각자극을 쓰는 경우에는 컴퓨터를 이용한다. 대체로 디스플레이에 표시된 과제에 맞춰 키보드의 키를 눌러서 반응하는 측정방법을 쓴다. 측정 시에는 피험자에게 충분한 연습을 시켜서 과제에 익숙해지도록 한다. 또 측정데이터를 해석할 때는 실수율도 함께 검토해야 한다. 예를 들어 환경의 변화에 따라 반응시간이 단축되었다 해도 실수율이 상승한 경우에는 환경이 긍정적인 영향을 주었다고 해석하기는 어렵다.

■ 주관평가

사람의 상태를 추측하기 위해서는 앞서 소개한 다양한 생리지표를 이용한다. 동시에 보조수단으로 관능검사나 주관적 기분신고를 측정해두면 생리지표 데이터를 해석하는 데 도움이 된다. 단 생리지표와 달리 주관평가는 매초당 측정 같은 것은 불가능하다. 특히 SD법[**]처럼 언어를 이용한 수법에서는 개개인이 언어에 대해 지닌 이미지의 차이나 자신의 기분을 해석해서 언어로 옮기는 작업이 결과에 영향을 미치기도 한다. 때문에 생리지표의 변화와 반드시 올바로 대응된다고 단정할 수 없다. 반면 생리지표보다는 측정이 간편하며, 생리적 측정법이 발전하기 이전부터 오래 사용해왔기 때문에 자료가 풍부하다는 이점도 있다. 다양한 측정방법이 있는데, 특히 생리지표측정 시

[**]
SD법(semantic differential method)
1959년 미국의 심리학자 찰스 오스굿이 고안한 분석방법. 개념의 의미 내용을 분석하기 때문에 의미분화법 또는 의미미분법이라고도 한다.

병행하여 자주 사용되는 것들 가운데 대표적인 방법을 소개한다.

① 관능검사[25]

사람의 감각을 이용해서 대상을 평가하는 방법이다. 목적이나 실시방법에 따라 몇 가지로 나눈다. 목적에 따라 분류하면 다음과 같다. Ⅰ형 관능검사는 훈련된 검사원이 대상물의 품질차(品質差)나 결점을 검사할 때 시행한다. Ⅱ형 관능검사는 일반소비자의 선호도 분석 등에 시행한다. 산림테라피의 효과를 알아보기 위해 사용할 가능성이 높은 방법은 Ⅱ형 관능검사이다. 대표적인 수법으로는 평가대상이 되는 모든 시료나 대상물을 주고 기호(嗜好)에 따라 순서를 매기게 하는 방법이다. 또 평가대상이 되는 모든 시료나 평가대상물 중에서 두 개씩 짝지어서 제시한 뒤 어느 쪽이 나은지 비교하게끔 하는 일대비교법(一對比較法)[203] 등이 있다. 실험실 내에서 경관 사진을 여러 종류 제시한 뒤 평가하게끔 하는 실험 등에 적합하다.

관능검사 가운데 순위 매기기나 비교에 의한 기호의 추출과는 다른 패러다임으로 행하는 수법으로 SD법[26]이 있다. 평가대상에 맞는 여러 가지 적절한 형용사들을 둘씩 짝을 지은 뒤 양 끝에 배치해서 만든 직선척도로 평가한다. 인자분석이나 주성분분석(主成分析) 같은 통계적인 수법을 써서 해석한다. 생리적 측정의 방증으로 이용할 때는 간략화된 형태를 쓴다. 가령 13분할한 척도를 써서 '매우 불쾌한'을 −6점, '어느 쪽도 아니다'를 0점, '매우 쾌적한'을 6점으로 해서 평가한 뒤, 평점의 평균치를 평가대상마다 구하는 방식이다.

② 기분평가

관능검사와는 달리 자신의 내적 상태를 설문지를 통해 표현하는 방식이다.

기분, 스트레스도, 재충전도, 불안 등에 관한 설문지가 많이 개발돼 있다. 산림테라피 효과의 측정에도 물론 적용가능하다. 여기서는 기분상태를 평가할 때 매우 자주 사용하는 심리상태평가서를 소개한다.

[심리상태평가서] [27]

본래 미국에서 개발한 임상용 설문지다. 설문지는 총 65개의 항목이며 '긴장-불안', '우울-침울', '분노-적의', '활기', '피로', '혼란' 등의 여섯 개 기분척도로 나눠서 측정하는 방식이다. 원래는 과거 일주일 정도의 시간단위 동안 발생한 기분상태의 변화를 측정하는 것이었으나, 각종 실험에서는 자극별 감정변화를 측정하는 방법으로 응용된다. 심리상태평가서의 결과는 생리지표의 변화와 비교해서 해석하는 경우가 많다. 1회의 실시시간은 몇 분에 불과하지만, 여러 번 반복하면 피험자가 질려버릴 수도 있으니 실험에서는 측정횟수를 지나치게 많이 늘리지 말고 각 요소의 측정에만 압축해서 쓰는 방식이 바람직하다.

2) 현장실험과 실험실 내 실험

지금까지 사람을 대상으로 한 측정은 혈압 등의 일부 지표를 제외하고는 대부분 실험실 안에서 행했다. 실험실 안 실험에서는 환경요인이나 피험자 통제도 가능하며, 측정기의 크기도 특별히 문제가 되지 않는다. 이에 반해 산림환경과 같은 현장실험에서 실제로 사용되는 생리지표에는 다음과 같은 것들이 필요하다.

① 측정이 쉽고 되도록 단시간에 행할 수 있는 것.
② 측정기가 휴대용일 것. 반드시 피험자가 휴대할 수 있고 연속적으로 측

정할 수 있는 것일 필요는 없지만, 적어도 실험현장으로 가져갈 수 있으며 이동 시 진동에도 견딜 수 있어야 한다.

③ 외부의 환경요인(기온, 바람, 빛, 소리, 진동) 등으로 인한 측정오차가 잘 나지 않는 것.

이상의 조건을 고려했을 때 현장에서 중추신경계를 측정한다면 측정기의 이동 가능성에서 뇌파 혹은 근적외선분광분석법/TRS에 의한 뇌혈액동태가 지표 후보가 될 것이다. TRS(근적외선분광법)는 실제로 산림욕 실험에서는 적용이 끝났으며,[4] 기본적으로 측정이 가능해도 쾌청한 한낮처럼 환경이 지나치게 밝을 때는 우산형 실드를 사용해야 한다.

자율신경계 활동지표로는 측정기가 임상적으로 널리 보급돼 있어 간편한 것도 많다. 혈압과 맥박수, 심전도 R-R간격 심박변동성 등도 문제없이 측정 가능하다. 좀 더 측정이 간편한 것으로 타액 중 아밀라아제활성도 유망하여 향후 데이터 축적이 기대된다.

내분비계, 면역계는 타액에 의해 측정 가능한 코티솔, 면역글로불린 A를 사용한 평가가 이미 널리 행해지고 있다. 현장실험에서도 생체의 스트레스 상태를 단적으로 반영하는 지표로서 유용하다. 특히 현장으로 측정기를 가져가지 않고 실험을 간략히 할 때는 타액을 이용한 평가만 행하는 것도 고려할 만하다. 현장에서는 아이스박스 등을 준비해서 채취 후 검체(檢體)보관에 신경 써야 한다.

3) 윤리적인 배려와 실험상의 주의할 점

최근 사람을 직접 대상으로 측정한 연구에서 윤리적인 배려는 빠뜨릴 수 없는 의무조항이 되었다. 이와 관련해서 다음과 같은 윤리지침이 나와 있다.

① 인간게놈, 유전자 해석연구에 관한 윤리지침(문부과학성, 후생노동성, 경제산업성 고시)

② 역학연구에 관한 윤리지침(문부과학성, 후생노동성 고시)

③ 임상연구에 관한 윤리지침(후생노동성 고시)

이 중 산림테라피 효과를 검증하기 위한 실험연구와 관련되는 것은 주로 '역학연구에 관한 윤리지침(이하 지침)'이다. 지침의 전문(前文)에는 '역학연구는 질병이환을 비롯해서 건강에 관한 현상의 빈도 분포를 조사하고 그 요인을 밝히는 과학연구다. 질병의 원인을 찾고, 질병 예방법과 치료법의 유효성을 검증하거나 질병이환의 원인이 되는 생활습관과 건강의 연관관계를 밝히기 위해 역학연구는 빼놓을 수 없다. 의학의 발전과 국민건강의 유지 및 증진에 많은 역할을 수행하고 있다'고 나와 있다. 연구대상자(피험자)의 프라이버시에 관한 의식 향상과 개인정보 보호를 위해서 '윤리심사위원회', '설명과 동의(informed consent)', '개인정보의 보호'와 같이 항목별로 지침이 정해져 있다. '설명과 동의', '개인정보의 보호'는 과거에도 개개 연구원의 노력에 의해 지켜졌지만, '윤리심사위원회'에 대해서는 특히 의학계 이외의 연구자에게는 다소 새롭게 느껴질 수 있기에, 아래에 지침의 내용을 소개한다.

윤리심사위원회는 대학이나 연구기관 또는 학회 등이 설치주체이다. 지침에는 "윤리심사위원회는 의학과 의료 전문가, 법률학 전문가 등 인문사회과학 학자 및 일반인의 입장을 대표하는 사람으로 구성되며, 외부위원을 반드시 포함해야 한다. 또 남녀 양성으로 구성해야 한다"고 나와 있다. 역학연구를 실시할 때는, 연구계획에 대해서 연구기관장의 허가를 받아야 한다고 지침에 나와 있다. 이 허가여부를 놓고 심사하는 것이 위원회의 주된 책무다. 윤리적인 배려에 대한 의식이 높아지면서, 학술잡지에서도 투고논문에 윤리심사위원회의 승인을 얻어서 연구가 진행되었다는 사실에 대한 명기를 요구하는 경우가 늘고 있다. 따라서 앞으로 산림테라피 관련연구를 할 때도 사전에 계획을 윤리심사위원회에 제출해서 승인을 받지 못하면 현실적으로 실시하기 어려울 것이다. 또 상기한 세 번째 지침은 후생노동성 홈페이지 (http://www.mhlw.go.jp/general/seido/kousei/i-kenkyu)에서도 참조 가능하다.

이 밖에 실험상 주의사항으로 피험자의 수, 컨디션, 동기부여, 피복조건, 자극 제시법, 데이터해석 시의 개인차, 하루 중이나 한 달 간의 계절변동이나 날씨 고려, 실험참가 시 피험자의 동의서가 있다. 모든 항목을 엄수하기가 어려운 경우도 있겠지만, 참고로 삼아야 할 것이다.

－ 스네츠구 유코(恒次祐子), 미야자키 요시후미(宮崎良文)

제8장

삼림환경 설계

1. 숲과 쾌적성

1) 쾌적성에 대한 정의와 개념

삼림공간을 파악하고 이해하는 방식은 시대에 따라 변한다. 일찍이 숲은 신들이 머무는 공간이거나 때로는 기분 나쁜 공간이었다. 반면 벚꽃을 감상하거나 단풍을 즐기기 위해 찾기도 했다. 현대는 이처럼 뚜렷한 목적을 가지고 숲을 이용하지는 않는다. 숲은 더 이상 신들의 공간이 아니며, 개발 대상이 되거나 쓰레기 투기장소로 변했다. 하지만 마을 뒷산으로 대표되는 친숙한 숲의 풍경을 사랑하고 생태계를 소중히 여기는 풍조도 생겨났다. 더구나 요즘에는 테라피 장소로서 숲에서 쾌적성과 심신의 건강을 구하고자 하는 흐름이 확산되고 있다.

삼림의 쾌적성(어메니티, amenity)이란 오감의 쾌적성을 가리킨다. 시각으로는 신록이 올라오는 졸참나무와 너도밤나무숲, 붉게 물든 단풍나무숲을 본다. 청각으로는 새들의 지저귐과 시냇물 흐르는 소리를 들으며, 촉각으로는 낙엽 밟는 느낌과 나무그늘의 서늘한 공기를 느낀다. 후각으로는 피톤치드 등이 내뿜는 상쾌한 숲 향기를 맡으며 마음이 편안해진다.

삼림의 쾌적성을 일본 역사에서 찾아보자. 7세기 전후에는 천무제(天武帝), 환무제(桓武帝), 평성제(平城帝) 등의 조칙에 따라 풍치림(자연경관을 보존하기 위하여 보안림으로 지정한 산림)의 벌목을 금지했다. 신앙대상의 공간으로 일체화한 사찰림의 보호는 보편적인 현상이었고, 사람들에게 매우 자연스럽게 받아들여졌다.[2] 에도시대의 여러 번(藩)** 에는 보안림(保安林)** 이 설정되었다.

1876년 3월에 정부는 '관림조사가조례(官林調査假條例)'를 제정하여 "토지의 풍치를 장식하는 것 또는 명승유적이 있는 것은 보호, 배양한다"고 발표하였다. 그렇게 되면서 사찰림은 풍치림으로서 벌목을 금지하였다. 이때부터 토지의 풍치를 장식하는 삼림 및 명승유적의 삼림으로서 풍치림** 이 비로소 제도화된다.

최근에는 1950년대부터 시작된 제3기 보건보호림정비계획으로 인해 보호림의 면적이 80배로 확대되었다. 나아가 보호림이나 레크리에이션 숲뿐만이 아니라 숲길사업이나 조림사업(녹화산업) 같은 그 밖의 모든 임야시책에까지 삼림의 풍치시책이 두루 미치고 있다.

다소 길긴 하지만 최근 유행하는 마을 산(동네에서 가깝고 생활과 밀접한 낮은 산)의 쾌적성에 대해서 정리한 자료를 소개한다.[3] 과거와는 달리 많은 사람들이 도시에 열광하고 도시화야말로 모든 선(善)이며 마을 주변의 산이나 시골에는 어떤 매력이나 가치도 없다고 여기는 일은 다시 일어나지 않을 것이다. 이미 마을의 산으로 들어가 활동하고 접촉하면서 다양한 즐거움, 발견과 창조 같은 그 사람의 인생에 보탬이 되는 요소를 찾아낸 사람들이 적지 않기 때문

번(藩)
에도시대 다이묘(大名)가 지배한 영지 및 인민통치 기구의 총칭.

보안림(保安林)
풍수해를 막거나 풍치(風致)를 보존하기 위해 국가에서 특별히 보호하는 숲. 보존림.

풍치림(風致林)
자연경관을 보존하기 위해 특별히 보호하는 산림

이다. 또 이런 사람들은 자신의 체험이나 유대감을 아랫세대에게 전수할 가능성이 충분히 높다. 골짜기에 있는 논과 하나가 된 전통적인 풍경이나 신록과 단풍으로 물든 경관이 주는 아름다움, 새나 곤충과 같은 생물의 보고이며, 맛있는 공기와 고요함 등 오감을 쾌적하게 해주는 마을 산의 매력 때문에 지금도 가까운 산을 찾는 사람이 늘고 있다.

유년기 때 체험한 풍경이 인간의 성장과정 이후의 가치관과 미묘한 변화를 읽어내는 자연관 형성에 크게 관여하기 때문에, 전국의 초등학교에서 걸어서 갈 수 있는 곳에 소규모로라도 산을 정비해 놓는 것이 중요하다(그림 8.1). 같은 녹지라 해도 도시공원은 인공적인 공간으로, 아이들의 감성을 자극하고 육성하는 다양한 발견이나 체험은 기대할 수 없다. 가까운 곳에 산이 있으면 아이들은 부모 손에 이끌려 찾는 것이 아니라 자신의 의지로 가고 싶을 때 걸어서 산으로 놀러갈 수 있다. 아이들이 일상적으로 산의 풍경이나 동식물 등

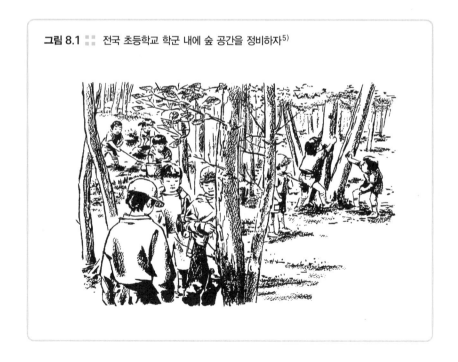

그림 8.1 ▪▪ 전국 초등학교 학군 내에 숲 공간을 정비하자[5)]

의 자연과 접할 수 있으며, 아이들의 기억 속에 풍요로운 풍경이 자리 잡을 수 있게 된다.

삼림의 쾌적성은 사람들의 오감을 쾌적하게 하는 환경요인이기 때문에 아이들의 설문조사 결과 항목에서 시각(밝다, 빛, 어두운 정도), 청각(조용하다, 새소리 등), 후각(좋은 공기, 냄새 등), 촉각(시원하다, 푹신하다 등), 미각의 오감과 관계된 표현만을 골라서 분석했다.

도시지역 초등학교에서는 녹지가 적은 학교 학생들의 오감표현이 가장 적었다. 반면 농촌지역 초등학교 아이들의 오감표현이 가장 풍부했다. 그래서 구체적으로 산에서 실제 체험학습을 하고 그것이 오감표현에 미치는 영향을 살펴보았다. 아이들이 체험한 산은 학교에서 걸어서 10분 정도 거리에 있으며, 상수리와 졸참나무로 이루어진 큰 나무숲[大徑木林]이었다. 이 산은 지역의 자원봉사단체가 밑깎기(잡초 베기) 등의 관리를 하고 있었고, 산책로 밖의 숲속에서도 자유롭게 행동할 수 있도록 활동성이 높은 공간으로 조성돼 있었다.

산에서의 체험학습을 실시한 초등학교 아이들을 설문조사한 결과, 오감표현이 눈에 띄게 많았다. 특히 큰 증가를 보인 것이 '좋은 공기' 같은 후각과 '시원하다', '기분 좋다', '상쾌하다', '부드러운 흙' 같은 촉각에 관한 표현이었다. 촉각에 대해 언급한 아이들 수가 늘어났을 뿐만 아니라 오감에 관한 단어표현도 많은 점이 특징이었다. 또 '숲의 조용함' 같은 청각과, '그늘', '새어드는 빛' 등 시각표현에서도 증가경향을 보였다.

이처럼 산에서의 체험학습을 통해 오감표현이 풍부해지면 아이들의 창조성도 발달하며, 지식뿐만 아니라 신체감각을 발달시키는 데도 도움이 된다. 오늘날에는 농촌이나 산촌의 아이들조차 실내에서 노는 시간이 늘어나고 있으니, 앞으로는 오감을 발달시키는 숲 체험학습을 더욱 늘릴 필요성이 있다.

쾌적성이 높은 해외 삼림공간의 사례로 오스트리아 빈의 비너발트(Wienerwald, 빈의 숲이라는 뜻)를 들 수 있다.[4] 14만 헥타르에 이르는 비너발트는 대부분이 빈으로 이어지는 몇 개의 마을을 둘러싼 형태로 펼쳐져 있다. 순수한 삼림은 전체의 반이 약간 넘을 뿐이고 나머지는 초지나 밭 또는 민가다. 즉 숲뿐만 아니라 농촌경관까지 포함해서 '비너발트'라고 총칭한다. 또 숲의 대부분은 수렵림(벌크)으로 현재는 삼림공원 이용에 큰 역할을 한다. 수렵의 편의를 위해서 조성한 오픈 스페이스가 잔디광장으로 되어 있어서 사람들의 여가 활동에 안성맞춤이다.

독일 베를린의 라인쩌 티어가르텐(Leinzer Tiergarten)은 11~3월까지 수렵장으로 개방한다. 따라서 그 기간은 공원으로는 이용할 수 없다. 흔히 비너발트라고 하면 넓고 깊은 숲에 수령(樹齡)이 오래되고 커다란 나무들이 많이 늘어서 있는 이미지를 떠올리기 쉽다. 그러나 실제로는 구석구석까지 세심하게 관리되고 있는 인공 숲(도시 숲)이다. 그래서 사냥이나 레크리에이션 용도뿐만 아니라 경제림으로서도 큰 공헌을 한다. 오스트리아에서 목재로 벌어들이는 수입은 1조 6000억 원에 달해 국가수입에서 큰 비중을 차지한다. 오스트리아의 수도인 빈에서 가까운 숲은 삼림공원으로 이용하자는 요구가 특히 많지만, 그래도 여전히 나무를 선별해 벌채하는 임업활동도 계속하고 있다. 자칫하면 상충되기 쉬운 전통적인 수렵행위와 삼림공원의 레크리에이션 이용, 경제림으로서 임업활동이 이곳에서는 훌륭하게 조화를 이루고 있다.

2) 쾌적한 삼림공간 조성 시 유의사항

삼림총합연구소의 연구자와 임야청의 행정관이 20년 뒤의 미래를 목표로 쾌적성 높은 숲을 조성하자고 제안했다.[5] '활동성 높은 산에서 가을꽃을 즐긴다'라는 구상에서는 도시근교의 산이나 도시림에 많이 서식하는 하층식생인 조릿대와 대나무, 키 큰 잡초 등을 베어내서 밝고 깔끔한 숲속 공간을 만들고자 한다. 또 상층목의 경우 큰 나무라면 헥타르당 100그루 정도로, 비교적 굵은 나무라면 헥타르당 수백 그루 정도로 간벌(間伐)하면 넓고 활동성 높은 숲속을 조성할 수 있다. 그래서 생겨난 나무 사이의 광장이나 들풀초원에는 외래종인 양미역취나 큰달맞이꽃이 아닌 마타리, 도라지, 벌등골나물, 술패랭이꽃 같은 가을 풀로 채워, 전통적인 들풀이 보존, 관리되도록 한다. 이처럼 여유로운 공간을 가을꽃놀이 명소로 만들고, 콘서트나 고전예술 공연 같은 야외 이벤트와 함께 카페와 레스토랑에서 차분한 식사를 제공함으로써 사람들의 휴식장소로 매우 중요한 위치를 차지하게끔 한다.

어린 시절 산에 관한 자연체험 연구를 보면, 어렸을 때 놀이 등을 통한 자연체험은 자연에 대한 이해를 돕고 감성발달에 기여한다고 한다(그림 8.2).[6,7]

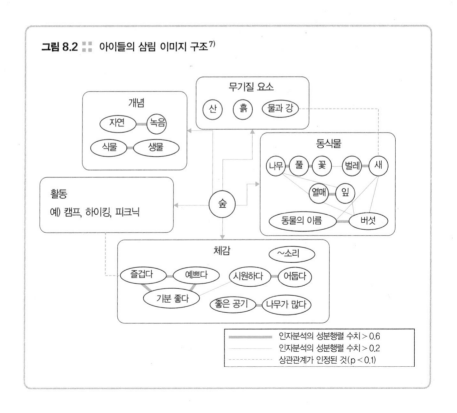

그림 8.2 :: 아이들의 삼림 이미지 구조[7]

아이들과 대면조사를 통해 동식물 인식과 자연체험의 관계를 살펴보았다. 그 결과 곤충은 놀이로서 포획활동(촉각)과 우는 소리, 알이나 고기의 식용(미각), 새소리로 인한 청각과 시각적 체험에 관여했다. 식물은 놀이로서 채집활동(촉각) 및 식용(미각), 눈길을 끄는 꽃(시각) 등이 인식에 관여했다.

한편 삼림소유자가 삼림의 쾌적성을 어떤 식으로 생각하는지에 대해 연구한 논문이 있다. 그에 따르면 가지치기와 간벌 등 관리를 해주는 큰 나무가 있는 인공 숲에서 가장 큰 쾌적성을 느끼고, 밑깎기를 해서 밝아진 낙엽수 잡목림이 그 뒤를 이었다.[8] 삼림소유자가 생각하는 삼림의 쾌적성이란 그들이 일상적으로 접하는 인공림의 이상형, 즉 구석구석 손길이 미친 큰 나무 숲을 의미하거나 낙엽수로 구성된 밝은 잡목림 같은 일상의 숲을 떠올린다.

2. 삼림 쾌적성의 기능

1) 삼림의 경관 구조와 쾌적성

삼림이 주는 쾌적성은 삼림공간의 물리적 기능과 상태적 기능, 지리적·시간적 조건에 따라서 규정된다. 삼림의 규모와 이용자수의 관계에 대해서는 다음을 참고하면 된다. 쾌적한 숲속 레크리에이션 활동을 하기 위해서 삼림 레크리에이션 수요별 적절한 삼림공간의 규모를 제시한 논문이 있다(표 8.1).[9] 와그너는 레크리에이션 숲의 적정수용력과 이용밀도의 상한으로 헥타르당 16~20명이라는 기준을 제시했다. 원로(園路)밀도가 높은 레크리에이션 전용림에서는 와그너의 기준이 들어맞는다.

경관 평가법에는 포토몽타주법과 사진투영법이 있다. 전자는 미래경관의 예측에 대해서 이용자의 평가를 얻을 수 있으며, 후자는 현실의 경관을 이용자가 실제로 체험하면서 동시에 평가할 수 있다. 침활혼효림(針闊混淆林, 침엽수종과 활엽수종이 섞여 있는 산림)의 경관평가에서는, 인공림이 집중된 지역은 삼림경관이 단순해지고 확실한 계절감을 느낄 수 없다고 해서 인공림경관의 구조를 포토몽타주법으로 평가했다.[10] 경관평가는 신록~여름~단풍철을 지나, 활엽수→침활혼효림→침엽수림의 순서로 나왔다. 평가가 높은 그룹은 단풍든 나무 숲속에 단목~군락으로 침엽수(상록)가 혼효된 사진이었다. 낙엽송에 활엽수가 혼효된 합성사진에서는 배열 상태가 세로인 경우 폭은 수관부(樹冠部)의 2.5배 정도가 좋고, 군락일 경우 집단의 수나 크기가 클수록 평가가 높아지는 경향을 보였다.

포토몽타주 수법으로 가까운 삼림경관을 평가한 사례로는, 시즈오카(静岡)현 누마즈(沼津) 시 가누키(香貫) 산의 주요수종인 소나무가 말라죽어가는 현상

표 8.1 :: 근교 레크리에이션 숲의 이동공간으로 본 적정수용력[9]

레크리에이션 숲 (도시림, 근교림)	삼림면적 (ha)	원로밀도 (m/ha)	초지율 (%)	이용자수 (만 명/년)	이용밀도 (명/ha/일)	적정수용력 (명/ha · 전국/시)
암스테르담 숲	900	234	33	4~8/일	44.4~88.8	23.4 · 2160
무사시큐료삼림공원 (武蔵丘陵森林公園)	304	211	8	105	9.5	21.2 · 6414
시민의 숲 [미야자키시(宮崎市)]	30	172	0.8	33	30.1	17.1 · 513
뫼동포레스트 (meudon forest)	1100	82	6	500~600	5.5	8.2 · 9020
베를린(동) 도시림	9485	35	0.3	19/일	20.0	3.5 · 33197
티어가르텐	2450	33	18	30	0.3	3.3 · 805
미야자키자연휴양림 (宮崎自然休養林)	1448	22	–	12	0.2	2.2 · 3168
놋포로삼림공원 (野幌森林公園)	2040	17	0.6	80	1.1	1.7 · 3856

을 놓고, 경관의 향상책을 검토했다.[11] SD법에 의한 해석결과에다 '선호도'에 관한 평가도 병행했더니 남녀 모두 선호하는 삼림경관으로 낙엽 활엽수림, 벚나무 활엽수의 혼효림을 들었다. 특히 여성은 벚나무 일제림(一齊林, uniformed forest)**을 세 번째로 높게 평가해서, 남성보다 색채가 선명한 것을 좋아하는 경향이 있었다.

사진투영법을 이용한 삼림 내 경관체험을 통한 연구는, 교토대 아시우연습림(芦生練習林)을 방문한 48개 그룹의 일반이용자를 대상으로 했다.[12] 현실의 삼림 레크리에이션 행동에서 체험되는 삼림경관을 시각대상(視覺對象), 시점, 가시거리, 지형, 구도 등의 복합적인 요소로 된 경관형(景觀型)으로 정리한 다음 경관형과 방문객 이용형태의 관계를 검토했다. 그 결과 경관으로 인식되기 쉬운 패턴이 추출되어(그림 8.3), 도로의 굴곡점에 나무의 배치, 벌개작업(伐開作業), 도로 조망, 다리 이용 등의 기법, 활엽수림의 '올려보기'나 '미세 골짜기지형' 같은 새로운 패턴의 유효성을 발견하였다.

– 가가와 다카히데(香川隆英)

일제림(一齊林, uniformed forest)
동일한 수종의 수관층이 거의 같은 높이로 되어 있는 산림. 단층림, 동령림, 단순림이라고도 한다.

2) 심리실험에 따른 삼림경관평가수법

삼림경관을 평가하기 위한 첫 번째 문제는 어떤 삼림환경이 바람직한 것인지에 있다. 이용자들이 어떤 임상(林相, 숲의 생긴 모습)이나 임상(林床)** 식생을 선호하는지와 삼림경관을 어떤 이미지로 받아들이는지를 확실히 해둘 필요가 있다. 이 같은 과제에 적용해온 것이 환경심리조사법의 하나인 SD법이다. SD법은 복수의 형용사 쌍을 척도로 삼아 환경이나 공간을 체험한 결과 일어나는 심리적 반응을 정량적으로 측정하는 방법이다. 건축분야 등에서는 건

임상(林床)
산림의 아래쪽에서 사는 관목, 초본, 이끼 등을 통틀어 일컫는 말이다.

그림 8.3 :: 삼림 레크리에이션 공간으로서 숲속 경관[12]

	침엽수림(95/77.1%)	
임지(林地)로만 구성 (88/70.8%)	평탄지 (22/33%)	올려보기 (5/6.3%)
	경사면 정면 (12/12.5%)	경사면 대각선 진행축 (4/6.3%)
	침엽수림-임지로만 구성(41/43.8%)	
산책로 포함 (79/72.9%)	산 쪽 커브 (11/20.8%)	골짜기 쪽 커브 (14/25%)
	사행(蛇行) (3/6.3%)	비스타(vista) (14/25%)
	침엽수림-산책로 포함(42/54.2%)	
물가 포함 (137/79.2%)	전망 (12/22.9%)	

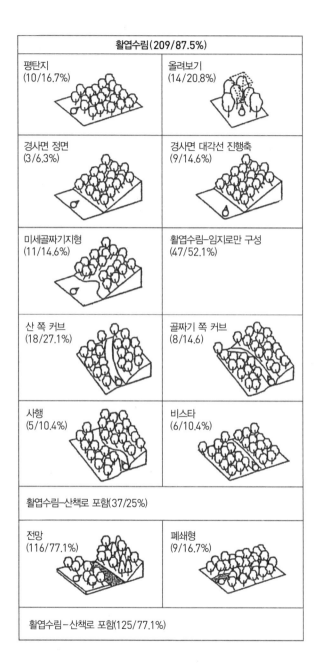

활엽수림(209/87.5%)	
평탄지 (10/16.7%)	올려보기 (14/20.8%)
경사면 정면 (3/6.3%)	경사면 대각선 진행축 (9/14.6%)
미세골짜기지형 (11/14.6%)	활엽수림–임지로만 구성 (47/52.1%)
산 쪽 커브 (18/27.1%)	골짜기 쪽 커브 (8/14.6)
사행 (5/10.4%)	비스타 (6/10.4%)
활엽수림–산책로 포함(37/25%)	
전망 (116/77.1%)	폐쇄형 (9/16.7%)
활엽수림–산책로 포함(125/77.1%)	

축물이나 거리를 대상으로 한 많은 연구사례가 있으며, 삼림환경에 대해 이용자가 지닌 이미지를 명확히 알아내기 위한 검토에서도 반복적으로 이용해 왔다.

■ 실제 삼림을 이용한 평가

삼림경관 평가에 대해서는 우선 실제 이용자를 대상으로 한 접근법을 취했다. 사토(佐藤, 1990)는 삼림공원 이용자를 대상으로 한 조사에서 '밝기 인자', '호감성 인자', '인공성 인자'를 추출했다. 큰 나무가 있으며 임관의 울폐도(鬱閉度) ** 가 낮은 삼림이 호감도가 높았다.[13] 야마네(山根, 1991)는 삼림공원 관계자와 주민을 대상으로 조사를 실시하여 '호감성 인자'와 '활동성 인자'를 추출했다. 호감성이 낮은 지점은 관리가 필요하다고 평가되는 비율이 높게 나와 호감성이 관리평가와 결부돼 있음을 밝혔다(그림 8.4).[14]

오이시(大石, 1994)는 입목밀도(立木密度) 등이 다른 침엽수 인공림에서 실시

**
울폐도
임목의 수관(樹冠)과 수관이 서로 접하여 이루는 임관(林冠)의 폐쇄 정도.

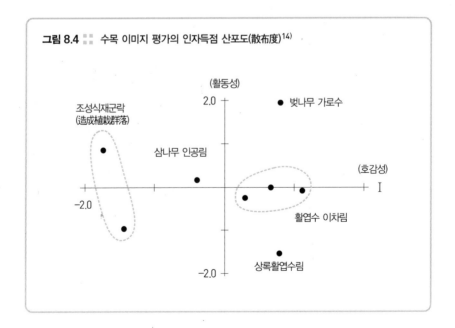

그림 8.4 :: 수목 이미지 평가의 인자득점 산포도(散布度)[14]

한 피험자에 의한 조사에서 '공간인자'와 '가치인자'를 추출해서, '공간인자'가 입목밀도와 정량적인 관계에 있음을 밝혔다.[15] 야마모토(山本, 1997)는 연습림에서 피험자를 조사하여 '호감도 인자'와 '불규칙성 인자'를 추출하여, 침엽수와 활엽수의 혼효비율이 의식에 영향을 준다는 사실을 밝혔다[16]. 또 오이시(大石, 2003)는 적송과 낙엽송의 인공림 솎아베기구역(간벌구역), 적송과 낙엽송의 인공림 솎아베기를 하지 않은 무간벌구역, 천연 활엽수림, 천연 침활혼효림, 삼나무 인공림에서 행한 피험자 조사에서 '가치인자'와 '공간인자'를 추출하였다. '가치인자'에서는 적송과 낙엽송의 인공림 무간벌구역이 최고평가를, 적송과 낙엽송의 인공림 간벌구역이 최저 평가를 받았다.[17]

일련의 연구 결과를 정리해보면 다음과 같다. 평가대상이 된 삼림에는 다양한 타입이 포함돼 있다. 그 가운데에서 크게 두 개의 요인을 추려낼 수 있다. 하나는 '밝음-어두움', '개방적인-폐쇄적인' 같은 임분(林分)** 의 폐쇄도와 숲속의 밝기 같은 물리적 환경을 직접적으로 수용하는 평가척도로 구성된 '밝기 인자', '활동성 인자', '공간인자'이다. 다른 하나는 '감동적인-무감동한', '좋은-싫은', '친근감 있는-생경한', '아름다운-보기 흉한', '쾌적한-불쾌한', '풍요로운-빈곤한'과 같은 가치관이나 감정 등 사람의 내면을 거쳐서 수용하는 평가척도로 구성된 '호감성 인자', '호감도 인자', '가치인자'다.

실제 삼림환경을 평가대상으로 한 이들 검토는, 현실적인 이용 상황과 비슷한 상태에서 실시한 평가이다. 때문에 실제 삼림관리 등에 대해서도 유익한 정보를 제공한다. 그렇지만 이처럼 실제 삼림환경을 평가대상으로 한 일련의 연구에서는 비교적 성긴 구조의 삼림 쪽을 선호한 예와, 반대로 비교적 빽빽한 구조를 지닌 삼림 쪽을 선호한 예를 볼 수 있다. 또 침엽수와 활엽수의 차이 또는 개별수종에 대한 취향도 관련이 있으리라 추측하지만, 눈에 띄는

**
임분(stand)
수종, 수령, 임상, 생육상태 등이 비슷하고 인접삼림과 구별되는 한 단지의 삼림.

일정한 경향을 보이지는 않았다. 따라서 바람직한 삼림경관을 생각할 때 중요한 점은, 수목의 밀도나 수종구성과 더불어 임상식생(林床植生)을 파악할 필요가 있고, 바람직한 삼림의 모습을 단편적으로 파악하는 일은 피해야 할 것이다.

■ 사진에 의한 평가

실제 삼림환경을 평가대상으로 한 연구에서는, 삼림공원처럼 넓이가 제한된 숲만을 평가대상으로 삼을 수 있기 때문에 다른 지역의 숲과 비교하는 것이 불가능했다. 그래서 삼림경관사진을 평가대상으로 해서, 오직 시각평가만으로 한정해 다종다양한 삼림을 평가하려는 시도가 있었다. 스즈키(鈴木, 1989)는 일본 내 삼림을 빠짐없이 찍은 삼림풍경 슬라이드를 대상으로 SD법 조사를 실시했다. 그리하여 '좋은-싫은', '아름다운-보기 흉한' 등의 평가 척도로 구성된 '종합평가인자'와, '자연성이 높은-자연성이 낮은', '산뜻한-울창한' 등의 평가척도로 구성된 '자연성평가인자'를 추출했다. 자연성 평가가 높다는 것은, 인공림의 선호도 증가는 자연림의 선호도 감소를 뜻하며, 가장 선호도가 높았던 삼림은 반자연성(半自然性)으로 평가된다는 사실을 밝혔다.[18]

여기서도 실제 삼림환경을 평가대상으로 한 연구와 마찬가지로, 물리적 환경을 직접적으로 수용한 '자연성평가인자'와, 가치관이나 감정 등 인간의 내면을 통해 수용한 '종합평가인자'를 얻을 수 있었다. 이 점에서 삼림환경을 받아들일 때 사람이 지닌 이미지는 크게 '물리적 환경'과 '가치 및 감정'에 의해 구성됨을 알 수 있다.

- 오이시 야스히코(大石康彦)

3) 삼림 쾌적성 평가

일본에는 생태학적으로 보나 인간과 역사적 유대로 보나 다양한 종류의 삼림이 존재한다(생태학적으로는 아한대에서 아열대까지, 인간과의 유대라는 관점에서는 졸참나무나 상수리나무로 구성된 이차림(二次林)**부터 기타야마 삼나무숲, 메이지신궁 숲까지 다양하다). 기후적으로도 삼림의 성립조건에 적당하며 삼림이 점하는 비율도 높다. 이처럼 삼림의 쾌적성을 얻기 위한 조건이 풍부한 데도 현실적으로 사람들이 삼림 쾌적성을 충분히 누리고 있다고 보기는 어렵다. 현상만을 놓고 봤을 때 그 이유는 다음과 같다. 도시주변지역에서 가까운 녹지가 물리적으로 감소하고 있어 일상적인 녹지 결핍상태에 있는 점, 또 삼림지역에서도 임업의 부진 때문에 삼림 자체에 대한 기본적인 정비보다는 리조트에 딸린 부대시설 정비에만 힘쓰고 있는 점, 그리고 사람들의 취향도 삼림 속에 몸을 맡기고 삼림 자체의 쾌적성을 느긋하게 만끽하기보다는 리조트 내부의 시설만 돌아보는 경향이 강한 점에 있다.

삼림 쾌적성의 평가에 관해서는, 집단의사결정방법인 계층분석법(AHP법)**이나 중회귀분석(重回歸分析)**을 이용한 일련의 연구가 있다. 후쿠오카(福岡) 현 남아이즈(南会津) 군 다지마마치(田島町), 다테이와무라(館岩村), 히노에마타무라(桧枝岐村)에 있는 삼림의 보건휴양기능을 평가하기 위해 전문가 대 지자체의 농림·상공 관계·기업(관광회사), 지역주민 대 민박 및 여관경영자·상공회의 관계자 등을 모아서 계층분석법으로 쾌적성에 요인별로 가중치(중요도)를 부여했다.[19] 히노에마타무라의 자연은 (오제누마(尾瀬沼)의 고산식물 : 0.124)+(오제가하라(尾瀬ヶ原)의 습지초원 넓이 : 0.074)+(귀중한 동식물 : 0.065)+(고마가타케(駒ヶ岳)의 습지초원 : 0.015)+……=0.39였다.

도시근교의 자연성 높은 삼림 쾌적성 평가는 스쿠바(筑波) 산 방문객의 만족도, 루트별 만족도를 계층화해서 중회귀분석하여 삼림 레크리에이션의 쾌적

이차림
토지 본래의 자연식생이 재해나 인위적 행위에 의하여 파괴되고 그 대신 군락으로 발달한 산림. 원생림과 이차림을 합하여 천연림이라고 한다.

계층분석법(AHP : Analytic Hierachy Process)
다수 대안에 대한 다면적 평가기준을 통한 의사결정 지원방법의 하나로, 토마스 서티가 1980년 발표한 논문에서 처음 제창하였다.

중회귀분석(multiple regression analysis)
설명 변수가 두 개 이상인 회귀 분석. 다중회귀분석.

성 구조를 밝혔다.[20] 방문객을 자연성지향 그룹과 시설이용형 그룹이라는 두 그룹으로 크게 나눠 스쿠바 산 방문에 관한 만족도를 살펴봤더니 자연성지향 그룹에서는 숲속의 경치를 중요시 여기는 것에 비해, 시설이용형 그룹은 로프웨이(ropeway)와 산정 주변에서 보이는 경치가 전체 경치의 만족도를 결정지었다. 도시주민들은 시원함, 조용함, 상쾌한 공기처럼 지극히 평범하고 쾌적한 물리환경을 원했다.

마을 주변의 산과 자연성 높은 삼림 쾌적성은 마을 주변 산속에 있는 이차림의 쾌적성 구조와 천연림의 쾌적성 구조를 계층분석법으로 분석했다.[21] 마을 산의 쾌적성 인자(因子)의 중요도(웨이트, weight)는 숲속환경(W=0.50)이 가장 컸다. 그 다음 숲속의 행동성(W=0.29), 자연성(W=0.14), 경관(W=0.07)의 순서였다. 숲속의 쾌적한 환경이 가장 중시된 점은 주택지에 인접한 이차림 쾌적성의 특징을 잘 보여준다. 경관의 중요도는 언제나 높게 나오지는 않지만, 구성인자가 가장 복잡하며 다양한 계층을 이루었다. 숲속의 상층에서는 나뭇가지 사이로 새어드는 햇살의 밝기(W=0.64)가 가장 영향력이 컸다. 낙엽활엽수의 부드러운 색조(W=0.26)가 그 뒤를 이었다. 중층에서는 시야가 트인 개방적인 경관을 만들어내는 쾌적한 밀도(W=0.49)와 그것을 보완하는 성긴 밑가지 수(W=0.28)가 중요한 인자였다. 하층에서는 표토(W=0.08)가 노출된 것보다 초목(W=0.62)이나 낙엽(W=0.30)에 덮인 경관을 선호한다. 자연성을 구성하는 인자로는 다양성(W=0.49)이 가장 높다. 행동성을 구성하는 요인에서는 밝기(W=0.41)와 숲의 바닥(W=0.30)이 크다. 숲속 환경을 구성하는 중요한 인자는 서늘함(W=0.52)이 가장 크며, 다음으로 숲속 소리(W=0.28)였다. 그리고 숲 향기(W=0.11), 흙의 감촉(W=0.06), 나무의 촉감(W=0.03)이 그 뒤를 이었다(그림 8.5).

천연림의 쾌적성은 오제(尾瀨) 주변의 숲에서 분석했다. 인자의 중요도는

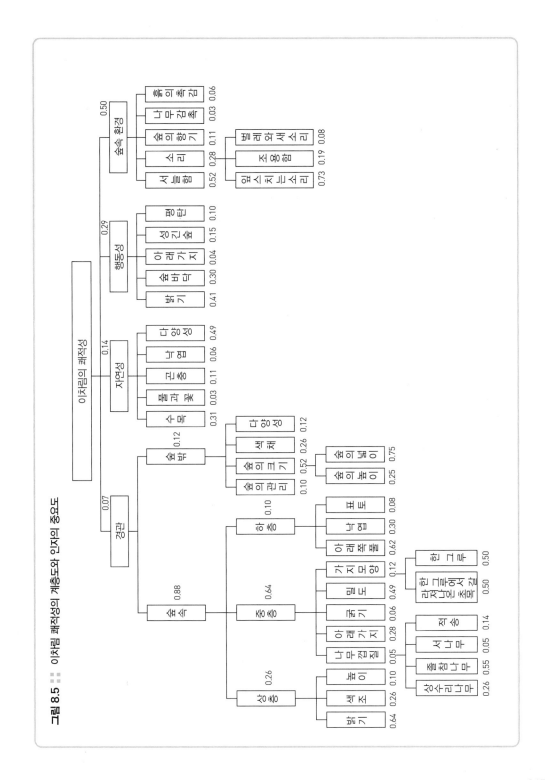

그림 8.5 이처럼 쾌적성의 계층도와 인자의 중요도

숲의 깊이(w=0.46)에 관한 평가가 높았다. 자연성(W=0.32)이 그 다음으로 숲의 환경(W=0.22)보다 높다. 숲의 깊이를 구성하는 인자의 중요도는 숲의 넓이(W=0.64), 나무의 높이(W=0.26), 나무의 굵기(W=0.10) 순이다. 숲의 환경을 구성하는 인자의 중요도는 깨끗한 공기(W=0.60)가 가장 높고, 조용함, 서늘함(각각 W=0.20)이 그 뒤를 이었다. 이차림의 쾌적성은 오감 중 촉각과 청각, 후각에 관여하는 숲속 환경 인자에 높은 중요도가 주어졌다. 천연림의 쾌적성은 시각이 주로 관여하는 숲의 깊이, 신비성 인자에 높은 중요도를 부여했다. 이차림의 쾌적성은 평소 도시생활에서 받은 스트레스를 가까운 숲속 환경에서 치유할 수 있는 '일상의 쾌적성'으로 대표되었다. 그에 반해 천연림의 쾌적성은 자극적인 비일상의 체험에서 얻을 수 있는 쾌적성이었다.

인공림은 사람들 가까이에 있으며 게다가 상당한 넓이를 차지하고 있는데도(삼나무, 편백나무 등의 인공림 면적은 전체 삼림면적의 40%에 달해 1000만 헥타르이다), 지금까지 쾌적성이라는 관점에서는 간과해왔다. 앞으로는 가까운 숲이 테라피로서 역할을 하리라 기대하는 바, 인공림의 쾌적성을 높이는 정비와 관리가 중요해질 것이다.

교토의 기타야마(北山)에서 계층분석법을 응용한 방법으로 분석한 사례는 다음과 같다. 장인적이며 예술적 기술로 다듬은 데서 오는 미(美)가 대(臺)삼나무숲의 쾌적성을 이루며, 다듬은 통나무에서는 특수한 인공적 정형미와 관련한 인자를 높이 평가했다. 숲속의 밝기, 맑고 차가운 물 등 사람의 손길을 더한 관리에서 유래한 쾌적성이 그 뒤를 이었다.[22] 전문가는 여기에 더해 다양성을 높이 평가했다. 인공적 정형미를 구성하는 인자에 대해 지역주민은 가지 치는 기술과, 예부터 내려오는 육종기술을 높이 평가했다. 전문가가 평가한 다양성은 수종(樹種)과 벌목지구, 숲의 나이라는 세 가지 인자의 정교한 조화가 기타야마 전체의 경관을 빚어내고 있음을 밝혔다.

관련해서 지바(千葉) 현 산부마치(山武町) 주변의 인공림에서 삼림부(森林簿) 정보를 응용하여 인공림의 쾌적성을 밝혔다.[23] 소반(小班)** 의 쾌적성[=임상(林相) 쾌적성] 득점은 $Ci=\Sigma xy$[x는 카테고리의 평가 (최대 1.0), y는 인자의 웨이트(총합 1.0)]로 표시하며, $Ci=0.22$(나무 높이)$x^1+0.22$(직경)$x^2+0.27$(간벌)$x^3+0.12$(다단구조)$x^4+0.08$(수령등급)$x^5+0.08$(관리상태)$x^6+0.01$(가지치기)x^7이다.

소반
(sub-compartment)
산림시업상 일시적으로
구획하는 최소의 구획단위.

산촌경관의 평가에 관한 연구는 일본 산촌의 쾌적성을 대표하는 니가타(新潟) 현과 나가노 현 경계에 있는 아키야마고(秋山郷)에서 경관을 구성하는 인자의 계층구조를 작성하여 경관구성인자의 중요도를 산출했다.[24] 그 결과 나카츠가와(中津川) 강의 계곡과 하안단구(河岸段丘), 너도밤나무숲 같은 자연경관이 가장 점수가 높았다. 계단식 논과 마을, 돌담 등의 문화경관이 그 뒤를 이었으며, 전망대에서 마을이나 나에바산(苗場山) 등을 전망하는 파노라마 경관이 그 다음이었다.

기후 현에서 난온대의 상록활엽수림을 비롯해서 냉온대의 낙엽활엽수림과 아한대의 상록침엽수림 등 일본의 대표적인 삼림 형태에 대한 쾌적성을 평가했다.[25] 계층분석법을 적용한 결과, 상록활엽수림과 낙엽활엽수림처럼 줄기 모양의 변화가 풍부하고 다양한 수종으로 구성된 숲은 나무의 크기에 기인하는 '수목의 모습'과 잎의 색에서 오는 '숲속의 색조'에 대한 평가가 높았다.

삼림의 쾌적성은 삼림식생과 삼림동물, 곤충, 새 등으로 이루어진 생태계에 크게 좌우된다. 경관의 쾌적성은 꽃과 단풍 등 식생에 의지하는 부분이 크고, 새와 벌레소리는 청각적 쾌적성과 관련 있다. 반대로 파리나 모기, 위험한 야생동물처럼 쾌적성을 해치는(disamenity) 요소가 있음도 잊어서는 안 된다. 이들 모두가 모여서 숲의 생태계를 구성한다.

도시 근교 숲의 쾌적성 인자와 생태계의 다양성을 종합화한 연구는 다음과 같다. '도치기 현 현민의 숲(600ha)'의 현재 식생도를 유령인공림, 장령인공림, 유령활엽수림, 장령활엽수림, 낙엽송림, 공원의 여섯 종류로 구분했다. 각각의 공간에서 곤충, 조류, 야생동물의 다양도 지수 $H' = \sum Pi \log_2 Pi$를 구했다.[26] 곤충은 장령활엽수림에서 평점이 높고, 장령인공림과 유령활엽수림, 공원은 낮았다. 유령인공림과 낙엽송림에 중간치를 보였다. 조류는 장령인공림에서 평점이 낮았다. 야생동물은 장령활엽수림에서 높고, 장령인공림과 공원이 낮았다. 쾌적성은 장령활엽수림이 높고 유령인공림은 가장 낮은 수치를 보였다(표 8.2).

한편 쾌적성 기능을 경제적인 측면에서 평가한 연구도 있다.[27] 이 연구에서는 오이가와(大井川) 강 상류지역에서 행하는 민유림 ✱✱ 직할 치산사업을 사례로 해서 가상 트래블코스트법(travel cost method : TCM)✱✱을 적용했다. 사업 전후의 상태를 일러스트로만 제시한 것과 사진도 첨부해 제시한 것의 두 종류 설문지를 써서 분석했다. 맨틀 테스트(Mantel test)로 조사했다. 그 결과 현재 산지의 황폐 정도나 치산사업으로 인한 복구 정도에 대해서 좀 더 현실적인 인상을 줄 것이라 예상했던 '사진' 쪽이 '일러스트' 보다 '방문증감횟수'가 증대하였다(그림 8.6). 또 가상 트래블코스트법을 이용한 오이가와 강

✱✱
민유림
국가가 소유하는 국유림에 대응하는 것으로 지방자치단체나 개인이 소유하는 삼림을 총칭.

✱✱
트래블코스트법(travel cost method : TCM)
일명 여행비용법이라 하는데 자연공원이나 삼림, 해변 등의 레크리에이션 지역 또는 그 지역의 레크리에이션 공간 제공기능의 편익을 측정하는 방법이다. 공인정비사업 등의 비용 편익분석에 활용한다.

표 8.2 ⸬ 다양성과 쾌적성의 임상별(林相別) 평가[26]

	동물	조류	곤충	쾌적성	종합평가
유령인공림	2	4	2	2	3
장령인공림	1	1	1	4	2
유령활엽수림	2	4	1	4	3
장령활엽수림	5	4	4	5	5
낙엽송림	3	4	2	3	3
공원	1	4	1	4	3

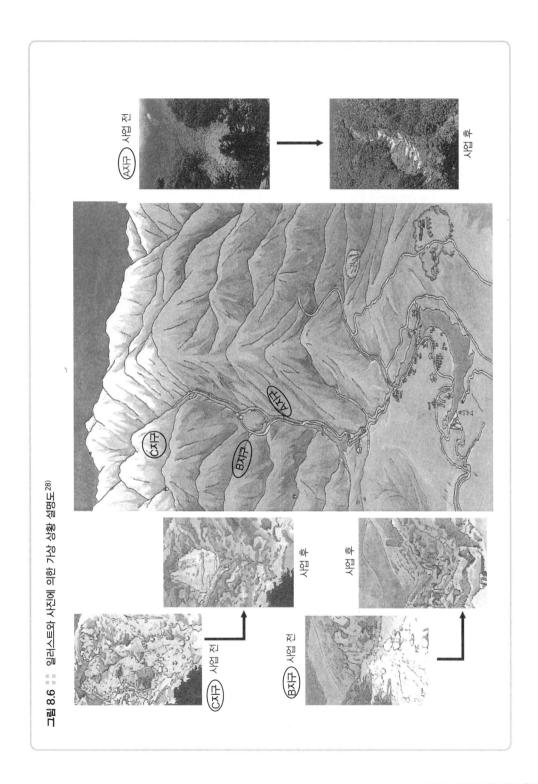

그림 8.6 일러스트와 사진에 의한 가상 산불 상황 설명도[28)

지구 치산사업의 자연환경보전평가에서는 1년당 평균총편익은 9.8억 엔으로 추계되었다.[28]

3. 삼림경관 디자인

1) 삼림경관 디자인 방법

앞으로 지향해야 할 삼림경관의 디자인 형태와 관련해 '삼림경관 (forestscape) 개념'을 기본 틀로 삼림공간을 조성해 나갈 필요가 있다.[29] 지난 50년 동안 일본의 삼림시책 테마는 인공림을 확대하여 양질의 목재를 다량 생산하는 데 있었다. 그래서 현재 삼나무와 편백나무를 중심으로 한 1000만 헥타르에 가까운 인공림이 전국 곳곳에 있다. 반면 풍치보안림은 2만 헥타르 근처에서 줄곧 오르내릴 뿐이다. 삼림풍경을 즐기는 역사는 유구하지만, 그 행위 자체에는 별다른 발전이 없었다. 생활환경보전림이나 레크리에이션 숲처럼 경치를 즐기는 데만 그치지 않고 삼림 레크리에이션 활동에 중점을 둔 숲이 어느 정도 확대되었다. 이들 숲에서는 꽃과 나무를 심고 산책로를 정비하고는 있지만, 몇 세기 전부터 해온 아라시야마(嵐山)의 풍치시범사업이나 요시노(吉野)의 산벚나무 경관조성에는 미치지 못한다.

삼림경관 개념을 도입한 디자인의 예로 다음과 같은 것이 있다.

■ 시점 ① – 삼림경관 구성요소의 규모

삼림경관 구성요소의 규모를 크게 한다. 인공림에서도 개개 수목의 규모를 키우면 사람들은 깊은 감명을 받는다. 인공림 쾌적성의 최대 요소는 장대함이다. 이를 위해 100년, 200년 된 거목의 숲을 만든다.

■ 시점 ② - 인공림의 자연성

인공림의 자연성을 늘린다(그림 8.7). 인공림의 하초(下草, 나무그늘에서 돋아나는 풀)식생을 풍부하게 해서 숲속경관의 다양성을 늘려 쾌적성 높은 공간으로 만든다. 이를 위해 40~50년생 삼나무와 편백나무로 구성된 인공림에서는 수관부(樹冠部) 틈으로 빛이 들어와 관목이나 풀 종류가 자리 잡을 수 있도록 세심하게 솎아베기한다. 또 인공림 주변에서는 종자공급이나 식재 등의 방법으로 지역 특유의 임상식생(林床植生)을 풍부하게 한다.

■ 시점 ③ - 삼림공간의 청각성

삼림공간 내에서 콘서트나 전통예술 같은 문화와 예술을 체험하면 실내와는 다른 비일상성을 실감할 수 있다. 숲의 경관이나 향기, 바람소리와 피부의 감촉 등이 감성을 자극해서 좀 더 깊고 다채로우며 풍요로운 예술체험을 만든다. 이를 위해 삼림공간에 야외 콘서트장이나 무대, 심포지엄 등을 체험하는 장소를 설정한다. 이 같은 목적에 적합한 공간으로, 인공림에서는 삼나무 같

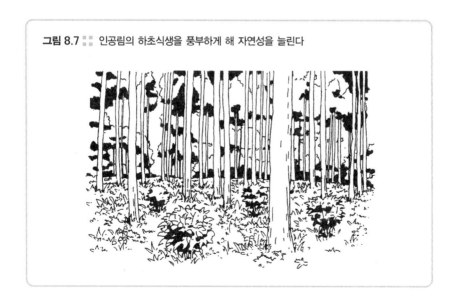

그림 8.7 인공림의 하초식생을 풍부하게 해 자연성을 늘린다

은 거목의 숲과 너도밤나무숲을 들 수 있으며, 자작나무나 졸참나무 같은 활엽수림도 적당하다.

삼림경관 창조를 위한 삼림시책의 사례로, 도치기 현 야이타(矢板) 시의 '도치기 현 현민의 숲'을 들 수 있다. 이 숲은 삼림공간 종합정비사업에 따라 만들어진 시설로, 자연림 활용구역에 30종 이상의 단풍나무과 식물이 있으며 삼림욕을 위한 임상(林床) 정비를 하고 있다.[30] 습지에는 나무다리 두 개와 전망대를 설치해서 양호한 시점장(視點場)을 확보하고 경관과 위화감이 없는 목재 디자인으로 꾸몄다. 산책로는 각 코스마다 바닥에 자갈, 나뭇조각, 나무, 산모래(마사토, 磨砂土)를 까는 식으로 노반공법(路盤工法)을 바꿔가며 촉감에 변화를 주었다.

지자체 조례 등의 정책을 효과적으로 활용해서 삼림 쾌적성을 향상한 사례로는, 교토 미야마초(美山町)의 임도관리조례(林道管理條例)가 있다. 임도와 주변 자연환경을 보전하기 위해서 임업과 레크리에이션 이외의 사용을 규제하고 인접지의 공작물(工作物) 설치를 규제했다.[31] 임도를 이용한 악질적인 쓰레기 불법투기 등에 대처하기 위해서는 차량통행을 금지시킬 수도 있다. 또 임도 인접지에 공작물을 설치할 때는 지자체 장(長)의 동의가 필요하다.

구체적인 삼림공간 정비에 대한 자료로는, 레크리에이션 숲의 임상관리(林床管理) 지침을 얻기 위해서 20년생과 50년생 적송림에서 주기적으로 밑깎기 실험을 한 사례가 있다.[32] 반년마다 밑깎기를 한 구역에서는 숲속의 광조건(光條件)은 비교적 우수했지만 잦은 밑깎기로 목본식물의 재생력이 감퇴해서 2년 뒤에는 25센티 이하의 매우 성긴 임상상태(林床狀態)로 바뀌었다. 안쪽이 밝고 레크리에이션 이용에 적합한 초지형(草地型) 임상(林床)이 목적이라면 반년이나 1년 주기로 겨울철 밑깎기를 반복해주는 것이 좋다.

삼림공간의 쾌적성을 담보하는 조건으로는 수목의 밀도를 적당하게 유지해서 시야를 확보하는 방법이 있다. 숲속에서 산책할 때 영향을 주는 요소는 다음과 같다. 첫째는 임분(林分)의 나무줄기들이 사람의 시야를 어느 정도나 차단하는지 숲속의 울폐도(鬱閉度)를 산출하는 것이다. 둘째는 시야를 차단하는 줄기의 다양한 직경분포를 바탕으로 숲속 번잡도(煩雜度)를 산출해보는 것이다. 10미터 앞 물체의 60퍼센트 정도를 볼 수 있는 임분에서는 개방감이 높아지며, 쾌적한 임분이라는 결과를 얻을 수 있다(그림 8.8).[33]

도시 근교림의 입목밀도에 관한 연구로는, 이바라기 현 스쿠바 시에 있는 졸참나무와 적송의 이차림을 포토몽타주법으로 입목밀도의 선호도에 순위를 매긴 조사가 있다. 조사 결과 943 > 1300 > 1000 > 700 > 614 > 1843(그루/ha) 순이었다. 그루수의 밀도가 높거나 낮은 숲보다 950~1300그루/ha 정도의 중간 밀도 임분을 선호했다.[34] 이 결과를 흉고단면적(胸高斷面積)** 합계로 환산하면 27~35㎡/ha 정도가 선호도가 높다는 뜻이 된다. 평균직경 50센티의 임분이라면 헥타르당 137~178그루의 밀도에 해당한다.

**
흉고단면적
나무를 사람의 가슴 높이로 잘랐을 때 줄기의 단면적. 대개 지름으로 측정하며 수림(樹林)의 위층 넓이와 비례하므로 식생 조사의 자료로 쓴다.

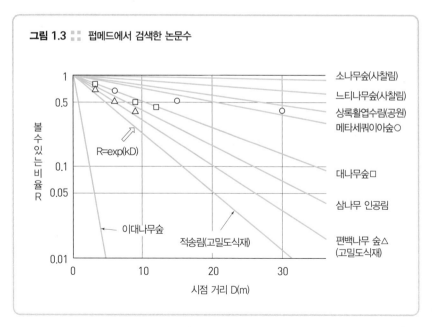

그림 1.3 :: 펌메드에서 검색한 논문수

삼림테라피의 효능을 높이는 로드(Road)로 만들기 위해서는 보행에 필요한 운동량을 파악할 필요가 있다. 운동량 차이에 따라 이용자는 복수(複數)의 로드 중 필요에 맞는 산책로를 선택할 수 있다. 이 점은 앞으로 삼림테라피스트들이 활동할 때에도 중요한 기초정보가 된다.

삼림 산책로의 보행 에너지에 관한 연구를 통해 경사가 있는 길을 걸을 때의 보행 에너지를 정량화해 실제 지형의 보행 에너지에 미치는 영향을 밝혀냈다.[35] 숲속 보행 중에 연속측정이 가능한 산소섭취량측정기 '옥시로그(oxylog)'를 휴대하게 해서 심박수, 환기량, 산소섭취량을 측정하였다. 그후 실제칼로리(Net calory) 및 체중당 실제칼로리를 계산한 결과, 측정으로 얻은 심박수, 환기량, 산소섭취량의 시간별 변화가 지형조건을 반영하는 동상적(同相的) 변화를 보였다. 또 아사무시(浅虫)에 있는 트래킹코스의 운동량 연구는 소비 칼로리를 폴라사(polar社)의 심박계(heart rate monitor)와 스즈켄사(suzuken社)의 라이프레코더(life recorder)로 계측했다. 순환기 질환을 예방하는 유산소운동의 하루 필요량 300칼로리의 구체적인 데이터를 표시한 지도를 만들었다.[36]

삼림 레크리에이션 지역의 표지판에 대한 연구로는, '지바 현 현민의 숲'의 경관계획 연구가 있다. 이 연구에서는 녹지공간 자체의 디자인과 관리도 중요하지만, 현민의 숲까지 오는 동안의 경관체험 과정이 중요하며, 접근로와 표지판의 경관관리와 현민의 숲을 좀 더 쉽게 떠올릴 수 있도록 해주는 입구와 출구 표지판 등의 경관관리도 중요하다고 설명하였다.[37]

지바 현 현민의 숲 경관사업에 관한 연구에서는 다음과 같은 내용을 제안했다. 우치우라야마(内浦山)의 현민의 숲 경관시범사업은 보행로를 따라 폭 5미터와 10미터로 임내정리벌채를 시행하도록 하였다(급경사지는 5미터, 완만한 경사지는 10미터). 이때의 벌채기준은 몇 그루에서 7, 8그루의 포기나무** 가

자라난 기존의 활엽수 땔감숲을, 그루수로 3분의 2를 벌채(한 포기나무당 대충 1~3그루가 나온 것으로 본다)할 것을 권하였다.[38]

삼림욕 보행로에 관해서는 아부라이(油井)의 연구가 있다. 놋포로(野幌) 삼림공원의 보행로정비 상태를 검토한 뒤, 자연학습로의 거리는 1~2.5킬로미터 정도가 이용하기 쉬우며, 자연학습로의 보행로 너비는, 마주 오는 이용자가 어깨를 부딪치지 않고 지나칠 수 있도록 1.5~2미터가 최적이라고 했다. 놋포로 삼림공원의 보행로에서 거리에 대한 폭원(幅員)별 ** 비율을 보면 다음과 같다. 폭원 1.5미터 미만이 26퍼센트, 1.5~2.5미터가 64.3퍼센트, 2.6미터 이상이 9.6퍼센트로, 반 이상이 최적폭원이었다.[39]

또 해외의 보행로 사례로 스위스의 '비타 파 코스(vita par cours)'에 대해서 설명했다.[40] 이 코스는 간단한 기구를 사용한 체조와 러닝을 통한 신체 트레이닝을 조합한 삼림 스포츠 코스이다. 스위스 전역에 500군데 이상이 있으며, 많은 사람들의 사랑을 받고 있다. 코스는 시작지점과 종료지점이 같고, 총연장 2~3킬로미터의 경로에 거의 100미터 간격으로 처음에는 쉽고 간단하지만 뒤로 갈수록 운동량이 커지는 운동지점이 설정되어 있다. 각각의 체조법을 보여주는 안내판과 운동기구를 배치했다.

쾌적한 삼림 레크리에이션 이용을 위한 적당한 보행로 밀도에 대해서는 독일 사례를 분석한 연구가 있다(그림 8.9).[41] 독일 슐츠 농림지의 농로와 임도 등의 도로밀도 및 하이킹 도로망의 적정기준에 따르면 다음과 같다. 농로밀도는 20~30m/ha, 여기서 하이킹 도로의 적정밀도는 5~10미터, 하이킹 도로가 농로의 총연장에서 점하는 비율은 25~30퍼센트가 적정한 것으로 나와 있다. 그래서 계획구역의 삼림 수요량을 단위면적당 적정용량, 즉 적정수용력으로 나눈 수치를 적정밀도로 제안했다. 삼림 내 대규모 평지림, 중저산대(中低山帶)의 삼림, 도시림과 도시 근교림에서 하이킹 도로의 적정밀도는 각각

**
폭원
땅이나 지역의 넓이

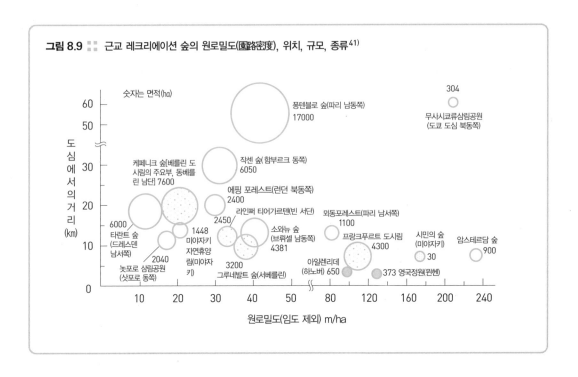

그림 8.9 :: 근교 레크리에이션 숲의 원로밀도(園路密度), 위치, 규모, 종류[41]

숫자는 면적(ha)

도심에서의거리(km)

폰텐블로 숲(파리 남동쪽)
17000

304
무사시쿄류삼림공원
(도쿄 도심 북동쪽)

케페니크 숲[베를린 도시림의 주요부, 동베를린 남단] 7600

작센 숲(함부르크 동쪽)
6050

에핑 포레스트(런던 북동쪽)
2400

라인쩌 티어가르텐(빈 서단)
2450

6000
타란트 숲
(드레스덴 남서쪽)

1448
미야자키 자연휴양림(미야자키)

소와뉴 숲
(브뤼셀 남동쪽)
4381

뫼동포레스트(파리 남서쪽)
1100

시민의 숲
(미야자키)
30

암스테르담 숲
900

2040
놋포로 삼림공원
(삿포로 동쪽)

3200
그루네발트 숲(서베를린)

프랑크푸르트 도시림
4300

아일렌리데
(하노버) 650

373 영국정원(뮌헨)

원로밀도(임도 제외) m/ha

10~25m/ha, 25~40m/ha 그리고 75~120m/ha라고 한다.

– 가가와 다카히데(香川隆英)

2) 삼림이용과 방문자 의식

삼림경관 디자인 검토에서 제일 먼저 주목할 것은 이용자의 동태, 즉 실제 공원녹지에서 보이는 이용자의 행동이다. 이용자의 동태는 항상 염두에 둬야 하는 대상이다. 이는 다양한 활동의 실천 장소가 되는 삼림환경을 검증하는 데 중요한 정보를 제공한다. 가와나(川名, 1977)는 공원과 녹지에서 일련의 이용자 동태조사를 실시했다. 공원 이용자는 잔디가 많은 이차림에는 잘 가지 않는 점, 봄에는 벚꽃, 여름에는 나무그늘, 겨울에는 잔디에 모이는 점,[42] 성긴 숲이나 광장에서 이용자의 체재시간이 긴 점,[43] 운동이 목적인 이용자가 많은 공원에서는 잔디에 머무는 사람이 많고, 잔디에 사람이 많으면 숲으로 들어가는 경향이 있다는 사실을 밝혔다.[44]

이들 결과에서 일정한 넓이를 지닌 삼림환경 속에 광장처럼 펼쳐진 환경의 존재가치를 찾아볼 수 있다. 이용자의 동태를 더욱 확실하게 파악하기 위해서는 이용자의 속성과 이용목적, 의식 등을 이용자 자신에게 질문할 필요가 있다. 자연휴양림에서 이용자의 의식을 살핀 예는 다음과 같다. 가이(甲斐, 1992)는 삼림 이용자들이 대체로 자연 그대로의 상태에 호감을 느끼고, 삼림경관에 대해서도 되도록 자연 상태가 좋다고 생각하는 사람이 많다는 사실을 밝혀냈다.[45] 바바(馬場, 1995)는 시설정비는 불필요하다고 회답한 이용자가 가장 많았다고 밝혔다.[46] 또 사토(佐藤, 1999)는 삼림공원 열한 곳의 이용자 의식조사를 실시하여, 이용자는 삼림을 산책할 때 자신의 활동거점 근처에 풍요로운

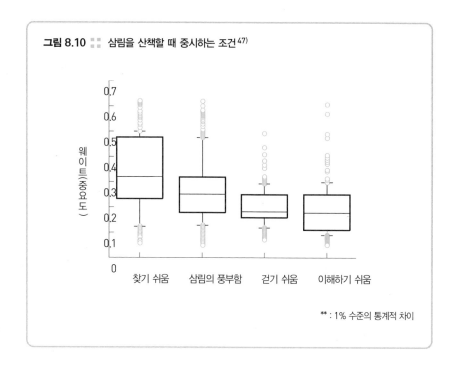

그림 8.10 ▪▪ 삼림을 산책할 때 중시하는 조건[47]

** : 1% 수준의 통계적 차이

삼림이 있기를 바라며, 실제 삼림공원에서는 시설과 삼림 간 거리가 먼 점을 지적했다.[47] 이처럼 실제 이용자의 동태와 의식에 주목한 결과, 광장과 성긴 숲 등이 확대되면서 삼림환경의 식생에 농담(濃淡)이 생기고, 시설 등 정리수준과 배치가 이용자에게 중요한 의미를 지니는 것을 알아냈다.

3) 삼림의 보건휴양기능

삼림환경 이용자의 동태와 의식 및 삼림의 이미지 검토를 통해, 이용자에게 바람직한 산림의 양상을 밝혔다. 바람직한 삼림을 구체화하기 위한 삼림관리의 이상적 형태 역시 중요한 과제다. 따라서 이용자의 동태, 의식, 삼림의 이미지와 관련한 여러 검토와 병행해서, 삼림관리 방법에 관한 검토를 진행했다. 삼림관리를 생각할 때, 개별 삼림을 좀 더 바람직한 상태로 유도하려면 어떤 관리가 필요한지를 검토하는 현장(온사이트, on site) 수준 파악법이 있다. 또 다른 방법으로는 일정한 넓이를 지닌 지역을 대상으로 삼림의 잠재력을 평가하는 방식이 있다. 이용자와 거주지의 관계를 바탕으로, 레크리에이션 숲처럼 사람과의 관계를 목적으로 한 삼림은 해당 지역에서 어떤 식으로 배치하고 정비하는 것이 바람직한지를 검토하는 지역 수준 파악법이 그것이다.

■ 현장 수준 관리

나이토(内藤, 1977)는 이용목적이란 관점으로 접근해서 자연, 재해방지, 자원유지, 교육문화 등의 용도에 따라 자연휴양림을 지대에 따라 구분할 것을 제안했다.[48] 이처럼 대상 지역을 구분하는 관리법의 효과를 증명하려면 구체적인 삼림 데이터의 정비가 필요하다. 구마가이(熊谷, 1988)가 연습림을 대상으로 행한 '삼림 레크리에이션 및 경관계획을 목적으로 한 10미터 메시통계

(mesh統計)^{**}의 지형 및 삼림 데이터 정비'[49]를 참고할 만하다. 또 삼림을 좀 더 바람직한 상태로 유도하기 위한 관리 작업에 대해서도 구체적인 검토가 이어지고 있다. 이토(伊藤, 1989)는 경관을 개량하기 위한 풍치간벌수법(風致間伐手法)과 관련해, 풍치의 개량뿐만 아니라 생태학적 육림면(育林面)도 검토했다.[50] 시게마츠(重松, 1989)는 이차림의 보전과 레크리에이션 장소로 활용할 목적으로, 밑깎기와 간벌실험을 실시해서 숲속 광조건과 밑깎기 조건에 대한 임상식물(林床植物)의 동태를 밝혔다. 레크리에이션 숲의 이용형태와 필요한 공간 조건을 구분한 뒤, 각각의 임상형(林床型)을 형성, 유지하는 데 필요한 관리지침을 제시했다.[51]

이처럼 이용자에 맞는 바람직한 삼림을 구체화하기 위한 검토과정에서, 간벌과 임상식생(林床植生) 다듬기 같은 관리법에 대해서도 구체적인 지침을 제시했다. 또 이용자에 맞는 바람직한 삼림을 논의할 때는 심리적 반응뿐만 아니라 생리적 반응과 심신반응에 영향을 미치는 온열환경 등도 검토할 필요가 있다. 이상적인 삼림관리방법을 주제로 지금까지 행한 검토는 시각적인 이상형, 다시 말해 경관에만 주안점을 두어왔다.

■ 지역 수준의 개념적 접근

지역 수준 삼림의 이상적인 형태를 검토할 때 접근방식 가운데 이용자가 녹지에 대해서 어떤 환경을 기대하는가에 초점을 맞춘 개념적 접근법이 있다. 후지이(藤井, 1978)는 구체적인 현장을 상정하지 않고 도시지역 녹지, 전원지역 녹지, 자연지역 녹지라는 개념구분에 대해서 학생 등의 피험자에게 녹지 구성요소를 평가하게끔 했다. 그랬더니 녹지평가의 기본적 척도로 피험자들은 휴게성(여유롭다, 넓다, 조용하다), 인공성(도시지역 녹지에서는 놀이기구, 매점, 휴게소, 전원지역 녹지와 자연지역 녹지에서는 숲속이 걷기 편할 것, 숲속이 밝을

^{**}
메시통계
지도를 그물눈처럼 분할하고 각각의 눈 안에 속하는 지역별 주택수나 인구수를 집계하여 세분화된 지역별 데이터를 표시하기 위한 통계

것 등등 시설과 인위적으로 관리된 자연의 조건), 청량성(서늘할 것, 통풍, 햇살)을 들었다.[52] 또 나카타니(中谷)는, 도시 근교 레크리에이션 숲 계획은 위치선정과 규모결정 및 삼림 레크리에이션 시설 배치에 관한 고찰이 기본과제이며, 계획책정 과정은 삼림 레크리에이션의 특성, 삼림의 매력성과 적정수용력 및 이들을 현저하게 높일 수 있는 숲속 레크리에이션 시설에 관한 검토가 필요함을 지적했다.[53]

이 같은 개념적 접근법과는 달리, 실제 이용 상황에서 접근하는 방식도 시도됐다. 사카모토(坂本, 1984)는 도시공원과 삼림공원 등 여러 종류의 삼림 레크리에이션 및 구역 유인권(誘引圈)과 레크리에이션 자원특성을 주제로, 도시의 중심부에서 교외 30킬로미터까지의 범위 안에 들어선 일곱 곳의 삼림 레크리에이션을 대상으로 검토했다. 삼림 레크리에이션의 방문객 유치권(誘致圈)은 해당 구역에 유명한 역사공원이나 운동을 위한 조건구비라는 특이성이 강할수록 원거리까지 확대되는 경향이 있었다. 단순한 잡목림으로 된 삼림 이외에는 레크리에이션 대상을 갖추지 못한 구역은 유치능력이 떨어지는 현상이 나타났다.[54]

■ 지역 수준의 잠재력 평가

이들 검토는 모두 개별 장소가 지역 내 이용대상으로서 갖추면 좋을 특징들을 다루었다. 지역 차원에서 이용대상 삼림의 효율적인 배치와 정비를 고려한다면 지역 내 소외된 삼림을 정비해서 새로운 이용대상 삼림으로 변모시킬 수 있는지에 대한 잠재력을 평가하는 것도 중요한 과제이다. 이 문제에 대해서 미조구치(溝口, 1987)는, 유역(流域)에 위치한 삼림의 보건휴양기능을 삼림 레크리에이션 기능과 경관적(景觀的) 기능이라는 두 가지 측면에서 파악했다. 삼림 레크리에이션 기능은 임종(林種)**, 수종(樹種), 경사, 하천, 호수에 따라 평가했

**
임종
forest type, 산림의 성립형태에 따른 구분으로 인공림, 천연림, 벌채적지, 미립목지, 죽림 등이 있다.

다. 경관적 기능은 대상지역의 외견상황과 시각대상이 되는 삼림의 상황에 따라 평가했다.[55]

니와(丹羽, 1988)는 자연성, 이용의 용이성, 조망성, 역사적 가치, 물의 존재여부를 평가요인으로 한 종합평가 함수를 이용해서 유역의 보건휴양기능을 평가했다.[56] 구마가이(熊谷, 1989)는 삼림의 보건휴양기능과 그를 규정하는 요인을 경관 감상기능(조망, 낙엽활엽수), 보건기능(완만한 경사, 침엽수), 스포츠기능(스포츠 시설, 강이나 호수), 교육교양기능(식생자연도가 높다. 명승고적이 있다)으로 분류해서, 각각의 메시통계 수치를 바탕으로 두 시(市) 지역의 삼림기능을 평가했다.[57]

노다(野田, 1991)는 사진을 이용한 일대비교법**을 통해 경관평가를 하였다. 식생별로 적송, 낙엽활엽수, 삼나무, 상록활엽수, 죽림, 편백나무, 초지(草地) 순으로 점수를 준 뒤, 외견 잠재력과 식생 점수를 기준으로 메시 단위로 삼림의 풍치기능을 평가했다.[58] 다나카(田中, 2000)는 삼림 레크리에이션과 관련한 자원으로 산악, 고원, 호수와 늪 등을 꼽았다. 삼림 레크리에이션과 연관된 시설로는 삼림에 관계하는 공적 레크리에이션 시설, 박물관, 동식물원, 공원, 자연학습로 등을 골라 각각 점수를 주어 유역에 위치한 삼림 레크리에이션의 잠재력을 평가했다(표 8.3).[59] 이들 검토는 모두 광역을 대상으로 삼림의 종류, 강, 호수 등의 자연자원과 경사와 같은 지형, 레크리에이션 시설 등을 요소로 평가했다. 그 결과를 잠재력지도(潛在力圖)에 집약해 놓았기 때문에 지역 수준에서 삼림 자원의 잠재력을 검토할 때 참고가 된다.

– 오이시 야스히코(大石康彦)

** **일대비교법**
한 번에 많은 대상이 있을 때 둘씩 짝지어 일정한 기준이 있는 실험자의 지시에 따라 대상의 우열을 정하는 방법, 쌍비교법이라고도 한다.

표 8.3 ::: 삼림 레크리에이션 자원 및 시설의 소점 ** 부가방식[59)]

득점	기준	해당하는 자원 및 시설
4점	삼림공간과 수목 등이 관광이나 레크리에이션의 직접 대상이 되는 자원 및 시설.	**[자원]** 산악, 동물[삼림성(森林性)], 식물(삼림성 식물 및 목본) 등. **[시설]** (모두 삼림관계) 공적 관광 레크리에이션 시설, 박물관, 동식물원, 공원, 자연학습로, 스키장, 관광임업 등.
3점	삼림공간과 수목 등이 직접적인 대상은 아니지만, 그 존재가 커다란 영향을 미칠 수 있는 자원 및 시설.	**[자원]** 고원, 하천경관, 해안경관, 특수지형, 동물, 식물, 온천, 성곽, 사찰(야외시설), 정원, 마을, 옛길, 사적, 기타 야외 명소, 향토경관 등. **[시설]** (모두 삼림관계) 공적 관광 레크리에이션 시설, 박물관, 동식물원, 수족관, 공원, 전망시설, 센터시설(야외관련), 자연학습로, 오리엔티어링 코스, 캠프장, 골프장, 필드 애슬래틱장, 야외 양궁장, 해수욕장, 관광농업, 관광목장, 관광어업, 레저랜드, 향토요리점, 삼림 관계 쇼핑점 등.
2점	삼림공간과 수목 등이 직접적인 대상은 아니지만, 이들 요소가 관여할 가능성이 있는 자원 및 시설.	**[자원]** 호수와 늪지, 사적(비석 등), 역사적 건조물, 근대적 건조물, 기타 명소(노래비 등) 등. **[시설]** 박물관(산업계), 미술관, 공원(도시형 공원), 센터시설, 스포츠리조트, 사이클링 센터, 마리나/요트 항구, 레저랜드(어뮤즈먼트 시설), 향토요리점, 레스토랑 및 쇼핑점(향토품) 등.
1점	삼림공간과 수목 등이 직접적인 대상이 아니며, 이들 요소의 관여성도 낮은 자원 및 시설.	**[자원]** 해중공원(海中公園), 사찰(실내소장품), 기타 명소(실내관계) 등. **[시설]** 산업관광시설, 쇼핑점(상기 이외) 등.

4) 삼림테라피 로드의 설계

테라피 로드의 요건으로는 어떤 것들이 필요할까.

■ 로드의 물리적 조건

• **완만한 경사** : 평균 경사가 5퍼센트 이하일 것, 적어도 7퍼센트 이하일 것,

산악 로드는 별개.

• **걷기 편할 것** : 폭 1.5~2미터로 충분히 스쳐지나 갈 수 있을 것. 습윤한 곳은 나뭇조각 가공 포장재나 나뭇길 등으로 걷기 편하게 할 것(계류 로드는 별개).

■ 삼림경관의 특징

• **시점장(視點場)의 유무** : 로드 위나 주위에 조망점이나 폭포 등의 물가, 경관의 주 대상(랜드마크)이 되는 장소가 뛰어난 경관을 감상할 수 있는 곳이 있을 것.

• **랜드마크의 유무** : 거목이나 폭포, 호수와 늪, 문화유산 등 표지물이 있을 것.

• **경관의 다양성** : 사계의 변화가 풍부할 것, 천연림, 침활혼효림, 마을 주변의 산 등 삼림경관의 특징이 있을 것, 인공림은 거목이 많으며 솎아베기 등 관리가 잘 돼 있고 하층식생이 다양할 것, 인공림의 최종형태인 헥타르당 100년생 나무 200~300그루를 기준으로, 30~40년생으로는 헥타르당 1000그루 이하로 해서 일정한 조도를 확보할 것, 숲속, 산등성이, 인공림과 천연림, 습원(濕原), 계곡, 저습지의 밭 등 다양한 공간의 연속일 것.

■ 쾌적한 공간일 것

• 조용할 것, 도시 소음에서 충분히 멀리 있을 것.

• 시냇물 소리나 먼 폭포소리 등 물가의 소리가 편안할 것.

• 삼림성 야생조류가 다양하고 지저귀는 소리가 편안할 것.

• 숲속 온열환경이 쾌적할 것(PMV : 온도, 습도, 기류, 복사, 착의량, 활동량이라는 여섯 가지 요소에 따라 사람이 느끼는 온냉감).

• 낙엽길이나 흙길, 다양한 나무껍질 등과 접할 수 있을 것.

• 공기가 좋을 것, 피톤치드가 풍부할 것.

• 숲의 수확물 : 버섯, 산나물, 나무딸기 등이 풍부할 것.

- 지역의 특산물을 제공하는 레스토랑 등이 있을 것.

■ 로드의 다양성

- 연속된 로드가 복수의 장소에 있을 것.
- 다양한 요구에 맞는 로드가 있을 것 : 여러 방면으로 활용할 수 있는 디자인의 소규모 로드, 고령자를 대상으로 한 1킬로미터 정도의 로드, 일반 이용자를 위한 1~2킬로미터의 로드, 건강한 사람을 위한 2킬로미터 이상의 로드 등.

■ 로드의 관리

- 로드의 보수작업 등을 통해 지속적으로 관리할 것.
- 보행로에서 숲으로 20미터 정도 들어간 곳까지 밑깎기와 잡목 솎아베기, 덩굴치기, 가지치기 등의 작업을 해서 시야의 쾌적성을 확보할 것.
- 수백 미터마다 놓인 목재 벤치나 표지판 등 시설의 유지관리를 적절하게 할 것.

■ 로드의 표지판

- 입구와 출구에는 전체 지도, 로드의 갈림길 등에는 표지판을 두고 정비할 것.
- 표지판 내용에는 경사, 거리, 칼로리 소비량, 삼림욕 효과의 생리적 · 심리적 · 물리적 효과 및 카운슬링 효과 등을 설명할 것.

■ 접근

- 지역의 일상적 이용을 목적으로 한 로드는 거주지에서 도보로 접근 가능

할 것, 2킬로미터 이내.

- 교통수단을 이용할 경우, 공공교통의 접근이 편리할 것(한두 시간).
- 차도는 임도와 연결돼 있을 것. 관광객 유치를 위해 대형 버스가 접근 가능할 것.
- 입구와 출구 등에 주차장이 있을 것.

■ 숙박시설 등

- 체류가 가능한 테라피 로드에 편안한 숙박시설이 정비돼 있을 것.
- 로드 내 시점장 주변에 500미터마다 한 곳 정도의 휴게시설이 있을 것.

■ 다른 시설과 연계

- 체류가 가능한 테라피 로드에 온천, 미술관이나 전통공연무대, 국립공연 등 매력적인 타시설과 연계할 것.
- 의료기관과 연계하여 심신 의료에 관한 재활 등으로 테라피 로드의 활용 가능성을 높일 것.

■ 지역 내 연계

- 비영리조직(NPO : non-profit organization), 비정부기구(NGO : non-governmental organization) 등과 연계해서 로드를 유지관리하며 지도원을 갖추어 지역 내의 연계를 지속적으로 확보할 것.
- 이전부터 지역주민이 친숙하게 여겨왔거나 역사문화자원, 축제 등 지역사회와 끈이 있을 것.

5) 삼림테라피 로드의 디자인 사례

삼림요법의 선진국이며 크나이프요법의 발상지인 독일 바이에른 주(州)의 뇌리스호펜(Wörishofen)과 후쿠오카(福岡)의 다키가와(滝川) 계곡의 사례를 이용해서 구체적인 코스 정비에 대해서 알아보자.

■ 코스 선정

바트 뇌리스호펜에서는 〈그림 8.11〉의 왼쪽처럼 체류객이 호텔에서 직접 삼림테라피 로드를 도보로 산책할 수 있도록 되어 있다. 또 호텔의 산책로는 그대로 마을을 가로질러, 독일의 특징적인 경관인 목장과 밭으로 이어진다(그림 8.11 오른쪽). 여기서도 산책로는 끊어지지 않고 이어져 사람들은 개방된 공간에서 보행한다. 이처럼 공간의 연속성과 안전하고 쾌적한 보행조건 정비는 매우 중요한 요소다.

삼림요법 코스를 정비할 때는 직접적인 관계가 있는 삼림과 주변 농지뿐만 아니라 머무르고 이용하는 마을 전체의 이미지 역시 삼림요법에 기여할 수 있도록 분위기 조성에 공을 들이면 효과적이다. 바트 뇌리스호펜에서는 마을의 중심가도 보행자를 우선하는 구조로 되어 있다(그림 8.12 왼쪽). 삼림요법

그림 8.11 :: 독일의 뇌리스호펜의 삼림테라피 로드

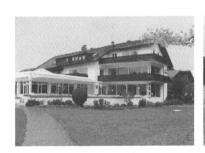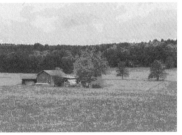

그림 8.12 :: 뵈리스호펜의 보행자 중신의 로드 구조

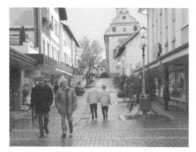
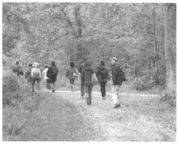

그림 8.13 :: 널찍하고 밝은 독일의 숲

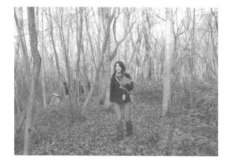

코스를 걷기 전후에 시가지를 이용할 수도 있다.

숲속 코스는 요법이 목적이므로 될 수 있으면 경사가 적은 편이 좋다. 〈그림 8.12〉의 오른쪽 그림처럼 독일의 코스는 평탄한 곳이 많다. 보행로 폭은 이용자가 교차할 때 스트레스가 없을 정도로 충분히 넓다. 삼림요법 코스에는 임상(林相)이 다양할수록 좋다. 〈그림 8.13〉에서 보듯이, 아무래도 독일의 경우처럼 유럽너도밤나무나 졸참나무숲같이 널찍하고 밝은 임상이 중심이 되면 좋겠지만, 나무그늘이 깊고 서늘한 임상(林相)이 혼재하는 장소가 있어도 좋다.

■ 코스 정비

① 동선정비

보행로는 이용자가 아래를 보고 걷지 않아도 될 정도로 걷기 편하게 정비한다. 오감으로 제대로 쾌적성을 느끼려면 길의 상태를 신경 쓰지 않고 걸을 수 있어야 한다. 예를 들어 습윤한 장소에서는 나뭇조각을 가공한 소재를 이용해서 쾌적한 보행이 되도록 한다. 〈그림 8.14〉 왼쪽처럼 마주 오는 사람과 충분한 여유를 두고 지나칠 수 있고, 비교적 평탄한 길에, 나무 밀도를 낮게 해서 숲속을 밝게 하고, 하층식생이 시야를 방해하지 않도록 키 큰 잡초는 베어버린다. 낙엽 밟는 길은 촉각적으로 기분을 좋게 한다. 〈그림 8.14〉의 오른쪽 길은 깎여 나가서 걷기 힘들게 되어 있다. 또 소재는 되도록 자연공간에 잘 어울리는 현지의 소재를 사용한다.

② 표지판 정비

테라피 로드의 운동량을 적어놓은 표지판 정비에도 신경 쓴다. 이 작업을 위해서는 삼림욕 실험을 할 필요가 있다. 작은 광장을 동선 속에 집어넣고, 광장을 이용한 작업요법과 간단한 운동 등 테라피를 실행할 때의 메뉴를 표지

그림 8.14 ░ 쾌적하고 편한 보행로를 만든다

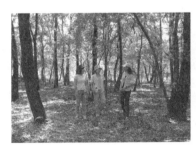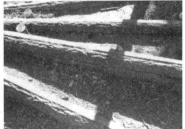

그림 8.15 :: 뵈리스호펜의 표지판

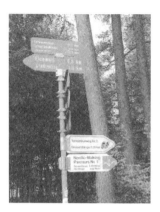

판에 써넣는다. 삼림욕 실험을 행할 경우에는 생리적인 효과에 대한 데이터나 심리효과, 물리환경의 삼림욕 효과에 대한 데이터 등도 표지판에 넣는다. 바트 뵈리스호펜에서는 지형요법도(地形療法道)로서 특수한 표지판이 코스 구석구석에 설치되어 있다. 〈그림 8.15〉처럼 산책용 샌들을 마크로 삼아 번호와 거리를 기재했다.

■ 삼림공간 정비

① 적절한 조도를 유지하기 위한 잡목 솎아베기, 간벌 등

숲은 되도록 밝게 조성하는 것이 중요하다. 대부분의 숲이 수목으로 빽빽하게 덮여 있어서 사람이 쾌적하게 걷기에는 너무 어둡기 때문이다. 그렇다고 밝은 장소만 있어서도 안 되고, 여름에는 해를 가리는 시원한 장소도 필요하다. 따라서 성기고 밝은 숲, 조금 울창하고 시원한 장소, 탁 트인 곳 등 다양한 밝기의 삼림공간을 체험할 수 있도록 코스를 정비한다.

맹아갱신

임목을 벌채한 후 그루터기에서 나온 맹아를 키워 임분(林分)을 바꾸는 것.

② 시각효과를 높이기 위한 간벌 등

평균직경 20~30센티의 숲이라면 1헥타르 당 700~800그루의 밀도로 유지한다. 이 정도가 시각적으로 쾌적한 밀도다. 맹아갱신(萌芽更新)**된 숲이라면 7~8개 나온 줄기를 두세 개만 남기는 정도로 솎아낸다.

③ 쾌적성을 높이기 위한 하층식생의 관리

전망을 좋게 만들려면 잡목 솎아베기나 간벌과 함께 하층식생 관리도 중요하다. 코스 시작 직전부터 안쪽으로 깊이 들어갈수록 잡초 베는 강도를 낮춰간다. 코스에서 5미터 정도는 확실하게 정리하고, 10미터까지는 그보다 약간 덜하게, 그 다음부터는 간략하게 필요에 따라서 행한다.

■ 시설정비

① 적당한 간격으로 벤치를 배치

삼림테라피를 위해서는 자주 쉬어줄 필요가 있는 고령자나 약자를 배려해야 한다. 따라서 벤치처럼 간단하게 앉아서 한숨 돌릴 수 있는 시설을 200미터 정도의 간격으로 배치한다(그림 8.16).

그림 8.16 ▦ 벤치와 같은 휴게시설을 놓는다

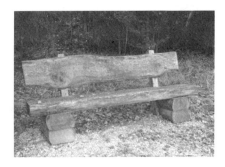

② 휴게시설 배치

정자 같은 휴게시설도 곳곳에 배치한다. 500미터에서 1킬로미터의 간격이
적당하다.

③ 시점장의 설치

〈그림 8.17〉의 왼쪽처럼 조망장소에는 시점장(視點場)으로 경관을 만끽할
수 있는 공간을 확보한다. 동시에 시설이 시점장에서 바라보는 경관이나 시
점장의 분위기를 해치지 않도록 충분히 유의한다. 〈그림 8.17〉의 오른쪽 같
은 조망장소도 충분히 시점장이 될 수 있다. 겨울은 낙엽기이므로 시야를 가
리지 않지만 여름이 되면 나뭇잎에 가려서 안 보일 수 있으니 조망을 위해서
가지치기, 솎아베기, 간벌을 할 필요가 있다.

〈그림 8.18〉의 왼쪽은 후쿠시마의 야마츠리마치(矢祭町) 다키가와(滝川) 계곡
의 목재 데크(deck)다. 보행로에서 계곡 쪽으로 조금 들어간 곳에 목재 데크로
시점장을 설치하여, 보행로에서는 옆에서만 보이던 폭포가 데크에서는 정면으
로 볼 수 있다(그림 8.18 오른쪽). 이렇게 하여 주요경관으로서 충분한 역할을
다하고 있다. 이처럼 주요경관의 가치를 높이는 시점장의 설정이 중요하다.

그림 8.17 ┊┊ 경관을 한눈에 볼 수 있는 시점장 설치

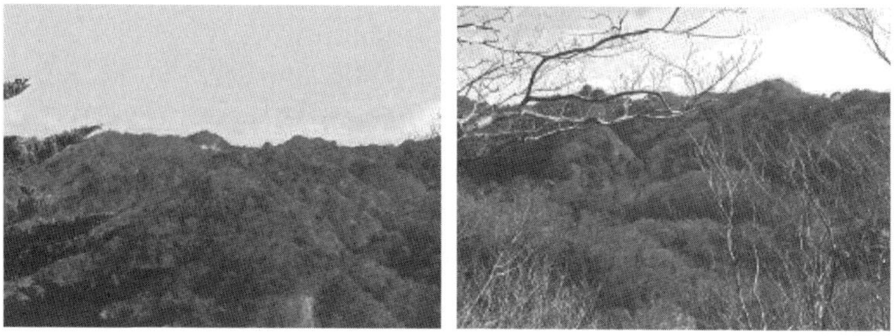

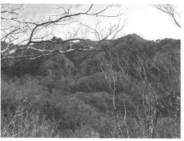

그림 8.18 목재 테라스의 시점장

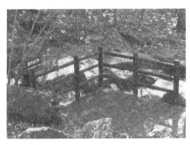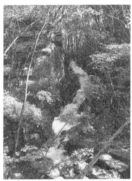

그림 8.19 산림요법 코스 안의 여러 시설들

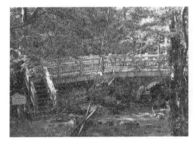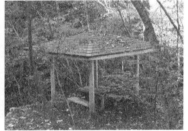

삼림요법 코스의 시설은 주변 경관과 잘 어울리는 디자인이어야 한다. 소재는 될 수 있으면 현지의 자연소재를 쓰는 것이 바람직하다. 〈그림 8.19〉의 왼쪽 다리는 목재의 부드러운 디자인을 채택해서 신록의 계곡과 멋진 조화를 이룬다. 휴게공간은 훌륭한 경관에 마음 편한 공간으로 만들어야 함은 물론이거니와, 시설 자체가 외부에서 볼 때 눈에 거슬리지 않도록 배려해야 한다. 휴게공간에서 보이는 풍경도 뛰어나야 하겠지만, 휴게공간을 포함한 풍경 역시 마찬가지로 뛰어나야 한다.

그림 8.20 ░░ 코스 곳곳에 랜드마크를 설계한다

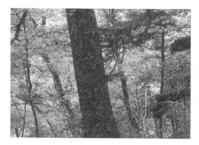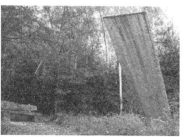

④ 랜드마크

삼림요법 코스에 강약을 주는 것으로 랜드마크(표지물)의 존재를 빠뜨릴 수 없다. 시점장에서 조망하는 독립봉(獨立峰)이 랜드마크가 되며, 폭포나 호수 같은 물가, 커다란 적송나무나 전나무, 솔송나무, 산벚꽃, 단풍나무의 단풍 등도 랜드마크가 될 수 있다. 그들을 코스 중간이나 주변에서 골라내어 방문 객들이 효과적으로 체험할 수 있도록 코스에 포함하거나 조금만 더 가면 랜드 마크를 볼 수 있게 하는 등 다양한 사안을 고려해서 설계한다.

〈그림 8.20〉 왼쪽 같은 거목은 비교적 쉽게 랜드마크로 삼을 수 있다. 〈그림 8.20〉 오른쪽은 쓰러진 거목을 기념비로 만들어서 랜드마크로 삼았다. 이런 식으로 자연물을 본뜬 것은 풍경의 역사를 남기는 방법으로 훌륭한 아이디어다.

⑤ 지역경관자원

세이와(淸和) 현민의 숲과 후나바시(船橋) 현민의 숲처럼 특징적인 중저목의 꽃과 과실, 초본의 꽃 등으로 지역의 경관자원을 살리고, 솎아베기 등으로 육성하거나 필요에 따라 식재하는 방법도 효과적이다.

⑥ 접근과 입구의 시설

　자가용으로 접근해야 하는 곳은 주차장이 필수다. 또 단체객을 유치하기 위해서는 대형 버스가 주차하고 통행할 수 있는 도로도 필요하다. 입구 주차장 주변에 지역의 특산물 매장이나 화장실과 같은 설비가 있다면 이용객의 만족감은 한층 커진다. 음식도 오감을 구성하는 요소 중 하나며 중요한 포인트다. 현지의 특산물을 재료로 써서 지역주민이 정성들여 만든 요리를 먹을 수 있는 식당이나 레스토랑은 방문객의 미각을 자극하고 쾌적성을 끌어올려준다. 뿐만 아니라 지역의 활성화에도 공헌하는 사업으로 적극 활용한다.

⑦ 기타 정비 사항

　마지막으로 삼림요법의 밑바탕은 사람이며, 단순히 시설이나 삼림 정비만으로는 장기적인 발전을 기대할 수는 없다. 삼림요법 코스를 설명하고 간단한 정비를 하는 사람(일례로 독일의 삼림요법 코스를 안내하는 삼림관) 그리고 삼림요법을 돕는 삼림테라피스트나 병원관계자 등, 전문가부터 비영리단체, 일반시민까지 폭넓은 사람들이 서로 협력하며 지속하는 것이 중요하다.

4. 삼림환경 요소

　삼림의 쾌적성을 규정하는 요소에는 시각, 청각, 후각, 촉각, 미각의 오감이 작용하는 삼림의 환경요소가 큰 부분을 차지한다. 앞서 숲의 쾌적성은 시원함과 같은 온열감에서 상당 부분 기인한다고 설명했다. 미기후(微氣候)**와 쾌적성에 관한 연구에서는, 일본과 중국, 파키스탄 일부에서 8월의 맑은 날에 녹음(綠陰) 안과 밖의 미기후를 관측해서 인체피부면의 열수지(熱收支)**를 해석했다. 그 결과 녹음 안팎에서 커다란 차이를 보인 기상요소는 일사량과

**
미기후
지면에 접한 대기층의 기후. 보통 지면에서 1.5미터 정도까지를 그 대상으로 하며, 농작물의 생장과 밀접한 관계가 있다.

**
열수지
열밸런스, 드나드는 열의 총량

지면온도였고, 기온이나 습도의 차는 그렇게 크지 않다.[60] 녹음 안과 밖에서 가장 큰 차이를 보인 기상요소는 일사량으로, 이 차이는 가지가 잘 뻗은 개잎갈나무(히말라야시다)나 가문비나무 등의 그늘 안과 밖에서 특히 컸다.

녹지공간의 기상환경과 인간행동에 대해서 사람들의 반응행동 RB를 측정했다. 온도는 T, 일사(日射)는 S, 풍속은 W, 습도는 H, 나무그늘은 V, 착의는 CI로 설명하여 RB=f(T, S, W, H, V, CI) 모델을 제시했다(그림 8.21).[61] 또 일사, 나무그늘, 지표면피복(地表面被覆) 등이 복합돼 형성된 조원공간(造園空間)에서 사람들은 최적온도대 혹은 그에 가까운 온도대의 장소를 선택한다. 이때 선택한 장소에서 착의를 통해 체감온도를 조절함으로써 사람들은 '쾌적~불쾌', '춥다~덥다'로 인식하였다. 특히 낙엽수가 지닌 계절적 특성, 즉 잎의 성장, 번성, 단풍, 낙엽을 통한 기상환경 조절작용 및 토지이용, 피복재료가 지닌 온도조절작용이 중요했다.

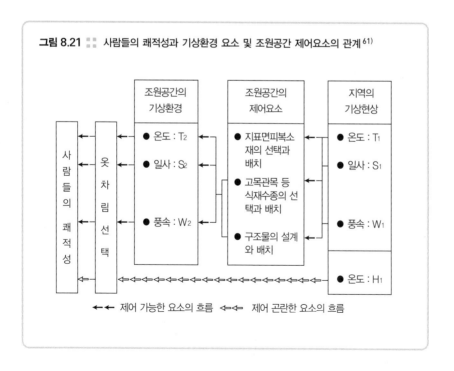

그림 8.21 ▪▪ 사람들의 쾌적성과 기상환경 요소 및 조원공간 제어요소의 관계[61]

삼림의 수목밀도와 온열환경의 관계를 주제로, 군락밀도와 내부 식생이 다른 두 개의 적송수림을 대상으로 녹음의 쾌적성이라는 관점에서 조사했다. 그 결과 밀도가 높은 군락에서는 바깥 기온보다 군락 내부의 기온이 약 15퍼센트 정도 낮았다. 군락밀도가 비교적 낮은 적송수림에서는 군락 내부에 공기유동이 있어서 군락 위와 내부의 온도차가 적었다.[62]

소규모 수림(규모 500㎡)의 기상완화 작용을 알아보기 위해, 주로 하절기 수림 내 기온저하의 발현상태 및 발현요인에 대해서 기상요인과 수림지(樹林地)의 성질이란 두 측면에서 분석했다.[63] 평균기온차(Δt)에 대해 기온, 조도(照度), 풍속, 상대습도를 설명변수로 쓴 회귀식이 얻어지는데, 여름철 맑은 날 정오를 상정한 조건에 따라 기온 저감은 최대치가 1.5도, 평균 1.1도였다.

수림대(樹林帶) 안팎의 기상환경 연구 사례로는, 가나가와 현 후지사와 시의 대학구내에 있는 남북 폭 50미터에 동서로 긴 수림대의 안과 밖에서 기온, 습도 흑구온도(黑球溫度), ** 조도, 지표면온도, 수림의 줄기 및 잎의 표면온도, 풍속 등의 미기후요인을 계측하여 분석한 것이 있다.[64] 그 결과 가장 기온이 높은 장소(수림 밖)와 낮은 장소(수림 내)의 기온차는 1.7도였으며, 흑구온도로는 12.5도의 차이가 있어서 흑구온도와 기온 사이의 차는 조도와 상관이 높음을 알 수 있었다.

수목과 잔디의 미기후조절 효과 연구에서는 수림의 녹음면(綠陰面), 수관면(樹冠面) 혹은 건전한 잔디면을 나지면(裸地面), 아스팔트 포장면(鋪裝面) 등과 비교했다. 그 결과 연중 일기상태에 따른 온도변화가 적고 하절기 온도상승 방지효과가 컸다.[65] 수목의 녹음면은 개방면과 견주어 표면온도가 하절기에는 4.5~16.5도로 저온으로 드러나, 녹음면의 온도상승 억제효과가 실증되었다. 수목 수관면의 표면온도는 하절기에도 기온보다 약간 높은 정도였으며, 수종 간 차이도 3도 이하였다. 건축물의 지붕이나 아스팔트 포장도로 같은 인

**
흑구온도(黑球溫度)
흑구온도계(globe thermometer)로 측정한 온도. 흑구온도계란, 온도를 감지하는 부분을 유연(油煙)으로 덮어 씌워 흑체(黑體)에 가깝게 만든 온도계를 말한다.

공피복물과 비교해도 16.2~17도로 현저하게 낮았다.

청각과 관련한 물리환경 연구에서는, 일련의 공원 수림지 소음에 관한 연구가 있다.[66~68] 이노카시라(井の頭) 공원 이용자수와 공원 내 소음 정도를 조사한 결과, 이용자수가 많은 순으로는 봄, 가을, 여름, 겨울이었고, 소음 정도도 같은 경향을 보였다. 소음 수준은 12시(정오)가 가장 크고 14시, 16시, 10시의 순서로 작아졌다. 마찬가지로 신주쿠(新宿)중앙공원의 소음은 휴일에는 54~59데시벨의 범위에 있었다. 고가네이(小金井)공원의 소음 수치는 계절에 따른 변화를 보였다. 봄에는 벚나무 수림지, 여름에는 나무그늘이 있는 수림지, 가을과 겨울에는 잔디밭에서 컸고, 하루 중 소음 정도의 변동은 14시가 가장 컸고, 12시, 16시, 10시가 뒤를 이었다.

후각과 관련한 물리환경 연구는 수목이 방출하는 테르펜류 등의 피톤치드로 대표된다.[69,70] 유칼립투스 일곱 종류의 주변 대기를 포집(捕集, collection)해서 11종의 모노테르펜인 알파피넨, 베타피넨, 사비넨(sabinene), 미르센(myrcene), 알파테르피넨(alpha-terpinene), 리모넨(limonene), 1.8-시네올(cineole), γ-테르피넨, 오시멘(ocimene), ρ-시멘(ρ-cymene), 테르피놀렌(terpinolene)을 동정(同定)했다. 각각의 대기 중 농도는 ppb(parts per billion) 레벨이었다. 유칼립투스가 방출하는 테르펜에서는 지상부에도 적지 않은 양의 테르펜이 떠다녔다. 자동차 도로에 근접한 곰솔 숲에서는 도로에서 숲으로 깊이 들어갈수록 배기가스 농도는 옅어지고, 테르펜류는 농도가 증가해서 도로에서 100미터 지점에서 거의 일정한 수치를 나타냈다(그림 8.22).

삼나무와 편백나무 숲의 대기 중 테르펜류 분포를 보면, 알파피넨 농도는 오전 중 중복부(中腹部)에서 가장 높고, 정상부가 그 뒤를 이었으며 산기슭에서는 가장 낮았다. 편백나무 숲의 테르펜 농도는 적송림과 마찬가지로 활엽수림보다 높은 수치를 보였고, 나한백림에서 테르펜류의 농도분포는 삼나무, 편백

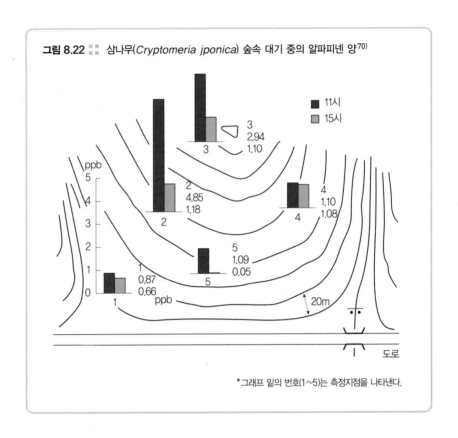

그림 8.22 삼나무(*Cryptomeria jponica*) 숲속 대기 중의 알파피넨 양[70]

■ 11시
■ 15시

3
2.94
1.10

2
4.85
1.18

4
1.10
1.08

5
1.09
0.05

1
0.87
0.66

20m

도로

*그래프 밑의 번호(1~5)는 측정지점을 나타낸다.

나무 숲과 비슷했다. 붉은가문비나무, 전나무, 가문비나무, 자작나무 숲속의 테르펜 농도는 기온 상승과 함께 증가하지만, 1m/초 이하의 미풍에도 큰 영향을 받았다. 새벽에는 낙엽송 숲의 테르펜 농도가 낮고 각 성분 간의 농도차도 작지만, 한낮이 가까워질수록 테르펜 농도가 높아져 각 성분 간의 농도차가 커짐을 알 수 있다.

– 가가와 다카히데(香川隆英)

제9장

삼림의 특성과 건강

1. 삼림욕 발상의 출발점

1) 숲의 신비한 힘

필자가 처음 '삼림욕'을 제창한 것은 1982년 여름의 일이다. '숲속을 걸으면 그윽한 향기가 나고 사람을 끌어들이는 매력을 느낄 수 있다. 식물이 발산하는 휘발성 피톤치드 덕분에 숲속 공기는 청정하고, 살균 작용까지 하므로 건강에도 좋다. 삼림 레크리에이션 시설을 활용해서, 특히 도시에 거주하는 아이들이나 젊은 부부들, 나이 든 부부들 모두 삼림욕을 즐기면서, 인간을 이롭게 하는 삼림의 다양한 효용과 역할을 이해하도록 하자'고 사람들에게 널리 호소한 것이 그 시작이었다.

삼림욕은 인간의 신체에 활력을 주고 스트레스를 덜어주는 효용이 있어 사람들의 공감을 얻을 수 있었고, 어엿한 자연요법으로 인식되면서 하이킹 등과 함께 아웃도어 스포츠로서 완전히 정착하였다. 필자는 젊은 시절부터 산을 좋아해서 이 길로 들어섰고, 1950년대부터 1970년대에 걸쳐 삼림관으로 재직하면서 남으로는 야쿠시마(屋久島)의 천연림에서 북으로는 홋카이도의 천연림까지 일본의 삼림을 구석구석 조사할 기회가 많았다. 그 과정에서 가는 곳마다 삼림의 신비한 현상과 마주쳤다. 그럼 이제 직접 경험한 삼림의 신비한 현상 몇 가지를 소개하겠다.

■ 야쿠 삼나무 거목림에서 경험한 신비한 현상

야쿠시마 섬은 천연삼나무의 남방한계선으로, 야쿠삼나무 거목이 군락을 이루고 있어서 독특한 경관을 자랑한다. 일반적으로 침엽수림의 수명은 500년이 한계라고 하는데, 야쿠삼나무 숲은 수령이 2000~3000년에 이르는 장수 숲이다. 그 이유는 이 섬의 온난한 기후와, 예외라고 할 수 있을 정도로 비가 많이 내리는 기상 조건, 그리고 기반암(基盤巖)이 화강암이라 토양에 영양이 부족한 지질·지형 조건 때문이라고 한다. 이곳에는 조몬삼나무(繩文杉)와 대왕삼나무(大王杉) 같은 3000년을 넘는 거목들이 생육하고 있으며, 현지에서는 수령이 1000년 이하인 삼나무는 작은 삼나무(小杉)라고 부른다.

표고 1200미터를 넘어가면 야쿠삼나무 원생림이 나타나기 시작하는데, 연간 강수량 800밀리를 넘는 숲속에 있다 보니 임상(林床)은 모두 이끼로 덮여 있다. 과거 벌채된 야쿠삼나무의 그루터기까지 이끼에 덮여 있는 모습이 마치 녹색 융단을 깔아놓은 듯하다. 이끼로 덮인 그루터기 위에 떨어진 야쿠삼나무의 종자가 이끼의 수분을 머금고 발아해서, 그 어린 나무의 뿌리가 점차 그루터기를 덮으면서 성장하는, 이른바 '2대삼나무(二代杉)'로 자란 사례를 여기저기서 찾아볼 수 있다. 이 같은 과정을 반복해 자라난 '3대삼나무(三代杉)'까지 있는 것에 그저 놀라울 따름이다.

야쿠삼나무 거목림의 생태에는 신비한 현상이 많다. 그 일례를 들자면, 야쿠삼나무 숲속에는 상쾌한 기분이 드는 그윽한 향기가 떠돈다. 이후 조사 결과 야쿠삼나무에서 알파피넨, 카디넨, 리모넨이라는 테르펜계 물질을 발산하기 때문으로 밝혀졌다. 일반 삼나무 숲과 비교해 야쿠삼나무 원생림에서는 테르펜계 물질이 많이 발산되는 느낌을 받았다.

또 야쿠삼나무 원생림에는 야쿠원숭이나 야쿠사슴이 서식하고 있는데, 그들 동물의 사체가 있어도 숲속에서는 썩는 냄새가 거의 나지 않는다. 게다가 야쿠삼나무 거목림에서는 야영을 해도 감기에 걸리는 일이 거의 없고, 어느 정도의 숙취는 숲속을 한 시간 정도 돌아다니는 것만으로 사라지고 상쾌한 기분으로 돌아오는 등, 필자는 다양하고도 재미있는 현상을 체험하였다.

이들 신비한 현상은 경험적으로 야쿠삼나무가 발산하는 방향물질 때문일 것으로 추측하고 있었다. 그러나 이 같은 현상이 무엇 때문에 일어나는지, 사람의 건강에 어느 정도 효용이 있는지는 과학적, 의학적으로 실증되지 않았다. 또 야쿠삼나무 옆에는 수레나무라는 수종이 꼭 붙어서 자란다. 그 모습이 마치 한 나무처럼 보여 놀라곤 한다. 조사 결과에 따르면 야쿠삼나무의 공생목(共生木)으로는 16종 가량의 목본식물이 있다. 그중에서 수레나무가 유독 눈에 띈다. 이 같은 현상은 알렐로파시(allelopathy)** 라고 부르는 타감작용을 일으키는 물질 때문이라고 한다. 이처럼 야쿠삼나무 원생림에는 진귀한 생태 현상이 도처에 널려 있다.

** **알렐로파시 (allelopathy)** 타감작용(他感作用). 어떤 생물이 떨어져 살고 있는 동종 또는 이종의 생물체에 영향을 미치는 현상.

■ 기소 편백나무 숲의 독특한 향

신슈 기소(信州木曽) 지방은 편백나무를 생육하는 데 적합한 환경이기 때문에 일본에서 편백나무가 가장 많이 분포하는 지역이다. 꽃가루 분석에 따르면, 기소다니(木曽谷)에는 1만 년 전부터 편백나무가 많이 분포했다고 한다. 수도에서 멀고 험준한 지역이라서, 최고의 품질을 자랑하는 기소 편백나무를 본격적으로 목재로 이용한 것은 도요토미 히데요시 이후의 일이다.

기소 편백나무 숲에 사는 나무의 수령은 280~320년생이 가장 많고, 평균 직경은 40센티로 굵은 것은 1미터가 넘는다. 기소 편백나무 숲의 구성을 보면, 상목(上木)의 80~90퍼센트가 편백나무이고, 그 밖에 나한백(羅漢柏), 화백나무, 흑회(黑檜, 검은 노송, *Thuja standishii*), 금송(金松)이 혼생한다. 이들을 총칭해서 '기소오목(木曽五木)'이라고 한다. 기소 지방은 기반암(基盤巖)이 화강암 혹은 화강반암으로, 연간 2500~3000밀리의 강수량 깊은 계곡과 척박한 토지, 여름엔 비가 많고 겨울은 한랭한 환경 조건이 어울려 편백나무를 중심으로 한 기소오목의 숲이 생겨났을 것이다.

편백나무 숲에 발을 들여놓으면 편백나무만의 독특한 향이 감돌아서 기분이 상쾌해지면서 마음이 가라앉는다. 그 이유는 히노키티올(hinokitiol)과 알파피넨 등의 성분 때문이다. 현지조사를 하던 시절에는 그 원인을 몰랐고, 단순히 편백나무 숲의 신비한 힘이라고만 여겼다. 기소오목이 발산하는 피톤치드에는 각각의 수종에 따라 독특한 특징이 있다. 수령 200~300년의 편백나무가 발산하는 향이 가장 강하고, 오목 중 흑회가 발산하는 향기를 두고 관계자들은 하나같이 '특이한 향'이라고 지적했다. 아카사와(赤沢) 자연휴양림에 있는 산장에는 기소오목별로 다섯 종류의 방을 만들어놓았는데, 저마다 특색 있는 향기를 지녀 매우 흥미롭다.

■ 아오모리 나한백 숲

아오모리(青林) 나한백 숲에서는 그윽한 향기가 시찰하는 이들의 마음을 부드럽게 어루만져 피로를 풀어준다. 보통 나한백이라고 부르는 수종은, 식물학에서는 아스나로라고 하는 일본 특산 수종이다. 나한백은 아스나로와 히노키아스나로로 나뉜다. 전자는 남방계, 후자는 북방계 나한백이다. 일본의 3대 미림(美林) 중 하나인 아오모리 나한백 숲은 북방계인 히노키아스나로 단순림을 가리킨다. 아오모리 현 밑에 있는 스가루반도(津軽半島)와 시모키타(下北)반도에 집단적으로 분포한다. 나한백 천연림의 수령은 150~200년생인 것이 대부분이다.

나한백의 생육을 지배하는 요건은 온도, 강수량, 바람의 계절적 변화라고 한다. 북방계 나한백 숲은 동해 쪽의 기후에 속한다. 연간강수량은 1000~2000밀리 정도로 동절기보다 하절기의 양이 많다. 나한백은 내음성(耐陰性)**이 강하고 천연하종갱신(天然下種更新)** 등이 기대되는 수종이라서, 막부시대부터 숲이 조성되어 순환적으로 목재를 이용해온 역사적 경위가 있다.

나한백 숲속을 걷다 보면 나한백의 독특한 향기가 풍긴다. 숲속은 삼나무 숲이나 편백나무 숲보다는 어둡다. 그렇지만 그윽한 향이 강해서 돌아다니는 사람의 마음을 부드럽게 하고 피로를 풀어준다. 이는 나한백 숲이 발산하는 테르펜계인 사비넨, 사비놀, 디펜텐, 보르네올 같은 화학성분의 작용이란 사실이 판명되었다. 또 나한백 목재는 부후균(腐朽菌)**에 대한 내성이 매우 강하고 내습성, 내후성(耐朽性)도 뛰어나다. 그래서 나한백만으로 지은 집에는 모기가 들어오지 않는다고 한다. 그뿐만 아니라 흰개미의 피해를 받지 않는 특질도 있고, 나한백 목재에는 못을 쓸 수 없는 특성도 있다. 목재의 성분과 화합해서 기화해버리기 때문에 못이 녹슬지 않고 고정이 잘 안 된다. 옛날에 나한백을 쓴 건축에 암수홈가공공법[軸組工法]이 주류를 차지했던 이유도 이런 특성과 관계가 있다. 목재의 부후균에 대한 내구력은 나한백이 가장 강하다. 나한백이 10이라면 편백나무가 9, 솔송나무 7, 적송 6, 밤나무 5의 순이다.

지금까지 일본의 삼림지대를 돌아다닐 때마다 첫째 자외선이 적당히 흡수되는 점, 둘째 대기온도가 삼림 밖에 비해 안정돼 있는 점, 셋째 습도가 유지

내음성(耐陰性)
음지에서도 광합성을 하여 독립 영양을 마련할 수 있는 식물의 성질.

천연하종갱신(天然下種更新, regeneration by natural seeding)
천연하종에 의해 후계 산림을 육성하는 방법. 천연하종(天然下種)이란 산림 내에 천연(자연)으로 산포한 종자가 발아하여 치수로서 자라는 것.

부후균(腐朽菌)
목재부후균(木材腐朽菌, wood-rotting fungi). 목재에 생겨 목재를 부후 분해하는 버섯이다. 구멍장이버섯과(科) 등의 경질균(硬質菌)이 많으며, 표고버섯 등과 같은 연질균(軟質菌)도 많다.

되는 점, 넷째 식물 향기에 심리적·생리적 진정작용이 있는 점을 체험했다. 하지만 이와 같은 삼림의 신비한 현상을 해명하려면 아무래도 식물 전문가만으로는 어렵고, 의학자, 미생물학자, 생물기상학자 등이 참여하는 광범위한 학제적(學際的) 연구가 필요하다는 생각을 하였다. 그러다가 토킨 박사의 책 《식물의 신비한 힘》[10]을 접하였다. 젊은 시절부터 탐구해온 이들 삼림의 신비한 현상이 피톤치드의 작용 때문이라는 사실을 알고는, 마치 어둠 속에서 빛을 본 듯 깊은 감동을 받았다. 이것이 도화선이 되어 삼림욕에 대한 발상으로 이어졌다 해도 과언은 아니다.

이 사실을 알고 나서 삼림을 돌아다닐 때마다 삼림이 인간의 건강에 미치는 영향을 제대로 표현할 만한 단어가 없을까 계속 탐색했다. 당시 이미 자연요법 중에는 공기욕, 일광욕, 해수욕 같은 단어들이 쓰이고 있었다. '욕(浴)'이란 행위는 인간의 심신을 건강케 하는 일이며, 여기서 한 걸음 더 나아가 삼림의 향기를 온몸으로 맞으며 심신을 가다듬는다는 의미에서 '삼림욕(森林浴)'이란 신조어를 생각해내고, '삼림욕 구상'을 다듬어 발표했다.

당시는 도시로 인구가 집중되고 생활환경이 악화되면서 인간성 상실과 노이로제가 급증하는 등 심각한 문제가 발생하던 시기였다. 이에 뜻있는 정신과 의사들은 "거대도시의 출현에서 오는 다양한 인간장애는 의사의 힘만으로는 근본적인 치료가 불가능하다"고까지 말하였다. 그래서 당시 대중매체들은 예상을 뛰어넘는 반응을 보였고, 연일 관련기사를 보도하였다. 그 도화선이 1982년 7월 29일 〈아사히신문〉의 일면을 장식한 "숲 향기에 젖어 몸을 가다듬자"는 임야청의 '삼림욕 구상' 소개기사였다.

이후 관계기관에서 검토를 거듭한 결과, 임야청에서는 삼림정책의 일환으로 삼림욕 활동을 본격적으로 전개하기로 결정, 전국에 있는 국유림 중 자연휴양림을 국민의 삼림 레크리에이션 활동장소로 제공하고 삼림욕을 비롯한 각종 시책을 펼쳐나갔다.

2) 피톤치드 효과

발견자이며 명명자인 토킨 박사에 따르면 피톤치드란 다음과 같다. '이 물질은 식물(피톤, phyton)에서 나왔으며, 그 능력은 죽이는(치드, cide) 것'이라는 의미에서 '피톤치드(phytoncide)'라고 이름 붙였다. 구체적으로는 '고등식물이 상처를 입으면 그 주위의 환경에 있는 다른 생물을 죽이는 어떤 물질을 방출하는 현상'이라고 해설한다. 식물은 끊임없이 미생물의 공격을 받는다. 이에 도망갈 수도 없고 조금이라도 약해지면 미생물이 득세해서 곰팡이가 피어나서 썩어버린다. 그래서 식물이 살아가기 위해서는 미생물과 대항해서 싸워야만 한다. 이때의 대항물질을 피톤치드라고 한다.

토킨 박사는 피톤치드 효과에 대해서 다양한 실험을 하고는 있지만, 아직 연구영역도 넓지 않고, 의학적 효용 역시 기본적으로는 확인되지 않았다고 설명한다. 또 학자들이 흥미를 갖는 것은 휘발성 피톤치드가 공기 중에 있는 미생물에 미치는 작용뿐만 아니라, 건강한 사람과 환자의 몸에 어떤 작용을 하는가에 있다고 지적한다. 의학자와 미생물학자는 삼림이 인간에 미치는 작용에 대한 연구를 커다란 의학적 · 생리학적 과제로 여기고 임해야 할 것이라고 지적한다.

일본에서 토킨 박사의 연구를 추적하여 연구하는 가미야마 게이조(神山惠三) 박사는, 일본 전국 각지의 삼림에서 피톤치드의 효과에 대한 실험을 거듭해왔다. 가미야마 박사도, 피톤치드 효과는 학제적 연구부문이므로 의학과 생기상학, 운동생리학, 사회심리학 등 관련된 연구 분야의 종합적 연구를 통해 순차적으로 해명해야 한다고 말하였다. 그럼 삼림과 인간이 어떤 식으로 관련돼왔는지 그 역사를 돌아보자.

2. 지구역사 속 삼림

식물이 처음 육상으로 진출한 것은 고생대, 실루리아기(Silurian period)** 끝 무렵으로, 약 4억 년 전이다. 처음 육상으로 올라온 식물은 단순한 형태의 관다발식물**로 원시적인 양치류식물의 일종인 프실로피테스(Psilophytes)**였다. 한동안 물가에서만 자랐던 것으로 보인다. 그 뒤 생식 영역을 점차로 넓혀가다가, 데본기에는 키가 작은 초본성 양치류가 되었다. 그리고 빛을 찾아 경쟁하는 사이에 키가 큰 '수목'이 출현한다. 수목의 특징은 수직으로 자라는 목본성 줄기를 가지며, 스스로 만들어내는 광합성 산물을 가지 끝에 차곡차곡 쌓아올리는 방식으로 수고생장(樹高生長)을 한다는 점이다.

석탄기(石炭紀, 약 3억 4000년~3억 년 전)로 접어들자 북반구에서는 조산운동으로 크고 작은 육지가 형성된다. 그리고 그 대륙의 늪지에서 목성(木性)의 양치식물이 번성하면서 식물계에서 압도적인 지위를 점한다. 대표적인 수종은 양치식물 석송목(Lycopodiales)의 인목(鱗木, Lepidodendron), 봉인목(封印木, Sigillaria), 속새류 일종인 노목(蘆木, Calamitales), 최초의 겉씨식물인 코르다이테스(Cordaites)였다.[1] 그리고 이 시기의 끝 무렵에는 소철과 현재 은행나무의 선조형인 와루키아가 출현한다. 중생대 트라이아스기(Triassic period, 2억 2000년~1억 9000년 전)는 파충류와 겉씨식물의 전성기였다. 이 시대에 은행나무와 소철이 삼림을 형성했다.

식물계에 대변화가 일어난 것은 백악기(白堊紀, 1억 3000년~6500만 년 전)의 중반이다. 이 시대에 다수의 속씨식물(야자나무과, 버드나무과, 자작나무과, 참나무과 등의 식물)이 출현했다.[6] 중생대 말에 접어들면 기후의 온난화가 진행되어 삼림이 빽빽해지고 초원이 늘어난다. 그리고 신생대(6500만 년 전~)로

실루리아기
(Silurian period)

고생대의 캄브리아기, 오르도비스기에 이어지는 세 번째 시대. 지금부터 약 4억 4600만 년 전부터 약 4억 1600만 년 전까지 대략 3000만 년 간으로 추정되는 시기다. 지질은 석회암, 사암으로 되었고, 식물은 해조류뿐이지만, 동물은 산호충, 필석류, 삼엽충류 따위가 살았다고 전해진다.

관다발식물

조직 속에 관다발을 지닌 식물을 통틀어 이르는 말. 양치식물, 종자식물 따위다.

프실로피테스
(Psilophytes)

데본기의 화석식물로서 솔잎란아문(Psilopsida)에 속한다. 외관상 조류와 비슷하며, 원시적인 양치식물이자 최초의 육상식물이다.

들어서면 그 경향은 더욱 강해진다. 공룡이 절멸하고 포유류의 시대가 된 고제삼기(古第三紀, 6500만~2600만 년 전) 초기에 시베리아와 알래스카 등 고위도지방에 극지제삼기식물군(極地第三紀植物群, arctic tertiary flora)이라 불리는 삼림이 형성되었다(이 중에는 메타세쿼이아, 버드나무, 포플러, 호두나무, 느티나무 등의 낙엽활엽수가 포함돼 있었다).

기후의 한랭화는 제3기(新第三紀, 2600만~700만 년 전) 후기에 시작되어 제4기(第四紀, 200만 년 전~)의 시작을 알리는 대빙하시대까지 이어진다. 식물군은 이처럼 기후 변화에 따라 그 분포영역을 확대 혹은 축소하고, 종의 적응과 소멸을 반복하면서 오늘날의 생물상을 완성했다.

3. 인류와 삼림의 관계

1) 인류의 기원

통설에 따르면 사람과(사람科, Hominidae)의 종족이 출현한 것은 펼쳐진 초원을 이용할 수 있게 된 다음으로, 유인원과 인류의 조상인 드리오피테쿠스(Dryopithecus)가 다른 원숭이계통에서 분리된 것이 약 2000만 년 전이라고 한다. 유인원과 인류의 공통 조상인 이들은 꼬리가 없고 갈수록 많은 시간을 지상에서 보내게 되었다. 그리고 마침내 이 종족은 아프리카에서 세 계열로 갈라진다. 고릴라의 조상, 침팬지의 조상, 오스트랄로피테쿠스 즉 인류의 조상이 그것이다. 이른바 사람과와 원숭이과가 나뉘었다는 500만 년 전은 바로 이 시기를 가리킨다. 그리고 이족보행을 하는 오스트랄로피테쿠스의 출현이 약 400만 년 전이며, 뒤를 이은 호모 하빌리스의 출현은 200만 년 전, 60만 년 전에는 호모 사피엔스가 출현했다.

인류의 출현과 함께 수목-저목-초목의 혼교가 나타났다. 호모 사피엔스가 진화한 약 4만 년 전에 식생은 좀 더 불에 잘 타는 것으로 변화되었다. 이같은 식생의 변화는 인류의 발생과 불의 이용 때문일 것으로 추측한다. 이처럼 인류는 지구상 생명의 긴 역사 속에서 극히 최근에 출현한 신참이라 할 수 있다.

2) 인류의 생존기반, 삼림

지구상의 생명체는 모두 탄소(유기)화합물로 구성되어 있다. 엽록소를 지닌 식물은 태양 에너지를 이용해서 물과 이산화탄소에서 탄수화물을 합성하고(광합성) 산소를 발생한다. 동시에 이 탄수화물에서 유도된 다양한 유기물을 생산한다. 녹색식물에 의한 생산은 생물의 먹이사슬 제1단계이므로 '1차생산'이라고 한다. 모든 동물과 1차 생산기능이 없는 대부분의 미생물은 직접 혹은 간접적으로 식물의 1차 생산에 의존해서 영양과 에너지를 얻는다.

생물의 생명을 기르는 장소는 지구표면을 덮고 있는 생물권(biosphere, 바이오스피어)이며, 녹색식물은 지구상에서 생명의 원천이라 해도 과언이 아니다. 지금부터 약 3억 년 전 석탄기에는 이산화탄소의 농도가 현재의 약 열 배 정도였다. 그런데 점차 식물의 광합성 활동이 활발해지면서 산소가 대량 방출되었고, 그와 함께 일부 식물은 땅속에 묻혀서 화석연료가 되었다. 이 화석연료가 없었다면 오늘날의 문명은 존재할 수 없었을 것이고, 식물은 이 점에서도 커다란 공헌을 했다.

결과적으로 식물은 지구상에 존재하는 대량의 이산화탄소를 흡수해서 대기 중에 산소를 방출하고, 그 일부는 성층권까지 올라가서 오존층을 형성하여 생물에 유해한 자외선을 막아줌으로써 인간이 생존할 수 있는 지구기후를 만들어냈다. 이처럼 인류가 생존할 수 있는 환경은 삼림을 중심으로 한 식물이 만들어낸 것이며, 삼림은 인류에게 마치 어머니 같은 존재이자, 인간의 고향이라고 할 수 있다.

3) '인간 정신'에서 삼림이 차지하는 의미

삼림은 인간의 정신면에서 커다란 의미를 지닌다. 인간은 녹색에 대해 '평온, 안심' 등을 느낀다. 단순한 '색' 이상의 의미를 지닌다는 이야기다. 이것이 삼림과 연관된 녹색이 되면 단순히 색 이상의 것을 느낀다.

선사시대에 인간은 숲속에서 새나 짐승을 사냥하고, 과실과 나무열매를 따고, 물가에서 어패류를 잡으며 생활했다. 삼림은 거주지이자 생활물질의 공급원으로, 삼림을 중심으로 한 녹색이 존재하지 않는 곳에서는 인간의 생활도 불가능했다. 인간이 지구상에 등장한 이래 현재에 이르기까지의 역사 중 99퍼센트 이상은 삼림을 중심으로 한 녹색자원 속에서 생활해왔다. 이 오랜 세월동안 축적된 생활과 경험이 인간의 마음속 심층에 녹색을 희구하는 감각을 키워놓지 않았을까 짐작한다. 인간이 삼림을 중심으로 한 녹색에 대해 평온과 안심, 살아 있는 것 같은 감정을 느끼는 심정은 본능적이라 해도 좋을 것이다.

오늘날에는 산업, 교통, 전자기기 등의 발달로 많은 사람들이 도시에 모여 살고, 인공적 공간에서 일을 하고 생활하게 된 탓에, 삼림과 접할 기회가 줄어들면서 삼림을 찾고자 하는 의식이 높아지고 있다. 이 현상은 인간의 귀소본능이라 봐도 무방하다. 그러기에 삼림이야말로 인간 정신에 근원적인 의미를 지닌, 인간 생존의 기반이라고 할 수 있다.

4. 삼림의 기준

삼림은 일반적으로 수목이 밀집해 자라는 장소라고 이해하면 된다. 지구적 규모로 삼림을 보면, 열대에서 아한대에 이르기까지 널리 분포한다. 기후적으로도 생육환경이 뚜렷하게 다르다. 또 선진국의 삼림과 개발도상국의 삼림은 문화적으로나 경제적으로나 그 대하는 방식에 커다란 차이가 있다. 그 때문에 삼림에 대한 정의는 나라마다 다르다.

일본의 삼림법에서는 '목죽(木竹)이 집단으로 생육하는 토지 및 그 토지 위에 있는 입목죽(立木竹)'과 '목죽의 생육에 제공된 토지'를 삼림으로 규정한다. 또 삼림의 정의는 생태적 기능에 따른 정의, 이용목적에서 본 정의, 외부형태로 본 정의 등, 저마다 입장에 따라서도 그 내용이 달라진다.

본래 삼림은 목본식물을 골격으로 하는 생태계이므로 기본적으로 식물군락의 높이, 수목의 밀도, 군락의 넓이에 따라 정의하는 것이 타당하다. 일본의 삼림은 온난 다습한 조건에서 생육하므로 고산대와 풍충지(風衝地) 등을 제외하고는 대부분 키가 큰 수목이 밀생하고 있다. 그래서 여기서는 다음과 같이 정의해서 삼림의 특성을 설명하기로 한다.

즉 삼림이란 '일정 수준 이상의 높이(4~5미터)까지 자란 수목이 밀집해서 자라고 있으며[임관피복률(林冠被覆率) 40% 이상] 있으며, 일정수준 이상 크기의 면적을 점하는 임지(林地)'라고 정의한다. 이 경우 임관피복률이란, 임관(林冠)**이 임지의 40퍼센트 이상 덮고 있는 것을 가리킨다.

국제적인 통계에서는 삼림의 정의가 종종 문제가 된다. 때문에 1997년 UN의 정부 간 삼림 패널(IPF : Intergovernmental Panel on Forest)의 제안으로, 삼림의 임관피복률을 20퍼센트에서 10퍼센트로 낮추었고, 현재 이 기준을 삼림의 하한선으로 하여 세계 삼림면적이 나오고 있다(따라서 나라에 따라 삼림 내용

**
임관(林冠, canopy)
수림(樹林) 위층의 전체적인 생김새. 나무의 나이에 따라 층이 생기며 나무갓에 따라 모양이 달라진다.

에 차이가 있다). 또 임관피복률이 10퍼센트 이하는 '소림(疏林)' '사바나'** 등이 해당된다. 이는 삼림의 범주에는 포함되지 않는다.

삼림은 기후나 지형과 같은 환경 조건에 따른 형태와 구조를 기준으로 다음과 같이 분류한다.

① 수평적 온도조건에 따라 열대림, 아열대림, 난대림, 온대림, 아한대림 등.

② 수직적 온도조건에 따라 저지림(低地林), 산악림, 아고산대림(亞高山帶林) 등.

③ 강수조건에 따라 우림, 습윤림, 건조림, 계절림, 몬순림 등.

④ 다수를 차지하는 수목의 생육형에 따라 상록수림, 낙엽수림, 활엽수림, 침엽수림, 침활혼효림 등.

⑤ 지형 및 토양 등 지역적 환경 조건에 따라 습지림, 하반림(河畔林, riparian forest)**, 히스림(heath forest), 망그로브림(mangrove forest)** 등.

5. 삼림의 생태계

생태계란 일정 지역에서 생활하는 모든 생물과 그 생육공간을 채우는 무기적 자연(비생물적 환경)이 형성하는 하나의 계(系)이다. 생물공동체와 무기적 자연의 관계 속에서 양자 간에 물질의 순환이 존재하는 하나의 계, 즉 에코시스템(ecosystem)이다. 또 생태계는 무기적 자연이 생물 공동체를 지배하고, 또 생물은 환경에 변화를 주는 식으로 상호작용을 주고받는 시스템이다.

삼림생태계의 골격을 이루는 식물은 말할 것도 없이 수목이다. 수목은 목질구조를 지닌 장수 식물이기 때문에 한 그루 한 그루가 거대하게 자라나고, 그들의 집단인 삼림은 큰 규모의 생태계를 이룬다. 그렇다고 삼림이 이런 거

사바나
건기가 뚜렷한 열대와 아열대지방에서 발달하는 초원

하반림(河畔林, riparian forest)
강, 호수, 늪지, 만(灣), 저수지 등의 물가에 인접해 있는 숲

망그로브림(mangrove forest)
망그로브숲. 아열대나 열대의 해변이나 하구의 습지에서 발달하는 숲. 숲을 이루는 나무는 주로 홍수(紅樹) 따위의 멀구슬나무과이며 잘 발달한 기근(氣根)은 복잡하게 얽혀 괴상한 모습을 하고 있다.

대한 수목만으로 구성되는 것은 아니다. 그 하부에는 관목이나 풀, 이끼 등이 생육하면서 여러 겹의 복층구조로 식물공동체를 이룬다. 따라서 광합성을 하는 잎이 수직적으로 골고루 넓게 분포하고, 일광의 양과 파장이 다른 빛을 놓치지 않고 이용할 수 있는 메커니즘을 갖추고 있다. 이것이 삼림의 광합성 능력, 즉 1차 생산력이 큰 이유다. 1차 생산의 양이 크다는 사실은 동물이란 소비자를 부양할 능력도 크다는 의미가 된다.

삼림의 또 한 가지 특징은 지렁이, 곤충, 진드기 같은 소동물류, 곰팡이나 박테리아 같은 미생물류 등이 삼림토양 중에 많다는 점이다. 이는 낙엽 등이 많은 데서 기인한다. 소동물류가 낙엽을 씹어서 잘게 으깨면 미생물류가 분해하는 공동 작업이 활발하게 진행된다. 이처럼 삼림은 모든 계층의 생물을 포함한 대규모의 활력을 지닌 생태계이다. 그리고 그것을 지탱하는 것이 왕성한 광합성 생산에서 출발하는 거대한 스케일의 물질순환이라 할 수 있다.

삼림이 성립하는 조건으로는 지구상에서 가장 습윤한 기후 지역일 것, 즉 식물의 생육에 적합할 것을 들 수 있다. 자갈밭이 기상조건 등의 변화로 습윤해지거나 늪지가 육지화하여 식물로 뒤덮이고, 차츰 고도의 군락으로 변천해가는 과정, 즉 '천이(遷移)**'라고 부르는 자연 내 식물의 변천과정 중 최종단계에 위치하는 것이 삼림이다. 삼림은 육상에 존재하는 생태계의 궁극적인 모습이자 생태계의 전형(典型)이다.

삼림을 인간과 공생이란 측면에서 활용하려면 삼림생태계를 중심으로 한 생물과 그들이 살아 숨 쉬는 토지, 물가, 공간 등을 하나로 파악할 필요가 있다. 그래서 본장에서는 '삼림'을 호칭할 때, 이 같은 개념을 배경으로 하고 있음을 다시 한 번 밝혀둔다.

**

천이(遷移)
일정한 지역의 식물 군락이나 군락을 구성하는 종들이 시간이 지남에 따라 변천해가는 현상. 이것이 계속되면서 생태계의 속성이 변한다. 일반적으로 육상에서는 나지, 한해살이풀, 여러해살이풀, 양지성 수목, 음지성 활엽수림으로 변한다.

6. 일본 숲의 특징

일본열도는 북위 25도부터 45도까지, 남북으로는 3000킬로미터에 걸쳐 동아시아 몬순지역에 활 모양으로 자리 잡고 있다. 해양에 둘러싸여 강수량이 많고 국토의 약 70퍼센트가 삼림으로 덮인 삼림국이다. 일본은 기온의 위도적 변화가 큰 중위도지역에 속하고, 삼림대는 아열대상록활엽수림에서 난온대상록활엽수림, 냉온대낙엽활엽수림, 아한대상록침엽수림까지 연속적으로 분포한다. [12]

이들 전형적인 삼림대 사이에는 양자의 중간적인 경관을 보이는 이행대(移行帶)가 존재한다. 예를 들어 홋카이도의 평지에 펼쳐진 낙엽활엽수림에 분비나무나 가문비나무 등의 침엽수가 섞인 삼림은 이행대의 일례다. 일본의 냉온대와 아한대 사이에 넓게 존재하는 삼림을 범침활혼효림(汎針闊混淆林)이라고 한다. 수직적으로는 해안지대에서 시작해 표고 2000~3000미터급의 고산지대까지 존재하므로 저지에서 고지까지의 식생대를 모두 볼 수 있다.

국토 전체라는 매크로 스케일로 삼림의 분포를 구분할 때, 강수량이 많은 일본에서 그 분포를 규정하는 기초적 요인은 기온이다. 하지만 일본열도의 중앙부를 3000미터급 척량산맥(脊梁山脈)**이 남북으로 가로지르고 있어서, 이 산맥을 경계로 특히 겨울의 기후가 명확하게 갈린다. 때문에 동해 쪽과 태평양 쪽의 식생에 특징적인 차이가 있다. 또 일본은 화산활동과 지진 등의 지표변동이 활발한 나라라 지형과 지질, 토양 등이 복잡하여 지역적으로 다양한 삼림이 형성돼 있다.

일본의 대표적인 삼림을 예로 들자면, 남쪽의 야쿠삼나무 원생림부터 시작해서 떡갈나무, 모밀잣밤나무, 녹나무 같은 난온대상록활엽수림, 기소 편백나무 숲과, 너도밤나무, 물참나무, 칠엽수 등의 냉온대낙엽활엽수림, 아오모

** **척량산맥(脊梁山脈)**
여러 산맥의 원줄기가 되는 큰 산맥. 우리나라의 태백산맥이 이에 속한다.

리 나한백 숲, 아키타(秋田) 삼나무 숲, 혼슈(本州)의 낙엽송, 적송, 좀솔송나무 등의 아한대상록침엽수림, 홋카이도의 가문비나무, 분비나무 등의 아한대상록침엽수림 등을 들 수 있다.

일본의 삼림면적은 약 2515만 헥타르인데, 그중 41퍼센트가 인공림이다. 인공림의 대부분은 제2차 세계대전 뒤에 식목된 삼나무, 편백나무, 낙엽송 등을 중심으로 한 일제동령림(一齊同齡林)이다. 그 때문에 45년 이하의 삼림이 약 80퍼센트를 차지하고, 그 대부분은 보육과 간벌의 필요성이 절실하다. 이들 인공림을 건전하고 활력 넘치는 삼림으로 육성해서 삼림의 다면적 기능을 제대로 발휘하려면 적절한 시책이 필요하다.

일본 삼림은 이처럼 다양성이 풍부하기 때문에 이들 삼림에서 발산되는 피톤치드 역시 저마다 특성이 있다. 가미야마 게이조 박사가 수목의 성분과 약리작용을 조사한 결과가 〈표 9.1〉에 나와 있다.

7. 삼림의 다면적 기능평가

1) 삼림의 다면적 기능

삼림의 최대 특징은 지극히 다양한 기능을 한다는 점이다. 일본학술회의(2001)의 답신서에 따르면 심림의 기능은 다음과 같다. 첫째 생물 다양성 보전기능, 둘째 지구환경 보전기능, 셋째 토사(土砂)재해 방지기능 및 토양보전기능, 넷째 수원함양(水源涵養) 기능, 다섯째 쾌적한 환경 형성기능, 여섯째 보건 및 레크리에이션 기능, 일곱째 문화기능, 여덟째 목재생산기능이다.[11] 게다가 기능 발현의 특징이 삼림의 입지조건이나 삼림 형태, 나아가 지금까지의 삼림시범사업에 따라 다르다. 또 각각의 기능은 단독으로는 언제나 강하다고는 할 수 없지만, 많은 기능을 동시에 다수에게 발휘하는 특징이 있어서

표 9.1 ▦ 숲속 나무의 성분과 약리작용[야마네(山根), 나카에(中江) 가미야마(神山)] [13]

삼림의 식물명		주요 분포지	성분	약리사용 등
참나무과	너도밤나무	오누마 오소레잔 산, 아카기야마 산, 하코네, 이즈 오시마 섬, 다이센 산(돗토리 현)		건류(乾溜) ✲✲ 과정에서 생기는 타르(tar)는 크레오소트 ✲✲ (소독약)가 되며, 바닐라 성분인 바닐린의 원료가 된다.
	졸참나무, 물참나무	리쿠추 해안, 아사마야마 산, 하코네, 스와노, 스시마.	탄닌 외	졸참나무의 마른 껍질을 적룡피(赤龍皮)라고 하는데, 탄닌을 대량 함유하여 수렴(혈관수축) 작용을 한다.
	밤나무	오쿠타마 호수, 오무로야마 산, 다테시나, 쓰와노	탄닌 외	잎을 율엽(栗葉)이라고 하며, 탄닌을 함유해 수렴작용을 한다. 가려움을 멎게 하고, 짓무른 피부를 치유한다(탄닌은 혈관을 유연하게 해서 고혈압 치유효과도 있다).
	모밀잣밤나무	마나즈루 곶, 미우라 반도, 무로토 곶, 아시즈리 곶, 오키나와		
자작나무과	Carpinus japonica	유후인		자작나무과 식물 대부분의 정유는 류머티즘, 통풍(痛風)에 잘 듣는 성분이 많다.
낙우송과	삼나무 금송나무	오쿠라야마 산, 야쿠시마 섬	크립토말릭산, 알파피넨, 카디넨 외	나뭇가지에서 나오는 수지(樹脂)를 삼지(杉脂)라고 하며, 송진 대용품으로 쓴다.
소나무과	좀솔송나무, 솔송나무	핫코다산 산, 아즈마야마 산, 야츠가타케, 남알프스	알파피넨, 카운센, 세란로렌, 보르닐아세테이트(bornylacetate), 디펜텐, 카디넨 외	소나무에서 나오는 송진의 냄새 성분에는 동맥경화를 예방하고 천식발작을 막는 효과가 있다. 소나무 숲의 공기는 소나무가 발산하는 성분 덕에 살균돼 있다. 소나무과 식물의 정유성분으로 대표적인 것은 테레빈유(terebene油)이다.
	Abies veitchii, Abies mariesii	핫코다산 산, 아즈마야마 산, 아사마야마 산 주변	알파피넨, 캄펜, 보르닐아세테이트	

**

간균(桿菌)

막대 모양으로 생긴 분열균. 결핵균, 대장균, 디프테리아균, 백일해균, 페스트균 따위가 있다.

삼림의 식물명	주요 분포지	성분	약리사용 등
소나무과 일본가문비 (唐檜)	아즈마야마 산, 남알프스	알파피넨, 캄펜, 보르닐아세테이트	이는 송진(테레비티나, terebinthina)를 정제해서 만들고, 합성장뇌(合成樟腦)의 원료가 된다. 장뇌는 의약 관계에서는 캠퍼(camphor)라고 하며, 중추흥분작용이 있다. 소나무 숲의 공기에도 그 같은 효과가 있을지 모른다.
Abies veitchii	아즈마야마 산		
눈잣나무, 낙엽송, 적송, 곰솔	시오바라, 사야바 호수, 가루이자와, 다테시나, 쇼도시마 섬		
가문비나무, 분비나무	홋카이도 각지		잎의 휘발성분은 디프테리아와 백일해의 간균(桿菌)**을 순식간에 죽인다.
류큐소나무	오키나와		
일본전나무	다카오산 산		침엽을 잘게 자른 진액은 원생동물을 0.1초 만에 죽인다.
측백나무과 편백나무	오소레잔 산, 기소, 아오키가하라	히노키티올, 보르네올, 보르닐아세테이트, 터피닐아세테이트 (terpinyl acetate), 카디넨, 페놀(phenol), 리모넨 외	정유 성분을 요로(尿路) 소독이나, 임질(淋疾) 치료에 쓰던 때도 있었다. 보르네올은 소염, 진통, 진해작용이 있어서 대중약(大衆藥)으로 쓴다.
아스나로 (나한백)	오쿠야겐, 오소레잔 산	사비넨, 사비놀, 디펜텐, 보르네올, 사비닐아세테이트, 보르닐아세테이트	나한백만으로 지은 집에는 3년 동안 모기가 들어오지 않는다고 한다. 녹스는 것을 막는 물질이 있다. 보르네올에 대해서는 편백나무와 마찬가지다.
흑회(Thuja standishii)	아사마야마 산	알파피넨, 캄펜, 보르네올, 보르닐아세테이트 외	보르네올에 대해서는 편백나무와 같다.
화백나무	기소	카디넨, 알파피넨, 보르닐아세테이트	카디넨은 목재에, 알파피넨은 잎에 함유돼 있다.
녹나무과 후박나무	마나즈루 반도, 가마쿠라, 이즈 반도		후박나무의 테르펜은 캠퍼로 쓴다. 중추신경흥분, 국소자극작용이 있다.

인간생활을 풍요롭게 하기 위해서는 삼림의 기능을 종합적이며 고도로 발휘해야 한다.

2) 새로운 관점의 평가

2001년 11월에 일본학술회의는 농림수산부 장관의 자문에 대한 답신으로, '지구환경과 인간생활과 관련된 농업 및 삼림의 다면적인 기능 평가에 대해서' 정리했다. 이제부터 이 답신 내용에 근거해서 삼림의 다면적 기능에 대해서 설명한다.

이 답신은 서두에서, 인류의 등장 이전부터 형성된 삼림이 본질적으로 인류생존의 전제조건인 자연환경의 일부를 구성하는 점을 언급하고 있다. 또 삼림은 '존재하는 것'뿐만 아니라 '이용되는 방식'에 따라서도 인류의 생활 향상과 사회발전에 공헌하는 점, 일상과 정신, 문화에 막대한 영향을 끼쳐온 점에 대해서도 말한다.

그래서 삼림의 기능은 종합적으로 발휘되는 것이며, 하나하나 나누어 평가할 수 없다. 이에 삼림의 기능을 여덟 개의 카테고리로 나누어 개별적으로 기능의 내용과 평가방식을 논하였다. 또 물리적 기능을 중심으로 평가 가능한 기능에 대해서 민간연구소가 시산(試算)한 정량적 평가결과를 제시했다〈표 9.2〉.

이에 따르면 일본의 삼림이 이산화탄소를 흡수하는 기능, 목재 사용으로 화석연료를 대체하는 기능, 토사 유출과 붕괴를 방지하는 기능, 수원함양 기능, 보건 및 레크리에이션 기능을 발휘하는 것만으로도 국민은 엄청난 경제적 효과를 누리고 있다고 명기하였다.

표 9.2 :: 정량적 평가[11]

항목(기능)	평가수법	평가액(엔/연)
이산화탄소 흡수	대체법	1조 2391억
화석연료 대체	대체법	2261억
표면침식 방지	대체법	28조 2565억
표층 붕괴 방지	대체법	8조 4421억
홍수완화	대체법	6조 4686억
수자원 저장	대체법	8조 7407억
수질정화	대체법	14조 6361억
보건 및 레크리에이션	가계지출(여행용)	2조 2546억

8. 삼림테라피 확립에 거는 기대

1) 삼림욕 활동의 전개

삼림욕을 제창한 지 20여 년의 세월이 흘렀다. 그동안 삼림에 대한 국민의 이해도 어느덧 깊어지고, 자연지향과 건강지향 의식이 높아졌다. 더불어 야외활동과 체험학습 장소로서 숲을 찾고 활용하는 면이 크게 부각되었고 삼림욕도 정착되었다.

예로부터 삼림생태계에 포함된 다양한 동식물이 보이는 여러 가지 형태, 색채, 행동, 생태와 그들 동식물 사이의 상호작용을 통해 인간의 오관(五官)이 자극받아왔다. 그 자극을 통해 오감이 예민해졌고, 이때 길러진 감성을 바탕으로 미의식이 배양되는 것은 물론, 삼림을 존경하고 생명을 존중하는 마음을 길렀다.

게다가 해가 갈수록 성황을 이루는 삼림욕을 통해서, 사람들은 숲이 자외선을 적절히 흡수하고 기후가 온화하며 피톤치드에 의한 살균작용도 있는데

다가, 식물의 향기에 심리적, 생리적 진정작용이 있다는 사실을 알게 되었다. 그 결과 삼림욕은 노인과 어린이 모두에게 잘 맞고, 인간의 오감 전체를 자극해서 심리적 스트레스로 인한 불안을 없애고, 몸의 생리적 기능을 조절하여 자연치유기능을 높이는 데 효과적이라는 사실이 널리 알려졌다.

당초의 삼림욕은 하이킹이 주체가 되어 숲속에서 스케치, 버드워칭(bird watching), 대화 등을 하는 경우가 많았다. 하지만 최근 들어 도시지역에 사는 사람을 중심으로 생활습관병이 만연하고, 일상생활에서 스트레스가 늘고, 아동의 커뮤니케이션 능력이 저하되는 등, 다양한 문제가 생겨나고 있다. 이에 한 걸음 더 나아가, 인간의 심신을 '치유' 하는 삼림의 효과를 살려서, 숲속 산책로를 걸으면서 건강을 회복, 증진하고 재활훈련에 도움이 되는 삼림욕으로 그 활동내용이 발전해왔다.

하지만 삼림욕을 제창한 때부터 지금까지, 쾌적성 증진효과에 대해서 과학적이며 객관적으로 제시할 수 있는 생리적 평가방법이 확립돼 있지 않다. 그 때문에 건강에 도움이 되는 효과적인 삼림욕은 어떤 형태인지 구체적인 방법을 제시할 수 있는 단계에는 이르지 못한 것이 사실이다.

2) 삼림테라피 종합 프로젝트

최근 생리인류학의 발전으로, 삼림이 인간에게 미치는 효과를 생리적으로 계측해서 그 사람의 상태를 의학적으로 해석할 수 있는 단계에 이르렀다. 예를 들면 자율신경계 지표인 심박수, 혈압 같은 심장순환기능, 혈중 혹은 요중 (尿中) 카테콜아민 농도, 스트레스 호르몬인 혈중 코티솔 농도 등 생체반응의 변화를 통해 숲이나 물을 평가할 수 있게 되었다. 또 타액 중 스트레스 호르몬 농도를 정량분석해서 삼림욕의 이완도를 측정할 수 있게 되었다.

이처럼 최근 눈부신 기술진보를 이룬 '생리응답측정기술' 을 활용해서 삼림욕으로 얻을 수 있는 이완도 등을 생리적(의학적), 심리적으로 체계를 갖추어 해명할 수 있는 환경이 급속도로 발전하고 있다.

삼림테라피란 삼림의 지형이나 자연을 이용한 의료, 재활훈련, 카운슬링 등을 가리킨다. 더불어 삼림욕과 삼림 레크리에이션을 통한 건강 회복과 유지, 증진활동이라 할 수 있다. 앞으로 당면과제라면, 삼림테라피를 확립하여 삼림이 인간에게 미치는 영향에 대한 과학적, 객관적 평가법 등을 더욱 연구하고, 동시에 그를 근거로 효과적인 삼림요법 프로그램을 개발하여 최적의 삼림환경을 창출하는 일일 것이다.

2004년 3월에 이 같은 요청을 받아들여 삼림테라피연구소를 설립하였다. 이 연구회를 설립한 목적은, 산학관이 연계하여 건강증진을 위한 삼림 이용, 삼림테라피와 관련한 의학적 과제의 해명, 국민에 대한 보급과 계몽에 힘쓰는 것은 물론, 삼림테라피의 종합적인 도입과 폭넓은 정착을 지원하는 데 있다. 당면한 기초적 연구로 다음 세 가지 항목을 들 수 있다.

① 삼림테라피에 관한 종합적 정보의 정비.

② 삼림환경이 심신에 미치는 영향의 의학적 해명.

③ 효과적 야외 메뉴 등의 설계와 검증.

또 향후 삼림테라피를 추진할 때는 구체적 시책으로서 다음의 사업을 중점적으로 진행할 필요가 있다.

① 주체적이며 선도적인 모델 지역의 창설 : 삼림테라피 기지와 산책로(테라피로드)의 인정.

② 치유의 숲을 만들기 위한 광범위한 프로젝트 : 삼림테라피 효과를 얻을 수 있는 기지 건설과 산책로 조성을 전국적으로 전개하는 데 필요한 홍보 및 보급 활동.

③ 삼림테라피 추진 시스템 검토 : 삼림테라피 효과의 측정, 진단, 파견 시

스템의 개발, 기초적 시장조사와 시뮬레이션 검증, 삼림테라피 메뉴 개발, 기지와 산책로의 설계 및 디자인 방법의 확립.

④ 삼림테라피 관련 자격의 검토.

이상 네 가지 항목이 최우선적인 종합 프로젝트로써 시작될 예정이다. 이들은 학제적인 작업이기도 해서, 앞으로 다양한 어려움에 부딪힐 것으로 예상한다. 하지만 삼림과 인간의 공생이라는 측면에서 지극히 중요한 시도이며, 또 지역경제의 진흥, 삼림과 임업의 재생 및 활성화를 위해서도 큰 공헌을 하리라 기대한다.

21세기는 '환경의 세기', '삼림의 세기'라고 한다. 지구온난화를 막고 미래에도 인류가 지속적으로 발전해가려면 삼림의 존재가 중요한 역할을 담당할 것이다. 또 도시에 사는 사람들의 생활환경이 악화되면 될수록 스트레스는 커지고, 그에 따라 삼림이 지닌 '치유효과'에 관심이 쏠릴 것이다. 이에 삼림의 쾌적성 증진효과가 크게 부각되면서 삼림의 가치를 새롭게 인식하고 있다.

21세기는 '인간과 삼림이 어떤 식으로 공생해갈 것인가'를 창의적으로 연구해서 지속적으로 발전시켜 나가야 하는 세기다. 그러기 위해서는 사람들이 직접 삼림과 친숙해지고 스스로 체험함으로써 삼림의 다면적인 기능이 어떤 것인지 인식하는 일이 그 첫걸음이다. 그리고 모두가 힘을 합해서 삼림의 활성화를 위해 노력해야 한다. 이 같은 관점에서 하루라도 빨리 삼림테라피가 확립되길 기대해본다.

– 아키야마 도모히데(秋山智英)

자연치유력을 되살리는 삼림테라피

피곤하거나 컨디션이 나빠졌을 때 흔히 요양을 권유받는다. 목욕이나 온천 치료는 피곤한 몸과 마음을 깊이 치유해줄 뿐만 아니라 숲에서 캔 약초, 약목, 방향료는 고대 이집트 시대부터 사람들의 생활에서 빠뜨릴 수 없는 것이었다. 그렇게 인간은 숲과 상호작용하면서 건강을 유지해왔다. 다만 숲의 의학적 효능에 대해서는 경험이나 구전된 것들이 대부분이다. 근거중심의학의 관점에서 제대로 검증되지 않아서 의학적 근거가 빈약하다. 그렇다면 숲이 지닌 의학적 기능을 해명해야 하지 않겠는가.

이 책은 삼림욕의 제창자 아키야마 도시히데 씨(삼림테라피연구회 회장)의 제안으로 시작되었다. '삼림의학' 이름에 걸맞는 내용을 갖추기 위해 의학계와 삼림학계 전문가들이 모였다. 데이터 수집은 메드라인(세계적 의학논문 데이터베이스)과 국내 '의학계' 학회지 등을 검색하는 것부터 시작했다. 세계의 방대한 논문의 바다에서 관련논문을 걸러내는 작업을 시도했다. 키워드 선택에 머리를 쥐어짰고, 원문수집에도 시간이 걸렸다. 원하는 분야의 논문량이 예상

밖으로 빈약했고, 전혀 없는 경우도 있었다.

하지만 최종적으로는 국내외의 논문 1100편 남짓을 추출한 뒤, 오사카대 의학부와 삼림총합연구소(독립행정법인) 등의 협력을 받아 원문을 수집하였다. 그렇게 수집한 논문을 여덟 가지로 분류해서 계통화하였고, 이 과정에서 책의 '차례'를 완성했다. 각각의 분류마다 대표집필자를 정하고, 주제에 따라 논문 골격을 잡았다. 집필은 후생노동성을 비롯해서 의학계를 포함한 각계 최고 전문가들에게 부탁했다. 기존의 지식에 새로이 수집한 논문 내용을 더하여 완성한 것이 이 책이다.

그렇다면 왜 지금 '삼림의학'인가? 삼림의학에 대한 기대가 이처럼 커진 데는 어떤 이유가 있을까? 그 점에 대해서 짚고 넘어가고자 한다.

'삼림의학'의 등장

미국에서는 서양의학의 범주에 들지 않는 새로운 분야인 '대체의학'에 대한 관심이 최근 급속도로 높아졌다. 동양의학 등의 전통의학, 허브, 한방(漢方) 등이 의료에 미치는 효과에 대한 연구가 활발하다. 반면 서양의학만을 바탕으로 한 의료행위는 전체의 50퍼센트 정도에 머물러 있다.

또 독일에서는 100년 이상에 걸친 경험칙을 집적하여 효과적인 자연요법 프로그램(삼림욕 포함)을 마련하였다. 전문 자격을 지닌 의사와 요법사들이 전국 350곳에 이르는 보양지에서 치료를 담당한다. 이 요법에는 건강보험제도 가 최장 13일까지 적용된다. 보양지에서 삼림요법을 받는 일은 독일인의 권리 중 하나로 정착돼 있다. 예를 들어 인구 1만 5000명의 작은 마을 바트 뵈리스호펜에는 70명의 의사와 280명의 요법사가 연간 7만 명의 보양객(평균 체류일수 13일)을 돕고 있다. 실제로 이 마을 인구의 60퍼센트는 보양 관련 업무에 종사하는 등, 테라피가 마을의 중심산업으로 마을 전체를 지탱하고 있다.

삼림테라피는 '의학적인 근거를 바탕으로 삼림욕을 통해 건강 회복과 유지, 증진에 기여하는 것을 목적'으로 하는 행동이자, 삼림의 지형이나 자연을 이용한 보양행위이며, 동시에 재활훈련, 카운슬링 등을 가리킨다. 그러나 '삼림욕'이란 단어가 나온 지 24년이 흘렀건만, 유감스럽게도 삼림욕의 생리적 효능을 증명하는 의학적인 데이터가 적고, 객관적인 근거를 충분히 갖추지 못했다. '삼림욕이 몸에 좋다고는 하지만, 수치화되어 증명된 것은 아니지 않은가?'란 반론이 나올 만하다.

하지만 최근 몇 년간 사람의 생리반응을 계측해서 의학적으로 해석하는 기술이 비약적으로 발전했다. 새로운 측정기재가 개발되면서 생체반응을 읽어내고 평가하는 일이 한결 쉬워졌고 정력적인 연구자들도 많이 나타났다. '삼림의학'이 등장한 배경에는 이처럼 기술혁신과 그 해명에 도전한 연구 팀의 출현이 있었다.

내일의 삼림테라피

생각해보면 현대의학은 '약물요법'과 '수술요법'으로 대표된다. 이들 요법은 약물로 혈중농도를 일정 수준 이상으로 높이거나 종양 같은 병소(病巢)를 적출하는 방법이다. 이는 직접적으로 나쁜 부분에 손을 대는 인위적인 직접치료법이며, 첨단기술과 화학적 작용을 진단과 치료에 이용한다. 이 경우 환자는 치유에 이르기까지 '수동적' 입장에 처한다.

이에 비해 삼림테라피는 생체가 본래 지닌 자연치유력을 되살리고, 훈련을 통해 변화해 나가는 것이 목표다. 이는 자연의 자극에 생체가 반응하고 적응하려는 과정에서 몸의 여러 기능이 변조(變調)되고, 그와 함께 생체방어력을 강화하는 방법이다. 이때 생체는 '능동적'으로 변한다. 우리가 삼림테라피에 기대를 거는 것은 이와 같은 생체의 특성에 주목했기 때문이다.

삼림테라피를 실천하려 할 때, 순서만을 놓고 본다면 '의학적인 근거에 입각한 프로그램에 따라 심신기능의 이완과 훈련을 행하는 것'이 다가 되겠지만, 정작 시작하려고 보니 과제가 산더미처럼 쌓여 있다. 왜냐하면 일반적인 치유와 처방전과 마찬가지로, 삼림테라피 역시 이용자의 상태와 지향하는 수준에 따라 다양한 개인차가 있어서 획일적으로 대응할 수 없기 때문이다. 즉 자신에게 알맞은 삼림테라피법을 스스로 찾아내야 한다. 그런 이유로 근거에 바탕을 둔 신중한 대응을 모색하면서, 앞으로 될 수 있는 한 빠른 기회에 삼림테라피를 실천할 수 있도록 착실한 연구실적과 확실한 실례를 늘려나갈 필요가 있다.

이 책의 목적은 '삼림의학'의 체계를 잡고 되도록 광범위한 장르를 가장 충실한 구성으로 다루는 데 있다. 집필진의 신속한 노력 덕분에 이 같은 결과물이 나올 수 있었다. 이 점 마음에서 깊은 감사의 말을 전한다.

이 책은 '삼림의학'의 서론이라 할 수 있다. 앞으로 차츰 밝혀질 근거를 바탕으로 삼림테라피가 넓은 영역으로 확장될 것이고, 그에 따라 '삼림의학'은 훨씬 높은 수준의 성과를 필요로 하게 될 것이다. 그 최첨단 근거에 대해서는 다음 기회에 다시 정리하고자 한다. 마지막으로 이 책을 계기로 '삼림의학'과 관련한 과학적 해명이 더욱 진전되어 많은 사람들이 숲과 관계하고 숲을 체감하고, 활력을 되찾기를 진심으로 기원한다.

환경성 환경영향평가과장 히라노 히데키(平野秀樹)

(전 임야청 연구보급과장)

제1장 _ 삼림과 보완대체요법

1) WHO. Legal Status of Traditional Medicine and Complementary/ Alternative Medicine : A Worldwide Review, 2001.

2) Eisenberg DM et al. Trends in alternative medicine use in the United States, 1990−1997 results of a follow−up national survey. JAMA 1280, 1569−1575, 1998.

3) 가모하라 세이카(蒲原聖可),《보완대체요법》, 주오코론샤(中央公論社), 2002.

4) 이케다 미츠호(池田光穂),《실천의 의료인류학》, 세카이시소샤(世界思想社), 2001.

5) Suzuki, N. Complementary and alternative medicine : a Japanese perspective. Evid Based Complement Alternat Med, 1 : 113−118, 2004.

6) Eisenberg DM dt el. Unconventional medicine in the United States : Prevalence, costs, and patterns of use. N. Engl J Med, 328 (4) : 246−252, 1993.

7) Wetzel MS, Eisenberg DM and Kaptchuk TJ. Courses involving complementary and alternative medicine at US medical schools. JAMA, 280 (9) : 784−787, 1998.

8) Ruedy J, Kaufman DM and MacLeod H. Alternative and complementary medicine in Canadian medical schools : a survey. CMAJ, 160 (6) : 816−817, 1999.

9) Tsuruoka K, Tsuruoka Y and Kajii E. Complementary medicine education in Japanese medical schools : a survey. Complement Ther Med, 9 (1) : 28−33, 2001.

10) Zollman C and Vickers A. ABC of complementary medicine : Complementary medicine and the patient. BMJ, 319 (7223) : 1486−1489, 1999.

11) Hong CD. Complementary and alternative medicine in Korea : current status and future prospects. J Altern Complement Med, 7 (Suppl 1) : S33−40, 2001.

12) Onopa J. Complementary and alternative medicine (CAM) : a review for the primary care physician. Hawaii Med J, 58 (2) : 9−19, 1999.

13) Zollman C and Vickers A. What is complementary medicine? BMJ, 319 (7211) : 693−696, 1999.

14) Elder NC, Gillcrist A and Minz R. Use of alternative health care by family practice patients. Arch Fam Med, 6 (2) : 181−184, 1997.

15) Palinkas LA and Kabongo ML : San Diego Unified Practice Research in Family Medicine Network. The use of complementary and alternative medicine by primary care patients : A SURF NET study. J Fam Pract, 49 (12) : 1121-1130, 2000.

16) Eisenberg DM et al. Perceptions about complementary therapies relative to conventional therapies among adults who use both : results from a national survey. Ann Intern Med, 135 (5) : 344-351, 2001.

17) Pietti R et al. Complementary and alternative medicine use in children. Pediatr Emerg Care, 17 (3) : 165-169, 2001.

18) Zun LS et al. Patients' self-treatment with alternative treatment before presenting to the ED. Am J Emerg Med, 20 (5) : 473-475, 2002.

19) Gray CM et al. Complementary and alternative medicine use among health plan members. A cross-sectional survey. Eff Clin Pract, 5 (1) : 17-22, 2002.

20) del Mundo WF, Shepherd WC and Marose TD. Use of alternative medicine by patients in a rural family practice clinic. Fam Med, 34 (3) : 206-212, 2002.

21) MacLennan AH, Wilson DH and Taylor AW. Prevalence and cost of alternative medicine in Australia. Lancet, 347 (9001) : 569-573, 1996.

22) Burg MA, Hatch RL and Neims AH. Lifetime use of alternative therapy : a study of Florida residents. South Med J, 91 (12) : 1126-1131, 1998.

23) Astin JA. Why patients use alternative medicine : results of a national study. JAMA, 279 (19) : 1548-1553, 1998.

24) Oldendick R et al. Population-based survey of complementary and alternative medicine usage, patient satisfaction, and physician involvement. South Carolina Complementary Medicine Program Baseline Research Team. South Med J, 93 (4) : 375-381, 2000.

25) Muhajarine N, Neudorf C and Martin K. Concurrent consultations with physicians and providers of alternative care : results from a population-based study. Can J Public Health, 91 (6) : 449-453, 2000.

26) Ernst E and White A. The BBC survey of complementary medicine use in the UK. Complement Ther Med, 8 (1) : 32-36, 2000.

27) Jain N and Astin JA. Barriers to acceptance : an exploratory study of complementary / alternative medicine disease. J Altern Complement Med, 7 (6) : 689-696, 2001.

28) Kessler RC et al. Long-term trends in the use of complementary and alternative medical therapies in the United States. Ann Intern Med, 135 (4) : 262-268, 2001.

29) Thomas KJ, Nicholl JP and Coleman P. Use and expenditure on complementary medicine in England : a population based survey. Complement Ther Med, 9 (1) : 2–11, 2001.

30) Emslie MJ, Compbell MK and Walker KA. Changes in public awareness of attitudes to, and use of complementary therapy in North East Scotland : surveys in 1993 and 1999. Complement Ther Med, 10 (3) : 148–153, 2002.

31) Wolsko PM et al. Insurance coverage, medical conditions, and visits to alternative medicine providers : results of a national survey. Arch Intern Med, 162 (3) : 281–287, 2002.

32) Robinson AR et al. Association between use of complementary/ alternative medicine and health-related behaviors among health fair participants. Prev Med, 34 (1) : 51–57, 2002.

33) Foster DF et al. Alternative medicine use in older Americans. J Am Geriatr Soc, 48 (12) :1560–1565, 2000.

34) Sato T et al. Doctor–shopping patients and users of alaternative medicine among Japanese primary care patients. Gen Hosp Psychiatry, 17 (2) : 115–125, 1995.

35) Flaherty JH et al. Use of alternative therapies in older outpatients in the United States and Japan : prevalence, reporting patterns, and perceived effectiveness. J Gerontol A Biol Sci Med Sci, 56 (10) : M650–655, 2001.

36) Kakai H et al. Ethnic differences in choices of health information by cancer patients using complementary and alternative medicine : an exploratory study with correspondence analysis. Soc Sci Med, 56 (4) : 851–862, 2003.

37) Eguchi K, Hyodo I and Saeki H. Current status of cancer patients' perception of alternative medicine in Japan. A preliminary cross–sectional survey. Support Care Cancer, 8 (1) : 28–32, 2000.

38) Yamashita H, Tsukayama H and Sugishita C. Popularity of complementary and alternative medicine in Japan : a telephone survey. Complement Ther Med, 10 (2) : 84–93, 2002.

39) 하야시 미에코(林美枝子), 기요다구(清田区) 주민의 신체적, 정신적 건강과 그 관련요인. 삿포로시(札幌市) 기요다구의 중노년기 라이프스타일과 건강. 삿포로국제대학 지역종합연구센터 TECHNICAL REPORT, 0052 : 44–34, 2003.

40) 하야시 미에코 외. 오키나와현(沖縄県) A도(島) 재택고령자의 보완대체요법으로서 자기치료의 실시와 건강 상황 및 기타 사회적 건강요인과의 관련. 일본공중위생잡지, 51 : 774–789, 2004.

41) Najm W et al. Use of complementary and alternative medicine among the ethnic elderly. Altern Ther Health Med, 9 : 50–57, 2003.

42) 하야시 미에코. 오키나와현 외딴섬의 전통적 보완대체요법의 실태와 의료비의 연관–진료보수명세서에 근거한 분석역학적 연구–. 홋카이도의지(北海道医誌), 81 : 31–43, 2006.

43) Vickers A. Methodological issues in complementary and alternative medicine research : a personal reflection on 10 years of debate in the United Kingdom. J Altern Complement Med, 2 (4) : 515-524, 1996.

44) Royal Society of Medicine. Conference report : Complementary medicine in primary care : Time to decide. Complement Ther Med, 10 (1) : 181-184, 2002.

45) Vickers A. Recent advances : complementary medicine. BMJ, 321 (7262) : 683-686, 2000.

46) Vickers A . Message to complementary and alternative medicine : evidence is a better friend than power. BMC Complement Altern Med, 1 (1) : 1, 2002. Epub 2001 May 01.

47) 이마니시 지로(今西次郎) 편집. 의료종사자를 위한 보완대체요법. pp.10-25, 긴포도(金芳堂), 2003.

48) Schmidt K, Pittler MH and Ernst E. A pofile of journals of complementary and alternative medicine. Swiss Med Wkly, 131 (39-40) : 588-591, 2001.

49) Pelletier KR et al. Current trends in the integration and reimbursement of complementary and alternative medicine by managed care, insurance carriers, and hospital providers. Am J Health Promot, 12 : 112-122, 1997.

50) Pelletier KR and Astin JA. Integration and reimbursement of complementary and alternative medicine by managed care and insurance providers : 2000 update and cohort analysis. Altern Ther Health Med, 8 : 38-44, 2002.

51) Sommer JH, Burgi M and Theiss R. A randomized experiment of the effects of including alternative medicine in the mandatory benefit package of health insurance funds in Switzerland. Complement Ther Med, 7 : 54-61, 1997.

52) Steyer TE, Freed GL and Lantz PM. Medicaid reimbursement for alternative therapies. Altern Ther Health Med, 8 : 84-88, 2002.

53) Wolsko PM et al. Insurance coverage, medical conditions, and visits to alternative medicine providers : results of a national survey. Arch Intern Med, 162 : 281-287, 2002.

54) Lundgren J and Ugalde V. The demographics and economics of complementary alternative medicine. Phys Med Rehabil Clin N Am, 15 : 955-966, ix, 2004.

55) Bridevaux IP. A survey of patients' out-of-pocket payments for complementary and alternative medicine therapies. Complement Ther Med, 12 : 48-50, 2004.

56) Studdert DM et al. Medical malpractice implications of Alternative Medicine. JAMA, 1280 : 1610-1615, 1998.

57) Matsumoto M, Inoue K and Kajii E. Integrating traditional medicine in Japan : the case of Kampo medicines. Complement Ther Med, 7 : 254-255, 1999.

58) Hyodo I et al. Perceptions and attitudes of clinical oncologists on complementary and alternative medicine : a nationwide survey in Japan. Cancer, 97 (11) : 2861-2868, 2003.

59) Watanabe S et al. Unique place of Kampo (Japanese traditional medicine) in complementary and alternative medicine : a surey of doctors belonging to the regional medical association Japan. Tohoku J Esp Med, 194 (1) : 55-63, 2001.

60) 아쓰미 가즈히코(渥美和彦), 세계 보완대체요법의 현황과 문제점, JACT 출판, 2000.

61) 브라이언 잉그리스[기무라 추지로(木村忠次郎) 역]. 외변의료(外辺医療), 도메이샤(東明社), 1971.

62) WHO, 베너만, R., 버튼, J., 진문걸[陳文傑, 쓰타니 기이치로(津谷喜一郎) 역]. 세계전통의학대전, 헤이본샤(平凡社) , 1995.

63) 미국의사협회 편[다무라 고지(田村康二) 역]. 미국의사협회가 안내하는 대체요법의 의학적 증거-민간요법을 바르게 판단하는 안내서, 이즈미쇼보(泉書房), 2000.

64) Boon HS et al. Practice patterns of naturopathic physicians : results from a random survey of licensed practitioners in two US States. BMC Complement Altern Med, 4 (1) : 14, 2004.

65) 가모하라 세이카(蒲原聖可), 아쓰미 가즈히코(渥美和彦). 미국의 보완대체요법의 현황-대체의학에서 통합의학으로-. 일본의사협회잡지, 132 (9) : 1095-1099, 2004.

제2장 _ 자연·삼림테라피 : 1.자연·삼림테라피란

1) 아츠미 가즈히코(渥美和彦), 〈21세기는 통합의학으로 간다〉, 전일본침구학회잡지, 52 : 476-485, 2002.

2) Zimen I. Recent advances in alternative therapies. Current Opinion in Pulmonary Medicine, 6 : 71-78, 2000.

3) Kaptchk T. The placebo effect in alternative medicine : Can the performance of a healing ritual have clinical significance? Annals of Internal Medicine, 136 : 817-825, 2002.

4) 우에하라 이와오(上原巌), 〈독일 바트 뵈리스호펜 시의 삼림 레크리에이션〉, 일본임학회논문집, 109 : 223-226, 1998.

5) 모토하시 유타카((本橋豊)·히구치 시게카즈(樋口重和)·가가미모리 사다노부(鏡森定信), 〈건강보양을 상정한 온열조건과 자연환경색채가 뇌파 및 심리적 지표에 미치는 영향〉, 일본생리인류학잡지, 6 (특별호) : 84-85, 2001.

6) 가와시마 게이(川島佳) 외, 〈강변의 야외산책이 입원환자와 노인보건시설 입소자의 수면리듬에 미치는 영향에 대하여〉, 아키타현공중위생학잡지, 2 (1) : 51-55, 2005.

7) Ohkawa M et al. Circadian rhythm disorders in sleep-walking and body temperature in elderly patients with dementia and their treatment. Sleep, 14 : 478-485, 1991.

8) Wakamura T and Tokura H. Influence of bright light during daytime on sleep parameters in hospitalized elderly patients. Journal of Physiological Anthropology and applied Human Science, **20** (6) : 345–351, 2001.

제2장 _ 자연·삼림테라피 : 2. 근거중심의학으로서의 자연·삼림테라피

1) 후쿠이 스구야(福井次失) 저, 노관택 역, 〈EBM 실전지침서〉, 일조각, 2001.

2) 아베 도시코(阿部俊子), 〈EBM과 EBN은 무엇이 다른가〉, 히노하라 시게아키(日野原重明) 감수, 《기본부터 아는 EBN》, pp.65–88, 이가쿠쇼인(医学書院), 2001.

3) 나카자와 스미오(中澤住大), 〈EBM에서 EBPT로〉, 의학요법(医学療法), **18** (11) : 1032–1035, 2001.

4) 스타니 기이치로(津谷喜一瞿), 〈대체의료와 EBM〉, 나가오 가즈하루(長尾和治) 편, 《간호를 위한 최신의학 강좌 제33권 Alternative Medicine》, pp. 41–51, 나카야마쇼텐(中山書店), 2002.

5) 우에하타 데츠노조(上畑槇之丞) 외, 〈온천리조트지(地)에서의 중장년 남성 경증 건강이상자의 단기보양행동 효과의 검토〉, 일본위생학회잡지, **44** (2) : 596–606, 1989.

6) Ohtsuka Y, Yabunaka N and Takayama S. Shinrin–yoku(forest–air bathing and walking) effectively decreases blood glucose levels in diabetic patients. Int J Biometeorol, **41** (3) : 125–127, 1988.

7) 이마니시 지로(今西二郎) 외, 〈후쿠시마 현 니시아이즈초(西会津町)의 보완대체의료를 이용한 건강증진 프로젝트〉, 교토부립의과대학잡지, **112** (7) : 475–485, 2003.

8) 시모무라 요노스케(下村洋之助), 〈삼림욕과 건강〉, 인간식물관계학회잡지, **1** (2) : 11–14, 2002.

9) 미야자키 요시후미(宮崎良文) 외, 〈삼림욕의 심리적 효과와 타액 중 코티솔〉, 일본생기상학잡지, **27** (Suppl) : 48, 1990.

10) Ulrich RS. View through a window may influence recovery from surgery. Science, **224** (4647) : 420–421, 1984.

11) Verderber S. Dimensions of person–window transactions in the hospital environment, Environ Behav, **18** : 450–466, 1986.

12) Moore EO. A prison environment's effects on health care service. J Environ Systems, **11** (1) : 17–34, 1981.

13) Horsburgh CR. Healing by design. The New England Journal of Medicine, **333** (11) : 735–740, 1995.

14) Tennessen CM and Cimprich B. View to nature : effects on attention. J Environ Psychol, **15** : 77–85, 1995.

15) Taylor AF, Kuo FE and Sullivan WC. Cooping with ADD The surprising connection to green play setting. Environment and Behavior, 33 (1) : 54–77, 2001.

16) Blehar MC and Lewy AJ. Seasonal mood disorders : consensus and controversy. Psychopharmacol Bull, 26 (4) : 465–494, 1990.

17) 기타노 마사시(北野雅史) · 야마다 나오토(山田尚登), 〈광요법에 의한 우울증의 치료〉, 뇌과학, 25 (11) : 1077–1082, 2003.

18) Wirz–Justice A et al. 'Natural' light treatment of seasonal affective disorder. J Affect Desord, 37 (2–3) : 109–120, 1996.

19) 오카와 마사코(大川匡子) · 우치야마 마코토(內山真), 〈지연성수면주기증후군〉, 뇌와 신경, 55 (1) : 35–43, 2003.

20) 호소에 마사히코(細江雅彦) 외, 〈삼림욕이 심리 및 생리기능에 미치는 영향에 대해서〉, 일본온천기후물리의학회잡지, 64 (1) : 34–35, 2000.

제3장 _ 삼림과 운동요법 : 1. 운동의 생리적 영향 ~ 4. 숲속에서 하는 삼림운동과 유의점

1) Morris JN and Hardman AE. Walking to health. Sports Med, 23 (5) : 306–332, 1997.

2) Consensus statement. in : Physical Activity, Fitness, and Health (Bouchard C, Shephard RJ and Stephens T, eds.), Champaign (IL), p.64, Human Kinetics Publishers, 1994.

3) Kingwell BA and Jennings GL. Effects of walking and other exercise programs upon blood pressure in normal subjects. Med J Aust, 158 : 234–238, 1993.

4) Hagberg JM et al. Effect of exercise training in 60–to 69–year–old persons with essential hyertension. Am J Cardiol, 64 : 348–353, 1989.

5) Lanyon LE. Using functional loading to influence bone mass and architecture : objective, mechanisms and relationship with estrogen of the mechanically adaptive process in bone. Bone, 18 : 37s–43s, 1996.

6) Lau E et al. Physical activity and calcium intake in fracture of the proximal femur in Hong Kong. BMJ, 297 : 441–443, 1988.

7) Krall EA and Dawson–Hughes B. Walking is related to bone density and rate of bone loss. Am J Med, 96 : 20–26, 1994.

8) Uusi–Rasi K et al. Walking at work and bone mineral density of premenopausal women. Osteoporos Int, 4 : 336–340, 1994.

9) Nelson ME et al. A 1–y walking program and increased dietary calcium in postmenopausal

women : effects on bone. Am J Clin Nutr, **53** : 1304−1311, 1991.

10) Hatori M et al. The effects of walking at the anaerobic threshold level on vertebral bone loss in postmenopausal women. Calcif Tissue Int, **52** : 411−414 1993.

11) Brooke−Wavell K, Jones PRM and Hardman AE. Brisk walking reduces bone loss in postmenopausal women. Clin Sci, **92** : 75−80, 1997.

12) Cavanaugh DJ and Cann CE. Brisk walking does not stop bone loss in postmenopausal women. Bone, **9** : 201−204, 1988.

13) Martin D and Notelovitz M. Effects of aerobic training on bone mineral density of postmenopausal women. Bone, **8** : 931−936, 1993.

14) Nieman DC et al. Infectious episodes in runners before and after the Los Angeles Marathon. J Sports Med Phys Fit, **30** : 316−328, 1990.

15) Peters−Futre EM. Vitamin C, neutrophil function, and upper respiratory tract infection risk in distance runners : the missing link. Exerc Immunol Rev, **3** : 32−52, 1997.

16) Nieman DC. Exercise, upper respiratory tract infection, and the immune system. Med Sci Sports Exerc, **26** : 128−139, 1994.

17) Shephard RJ et al. Personal health benefits of masters athletics competition. Br J Sports Med, **29** : 35−40, 1995.

18) Baj Z et al. Immunological status of competitive cyclists before and after the training season. Int J Sports Med, **15** : 319−324, 1994.

19) Nieman DC et al. Immune function in marathon runners versus sedentary controls. Med Sci Sports Exerc, **27** : 986−992, 1995.

20) Tvede N et al. Cellular immunity in highly−trained elite racing cyclists and controls during periods of training with high and low intensity. Scan J Sports Med, **1** : 163−166, 1991.

21) Hack V et al. PMN cell counts and phagocytic activity of highly trained athletes depend on training period. J Appl Physiol, **77** : 1731−1735, 1994.

22) Nieman DC et al. Physical activity and immune function in elderly women. Med Sci Sports Exerc, **25** : 823−831, 1993.

23) Pyne DB et al. Effects of an intensive 12−wk training program by elite swimmers on neutrophil oxidative activity. Med Sci Sports Exer, **27** : 536−542, 1995.

24) Pedersen BK, Rohde T and Zacho M. Immunity in athletes. J Sports Med Phys Fitness, **36** : 236−245, 1996.

25) Mackinnon LT. Immunity in athletes. Int J Sports Med, **18** (Suppl. 1) : S62−68, 1997.

26) Nieman DC. Exercise immunology : practical applications. Int J Sports Med, **18** (Suppl. 1) : S91-100, 1997.

27) Nieman DC and Pedersen BK. Exercise and Immune function. Recent developments. Sports Med, **27** : 73-80, 1999.

28) Nieman DC et al. The effects of moderate exercise training on natural killer cells and acute upper respiratory tract infections. Int J Sports Med, **11** : 467-473, 1990.

29) Nieman DC et al. Immune response to exercise training and/or energy restriction in obese women. Med Sci Sports Exerc, **30** : 679-686, 1998.

30) Inoue M et al. Mitochondrial generation of reactive oxygen species and its role in aerobic life. Curr Med Chem, **10** : 2495-2505, 2003.

31) Sen CK. Antioxidants in exercise nutrition. Sports Med, **31** : 891-908, 2001.

32) Radak Z et al. Super-marathon race increases serum and urinary nitrotyrosine and carbonyl levels. Eur J Clin Invest, **33** : 726-730, 2003.

33) Sato Y et al. Increase of human MTH1 and decrease of 8-hydroxydeoxyguanosine in leukocyte DNA by acute and chronic exercise in healthy male subjects. Biochem Biophys Res Commun, **305** : 333-338, 2003.

34) Yamashita N et al. Exercise provides direct biphasic cardioprotection via manganese superoxide dismutase activation. J Exp Med, **189** : 1699-1706, 1999.

35) Nakatani K et al. Habitual exercise induced resistance to oxidative stress. Free Rad Res, **39** : 905-911, 2005.

36) Baulig A et al. Involvement of reactive oxygen species in the metabolic pathways triggered by diesel exhaust particles in human airway epithelial cells. Am J Physiol Lung Cell Mol Physiol, **285** : L671-679, 2003.

37) Folkins CH and Sime WE. Physical fitness training and mental health. Am Psychol, **36** : 373-389, 1981.

38) Morgan WP and Goldston SE. *Exercise and mental health*, Hemisphere Publications, 1987.

39) Hilyer JC et al. Physical fitness training and counseling as treatment for youthful offenders. J Counsel Psychol, **29** : 292-303, 1982.

40) Hammermeister JJ, Page RM and Dolny D. Psychosocial, behavioral, and biometric characteristics of stages of exercise adoption. Psychol Reports, **87** : 205-217, 2000.

41) Raglin JS and Morgan WP. Influence of exercise and quiet rest on state anxiety and blood pressure. Med Sci Sports Exerc, **19** : 456-463, 1987.

42) Hughes JR. Psychological effects of habitual aerobic exercise : a critical review. Prev Med, **13** : 66−78, 1984.

43) Greist JH et al. Running as treatment for depression. Comp Psychiatr, **20** : 41−54, 1979.

44) Hilyer J and Mitchell W. Effects of systematic physical fitness training combined with counseling on the self−concept of college students. J Counsel Psycho, **26** : 427−436, 1979.

45) Stephens T. Physical activity and mental health in the United States and Canada : evidence from four population surveys. Prev Med, **17** : 35−47, 1988.

46) Morgan WP. Affective beneficence of vigorous physical activity. Med Sci Sports Exerc, **17** : 94−100, 1985.

47) Shephard RJ. Exercise and relaxation in health promotion. Sports Med, **23** : 211−217, 1997.

48) Holmes DS and McGillery BM. Influence of a brief aerobic training program on heart rate and subjective response to a psychologic stressor. Psycholom Med, **49** : 366−374, 1987.

49) Bahrke MS. Exercise, meditation and anxiety reduction : a review. Am Correct Ther J, **33** : 41−44, 1979.

50) Bandura A. Self−efficacy : Toward a unifying theory of behavioral change. Psychol Rev, **84** : 191−215, 1977.

51) Chasey WC, Swartz JD and Chasey CG. Effect of motor development on body image scores for institutionalized mentally retarded children. Am J Ment Defic, **78** : 440−445, 1974.

52) Powell E. Psychological effects of exercise therapy upon institutionalized geriatic mental patients. J Gerontol, **29** : 157−161, 1974.

53) Stamford BA, Hmbacher W and Fallica A. Effects of daily physical exercise on the psychiatric state of institutionalized geriatric mental patients. Res Quart, **45** : 35−41, 1974.

54) Mobily K. Using physical activity and recreation to cope with stress and anxiety : A review. Amer Correct J, **36** : 77−81, 1982.

55) Selye H. Stress and physical activity. McGill J Educ, **11** : 3−14, 1976.

56) Hall VB and Brown DA. Plasma glucose and lactic acid alterations in response to a stressful exam. Biol Psychol, **8** : 179−188, 1979.

57) Pitts FN. The biochemistry of anxiety, Sci Amer, **220** : 39−75, 1969.

58) Burchfield SR. The stress response : A new perspective. Psychosom Med, **41** : 661−667, 1979.

59) Hartley LH et al. Multiple hormonal responses to prolonged exercise in relation to physical training. J Appl Physiol, **33** : 607−610, 1972.

60) Sherpard RJ and Sidney KH. Effects of physical exercise on plasma growth hormone and cortisol levels in human subjects. Exer Sports Sci Rev, 3 : 1−29, 1975.

61) Tharp GP. The role of glucocorticords in exercise. Med Sci Sports, 7 : 6−11, 1975.

62) Keller S. Physical fitness hastens recovery from emotional stress. Med Sci Sports, 12 : 118, 1980.

63) Sinyor D et al. Aerobic fitness level and reactivity to psychosocial stress : Physiological, biochemical, and subjective measures. Psychosom Med, 45 : 205−217, 1983.

64) Starzec JJ, Berger DF and Hesse R. Effects of stress and exercise on plasma corticosterone, plasma cholesterol, and aortic cholesterol levels in rats. Psychosom Med, 45 : 219−226, 1983.

65) Ransford CP. A role for amines in the anti−depressant effect of exercise : A review. Med Sci Sports, 14 : 1−10, 1982.

66) Carr DB et al. Physical conditioning facilitates the exercise−induced secretion of beta− endorphin and beta−lipoprotein in women. N Engl J Med, 305 : 560−562, 1981.

67) Markoff RA, Ryan P and Young T. Endorphins and mood changes in long distance running. Med Sci Sports, 14 : 11−15, 1982.

68) Haier RJ, Quaid K and Mills JSC. Naloxone alters pain alterations in response after jogging. Psychiatr Res, 5 : 231−232, 1981.

69) 시오노기제약 홈페이지.

70) 국립감염증연구소의 월보(月報) 기사, vol. 210.

71) 후생노동성 발표통계 자료.

72) 사카이 준(堺淳)·군마현(群馬県)의 독사교증(毒蛇咬症)조사, 제18회 일본중독학회 총회 초록, 1996.

제3장 _ 삼림과 운동요법 : 5. 운동과 질병 예방의 관계

1) Powell KE and Pratt M. Physical activity and health. Lancet, 313 : 126−127, 1996.

2) World Cancer Research Fund and American Institute for Cancer Research(WCRF/AICR). Food, nutrition and the prevention of cancer : a global perspective, American Institute for Cancer Research, p.216, 1997.

3) Morris JN et al. Coronary heart disease and physical activity of work. Lancet, ii : 1053−1057, 1111−1120, 1953.

4) Paffenbarger RS Jr et al. Work activity of longshoremen as related to death from coronary heart

disease and stroke. N Engl J Med, **282** : 1109-1113, 1970.

5) Morris JN et al. Vigorous exercise in leisure-time : protection against coronary heart disease. Lancet, ii : 1207-1210, 1980.

6) Morris JN et al. Exercise in leisure-time : coronary attack and death rate. Br Heart J, **63** : 325-334, 1990.

7) Paffenbarger RS Jr, Wing AL and Hyde RT. Physical activity as an index of heart attach risk in college alumni. Am J Epidemiol, **108** : 161-175, 1978.

8) Wannamethee SG, Shaper AG and Walker M. Changes in physical activity, mortality, and incidence of coronary heart disease in older men. Lancet, **351** : 1603-1608, 1998.

9) Manson JE et al. A prospective study of walking as compared with vigorous exercise in the prevention of coronary heart disease in women. N Engl J Med, **341** : 650-658, 1999.

10) Hakim AA et al. Effects of walking on coronary heart disease in elderly men. The Honolulu Heart Program. Circulation, **100** : 9-13, 1999.

11) Mittleman MA et al. Triggering of acute myocardial infarction by heavy physical exertion. Protection against triggering by regular exertion. N Engl J Med, **329** : 1677-1683, 1993.

12) Morris JN and Hardman AE. Walking to health. Sports Med, **23** : 306-332, 1997.

13) 고노 스미노리(古野純典), 〈대장암의 사회역학〉 현대의료, **35** : 170-175, 2003.

14) Kono S et al. Physical activity, dietary habits and adenmatous polyps of the sigmoid colon : a study of self-defense officials in Japan. J Clin Epidemiol, **44** : 1255-1261, 1991.

15) Marugame T et al. Relaion of impaired glucose tolerance and diabetes mellitus to colorectal adenomas. Cancer Causes Control, **13** : 917-921, 2002.

16) Paffenbarger RS Jr et al. Physical activity, all-cause mortality, and longevity of college alumni. N Engl J Med, **314** : 605-613, 1986.

17) Kono S. Secular trend of colon cancer incidence and mortality in relation to fat and meat intake in Japan. Eur J Cancer Prev, **13** (2) : 127-132, 2004.

제3장 _ 컬럼 1. 삼림요법과 정신요법

1) 구보 지하루(久保千春), 〈면역과 심신의학〉, 《임상정신의학강좌6》, 나카야마쇼텐(中山書店), 1999.

2) 구보 지하루(久保千春) 외, 〈면역기능에 미치는 절식(絶食)의 영향〉, 심신의(心身医), 22: 250, 1982.

3) 우에하라 이와오(上原巌), 《삼림요법 서설 - 숲의 치유 시작》, 임업개량보급쌍서, 2003.

4) 우에하라 이와오(上原巖), 〈자연산책이 의료 및 보양과 조합된 독일의 크나이프요법〉, 삼림과학, 19 : 84, 1997.

5) Ironson, G et al. Posttraumatic stress symptoms, intrusive thought, loss, and immune function after hurricane Andrew. Psychosomatic Medicine, 59 : 142-143, 1997.

6) Leserman J et al. Progression to AIDS : The effects of stress, depressive symptoms, and social support. Psychosomat Med, 61 : 397-406, 1999.

7) Fawzy FI et al. A structured psychiatric intervention for cancer patients. Arch Gen Psychiatry, 47 : 726-730, 1990.

8) 이케미 유지로(池見酉次郎), 〈자기조절과 아로마테라피〉, 프레그랑스 저널, 77, 1986.

9) 가미야마 게이조(神山惠三), 《숲의 신비》, 이와나미신쇼(岩波親書), 1983.

10) 인도 모토이치(印藤元一), 〈재인식되는 냄새의 기능〉, 향료, 168 : 43-62, 1990.

11) 간노 히사노부(管野久信), 〈향기와 생체〉, 《아로마테라피의 효용》, 프레그랑스 저널, 77 : 21-25, 1986.

12) 가츠키 야스시(勝木保次), 〈감각 및 시각에 있어서의 신경정보〉, 《현대정신의학대계 신경생리학Ⅱ》, 나카야마쇼텐(中山書店), 1977.

13) 야마모토 다츠타카(山本竜隆), 《통합의학의 추천》, 도쿄도슈판(東京堂出版), 2004.

14) 사사키 유지(佐々木雄二), 《자율훈련법의 실제》, 소겐샤(創元社), 1976.

15) 히라이 도미오(平井富雄), 《좌선건강법》, 고마쇼보(ごま書房), 1974.

16) Eysenck HJ. Behaviour Therapy and the Neurosis. Pergamon Press, 1960. [이상행동연구소(역), 〈학습이론과 행동요법〉, 《행동요법과 신경증》, 세이신쇼보(誠信書房), 1965].

제4장 _ 아로마테라피

1) Hotchkiss SAM et al. Percutaneous absorption of benzylacetate through rat skin *in vitro* 2. Effect of vehicle and occlusion. Food and Chemical Toxicology, 30 : 145-153, 1992.

2) Franz TJ. Percutaneous absorption on the relevance of *in vitro* data. J Investigative Dermatology, 64 : 190-195, 1975.

3) Valette G and Cavier R. Absorption percetanée et constitution chimique. Cas des hydrocarbire des alcoolset des eters. Arch Int Pharmacodyn Ther, 97 : 232-243, 1954.

4) Weiley J, Moleyar V and Narasimham P. Antibacterial activity of essential oi components. Int J Food Microbiology, 16 : 337-342, 1992.

5) Wilkinson S et al. An evaluation of aromatherapy massage in palliative care. Palliative Medicine, 13 : 409-417, 1999.

6) Soden K et al. A randomized controlled trial of aromatherapy massage in a hospice setting. Palliative Medicine, 18 : 87−92, 2004.

7) Lewis WH and Elvin-Lewis MRF. Medical Botany, 1977.

8) 미야지마 마사에(宮島成江)・모리야 기요시(森谷潔)・아기시 유코(阿岸祐幸), 〈심박응답과 기분의 지표로 본 라벤더 입욕의 이완효과〉, 일본생기상학회(日本生気象学会잡지, 34 : 131-138, 1997.

9) 오네야마 류쇼(小根山隆祥), 〈일본인과 목욕〉, 《야카즈 도메이(矢数道明) 선생 히수기념문집》, pp. 333−334, 온지회(溫知會), 1983.

10) 나카시마 도시히로(中島敏博)・기요하라 도시카즈(清原壽一), 〈녹색 잎이 발하는 '숲의 향기'의 생리작용〉, 일본생기상학회잡지, 39 : S73, 2002.

11) 야마오카 사다오(山岡貞夫)・도미다 아키요(富田晃代)・와타베 가즈토(渡辺和人), 〈숲의 향기 및 테르펜류의 생리작용−무처치동물(無処置動物)에 의한 검토〉, 일본생기상학회잡지, 39 : S57, 2002.

12) 사사베 데츠야(笹部哲也)・고바야시 마사유키(小林正之), 〈숲의 향기에 의해 부활(賦活)되는 뇌 영역의 동정(同定) : 양전자단층촬영연구〉, 치과기초의학회지, 44 : 491, 2002.

13) 스즈키 마사하루(鈴木正治)・아오키 다로(青木太郎), 〈엽유(葉油)의 휘발성분이 운동 후 혈압에 미치는 영향에 대해서〉, 목재학회지, 40 : 1243-1250, 1994.

14) 미야자키 요시후미(宮崎良文)・모토하시 유타카(本橋豊)・고바야시 시게오(小林茂雄), 〈정유의 흡입에 의한 기분의 변화(제2보)−혈압, 맥박, R-R간격, 작업능률, 관능검사(sensory test), 심리상태평가서(Profile of Mood States, POMS)에 미치는 영향〉, 목재학회지, 38 : 909-913, 1992.

15) 미야자키 요시후미(宮崎良文)・시마가미 가즈노리(島上和則)・고바야시 시게오(小林茂雄), 〈다른 농도의 대만편백 목재유의 흡입이 자율신경 반사와 작업능률에 미치는 영향〉, 감정심리학연구, 1 : 75-81, 1994.

16) 야스다 교코(安田恭子)・가메이 다카시(亀井宗)・스기모토 스케오(杉元助男), 〈음료의 쾌적도와 뇌파〉, 생리심리, 20 : 106, 2002.

17) 미야자키 요시후미(宮崎良文)・야다가이 미츠요시(谷田貝光克)・고바야시 시게오(小林茂雄), 〈정유 및 정유성분의 관능검사〉, 목재학회지, 39 : 843-848, 1993.

18) 호소이 준이치(細井純一) 외, 〈향기의 스트레스 완화효과에 대한, 혈중 및 타액 중 코티솔을 지표로 한 평가〉, 자율신경, 39 : 260-264, 2002.

19) 모리야 기요시(森谷潔) 외, 〈캐모마일차(茶) 섭취에 의한 자율신경기능과 감정지표의 변화−청년남성에 있어서의 검토〉, 바이오피드백연구, 28 : 61-70, 2001.

20) 한재욱(韓在郁)・우치야마 아키히코(内山明彦), 〈향에 의한 후각자극이 생체에 미치는 영향−정신생리학적 검토〉, J Intl Soc Life Sci, 20 : 592-593, 2002.

21) Motomura N, Sakurai A and Yotsuya Y. Reduction of mental stress with lavender odorant. Perceptual and Motor Skills, 93 : 713-718, 2001.

22) Haze S, Sakai K and Gozu Y. Effects of Fragrance Inhalation on Sympathetic Activity in Normal Adults. Jpn J Pharmacol, **90** : 247-253, 2002.

23) Saeki Y and Shiohara M. Physiological effects of inhaling fragrances. Int J Aromatherapy, **11** : 118-125, 2001.

24) Nelson R. *In vitro* activities of fire plant essential oils against methicillin-resistant *Staphylococcus aureus* and vancomycin-resistant *Entericoccus faecium*. J Antimicrobial Chemotherapy, **40** : 305-306, 1997.

25) Dorman H and Deans S. Antibacterial agents from plant : Antibacterial activity of plant volatile oils. J Applied Microbiology, **88** : 308-316, 2000.

26) Deans S and Ritchie G. Antibacterial properties of plant essential oils. Int J Food Microbiology, **5** : 165-180, 1987.

27) Deans S and Svoboda K. Antibacterial activities of French tarragon(*Artemisia dracunculs*) essential oil and its constituents during ontogeny. J Horticultual Science, **63** : 503-508, 1988.

28) Zakaray D, Fkih-Tetouani S and Hajji F. Antimicrobial activity of twenty-one *Eucalyptus* essential oils. Fitoterapia, **64** : 319-331, 1993.

29) Tisserand R. Lavender beats benzodiazepines. Int J Aromatherapy, **1** : 1-2, 1988.

30) Sheppard-Hangar S. *Aromatherapy Practitioner Reference Manual, vol. II*, Atlantic School of Aromatherapy, 1995.

31) King P. An insomnia study using Origanum majorana and Chamomelum nobile. unpublished dissertation, RJ Buckle Associates, 2001.

32) Isabel M, Carvalho-Freitas and Costa M. Anxiolytic and sedative effects of extracts and essential oil from citrus aurantium L. Biol Pharm Bulletin, **25** : 1629-1633, 2002.

33) Tisserand R and Balacs T. *Essential oil safety*, Churchill Livingstone, 1995.

34) Burns E et al. An investigation into the use of aromatherapy in intrapartum midwifery practice. J Alternative Complementary Medicine, **6** : 141-147, 2000.

35) Price S . *The aromatherapy workbook*, Thorsons, 1993.

36) Hardy M, Kirk -Smith MD and Stretch DD. Replacement of drug treatment for insomnia by ambient odour (letter). Lancet, **346** : 701, 1995.

37) Henry J. Dementia : Aroma groups improve the quality of life in Alzheimer's desease. Int J Aromatherapy, **5** : 20-29, 1993.

38) Michell S. Dementia : aromatherapy's effectiveness in disorders associated with dementia. Int J Aromatherapy, **3** : 20-23, 1993.

39) Rose JE and Behm, FM. Inhalation of vapor from black pepper extract reduces smoking withdrawal symptoms. Drug and Alcohol Dependence, 34 : 225-229, 1994.

40) Arnold L. The use of aromatherapy and essential oils in palliative care : risk, versus research. Positive Health, Aug/Sept, 32-34, 1995.

41) Thogrimsen L et al. Aromatherapy for dementia (Cochrane Review)(2003). In : The Cochrane library, issue 3, John Wiley & Sons, 2004.

42) Redd WH et al. Fragrance administration to reduce anxiety during MR Imaging. JMRI, 4 : 623-626, 1994.

43) Perry N et al. Salvia for dementia therapy : review of pharmacological activity and pilot tolerability clinical trial. Pharmacology, Biochemistry and Behavior, 75 : 651-659, 2003.

44) Komori T et al. Effects of Citrus fragrance on immune function and depressive states. Neuroimmunomodulation, 2 : 174-180, 1995.

45) Ballard CG et al. Aromatherapy as a safe and effective treatment for the management of agitation in severe dementia : The results of a double-blind, placebo-controlled trial with Melissa. J Clin Psychiatry, 63 : 7, 2001.

46) Dunn C, Sleep, J and Collett, D. Sensing and improvement : an experimental study to evaluate the use of aromatherapy, massage and periods of rest in an intensive care unit. J Adv Nurs, 21 : 34-40, 1995.

47) Stevensen C. The phychophysiological effects of aromatherapy massage following cardiac surgery. Comp Ther med, 2 : 27-35, 1994.

48) Wikinson N. Aromatherapy and massage in palliative care. Int J Palliative Nurs, 1 : 21-30, 1995.

49) Mille S. *Out of the earth*. Viking Arobana, 1991.

50) Carle R and Gomaak K. The medicinal use of *Matricaria fols*. British J Phytotherapy, 2 : 147-153, 1992.

51) Rossi T, Melegari M and Blanchi A. Sedative, anti-inflammatory and anti-diuretic effects induced in rats by essential oils of rarieties of *Anthemis nobilisi* in comparative study. Pharmacological Research Communications, 20 : 71-74, 1988.

52) Bassett I, Pannowitz DL and Barmetson RS. A Comparative study of tea-tree oil versus benzoylperoxide in the treatment of acne. Med J Aust, 153 : 455-458, 1990.

53) Tong MM., Altman PA and Barnetson RS. Tea tree oil in the treatment of tinea pedis. Australia J Dermatol, 33 : 145-149, 1992.

54) Buck DS, Nidorf DM and Affino JG. Comparison of two topical preparation for the treatment of onychomycosis : *Melaleuca alternifolia* (tea tree) oil and clotrimazole. J Fam Practice, **38** : 601–605, 1994.

55) May VC and Willuhn G. Antivirale wirkung waβriger pflanzenextrakte in gewebekulturen. Arzneimittel-Forchung (Aulendorf), **28** : 1–7, 1978.

56) Cohen RA et al. Antiviral activity of Melissa officinalis (lemon balm) extract. Proceedings of the Society for Experimental Biology and Medicine, **117** : 431–434, 1964.

57) Wobling RH and Leonhard K. Local therapy of herpes simplex with dried extract from *Melissa officinalis*. Phythemedicine, **1** : 25–31, 1994.

58) Takechi M et al. Structure and anti-herpetic activity among the tannins. Phytochemistry, **24** : 2245–2250, 1985.

59) Barker A. Pressure sores. Aromatherapy Quarterly, **44** : 7–10, 1994.

60) Rovath B. Burns and aloe vera. Industrial Medicine and Surgery, **28** : 364–368, 1959.

61) Tisserand R. The book that launched aromatherapy. Int J aromatherapy, **4** : 20–22, 1992.

62) Hitchin D. Wound care and the aromatherapist. J Tissue Viability, **3** : 56–57, 1993.

63) Saller R et al. Does dependency of symptomatic relief of complaints by chamomile steam inhalation in patients with common cold. Eur J Pharm, **183** : 728–729, 1990.

64) Linsenmann P and Swonoda M. Therapeutische wirksamkeit atherischer ó′ le bei ehronisch-obestruktive bronchitis. Therapiewoche, **36** : 1162–1166, 1986.

65) Saeki Y and Shihora M. Physiological effects of inhaling fragrances. Int J Aromatherapy, **11** : 118–125, 2001.

66) Freund D. Does ylang ylang inhalation have a hypotension? Unpublished disertation, RJ Buckle Associates, 1999.

67) Raya P, Utrilla MP and Navaro MC. CNS activity of Mentha rotundifolia and Mentha longifolia essential oils in mice and rats. Phytotherapy Research, **4** : 232–235, 1990.

68) Thomas JG. Peppermint fibrillation. Lancet, **27** : 222–223, 1962.

69) Hawthorn M et al. The actions of peppermint oil and menthol on calcium channel dependent processes in intestinal, neuronal and cardiac preparations. Aliment, Pharmacol Ther, **2** : 108–118, 1988.

70) Leicester RJ and Hunt, RH. Pepeermint oil to reduce colonic spasm during endoscopy. Lancet, ii : 989, 1982.

71) Ellis WR et al. Pilot study of combination treatment for gallstones with medium dose chenodecycholic acid an terpene preparation. Br Med J, **289** : 153-156, 1984.

72) Leuschner U et al. Methyl-tert-butyl-ether (MTBE) treatment of cholesterol stones ; toxicity and dissolution of stone debris. Gastroenterology, **92** : 1750, 1987.

73) Barker A. Bowel care. Aromatherapy Quarterly, **44** : 7-10, 1995.

74) Engelstein D, Kahan E and Servadio C. Rowatinex for the treatment of ureterolithiasis. J Urologie, **98** : 98-100, 1992.

75) Elson CE et al. Impact of lemongrass oil, an essential oil, on serum cholesterol. Lipids, **24** : 677-679, 1989.

76) Valent J. *The practice of aromatherapy*. Saffron Walden, 1980.

77) Price S. *Aromatherapy for the health professional*. Churchill Livingstone, 1995.

78) Al-Hader AA and Hasan ZA. Hyperglycemic and insulin release inhibitory effects of Romarinus officinalis. J Ethnopharmacology, **1** : 112-117, 1994.

79) Tubaro A, Zilli C and Redaeli C. Evaluation of anti-inflammatory activity of an chamomile extract topical application. Planta Medica, **50** : 147-153, 1984.

80) Mascolo N et al. biological screening of Italian medicinal plants for anti-inflammatory activity. Phytotherapy Research, **1** : 28-31, 1987.

81) Lorenzetti B et al. Myrcene mimics peripheral analgesic activity of lemongrass tea. Ethnopharmacology, **34** : 43-48, 1991.

82) Gobel H, Schmidt G and Soyka D. Effect of peppermint and eucalyptus oil preparations on neurophysiological and experimental algesimetric headache parameters. Cephalogia, **14** : 228-234, 1994.

83) Fornell J, Sundin Y and Lindhe J. Effect of Listerine on dental plaque and gingivitis. Scand J Dent Res, **83** : 18-23, 1975.

84) Gordon JM, Lamster IB and Seiger MC. Efficacy of Listerine anti-septic in inhibiting the development of plaque and gingivitis. J Clin Periodontol, **12** : 697-704, 1985.

85) Moran J, Addy M and Roberts S. A comparison of natural product, triclosan and chlorhexidine mouthrinses on 4 day plaque regrowth. J Clin Periodontal, **19** : 578-582, 1992.

86) Hardy M. Herbs of special interest to women. J Am Pharm Assoc, **40** : 234-242, 2000.

87) Belaiche P. Treatment of vaginal infections of *Candide albicans* with essential oil of *Melaleuca alternifolia*. Phytotherapie, **15** : 13-15, 1985.

88) Guenther E. *The Essential Oils*, Krieger Publishing, 1972.

89) Duke J. *Handbook of Medicinal Herbs*, CRC Press, 1985.

90) Shirivastav R et al. Suppression of puerperal lactation using jasmine flowers (*Jasminum sambac*). Australia and New Zealand Journal of Obstetrics and Gynecology, **28** : 68–71, 1988.

91) Abraham M, Devi NS and Sheela R. Inhibiting effect of jasmine flowers on lactation. Indian Journal of Medical Research, 69 : 88–92, 1979.

제4장 _ 컬럼 2. 숲의 소리와 치유 효과

1) Lipe AW. Beyond therapy : music, spirituality, and health in human experience : a review of literature. J Music Ther, **39** (3) : 209–240, 2002.

2) 스츠이 스에하루(筒井末春), 〈음악요법의 역사와 발전-심신의학의 입장에서〉, 심신의학, 42 (12) : 801–807, 2002.

3) 베쇼 에츠코(別所悦子) 외, 〈심장카테터법 실시 중 음악을 이용한 이완의 유용성 확인〉, 의료, 56 (1) : 191, 2002.

4) 반도 히로시(板東浩)·아마야스 히데아키(天保英明)·마츠모토 하루코(松本晴子), 〈대체요법과 음악-음악요법과 심리학〉(No.1), 내과전문의회지, 14 (2) : 165–168, 2002.

5) 반도 히로시(板東浩)·아마야스 히데아키(天保英明)·마츠모토 하루코(松本晴子), 〈대체요법과 음악-음악요법과 심리학〉(No.2), 내과전문의회지, 14 (3) : 429–432, 2002.

6) 반도 히로시(板東浩)·아마야스 히데아키(天保英明)·마츠모토 하루코(松本晴子), 〈대체요법과 음악-음악요법과 심리학〉(No.3), 내과전문의회지, 14 (4) : 623–629, 2002.

7) Oohashi T et al. Inaudible high-frequency sounds affect brain activity : hypersonic effect. J Neurophysiol, 83 (6) : 3548–3558, 2000.

8) 우에다 다카시(上田孝)·아리카와 쇼지(有川章治)·고가 사토미(古賀さとみ), 〈음악과 향기를 이용한 통증의 완화-치유의 뇌 내 메커니즘〉, 일본두통학회잡지, 29 (1) : 145, 2002.

9) 다가와 유타카(田川泰) 외, 〈클래식음악과 록음악의 차이에 따른 심리적 스트레스반응과 세포성 면역능 변화〉, 나가사키대 의학부 보건학과 기요(紀要), 15 (1) : 89–94, 2002.

10) 오쿠라 미호(大倉美穂)·구로다 유코(黒田裕子), 〈케어기술의 근거-병상에서의 소리환경의 근거〉, 임상간호, 28 (13) : 1923–1932, 2002.

11) 스즈키 요이치(鈴木雄一) 외, 〈청각자극이 뇌 혈액량, 혈압, 주관평가에 미치는 영향〉, 일본생리인류학회지, 4 (2) : 36–37, 1999.

12) 하타케야마 에이코(畠山英子) 외, 〈음악청취에 따른 뇌 혈액량 등의 생리응답변화〉, 일본생리인류학회지, 5 (1) : 62–63, 2000.

13) 야마구치 마사토(山口政人) 외, 〈청각자극이 뇌 혈액동태에 미치는 영향—근적외선분광분석법계측을 지표로〉, 일본생리인류학회지, 5 (2) : 26–27, 2000.

14) 하타케야마 에이코(畠山英子)·다케우치 준코(竹内純子), 〈음악청취에 따른 기분상태의 변화에 대해서〉, 도호쿠복지대 사회복지연구실보, 11 : 96–107, 2001.

15) 하타케야마 에이코(畠山英子)·미야자키 요시후미(宮崎良文), 〈생명과학을 기초로 한 감성과 음악환경의 상관에 관한 연구—음악청취 시의 생리응답과 쾌적함에 관한 기초적 연구〉, 도호쿠복지대 감성복지연구소 연보, 3 : 89–94, 2002.

16) 하타케야마 에이코(畠山英子)·미야자키 요시후미(宮崎良文), 〈쾌적한 요양생활을 위해—음악의 이완효과〉, 방문간호와 개호, 7 (2) : 147–152, 2002.

17) 하타케야마 에이코(畠山英子) 외, 〈이완과 뇌 혈액동태〉, 제6회 일본 보완대체요법학회 심포지엄 강연, 2003.

18) Villringer A et al. Near infrared spectroscopy(NIRS) : new tool to study hemodynamic changes during activation of brain function in human adults. Neurosci Lett, 154 (1–2) : 101–104, 1993.

19) 일본 뇌 대사(代謝) 모니터링 연구회(편), 《임상의를 위한 근적외분광법》, pp.1–9, 84–93, 신코의학출판사(新興医学出版社), 2002.

제5장 _ 삼림테라피의 연구 사례

1) 우에하라 이와오(上原巌), 〈삼림요법의 구축을 향해〉, 일본임학회대회 학술강연집, 110 : 406–407, 1999a.

2) 우에하라 이와오(上原巌), 〈'삼림요법'의 가능성에 대하여〉, 그린에이지, 7월호 : 8–14, 2002a.

3) 임야청(林野庁), 〈고령화 사회에서 삼림공간의 이용에 관한 조사보고서〉, 2003.

4) Ohtsuka Y. Shinrin–yoku(forest–air bathing and walking) effectively decreases blood glucose levels in diabetic patients. Int J Biometeorol, 41 : 125–127, 1998.

5) Millson RM. Deabetes Outward Bound Mountain Course, Eskdale, 1983.

6) 우에하타 데츠노조(上畑鉄の丞), 〈온천리조트에서 남성 중장년 경증 이상자의 단기보양행동효과의 검토〉, 일본위생학회지, 44 (2) : 595–606, 1989.

7) 우에하라 이와오, 〈자연산책을 의료 및 보양에 도입한 독일의 크나이프요법〉, 삼림과학, 19 : 84–87, 1997

8) 우에하라 이와오, 〈나가노 현 시나노마치(信濃町)의 보건휴양사업 사례〉, 일본임학회 간사이(関西)지부대회 요지집(要旨集), 55, 2004a.

9) Modorsky JGB et al. Wheelchair Mountaineering. Arch Phys Med Rehabil, 65 : 490–493, 1984.

10) Sanders, PRW. Arthur Peake School Work Experience Programs at the UBC Research Forest, 1980.

11) 우에하라 이와오(上原巖), 박범진 역,《내 몸을 치유하는 숲》, 넥서스, 2007.

12) 우에하라 이와오(上原巖),〈삼림작업이 자폐증 치료 및 교육에 미치는 효과에 대해서-자폐증환자 치료 및 교육시설의 사례에서〉, 일본임학회대회 발표논문집, 107 : 119-121, 1996a.

13) Uehara I et al. Importance of multiple outdoor activities for persons with mental disabilities. Journal of Therapeutic, Horticulture, 10 : 22-27, 2000a.

14) Uehara I. An Attempt of Multiple Counseling Approaches to a Client with Autistic Disabilities. 카운슬링연구, 32 (3) : 301-310, 1999c.

15) 우에하라 이와오(上原巖),〈산림을 중심으로 한 치료 및 교육활동의 가능성에 대해서-자폐증환자 치료 및 교육시설의 실천사례에서〉, 중부삼림연구, 46 : 9-12, 1996b.

16) 우에하라 이와오(上原巖),〈삼림치료 및 교육활동의 의의와 효과〉, 삼림과학, 28 : 52-54, 1999b.

17) Uehara I et al. Instructing staff 's estimation about outdoor activities at a treatment institution for developmental disabilities-A case study of a rural institution in Nagano Prefecture. 중부삼림연구, 48 : 89-92, 2000b.

18) 우에하라 이와오(上原巖),〈삼림요법에 대해서-그 개요와 전망〉, 기후(岐阜)정신보건복지, 40 (1) : 173-180, 2003b.

19) Kaplan S et al. Psychological Benefits of a Wilderness Experience, 1993.

20) Helliwell DR Evaluation of benefits from amenity and wildlife conservation, 1981.

21) 우에하라 이와오(上原巖),〈삼림요법〉,《21세기의 식(食), 환경, 건강을 생각한다-새로운 생물생산과학》, pp.137-143, 교리츠슈판(共立出版), 1999c.

22) 우에하라 이와오,〈녹음 속의 건강 만들기〉,《마을 주변의 산을 생각한다 101의 힌트》, pp.186-187, 도쿄쇼세키(東京書籍), 2000a.

23) 우에하라 이와오(上原巖) 외,〈주변 삼림환경을 이용한 외상 후 스트레스장애 치료의 시도-하마키타 시덴류(天竜)병원의 삼림요법 프로젝트〉, 일본임학회대회 학술강연집, 116, 2005.

24) 사카모토 아키히로(坂本昭裕),〈미국 비행소년에 대한 아웃도어 체험요법-심리사회적 효과에 관한 실증적 연구의 동향과 과제〉, 임상심리신체운동학연구, 3 : 15-34, 2002a.

25) 사카모토 아키히로(坂本昭裕),〈아웃도어 체험요법 연구의 동향과 과제〉, 야외교육연구, 6 (1) : 17-20, 2002b.

26) 다키 나오야(滝直也) 외,〈어린이캠프에 있어서 대뇌 활동과 살아가는 힘의 변화〉, 야외교육대회 초록집, 6 : 37-38, 2003.

27) Von Dietmar S. Mit "Beethoven" und jugendlichen Delinquenten in die Berge. Zschr Psychosom Med, **28** : 200–214, 1982.

28) 지노 사다코(千野貞子), 〈소년의 일상생활 속 자연과의 관련 (Ⅱ) –간토(関東)지역 주거 어린이의 생활실태를 통해서〉, 일본임학회대회 발표논문집, **98** : 67–68, 1987.

29) 우에하라 이와오 외, 〈독일의 발트킨더가르텐에 대해서–자연과 삼림환경을 이용한 유아교육의 사례〉, 일본임학회 중부대회 연구발표회 강연요지집, **49** : 22, 2001.

30) 미야자키 요시후미(宮崎良文), 〈삼림욕과 이완〉, Aromatopia, **1** (3) : 48–51, 1994.

31) 시모무라 요노스케(下村洋之介), 〈삼림과 건강〉, 인간 및 식물관계학회잡지, **1** (2) : 11–14, 2002.

32) 오히라 히데키(大平英樹) 외, 〈삼림욕과 건강에 관한 정신신경면역학적 연구〉, 도카이(東海)여자대학 기요(紀要), **19** : 217–232, 1999.

33) 임야청, 〈2003년도 삼림의 건강과 치유효과에 관한 과학적 실증조사보고서〉, 2004.

34) 나가요시 히데키(永吉英記) 외, 〈삼림 내에서의 자율신경기능과 1/f 노이즈의 경향〉, 고쿠도칸(国土舘)대학 체육연구소보, **19** : 19–26, 2000.

35) 야마나카 유지로(山仲勇二郎) 외, 〈야외활동의 체험이 스트레스 내성에 미치는 영향〉, 야외교육 제6회 대회 초록집, pp. 57–58, 2003.

36) 우에다 미치히코(植田理彦), 〈기후요법과 삼림욕〉, 공중위생, **53** (10) : 672–675, 1989.

37) 구로카와 준이치(黒川淳一) 외, 〈히다 온타케(飛騨御嶽) 고원 고지트레이닝 합숙에 있어서 질문지(POMS) 검사와 기상 시 컨디션체크와의 관련〉, 임상스포츠의학, **19** (11) : 1360–1365, 2002.

38) 시모무라 요노스케(下村洋之介), 〈삼림욕과 건강〉, 군마(群馬)현립 의료단기대학 기요, **8** : 11–16, 2001.

39) 미야자키 요시후미, 〈삼림환경학의 입장에서〉, 일본생기상학회잡지, **29** (4) : 274–252, 1992.

40) 시라카와 다로(白川太郎), 〈건강증진과 삼림욕. 교토대학공개강좌 숲의 구조와 작용–아시우(芦生) 연구림으로의 초대〉, pp. 13–18, 2003.

제5장 _ **삼림테라피의 연구사례(참고문헌)**

- 하시즈메 후지미츠(橋爪藤光) 외, 〈삼림욕에 관한 연구〉, 재단법인 건강 및 체력증진사업재단 '건강정보 서비스 시스템 정비사업' 연구위탁업무보고서, pp. 2–24, 1991.

- 히라노 요시나오(平野吉直) 외, 〈아이들의 캠프체험이 대뇌 활동에 미치는 효과–go/no go 과제에 의한 억제기능에의 영향〉, 야외교육연구, **6** (1) : 41–48, 2002.

- 호소에 마사히코(細江雅彦) 외, 〈삼림욕의 심리 및 생리면에 미치는 영향에 대한 연구〉, 게로(下呂)온천병원연보, **27** : 1–10, 2000.

- 미후네 다케요시(三船剛由), 〈숲이여 치료해다오〉, 그린파워, 11월호 : 6-7, 1999.

- 미야자키 요시후미(宮崎良文), 〈삼림욕과 건강증진-실내실험 등에 의한 최근의 견해〉, 산림, 5월호 : 18-29, 1991.

- 미야자키 요시후미(宮崎良文), 〈숲의 상쾌함-삼림욕은 왜 쾌적한가〉, 삼림과학, 26 : 36, 1999.

- 미야자키 요시후미(宮崎良文), 〈삼림욕과 쾌적성〉, 《사회의학사전》, pp. 348-349, 아사쿠라쇼텐(朝倉書店), 2002.

- 미야자키 요시후미(宮崎良文), 〈숲의 상쾌함-삼림욕은 왜 쾌적한가〉, 《숲을 측정한다》, 고킨쇼인(古今書院), 2003.

- 우에하라 이와오(上原巌) 외, 〈삼림작업이 정신발달장애인의 치료 및 교육에 미치는 효과에 대해서〉, 일본임학회대회 발표문집, 108 : 181-184, 1996c.

- 우에하라 이와오(上原巌), 〈나가노 현 및 미국 미시건주 10대의 삼림 이미지 비교〉, 환경교육, 7 (2) : 37-43, 1998a.

- 우에하라 이와오(上原巌), 〈치료 및 교육활동으로서의 삼림작업의 시도〉, 레저 레크리에이션 연구, 38 : 47-54, 1998b.

- 우에하라 이와오(上原巌), 〈독일 바트 뵈리스호펜 시의 삼림 레크리에이션〉, 일본임학회 논문집, 109 : 223-226, 1998c.

- Uehara I et al. Effects of forest recreations in the treatment of mental disabilities, 중부삼림연구, 47 : 167-170, 1999a.

- Uehara I et al. The possibility of forest activities in the autistic disabilities treatment by utilizing the rural forest. 레저 레크리에이션 연구, 40 : 59-67, 1996b.

- 우에하라 이와오(上原巌), 〈지적장애인 치료 및 교육에 있어서 야외활동의 의의에 관한 고찰〉, 환경교육, 9 (2) : 24-32, 2000b.

- 우에하라 이와오(上原巌), 〈삼림환경의 의료복지적 이용 서설〉, 일본임학회대회 학술강연집, 111 : 79, 2000c.

- 우에하라 이와오(上原巌), 〈삼림치료 및 교육〉, 《현대잡목림사전》, pp. 142-143, 하쿠스이샤(白水社), 2001a.

- 우에하라 이와오(上原巌), 〈야외의 구성적 인카운터그룹, 다각적 카운슬링〉, 《현대카운슬링사전》, p. 402, 가네코쇼보(金子書房), 2001b.

- 우에하라 이와오(上原巌), 〈지적장애인 치료 및 교육에 있어서 야외활동의 의의에 관한 고찰〉, 신슈(信州)대학 농학부 연습림보고, 37 : 31-162, 2001c.

- 우에하라 이와오(上原巌), 〈독일 바트 뵈리스호펜의 보양지 형성과정〉, 랜드스케이프연구, 64 (5) : 493-496, 2001d.

- 우에하라 이와오(上原巌), 〈숲과 마음-삼림요법의 심리적 효과〉, 삼림문화연구, 23 : 35-43, 2002b.

- 우에하라 이와오(上原巖), 〈산간부 지적장애인 갱생시설의 원예 및 삼림요법의 시도〉, 나가노 현 작업요법 사협회 학술지, 20 : 7-12, 2002c.

- 우에하라 이와오(上原巖), 〈삼림요법의 심리적 효과에 관한 고찰-시민연구그룹의 활동사례에서〉, 일본임 학회대회 학술강연집, 114, 2003c.

- 우에하라 이와오(上原巖), 〈삼림이 지닌 소프트기능-삼림요법-삼림이용의 복지 및 건강증진의 제언〉, 임 업기술, 2월호 : 16-19, 2003d.

- 우에하라 이와오(上原巖), 〈삼림의 효용과 그 이활용(利活用)-삼림요법의 현장에서-삼림요법의 환경이란〉, 그린에이지, 5월호 : 8-11, 2003e.

- 우에하라 이와오(上原巖), 〈고등학교 직원의 삼림보건휴양에 관한 의식-나가노 현 사쿠(佐久)지역을 대상 으로〉, 중부삼림연구, 51 : 141-144, 2003f.

- 우에하라 이와오(上原巖), 〈시민그룹의 삼림요법 연구시도〉, 중부삼림연구, 51 : 137-140, 2003g.

- 우에하라 이와오(上原巖), 〈독일 바이에른주(州)의 '숲속 유치원' 활동사례〉, 일본임학회대회 학술강연 집, 115, 2004b.

- 우에하라 이와오, 〈주변 지역의 자연환경을 이용한 테라피의 가능성-삼림요법을 중심으로〉, 농업과 경제, 3월호 : 47-54, 2004c.

- 우에하라 이와오(上原巖), 〈삼림요법의 가능성〉, 그린정보, 7월호 : 38-39, 2004d.

- 우에하라 이와오(上原巖), 〈삼림 치유효과의 과학적 검증을 향해〉, 과학, 8월호 : 941-942, 2004e.

- 우에하라 이와오(上原巖), 〈어린이, 선생, 학교를 위한 삼림요법의 가능성에 대하여〉, 건강한 어린이, 9월 호 : 42-43, 2004f.

- 우에하라 이와오(上原巖), 〈삼림 내 셀프카운슬링의 효과〉, 중부삼림연구, 52 : 127-131, 2004g.

- 야마오카 사다오(山岡貞夫), 〈자율신경삼림욕의 생리학적 의의〉, Aromatopia 1992 Autumn, Ⅰ (1) : 16-21, 1992.

- 전국임업개량보급협회, 〈삼림요법의 확립을 향해〉, 임업신지식, 4월호 : 2-3, 1999.

- 전국임업개량보급협회, 《숲과 건강》, 전국임업개량보급협회, 2002.

제5장 _ 컬럼 3. 원예요법과 녹지복지

1) 마츠오 에이스케(松尾英輔), 〈원예요법과 원예복지〉, 마츠오 에이스케 · 쇼야마 유키히로(正山征洋) 편저, 《식물의 신비한 파워를 밝힌다-심신의 치유와 건강을 찾아서》, pp. 3-44, 규슈(九州)대학출판회, 2002.

2) Ulrich R. View through a window mat influence recovery from surgery. Science, 224 : 420-421, 1984.

3) 나카무라 다카하루(中村隆治)·후지이 에이지로(藤井英二郎), 〈나무울타리와 블록담장을 봤을 때 뇌파특성의 비교〉, 조원잡지(造園雜誌), 55 (5) : 139-144, 1992.

4) 구로코 노리히코(黒子典彦)·후지이 에이지로(藤井英二郎), 〈뇌파와 심박반응 및 주관평가로 본 녹지의 소음스트레스 회복효과에 관한 실험적 연구〉, 일본조원학회지, 65 (5) : 697-700, 2002.

5) Simson SP and Straus ME (des.). Horticulture and Therapy : Principles and Practice, Food Products Press, 2003.

6) 엔도 마도카(遠藤まどか)·미야지마 고메이(宮島孔明)·후지이 에이지로(藤井英二郎), 〈플랜터를 이용한 식물재배가 뇌파, 심박변동, 감정에 미치는 영향〉, 인간식물관계학회잡지, 1 (1) : 21-24, 2001.

7) 고바야시 나나에(小林菜々惠)·미야지마 고메이(宮島孔明)·후지이 에이지로藤井英二郎), 〈학교 밖 경작 체험을 통한 자연에 대한 아동의 감정 및 인식의 변화-마츠도시(松戸市) 고멧코(こめっこ) 클럽의 경우〉, 일본농업교육학회 논문집, 2003.

8) Sempik J. Aldridge J and Becker S. Social and Therapeutic Horticulture : Evidence and Messages from Research, Trive and Centre for Child and Family Research of Loughborough Univ, 2003.

9) 히로이 요시노리(広井良典), 《정상형 사회(定常型社会)-새로운 '풍요'의 구상》, 이와나미신쇼(岩波親書), 2001.

제6장 _ **삼림약학**

1) Withering W. An Account of the Foxglove, and Some of its Medical Uses : With Practical Remarks on Dropsy and Other Diseases, Classics of Medicine Library, 1979.

2) Aronson J and Withering W. An Account of the Foxglove and tis Medical Uses. 1785-1985, Oxford University Press, 1985.

3) 고모토 오사미(河本修身), 〈중증심부전 치료지침에 관한 설문조사〉, 호흡과 순환, 52 (4) : S15-S16, 2004.

4) 모모무라 신이치(百村伸一), 〈최신 순환기약의 사용법, 강심제, 디기탈리스약〉, 진단과 치료, 92 : 70-74, 2004.

5) Klijinen J and Knipschild P. *Ginkgo biloba*. Lancet, 340 : 1136-1139, 1992.

6) Le Bars PL et al. A placebo-controlled, double blinded, randomized trial of and extract of *Ginkgo biloba* for demantia. JAMA, 278 : 1327-1332, 1997.

7) 우에마츠 다이스케(植松大輔), 〈일차 진료의를 위한 치매 진단법, 치매의 예방과 대책, 치매의 새로운 약물치료와 전망, 은행잎 진액〉, 치료, 86 : 1730-1737, 2004.

8) Wani MC et al. Plant antitumor agents. VI The isolation and structure of taxol, a novel antileukemic and antitumor agent from *Taxus brevifolia*. J Am Chem Soc, 93 : 2325−2326, 1971.

9) Holton RA et al. First total synthesis of taxol, 1. Functionalization of the B ring. J Am Chem Soc, 116 : 1597−1599, 1994.

10) Holton RA et al. First total syntheses of taxol, completion of the C and D rings. J Am Chem Soc, 116 : 1599−1600, 1994.

11) 일본 약국방 해설서 편집위원회(편), 〈황벽〉, 《제14개정 일본 약국방 해설서 : D−144−151》, 히로카와쇼텐(廣川書店), 2001.

12) 일본 약국방 해설서 편집위원회(편), 〈찜질용 복방(複方) 황벽산(黃蘗散)〉, 《제14개정 일본 약국방 해설서 : D−155》, 히로카와쇼텐(廣川書店), 2001.

13) 우키타 추노신(浮田忠之進)·다무라 도미에(田村とみ江)·미즈노 덴이치(水野伝一), 〈Alkaloid−berberine 염산염의 항균성, Sulfa제(劑)와의 비교〉, 페니실린, 2 : 534−537, 1949.

14) 상해과학기술출판사, 쇼각칸(小学館)(편), 〈0310 황벽〉, 《중약대사전 1》, pp. 158−163, 쇼각칸(小学館), 1985.

15) 일본 약국방 해설서 편집위원회(편), 〈황벽, 타날빈(tannalbin), 비스무트散(bismuth subnitrate powder)〉, 《제14개정 일본 약국방 해설서 : D−156−158》, 히로카와쇼텐(廣川書店), 2001.

16) 가리요네 다츠오(刈米達夫)·기타무라 시로(北村四良), 《약용식물분류학》, 히로카와쇼텐(廣川書店), 1965.

17) 니시오카 이츠오(西岡五男)(편), 《약용식물학》, 히로카와쇼텐(廣川書店), 1985.

18) 노로 유키오(野呂征男)·미즈노 미즈오(水野瑞夫)·기무라 다케아츠(木村孟淳)(편), 《개정4판 약용식물학》, 난코도(南江堂), 1992.

19) 가오사키 도시오(川崎敏男)·니시오카 이츠오(西岡五男)(편), 《천연약물화학》, 히로카와쇼텐(廣川書店), 1986.

20) 오토모 다이치(大木太一)·고마츠 만키(小松曼耆)(편), 《천연약품화학》, 히로카와쇼텐(廣川書店), 1990.

21) 난파 스네오(難波恒雄), 《컬러북스 197, 한방약입문》, 호이쿠샤(保育社), 1970.

22) 안혼형((顏混燊), 《도해상용한방처방》, 야쿠교지호샤(薬業時報社), 1978.

23) 나카야마이가쿠인(中山医学院)(편), 고베중의학연구회(편, 역), 《한약의 임상응용》, 이시야쿠슈판(医歯薬出版), 1979.

24) 하라다 마사토시(原田正敏), 《210처방 한방약치료학, 약리학적 접근》, 히로카와쇼텐(廣川書店), 1985.

25) WH 루이스·MPF 엘빈 루이스 저, 오츠카 야쓰오(大塚恭男)·정종철(丁宗鉄) 역, 《임상의학과 약용식물》, 엔터프라이즈, 1985.

26) Driscoll JS. The preclinical new drug research program of the National Cancer Institute. Cancer Treat Rep, **68** : 63-76, 1984.

27) 이토카와 히데지(糸川秀治) 외, 〈고등식물에서 얻을 수 있는 항종양활성물질의 연구〉, 약학잡지, **119** : 529-583, 1999.

28) 기쿠치 요시나리(菊地與志也) 외, 〈삼림자원을 활용한 택솔의 생산방법에 관한 연구(제1보) 은행침엽의 조제법과 택솔 함량〉, Nat Med, **54** : 14-17, 2000.

29) Kupchan SM and Streelman DR. Quassimarin, a new antileukemic quassinoid from *Quassia amara*. J Org Chem, **41** : 3481-3482, 1976.

30) 무라카미 지히로(村上千尋) 외, 〈소태나무과 식물 중 콰시아노이드 성분의 항종양활성〉, Cancer Science, **95**(Suppl.) : 459, 2004.

31) Wall ME et al. Plant antitumor agent Ⅰ, The isolation and structure of camptothecin, a novel alkaloidal leukemia and tumor inhibitor from *Camptotheca acuminata*. J Am Chem Soc, **88** : 3888-3890, 1966.

32) Cai JC and Hutchingson CR. Brossi A (ed), *The Alkaloids, vol. 21*, p. 101, Academic Press, 1983.

33) Kunimoto T et al. Antitumor activity of 7 ethyl-10-[4-(1-piperidino)-1-piperidino] carbonyloxy-camptothecin, a novel water-soluble derivative of camptothecin, against murine tumors. Cancer Res, **47** : 5944-5947, 1987.

34) Sugimoto Y et al. Decreased expression of DNA topoisomerase Ⅰ in camptothecin-resistant tumor cell lines as determined by a monoclonal antibody. Cancer Res, **50** : 5919-5924, 1990.

35) Arisawa M et al. Inhibition of tomor-promotor ennanced 3H-choline incorporation into cellular phopholipids by phloroglucinol derivatives from *Mallotus japonicus*. J Nat Prod, **54** : 1409-1412, 1991.

36) Satomi Y et al. Antitumor-promoting activity of mallotojaponin, an major constituent of pericarps of *Mallotus japonicus*. Oncology, **51** : 215-219, 1994.

37) 아리사와 무네히사(有澤宗久), 《예덕나무 *Mallotus japonicus* (Euphorbiaceae)의 과피성분》, Yakugaku Zasshi, **123** : 217-224, 2003.

38) Greenspan EM, Leiter J and Shear MJ. Effect of alpha-peltatin, beta-peltatin, podophyllotoxin on lymphomas and other transplanted tumors. J Natl Cancer Inst, **10** : 1295-1333, 1950.

39) Rivera G, Avery T and Pratt C. 4'-demethylepipodophyllotoxin 9-(4, 6-o-2-thenylidene-beta-D-glucopyranoside) (NSC-122819 ; VM-26) and 4'-demethylepi podophyllotoxin 9-(4, 6-o-ethylidene-beta-D-glucophranoside) (NSC-141540 ; VP-16-213) in childhood cancer : preliminary observations. Cancer Chemother Rep, **59** : 743-749, 1975.

40) Minocha A and Long BH. Inhibition of the DNA catenation activity of type Ⅱ topoisomerase by VP16-213 and VM26. Biochem Biophys Res Commun, 122 : 165-170, 1984.

41) Zhu JH · 다케시타 다츠야(竹下達也) · 모리모토 가네히사(森本兼曩), 〈약용인삼의 항종양활성〉, 환경변이원연구, 17 : 143-149, 1995.

42) Helms S. Cancer prevention and therapeutics : *Panax ginseng*. Altern. Med. Rev, 9 : 259-274, 2004.

43) 마츠다 히데아키(松田秀秋) · 동순녕(童純寧) · 구모 미치노리(久保道徳), 〈약용인삼의 약리학적 연구(제14보) 쥐 복수간암 AH130에 대한 Mitomycin C의 세포독성에 미치는 홍삼 70% 메탄올 추출 진액의 영향〉, 의학잡지, 112 : 846-855, 1992.

44) Yamanoto M et al. The preventive effect of red ginseng on cyclophosphamide-induced hematopoietic damage in rats. J Nissei Hospital, 24 : 14-16, 1996.

45) Jung NP and Jin SH. Studies on the physiological and biochemical effects of Korean ginseng. Korean J Ginseng Sci, 20 : 431-471, 1996.

46) 모리시타 시게오(森下重雄) · 니와 겐지(丹羽憲司) · 다마야 데루히코(玉舎輝彦), 〈마우스 자궁내막발암에 있어서 tamoxifen, medroxyprogesterone acetate, danazol, 감초진액의 영향에 관한 연구〉, 기후(岐阜)대학의학부 기요, 45 : 121-132, 1997.

47) Fujita E et al. Antitumor activity of the isodon diterpenoids : structural requirements for the activity. Experientia, 32 : 203-206, 1976.

48) 미야타 사이몬(宮田斉門), 《주로 중국에서 상용, 시용(試用)되고 있는 항암생약과 그 처방 예》, 가가쿠쇼인(科学書院), 1981.

49) Siripong P et al. Anti-invasive effects of curcuminoid compounds from *Curcuma aromatica* SALISB. on murine colon 26-L5 carcinoma cells. J Trad Med, 19 : 209-215, 2002.

50) 이토카와 히데지(糸川秀治) · 와타나베 긴조(渡辺謹三) · 미하라 가즈히코(三原和彦), 〈생약의 항종양성 스크리닝 테스트(제2보)〉, 생약학잡지, 36 : 145-149, 1982.

51) Ohashi K et al. Indonesian medicinal plants. XXV. Cancer cell invasion inhibitory effects of chemical constituents in the parasitic plant Scurrula atropurpurea(Loranthaceae). Chem Pharm Bull, 51 : 343-345, 2003.

52) Dzhambazov B et al. *In vitro* screening for antitumor activity of *Clinopodium vulgare* L.(Lamiaceae) extracts. Bio Pharm Bull, 25 : 499-504, 2002.

53) Mori H et al. Mechanism of antitumor activity of aqueous extracts from Chinese herbs : Their immunopharmacological properties. Jpn J Pharmacol, 49 : 423-431, 1989.

54) 상해과학기술출판사, 쇼각칸(小学館)(편), 〈1953 산두근(山豆根)〉, 《중약대사전 2》, pp. 963-965, 쇼각칸(小学館), 1985.

55) Kadowaki S et al. The suppressing effect of the extract from *Cassia nomame* on clastogenicity and cytotoxicity of Mitomycin C in CHO cells. J Health Sci, 47 : 86-88, 2001.

56) 오코테 가츠키(橫手克樹)·세키 류타로(関龍太郎), 〈암세포에 대한 각종 약초추출액의 영향〉, 시마네 현 보건환경과학연구소보, 44 : 83-86, 2003.

57) Ikeda K and Nagase H. Magnolol has the ability to induce apoptosis in tumor cells. Biol Pharm Bull, 25 : 1546-1549, 2002.

58) Morikawa T et al. Medicinal foodstuffs. XXXI. Structures of new aromatic constituents and inhibitors of degranulation in RBL-2H3 cells from a Japanese folk medicine, the stem bark of *Acer nikoense*. Chem Pharm Bull, 51 : 62-67, 2003.

59) 일본 약국방 해설서 편집위원회(편), 〈아즈말린(Ajmaline)〉, 《제14개정 일본 약국방 해설서 : C-39-43》, 히로카와쇼텐(廣川書店), 2001.

60) Oken BS, Storzbach DM and Kaye JA. The efficacy of *Ginkgo biloba* on cognitive function in Alzheimer desease. Arch Neurol, 55 : 1409-1415, 1998.

61) 우에마츠 다이스케(植松大輔), 〈은행잎 진액의 뇌경색 만성기의 국소뇌순환운동태(局所腦循環運動態)에 대한 효과〉, 뇌졸중, 22 : 313-319, 2000.

62) 조난 오사무(長南治) 외, 〈은행잎 추출물의 고혈압 환자에 대한 혈압강하 효과〉, 일본영양, 식량학회지, 55 : 11-17, 2002.

63) 후카야 고다이(深谷浩大)·간노 히데키(管野秀貴), 〈쥐 시스플라틴(cisplatin) 독성에 대한 Ginkgo biloba extract의 경감효과에 관한 실험적 연구〉, 일본이비인후과학회회보, 102 : 907-917, 1999.

64) Itokawa H et al. Antitumor principles from *Ginkgo biloba* L. Chem Pharm Bull, 35 : 3016-3020, 1987.

65) Rai D et al. Anti-stress effects of *Ginkgo biloba* and *Panax ginseng* : A comparative study. J Pharm Sci, 93 : 458-464, 2003.

66) Haji A et al. Increased feling cerebral blood flow induced by dehydroevodiamine hydrochloride from *Evodia rutaecarpa*. J Nat Prod, 57 : 387-389, 1994.

67) Horiuchi T et al. Studies on evodiasaccharide-B purified from *evodiae fructus* Part Ⅰ. Its properties and effects on cerebral blood flow. Inter J Pharmacognosy, 34 : 262-266, 1996.

68) Ono K et al. Curcumin has potent anti-amyloidogenic effects for Alzheimer's β-amyloid fibrils *in vitro*. J Neurosci Res, 75 : 742-750, 2004.

69) 고토 히로조(後島博三), 〈전통적 약초제에 의해 만족스럽게 치료된 당뇨병성 신장질환 3가지 예의 보고〉, 〈명백한 단백뇨를 동반하는 당뇨병성 신장질환의 진행에 미치는 대황(Rhei Rhizoma)을 포함한 전통적 약초제 효과의 임상적 평가〉, 화한의학잡지, 19 : 37-45, 2002.

70) 상해과학기술출판사, 쇼각칸(小学館)(편), 〈3274 총목근(楤木根)〉, 〈3275 총목백피(楤木白皮)〉, 《중약대사전 3》, pp. 1606-1607, 쇼각칸(小学館), 1985.

71) 반도 히로시(坂東浩)·이시다 요시히코(石田芳彦), 〈일차 진료의가 알아야할 대체의료가이드〉, 〈치료선택에 있어서 대체의료와 그 근거〉, 〈대체의료를 통한 당뇨병과 비만에 대한 접근〉, 치료, 84 : 49-53, 2002.

72) 모리 유타카(森豊) 외, 〈자연발생 당뇨병 WBN/Kob 쥐의 신장질환에 대한 고려인삼의 효과〉, 화한의약학잡지, 12 : 406-407, 1995.

73) Hikino H et al. Isolation and hypoglycemic activity of panaxans F, G, and H, glycans of *Panax ginseng* roots. Shoyakugaku Zasshi, 39 : 331-333, 1985.

74) 베푸 히데히코(別府秀彦) 외, 〈자연발증 당뇨병 마우스에 대한 용두금의 혈당강하작용〉, 의학과 생물학, 120 : 151-156, 1990.

75) 아리사와 무네히사(有澤宗久)·하야시 도시미츠(林利光)·모모세 야스노리(百瀬弥寿徳), 〈파라과이의 약용음용식물 난가피리(nangapiry)의 효용〉, Food Style 21, 5 : 69-73, 2001.

76) 상해과학기술출판사, 쇼각칸(小学館)(편), 〈4637 당살초(김네마실베스터)〉, 《중약대사전 4》, p. 2302, 쇼각칸(小学館), 1985.

77) Yasni S, Imaizumi K and Sugano M. Effects of an Indonesian medical plant, *Curcuma znathorrhiya* ROXB., on the levels of serum glucose and triglyceride, fatty acid desaturation, and bile acid excretion in streptozotocin-induced diabetic rats. Agr Biol Chem, 55 : 3003-3010, 1991.

78) 미츠바시 히로시(三橋博) 외, 〈978 돌외〉, 《원색 마키노 화한약초대도감(原色牧野和漢藥草大圖鑑)》, 호쿠류칸(北隆舘), p. 515, 1988.

79) 상해과학기술출판사, 쇼각칸(小学館)(편), 〈0384 개자(芥子)〉, 《중약대사전 1》, pp. 209-210, 쇼각칸(小学館), 1985.

80) 미츠바시 히로시(三橋博) 외, 〈587 개다래나무〉, 《원색 마키노 화한약초대도감(原色牧野和漢藥草大圖鑑)》, 호쿠류칸(北隆舘), p. 310, 1988.

81) 미츠바시 히로시(三橋博) 외, 〈585 양다래〉, 《원색 마키노 화한약초대도감(原色牧野和漢藥草大圖鑑)》, 호쿠류칸(北隆舘), p. 309, 1988.

82) 상해과학기술출판사, 쇼각칸(小学館)(편), 〈5567 비당나무〉, 《중약대사전 4》, p. 2725, 쇼각칸(小学館), 1985.

83) 나카무라 리에(中村理恵) 외, 〈감초의 항궤양작용 본체의 해명〉, Nat Med, 57 : 172-177, 2003.

84) Toma W et al. Antiulcerogenic activity of four extracts obtained from the bark wood of *Quassia amara* L.(Simaroubaceae). Biol Pharm Bull, 25 : 1151-1155, 2002.

85) Zueva EP et al. The effect of an extract of aspen bark on the development of a chronic ulcerative process in animal stomachs. Eksp Klin Farmakol, 62 : 28-30, 1999.

86) Matsunaga T et al. isolation of the antiulcer compound in essential oil from the leaves of *Cryptomeria japonica*. Biol Pharm Bull, 23 : 595-598, 2000.

87) Hiruma-Lima CA et al. Effect of essetial oil obtained from *Croton cajucara* BENTH. on gastric ulcer healing and protective factors of the gastric mucosa. Phytomed, 9 : 523-529, 2002.

88) 가리요네 다츠오(刈米達夫) 외, 《약용식물대사전》, p. 56, 히로카와쇼텐(廣川書店), 1993.

89) 상해과학기술출판사, 쇼각칸(小学館)(편), 〈0341 황련〉, 《중약대사전 1》, pp. 175-185, 쇼각칸(小学館), 1985.

90) 미츠바시 히로시(三橋博) 외, 〈1076 털머위〉, 《원색 마키노 화한약초대도감(原色牧野和漢藥草大圖鑑)》, 호쿠류칸(北隆舘), p. 567, 1988.

91) 상해과학기술출판사, 쇼각칸(小学館)(편), 〈3608 지유(地榆)〉, 《중약대사전 3》, pp. 1767-1769, 쇼각칸(小学館), 1985.

92) 가리요네 다츠오(刈米達夫) 외, 《약용식물대사전》, 히로카와쇼텐(廣川書店), p. 392, 1993.

93) 하타노 스토무(波多野力) · 요시다 다카시(吉田隆志), 〈천연 유래의 항MRSA물질의 탐색〉, 바이오사이언스와 인더스트리, 60 : 801-806, 2002.

94) Hattori M et al. Studies on dental caries prevention by traditional medicines (Ⅸ). Potent antibacterial action of coumarin derived from licorice roots against *Streptococcus mutans*. Shoyakugaku Zasshi, 40 : 406-412, 1986.

95) 미츠바시 히로시(三橋博) 외, 〈595 서양고추나물〉, 《원색 마키노 화한약초대도감(原色牧野和漢藥草大圖鑑)》, 호쿠류칸(北隆舘), p. 314, 1988.

96) 가모하라 세이카((蒲原聖可), 〈수면장애와 자연요법〉, 〈수면장애와 허브서플먼트에서의 접근〉, Aromatopia, 11 : 4-9, 2002.

97) 지사카 미츠오(地阪光生) 외, 〈야생 침팬지의 약용식물 베르노니아 아미그달리나(*Vernonia amygdalina*)에 함유된 고미(苦味) 세스퀴테르펜 락톤(sesquiterpene lactones)류의 항종양 및 항균활성〉, Biosci Biotechnol Biochem, 57 : 833-834, 1993.

98) Biser JA. Really wild remedies? Medicinal plant use by animals. Zoogoer, 27 : 1998, Smithsonian National Zoological Park (http://nationalzoo.si.edu/Publications/ZooGoer/ 1998/1/reallywildremedies.cfm).

99) Iwalokun BA. An antimicrobial evaluation of *Vernonia amygdalina* (Compositae) against gram positive and gram negative bacteria from Lagos, Nigeria, West Afr J Pharmacol Drug Res, 19 : 9-15, 2003.

100) Jisaka M et al. Antitumoral and antimicrobial activities of bitter sesquiterpene lactones of *Vernonia amygdalina*, a possible medical plant used by wild chinpanzees. Biosci Biotechnol Biochem, 57 : 833-834, 1993.

101) 가리요네 다츠오(刈米達夫) 외, 《약용식물대사전》, 히로카와와쇼텐(廣川書店), p. 372, 1993.

102) 사이토 마사미치 빅토르(斉藤誠充ヴィクトル), 〈유칼립투스 잎 추출물의 치주병원성 세균에 대한 항균활성〉, 구강위생학회잡지, 53 : 585−591, 2003.

103) Ngassoum MB et al. Antimicrobial study of essential oils of *Ocimum gratissimum* leaves and *Znathoxylum xanthoxyloides* fruits from Cameroon. Fitoterapia, 74 : 284−287, 2003.

104) Orafidiya LO et al. An investigation into the wound−healing properties of essential oil of *Ocimum gratissimum* LINN. J Wound Care, 9 : 331−334, 2003.

105) Opalchenove G and Obreshkova D. Antibacterial action of extracts of *Clinopodium vulgare* L. curative plant. Drug Dev Ind Pharm, 25 : 323−328, 1999.

106) 상해과학기술출판사, 쇼각칸(小学館)(편), 〈1605 오안과수피(五眼果樹皮)〉, 《중약대사전 2》, pp. 796−797, 쇼각칸(小学館), 1985.

107) Nguyen DD et al. The use of a water extract from the bark of *Choerospondias axillaris* in the treatment of second degree burns. Scand J Plast Reconstr Surg Hand Surg, 30 : 139−144, 1996.

108) Martins AP et al. Essential oil composition and antimicrobial activity of *Santiria trimera* bark. Planta Med, 69 : 77−79, 2003.

109) 미츠바시 히로시(三橋博) 외, 〈483 산초(山椒)〉, 《원색 마키노 화한약초대도감(原色牧野和漢藥草大圖鑑)》, 호쿠류칸(北隆舘), p. 257, 1988.

110) Jain SR and Jain MR. Antifungal studies on some indigenous volatile oils and their combinations. Planta Medica, 22 : 136−139, 1972.

111) Kamel A et al. *In vitro* anti−malarial activity of *Andrographis paniculata*(Acanthaceae). Int Med J, 10 : 43−46, 2003.

112) Takahashi M et al. *In vitro* screening of leishmanicidal activity in Myanmar timber extracts. Biol Pharm Bull, 27 : 921−925, 2004.

113) Abe F et al. Trypanocidal constituents in plants 3. Leaves of *Garcinia intermedia* and heartwood of *Calophyllum brasiliense*. Biol Pharm Bull, 27 : 141−143, 2004.

114) Reyes−Chilpa R et al. Trypanocidal activity and chemistry of several guttiferae species from Mexico. 후쿠오카대학연구부 논집 E: 종합과학편, 1 : 157−165, 2003.

115) Abe F et al. Trypanocidal constituents in Plants 2. Xanthones from the stem bark of *Garcinia subelliptica*. Biol Pharm Bull, 26 : 1730−1733, 2003.

116) 상해과학기술출판사, 쇼각칸(小学館)(편), 〈1149 고삼(苦蔘)〉, 《중약대사전 1》, pp. 583−585, 쇼각칸(小学館), 1985.

117) 미츠바시 히로시(三橋博) 외, 〈433 고삼(苦蔘)〉, 《원색 마키노 화한약초대도감(原色牧野和漢藥草大圖鑑)》, 호쿠류칸(北隆館), p. 229, 1988.

118) Matsuo K et al. Trypanocidal flavonoids from *Sophora flavescens*. Nat Med, 57 : 253–255, 2003.

119) Yamaguchi–Miyamoto T et al. Antipruritic effects of *Sophora flavescens* on acute and chronic itch–related responses in mice. Biol Pharm Bull, 26 : 722–724, 2003.

120) 미츠바시 히로시(三橋博) 외, 〈243 월계수〉, 《원색 마키노 화한약초대도감(原色牧野和漢藥草大圖鑑)》, 호쿠류칸(北隆館), p. 130, 1988.

121) Uchiyama N et al. Trypanocidal terpenoids from *Laurus nobilis* L. Chem Pharm Bull, 50 : 1514–1516, 2002.

제6장 _ 삼림약학 (참고문헌)

• A. 셰바리에 저, 난파 스네오(難波恒雄) 감역, 《세계약용식물백과사전》, 세이분도신코샤(誠文堂新光社), 2000.

• Ebadi MS. *Phamacodynamic Basis of herbal Medicine*, CRC Press, 2002.

• 가리요네 다츠오(刈米達夫), 《화한생약(和漢生藥)》, 히로카와쇼텐(廣川書店), 1971.

• 가리요네 다츠오(刈米達夫)·기타무라 시로(北村四郎), 《약용식물분류학 개고판(改稿版)》, 히로카와쇼텐(廣川書店), 1975.

• 가리요네 다츠오(刈米達夫)·기무라 고이치(木村康一) 감수, 《약용식물대사전》, 히로카와쇼텐(廣川書店), 1993.

• 후생성약무국(厚生省藥務局), 《일반용 한방처방의 입문》, 후생성, 1975,

• 마키노 도미타로(牧野富太郎), 《마키노 신일본식물도감》, 호쿠류칸(北隆館), 1966.

• 미츠바시 히로시(三橋博) 감수, 《원색 마키노 화한약초대도감(原色牧野和漢藥草大圖鑑)》, 호쿠류칸(北隆館), 1988.

• 오카다 미노루(岡田稔) 감수·와다 히로시(和田浩志)·데라바야시 스스무(寺林進)·겐지 곤도(近藤健児, 감수), 《신정(新訂) 원색 마키노 화한약초대도감》, 호쿠류칸(北隆館), 2002.

• 미즈노 미즈오(水野瑞夫) 감수, 다나카 도시히로(田中俊弘) 편, 《일본약초전서》, 신니혼호키슈판(新日本法規出版), 1995.

• 열대식물연구회 편, 《열대식물요람》, 대일본산림회, 1984.

• 일본대중약공업협회 생약제품위원회 생약문헌조사부회 편, 《범용생약편람》, 일본대중약공업협회, 2000.

- (사)일본약학회 편, 《약학생, 약제사를 위한 알아야할 생약 100-한방처방 포함》, 도쿄화학동인, 2004.

- 일본 약국방 해설서 편집위원회 편, 《제14개정 일본 약국방 해설서》, 히로카와쇼텐(廣川書店), 2001.

- 니시오카 이츠오(西岡五夫) 편, 《약용식물학》, 히로카와쇼텐(廣川書店), 1985.

- 노로 유키오(野呂征男)·미즈노 미즈오(水野瑞夫)·기무라 다케아츠(木村孟淳) 편, 《개정5판 약용식물학》, 난코도(南江堂), 1999.

- 오이 지사부로(大井次三郎), 《일본식물지》, 시분도(至文堂), 1965.

- 오쿠다 다쿠오(奧田拓男) 편, 《자원 및 응용 약용식물학》, 히로카와쇼텐(廣川書店), 1994.

- 사타케 모토요시(佐竹元吉)·이다 요시테루(伊田喜光)·네모토 유키오(根本幸夫) (감수), 쇼와한방약허브연구회 편, 《한방 210처방 생약해설-기초에서 운용까지》, 지호(じほう), 2001

- 상해과학기술출판사, 쇼각칸(小学館)) 편, 《중약대사전》 1~4, 별권, 쇼각칸(小学館), 1985.

- 다케다 다다히로(竹田忠紘) 외 편, 《천연의약자원학 제2판》, 히로카와쇼텐(廣川書店), 2002.

- 도야마(富山)의과약과대학 화한연구소 편, 난파 쓰네오(難波恒雄) 감수, 《화한약의 사전》, 아사쿠라쇼텐(朝倉書店), 2002.

- 야마자키 미키오(山崎幹夫)·사이토 가즈키(斉藤和季) 편, 《약용자원학》, 마루젠(丸善), 1997.

제6장 _ 총괄컬럼 : 대체통합의학과 새로운 건강증진법

1) '헬스 네트미디어' 홈페이지(http://www.health-station.com/topic125html).

2) 세키지마 가요코(関島香代子)·이시쿠라 유키코(石倉有紀子), 〈보완대체요법과 간호〉, 니가타대학의학부 보건학과 기요, 7 (4) : 473-481, 2002.

3) Silver S. Optimal healing environments in end-of-life care and beyond. J Altern Complement Med, 10 : 201-209, 2004.

4) 사토 도모코(佐藤知子), 후지카와 다카코(藤川孝子), 〈완화케어 병동에서 대체요법을 희망하는 환자의 케어〉, 일본암간호학회지, 17 : 76, 2003.

5) 다무라 코지(田村康二), 〈대체요법의 평가〉, 죽음의 임상, 25 (1) : 12-14, 2002.

6) Vogelzang JL, 〈암의 대체요법으로서 기능성 식품 및 보조식품에 대해서〉, Home Care Medicine, 4 (1) : 22-24, 2003.

7) 스미요시 요시테루(住吉義光) 외, 〈전립선암 환자에 대한 대체요법의 현황〉, 일본비뇨기과학회잡지, 94 (2) 328, 2003.

8) 효도 이치노스케(兵頭一之介) 외, 〈암의 대체요법에 대한 임상종양의의 인식에 관한 전국설문조사〉, 일본암학회 61회 총회 기사, p. 494, 2002.

9) Hisanaga A et al. 〈한방약이 주효한 패닉장애의 4증례 가미소요산과 반하후박탕(Four cases of panic disorder successfully treated with Kampo(japanese herbal) medicined : Kami-shoyo-san and Hange-koboku-to)〉. Psychiatry and Clinical Neurosciences, 56 (6) : 617-620, 2002.

10) 하라다 요지(原田容治), 〈소화기질환에 있어서 대체요법과 QOL-소화기암에 있어서 건강식품의 영향〉, 일본고령소화기의학회의회지, 5 (1) : 69, 2003.

11) 이와모토 아리히로(岩本在弘) 외, 〈EBM에 기초한 암환자의 완화의료건강식품을 이용한 암 대체요법의 과학적 검증〉, 일본임상외과학회잡지, 63 : 256, 2002.

12) 스보노 요시타카(坪野吉孝), 〈'예방의학을 재검토한다' 암 예방을 위한 보조식품과 대체의료에 관한 근거-β카로틴 보급제, 녹차의 유효성과 암환자를 위한 식생활 가이드라인〉, EBM저널, 4 (1) : 85-90, 2002.

13) 오나이 도루(小内享), 〈대체요법에의 메시지-위험한 해외 다이어트용 건강식품 정보공개의 추진을〉, 비만과 당뇨병, 1 (4) : 149-151, 2002.

14) Cicero AF, Derosa G and Gaddi A. What do herbalists suggest to diabetic patients in order to improve glycemic control? Evaluation of scientific evidence and potential risks. Acta Diabetol, 41 (3) : 91-98, 2004.

15) Singh S et al. Role of yoga in modifying certain cardiovascular functions in type 2 diabetic. J Assoc Physicians India, 52 : 203-206, 2004.

16) 사이토 요시마루(桐生美麿)·나카야마 주이치로(中山樹一郎), 〈진행기 피부 악성흑색종에 대한 아가리쿠스버섯의 시도〉, 임상과 연구, 79 (10) : 1845-1848, 2002.

17) 야마구치 하루미(山口晴美)·다바타 유키요(田端幸代)·다니구치 도시오(谷口敏雄), 〈본 병원에 있어서 아로마테라피의 시도〉, 오사카 투석연구회회지, 20 (2) : 189-191, 2002.

18) 반도 히로시(板東浩)·아마야스 히데아키(天保英明)·마쓰모토 하루코(松本晴子), 〈대체요법과 음악-음악요법과 심리학〉(No.3). 내과전문의회지, 14 (4) : 623-627, 2002.

19) Malinova M and Malinove M. Effect of music on fetal behaviour. Akush Ginekol(Sofiia), 43 : 25-28, 2004.

20) 이마니시 지로(今西二郎)·구리야마 히로코(栗山洋子), 〈의용공학, 의료정보학, 대체요법에 관한 데이터베이스의 작성〉, 의학의 길, 204 (6) : 459-460, 2003.

21) Watts CA, Lafferty WE and Baden AC. The effect of mandating complementary and alternative medicine services on insurance benefits in Washington State. J Altern Complement Med, 10(6) : 1001-1008, 2004.

22) 미야자키 요시후미(宮崎良文), 〈자연과 사람의 관계〉, 일본생기상학회잡지, 39 (3) : 72, 2002.

23) Levy BR et al. Longevity increased by positive self-perceptions of aging. Journal of Personality

and Social Psychology, **83** (2) : 261−270, 2002.

24) Somosi G. The role of the forest and public parks in Hungarian health. Zentralbl Bakteriol Mikrobiol Hyg[B], **177** (3−4) : 319−326, 1983.

25) 스기사와 히데히로(杉澤秀博)·스기사와 아츠코(杉澤あつ子), 〈건강도 자기평가에 관한 연구의 전개−미국에서의 연구를 중심으로〉, 일본공중위생학회잡지, **42** : 366−378, 1995.

26) Kaplan GA and Camacho T. Perceived health and mortality an nine−year follow−up of the Human Population laboratory cohort. American journal of Epidemiology. **117** : 292−304, 1983.

27) Levy BR et al. Longevity increased by positive self−perceptions of aging. Journal of Personality and Social Psychology, **83** (2) : 261−270, 2002.

28) 호시 단지(星旦二)·다니구치 리키오(谷口力夫), 〈지자체 평균수명과 표고의 관련〉, 일본공중위생학회잡지, **50** (10) : 183, 2003.

29) 호시 단지(星旦二)·다니구치 리키오(谷口力夫), 〈도도부 현별 평균수명의 경년(經年)변화와 그 특성〉, 후생의 지표, **46** (11) : 24−31, 1999.

30) 호시 단지(星旦二), 〈숲과 시민참여의 관점에서 본 건강증진〉, 공원녹지, **63** (4) : 12−19, 2002.

31) Powe NA and Willis KG. Mortality and morbidity benefits of air pollution(SO_2 and PM10) absorption attributable to woodland in Britain. j Environ Manage, **70** (2) : 119−128, 2004.

32) 호시 단지(星旦二), 마츠다 마츠미(松田正己) 편집, 《계통간호학강좌 공중위생》, 이가쿠쇼인(医学書院), 2004.

제7장 _ 삼림환경과 감성의학 : 1. 자연과 인간의 관계 ~ 5. 생리응답과 주관평가의 대응

1) 미야자키 요시후미(宮崎良文) 저, 박범진 역, 《오감으로 밝히는 숲의 과학 : 삼림욕은 왜 몸에 좋은가》, 넥서스, 2007.

2) 사토 마사히코(佐藤方彦), 《이야기생활과학》, 일본규격협회, 1994.

3) 사토 마사히코(佐藤方彦), 〈수목전설의 현대화−생리인류학의 시점〉, APAST, **16** : 4, 1995.

4) "임야청이 '삼림욕' 구상", 〈아사히신문(朝日新聞)〉 1982년 7월 29일 기사.

5) 와타나베 마사오(渡辺正雄), 〈근대에 있어서 일본인의 자연관−서양과의 비교를 통해〉, 이토 준타로(伊藤俊太郎) 편, 《일본인의 자연관−신석기에서 현대까지》, 가와데쇼보신샤(河出書房新社), 1995.

6) Watanabe M. The concept of nature in Japan culture. Science, **183**, 1974.

7) 가미가이토 겐이치(上垣外憲一), 〈신코킨슈(新古今集)'의 자연관〉, 이토 준타로(伊藤俊太郎) 편, 《일본인의 자연관−신석기에서 현대까지》, 가와데쇼보신샤(河出書房新社), 1995.

8) 모리나가 하루히코(森永晴彦), 〈일본인에게도 과학이 가능할까?〉, 자연, 1976 (1) : 52-58 : 가와이 마사오(河合雅雄), 〈왜 숲을 찾는가-인간 본성으로의 회귀〉, 《사람은 왜 자연을 찾을까》, 미타슈판카이(三田出版会), 1995.

8) 이누이 마사오(乾正雄), 《부드러운 환경론》, 가이메이샤(海鳴社), 1988.

9) 나카무라 유지로(中村雄二郎), 《자연의 신비-사람은 공진(共振)하는 우주 속에서 왜 자연을 찾을까》, 미타슈판카이(三田出版会), 1995.

10) Condon WS and Sander LW. Science, 183 : 99-101, 1974.

11) Hall ET. Beyond Culture, Anchor Press, 1976.

12) 아마노 데이유(天野貞祐) 역, 《칸트 순수이성비판》, 이와나미쇼텐(岩波書店), 1921.

13) 박범진 외, 〈삼림욕의 생리적 효과 (I) – 타액 중 코티솔 및 뇌 활동(TRS)를 지표로 해서〉, 일본생리인류학회지 9 (2) : 44-45, 2004.

14) 미야자키 요시후미(宮崎良文) 외, 일본생기상학회잡지, 27 : 48, 1990.

15) 오히라 히데키(大平秀樹) 외, 〈삼림욕과 건강에 관한 정신신경면역학적 연구〉, 도카이(東海)여자대학 기요, 19 : 217-232, 1999.

16) Ohtsuka Y, Yabunaka N and Takayama Y. Shinrin-yoku(forest-air bathing and walking) effectively decreases blood glucose levels in diabetic patients. Int J Biometeorol, 41 : 125-127, 1998.

17) 스기타 리에(杉田理恵) 외, 일본생리인류학회 대회요지집, 45 : 84-85, 2001.

18) Tsunetsugu Y, Miyazaki Y and Sato H. Visual effects of interior design in actual-size living rooms on physiological responses, Building and Environment, 40 (10) : 1341-1346, 2005.

19) Tunetsugu, Y, Miyazaki Y and Sato H. The visual effects of wooden interiors in actual-size living rooms on the autonomic nervous activities. Journal of Physiological Anthropology and Applied Human Science, 21 (6) : 297-300, 2002.

20) Sakuragawa S et al. Influence of wood wall-panels on physiological and psychological responses. J Wood Science, 51 (2) : 136-140, 2005.

21) 미야자키 요시후미(宮崎良文)·기쿠치 요시아키(菊地吉晃), 일본생리인류학회 대회요지집, 33 : 14, 1994.

22) 스즈키 유이치(鈴木雄一) 외, 일본생리인류학회 대회요지집, 42 : 36-37, 1999.

23) 모리카와 다케시(森川岳) 외, 〈목재와의 접촉으로 인한 혈압의 경시적(經時的) 변화〉, 일본목재학회 대회연구발표요지집, 47 : 56, 1997.

24) 미야자키 요시후미(宮崎良文) 외, 일본목재학회 대회연구발표요지집, 48 : 216, 1998.

25) 미야자키 요시후미(宮崎良文) 외, 일본생리인류학회 대회요지집, 41 : 51-52, 1999.

26) 모리카와 다케시(森川岳) 외, 일본목재학회 대회연구발표요지집, 49 : 183, 1999.

27) 모리카와 다케시(森川岳) 외, 일본생리인류학회 대회요지집, 45 : 76-77, 2001.

제7장 _ 삼림환경과 감성의학 : 6. 삼림테라피 효과의 평가지표

1) 오쿠마 데루오(大熊輝雄), 《임상뇌파학 제5판》, 이가쿠쇼인(医学書院), 1999.

2) 일본생리인류학회계측연구부회 편, 《인간과학계측 핸드북》, 기호도(技報堂), 1996.

3) 모리야 기요시(森谷潔)·아라타 유코(新田裕子), 〈방향의 보호효과〉, 일본생기상학회잡지, 32 (4) : 125-132, 1995.

4) 데라우치 후미오(寺内文雄) 외, 〈주택의 평가요인으로서 목재의 냄새-뇌파를 이용한 생리적인 측정의 시도〉, 일본인테리어학회 논문보고집, 1 : 29-32, 1991.

5) 아마리 순이치(甘利俊一)·도야마 게이스케(外山敬介) 편, 《뇌과학대사전》, 아사쿠라쇼텐(朝倉書店), 2000.

6) 나카야마 히토시(中山仁寿) 외, 〈포지트론CT와 뇌파로 본 향기의 효과〉, 맛과 향의 심포지엄 논문집, 26 : 353-356, 1992.

7) 일본뇌대사(脳代謝)모니터링연구회, 《임상의를 위한 근적외선분광법》, 신코이가쿠슈판샤(新興医学出版社), 2002.

8) 박범진 외, 〈삼림욕의 생리적 효과(Ⅰ)-타액 중 코티솔 및 뇌 활동(TRS)를 지표로 해서〉, 일본생리인류학회지 9 (특별호 2) : 44-45, 2004.

9) Tsunetsugu, Y, Miyazaki Y and Sato H. Visual effects of interior design in actual-size living rooms on physiological responses. Building and Environment, in press.

10) 일본자율신경학회, 《자율신경기능검사 제2판》, 분코도(文光堂), 2001. (제3판에도 나와 있음)

11) 구로코 노리히코(黒子典彦)·후지이 에이지로(藤井英二郎), 〈뇌파와 심박반응 및 주관평가로 본 녹지의 소음 스트레스 회복효과에 관한 실험적 연구〉, 랜드스케이프연구, 65 (5) : 697-700, 2002.

12) 이리키 마사미(入来正躬) 외, 〈심전도 R-R간격 검사를 이용한 열적 쾌적감의 평가〉, 일본생기상학회지, 30 (2) : 57-63, 1993.

13) 미야자키 요시후미(宮崎良文)·모리카와 다케시(森川岳)·야마모토 노보루(山本昇), 〈목재의 향기물질 흡입이 생체에 미치는 영향〉, 일본생리인류학회지, 4 (특별호 1) : 49-50, 1999.

14) Haze S, Sakai K and Gozu Y. Effects of fragrance inhalation on sympathetic activity in normal adults. Jpn J Pharmacol, 90 : 247-253, 2002.

15) 미야카지 요시후미(宮崎良文)·모토하시 유타카(本橋豊)·고바야시 시게오(小林茂雄), 〈정유의 흡입으로 인한 기분변화 (제1보) — 동공광반사, 작업능률, 관능검사, 심리상태평가서에 미치는 영향〉, 목재학회지, 38 (10) : 903-908, 1992.

16) 야마구치 마사키(山口昌樹) 외, 〈타액 아밀라아제활성은 스트레스 추정의 지표가 될 수 있는가〉, 의학전자와 생체공학, 39 (3) : 234-239, 2001.

17) 야마구치 마사키(山口昌樹) 외, 〈타액 아밀라아제활성은 스트레스 추정의 지표가 될 수 있는가〉, 의학전자와 생체공학, 39 (3) : 234-239, 2001.

18) 사토 아키오(佐藤昭夫)·도모나가 마사노리(朝長正德) 편, 《스트레스의 구조와 적극적 대응》, 후지타키카쿠슈판(藤田企画出版), 1991.

19) 미야자키 요시후미(宮崎良文) 외, 〈삼림욕의 심리적 효과와 타액 중 코티솔〉, 일본생기상학회잡지, 27 : 48, 1990.

20) 박범진 외 편, 《신 생리심리학 〈1권〉 생리심리학의 기초》, 기타오지쇼보(北大路書房), 1998.

21) 박범진 외 편, 〈삼림욕 생리적 효과 (Ⅰ)−타액 중 코티솔 및 뇌 활동(TRS)을 지표로〉, 일본생리인류학회지, 9 (특별호 2) : 44-45, 2004.

22) 오시미 가즈오(押味和夫), 《NK세포−기초에서 임상으로, SCOM (011)》, 가네하라슈판(金原出版), 1998.

23) 오히라 히데키(大平英樹) 외, 〈삼림욕과 건강에 관한 정신신경면역학적 연구〉, 도카이(東海)여자대학 기요, 19 : 217-232, 1999.

24) 야마다 구미코(山田宮美乎)·요시다 도모유키((吉田倫幸), 〈성격특성별로 본, 향기가 정신작용에 미치는 효과〉, 일본 맛과 향 협회지, 2 (3) : S119-S122, 1995.

25) 일과기연(日科技連)관능검사위원회, 《관능검사 핸드북 신판》, 니츠카기렌슈판샤(日科技連出版社), 1973.

26) 마스야마 에이타로(増山英太郎)·고바야시 시게오(小林茂雄), 《Sensory evaluation−관능검사에의 권유》, 가키우치슈판(垣内出版), 1989.

27) 요코야마 가즈히토(横山和仁) 외, 〈POMS(심리상태평가서) 일본어판의 작성과 신뢰성 및 타당성의 검토〉, 일본공중위생잡지, 37 (11) : 913-918, 1990.

28) 미야자키 요시후미(宮崎良文)·와타누키 시게키(綿貫茂喜), 〈실험상의 주의〉, 《인간과학계측 핸드북》, p. 533-536, 기호도(技報堂), 1996.

제7장 _ 삼림환경과 감성의학 (참고문헌)

• 기무라 후쿠코(貴邑富久子)·네고로 히데오(根来英雄), 《심플생리학 개정 제4판》, 난코도(南江堂), 1999.

• 일본생리인류학회계측연구부회 편, 《인간과학계측 핸드북》, 기호도(技報堂), 1996.

제8장 _ 삼림환경 설계

1) 호리 시게루(堀繁)·가가와 다카히데(香川隆英), 〈일상풍경 속의 삼림-삼림풍경의 복권을 위하여〉, 일본 임학잡지, **73** (6) : 477-482, 1991.

2) 가가와 다카히데(香川隆英)·다나카 노부히코(田中伸彦), 〈일본의 보안림제도로 알아보는 풍치시책의 전개〉, 랜드스케이프연구, **58** (5) : 201-204, 1995.

3) 가가와 다카히데(香川隆英), 〈마을 주변 산의 바람직한 미래상과 접근법〉, 삼림과학, **42** : 46-50, 2004.

4) 가가와 다카히데(香川隆英), 〈세계의 포레스트스케이프 탐방〉, 임업기술, 645-654, 1996.

5) 가가와 다카히데(香川隆英), 《2020년의 일본 삼림, 목재, 산촌은 이런 모습이다》, 전국임업개량보급협회, 2003.

6) 오코시 미카(大越美香)·구마가이 요이치(熊谷洋一)·가가와 다카히데(香川隆英), 〈마을 주변 산에서의 어린 시절 자연체험과 동식물의 인식〉, 랜드스케이프연구, **67** (5) : 647-652, 2004.

7) 오코시 미카(大越美香)·가가와 다카히데(香川隆英), 〈아이들의 삼림 이미지와 삼림체험학습에 관한 연구〉, 농림계획논문집, **5** : 259-264, 2003.

8) 가가와 다카히데(香川隆英), 〈삼림 쾌적성에 대한 삼림소유자의 의식〉, 일본임학회대회 발표논문집, **102** : 123-126, 1991.

9) 다나카 히데키(田中英記), 〈도시 근교 레크리에이션 숲의 규모와 적정수용력에 대하여〉, 조원잡지(造園雜誌), **56** (5) : 193-198, 1993.

10) 고지마 다다시(小島正)·가가와 다카히데(香川隆英), 〈침활혼효림의 형상, 크기의 경관평가에 관한 연구〉, 일본임학회 간토(關東)지부대회 발표논문집, **48** : 31-34, 1996.

11) 아베 유미코(阿部有美子) 외, 〈포토몽타주 수법에 의한 가까운 삼림경관의 평가〉, 일본임학회대회 발표 논문집, **108** : 185-188, 1997.

12) 오쿠 히로카즈(奧敬一)·후카마치 가츠에((深町加津枝), 〈숲속 트레일에서 체험되는 경관형과 이용형태의 관계에 관한 연구〉, 랜드스케이프연구, **63** (5) : 587-592, 2000.

13) 사토 하지메(佐藤創)·스즈키 데이시(鈴木悌司), 〈삼림구조의 차이에 따른 쾌적성의 해석〉, 일본임학회 호카이도(北海道)지부 논문집, **38** : 162-164, 1990.

14) 야마네 마사노부(山根正伸), 〈도시 근교에 있는 가까운 삼림의 이용과 보전-삼림공원의 수목관리에 대한 주민참가방법의 검토〉, 일본임학회대회 발표논문집, **102** : 211-214, 1991.

15) 오이시 야스히코(大石康彦) 외, 〈삼림환경에서의 심리구조 해석-보건휴양기능시험림에서의 SD법의 적용〉, 삼림계획학회 **23** : 33-44, 1994.

16) 야마모토 유카(山本由加)·하야시 스스무(林進)·이토 에이이치(伊藤栄一), 〈숲속 환경에 있어서 녹지방문자의 의식구조〉, 중부삼림연구, **45** : 39-41, 1997.

17) 오이시 야스히코(大石康彦) 외, 〈삼림공간이 사람에게 주는 이미지와 기분의 비교-POMS 및 SD법을 이용한 삼림환경평가〉, 일본임학회지, **85** (1) : 70-77, 2003.

18) 스즈키 슈지(鈴木修二) · 호리 시게루(堀繁), 〈삼림풍경에서의 자연성 평가와 선호도에 관한 연구〉, 조원잡지, **52** (5) : 211-216, 1989.

19) 가가와 다카히데(香川隆英) · 야마키 가즈나리(八券一成), 〈삼림의 보건휴양기능에 관한 일고찰 (Ⅰ)-남아이즈(南会津) 지방에서의 AHP법의 응용〉, 일본임학회대회 발표논문집, **101** : 153-156, 1990.

20) 가가와 다카히데(香川隆英) · 야마키 가즈나리(八券一成), 〈도시 근교의 자연성 높은 삼림의 쾌적성〉, 조원잡지, **53** (5) : 269-274, 1990.

21) 가가와 다카히데(香川隆英), 〈마을 주변 산 이차림, 그리고 자연성 높은 삼림의 쾌적성〉, 조원잡지, **55** (5) : 217-222, 1992.

22) 가가와 다카히데(香川隆英), 〈교토 기타야마(北山) 소재 인공림의 쾌적성 연구〉, 조원잡지, **54** (5) : 185-190, 1991.

23) 가가와 다카히데(香川隆英), 〈인공림의 쾌적성에 관한 연구 (Ⅰ)-지바 현 산부(山武) 지방의 인공림을 사례로〉, 일본임학회 간토(関東)지부대회 발표논문집, **42** : 1999-202, 1991.

24) 가가와 다카히데(香川隆英) · 우에마쓰 료타로(植松龍太郎), Studies on the structure of landscape in Japanese mountain village. IFLA(International Federation of Landscape Architects) World Congress, **33** : 736-738, 1996.

25) 이가와하라 고이치(井川原弘一), 가가와 다카히데(香川隆英), 〈일본의 대표적 삼림 타입에 따른 쾌적성 비교고찰〉, 랜드스케이프연구, **63** (5) : 583-586, 2000.

26) 가가와 다카히데(香川隆英) 외, 〈도시 근교림의 생태학 및 쾌적성 기능의 종합화에 관한 연구〉, 일본임학회대회 발표논문집, **103** : 219-221, 1992.

27) 와타나베 마사히데(渡邊正英) · 아사노 고타(浅野耕太) · 가가와 다카히데(香川隆英), 〈사업평가를 위한 가상 트래블코스트법의 비주얼정보〉, 농촌계획논문집, pp. 61-66, 2002.

28) 아사노 고타(浅野耕太) 외, 〈가상 트래블코스트법에 의한 민유림 직할 치산사업의 자연환경보전편익의 평가-오이가와(大井川) 지구(地區)를 사례로〉, 수리과학(水利科學), **47** (2), 2003.

29) 가가와 다카히데(香川隆英), 〈자연풍경지에 있어서 삼림경관정비의 새로운 방향-포레스트스케이프의 실천〉, 랜드스케이프연구, **62** (2) : 115-117, 1998.

30) 가가와 다카히데(香川隆英), 〈삼림경관정비의 트렌드-포레스트스케이프 조성의 실천〉, 삼림과학, **27** : 26-31, 1999.

31) 가가와 다카히데(香川隆英), 〈새로운 삼림계획과 지자체 조례에 관한 일고찰〉, 농촌계획학회지, **20** (1) : 11-15, 2001.

32) 시게마츠 도시노리(重松敏則) · 다카하시 리키오(高橋理喜雄), 〈레크리에이션 숲의 임상관리(林床管理)

에 관한 연구-적송림에서 밑깎기가 현존량에 미치는 효과〉, 조원잡지, 45 (3) : 157-167, 1982.

33) 이와시 유지(井鷲裕司), 〈도시 근교림의 일분류기준(一分類基準)-줄기로 인한 시계차단과 숲속의 인상〉, 일본임학회 간사이(関西)지부대회 강연집, 40 : 243-246, 1989.

34) 이가와하라 고이치(井川原弘一) 외, 〈도시 근교림에 있어서 레크리에이션 공간으로서의 입목밀도에 관한 연구〉, 일본임학회대회 발표논문집, 108 : 189-192, 1997.

35) 이와사키 데루오(岩崎輝雄) 외, 〈보행 에너지의 경시적(經時的) 변화를 지표로 한 삼림산책로의 설정조건에 관한 생리적 특성의 실증적 연구〉, 일본온천기후물리의학회잡지, 62 (4) : 207-215, 1999.

36) 미카미 기미코(三上公子)·우라타 히로미(浦田浩美)·야마모토 하루에(山本春江), 〈아사무시(浅虫)트래킹코스의 건강부가가치를 높이는 조사연구〉, 도호쿠(東北)공중위생학회 51회 강연집, 2002.

37) 가가와 다카히데(香川隆英) 외, 〈삼림 레크리에이션과 환경림시업(環境林施業)에 관한 연구-지바 현립 현민의 숲 표지판 경관관리〉, 일본임학회대회 발표논문집, 104 : 291-292, 1993.

38) 가가와 다카히데(香川隆英) 외, 〈삼림 레크리에이션과 환경림시업에 관한 연구 (Ⅱ)-지바 현립 현민의 숲 경관시업〉, 일본임학회대회 발표논문집, 105 : 185-186, 1994.

39) 야마키 가즈나리(八券一成), 〈놋포로(野幌)삼림공원의 보행로정비 현황〉, 일본임학회 호카이도(北海道)지부 논문집, 43 : 125-127, 1995.

40) 야마네 마사노부(山根正伸), 〈도시 근교에 있는 가까운 삼림의 이용과 보전(Ⅵ)-건강증진이용과 조합한 신사례〉, 일본임학회대회 발표논문집, 104 : 317-318, 1993.

41) 다나카 히데키(田中英記), 〈원로밀도(園路密度)로 본 도시근교 레크리에이션 숲의 타입〉, 조원잡지, 55 (5) : 211-216, 1992.

42) 가와나 아키라(川名明)·무네 야스히로(宗安宏), 〈고가네이(小金井)공원에서의 이용자와 임상(林相)의 관계〉, 삼림 레크리에이션연구, 1 : 15-25, 1977.

43) 가와나 아키라(川名明)·사카세가와 가즈노리(逆瀬川和典), 〈헤이린지(平林寺)의 식생과 사람의 관계〉, 삼림 레크리에이션연구, 2 : 43-50, 1978.

44) 가와나 아키라(川名明)·모리나가 나오야(森永直也)·노구치 하루히코(野口晴彦), 〈노가와(野川)공원의 이용자와 수림의 관계〉, 삼림 레크리에이션연구, 7 : 17-35, 1985.

45) 가이 시게타카(甲斐重貴), 〈자연휴양림의 이용동향과 이용자의 의식-미야자키(宮崎)자연휴양림의 사례〉, 일본임학회대회 발표논문집, 103 : 187-190, 1992.

46) 바바 히로노리(馬場裕典), 〈국유임야의 삼림 레크리에이션 현황-야쿠(屋久)삼나무랜드 이용자의 의향〉, 임업경제연구, 127 : 77-82, 1995.

47) 사토 다카히로(佐藤孝弘)·야마구치 요코(山口陽子), 〈삼림공원 이용자와 삼림산책에 대해서-이용자 의식과 시설배치에서 생각한다〉, 일본임학회 호카이도(北海道)지부 논문집, 47 : 148-150, 1999.

48) 나이토 스네카타(內藤恒方) 외, 〈유노마루(湯の丸)다카미네(高峰)자연휴양림의 삼림 레크리에이션 이용에 관한 제고찰(諸考察)〉, 삼림 레크리에이션연구, 1 : 27-56, 1977.

49) 구마가이 요이치(熊谷洋一)·호리 시게루(堀繁), 〈소(小)메시에 의한 삼림 레크리에이션 및 경관계획을 위한 지형수목 데이터의 정비〉, 도쿄대학 농학부연습림보고, 79 : 147-158, 1988.

50) 이토 세이고(伊藤精晤)·바바 다쿠오(馬場多久男), 〈인공림의 풍치간벌을 위한 잔존목과 벌채목의 선정에 관한 고찰〉, 조원잡지, 52 (5) : 199-204, 1989.

51) 시게마츠 도시노리(重松敏則), 〈이차림의 레크리에이션 활용에 관한 생태학적 연구〉, 조원잡지, 53 (1) : 16-23, 1989.

52) 후지이 에이지로(藤井英二郎), 〈녹지의 쾌적성 구조와 그 지역특성〉, 조원잡지, 42 (2) : 8-14, 1978.

53) 다니나카 히데키(谷中英記)·미조구치 가네미치(溝口周道)·구마가이 요이치(熊谷洋一), 〈도시 근교 레크리에이션 숲의 계획에 있어서 기본과제〉, 조원잡지, 53 (5) : 1990.

54) 사카모토 이타루(坂本格), 〈삼림 레크리에이션 구역으로의 방문행동에 대한 자원특이성과 거리의 영향〉, 고치(高知)대학 농학부연습림보고, 11 : 15-21, 1984.

55) 미조구치 가네미치(溝口周道)·구마가이 요이치(熊谷洋一), 〈삼림입지 및 임황정보(林況情報)를 활용한 보건휴양기능평가〉, 조원잡지, 50 (5) : 215-220, 1987.

56) 니와 후지오(丹羽富士雄)·사토 요헤이(佐藤洋平), 〈녹지공간의 보건휴양기능 측정〉, 환경정보과학, 17-4 : 31-36, 1988.

57) 구마가이 요이치(熊谷洋一), 〈삼림의 보건휴양기능과 주민평가에 관한 연구〉, 조원잡지, 52 (5) : 175-180, 1989.

58) 노다 이와오(野田巖)·아마노 마사히로(天野正博), 사와다 고사쿠(澤田耕作), 〈삼림 풍치기능의 계량적 평가〉, 일본임학회대회 발표논문집, 102 : 229-232, 1991.

59) 다나카 노부히코(田中伸彦), 〈유역 레벨의 삼림관광 및 레크리에이션 잠재력의 산정〉, 랜드스케이프연구, 63 (5) : 2000.

60) 나카야마 게이이치(中山敬一) 외, 〈녹음(綠陰)의 미기후(微氣候)와 쾌적성에 관한 연구〉, 조원잡지, 54 (1) : 1-6, 1990.

61) 나카세 이사오(中瀨勳)·기요타 마코토(淸田信), 〈온열환경을 기초로 한 사람들의 반응행동 모델과 조원계획 및 설계의 방향〉, 조원잡지, 52 (5) : 253-258, 1989.

62) 하라조노 요시노부(原園芳信)·무라카미 도모미(村上智美)·하야시 요세이(林陽生), 〈밀도가 다른 적송림에서 녹음의 열환경 특성〉, 조원잡지, 53 (5) : 233-238, 1990.

63) 야마다 히로유키(山田宏之)·마루타 요리카즈(丸田頼一), 〈소규모 수림 내 하절기 기온의 저감에 대해서〉, 조원잡지, 53 (5) : 163-168, 1990.

64) 후지사키 겐이치로(藤崎健一郎) 외, 〈수림(樹林) 안팎의 미기후 특성에 관한 연구〉, 환경과학논문집, 9 : 23-28, 1995.

65) 곤도 미츠오(近藤三雄) 외, 〈수목과 잔디의 미기후 조절효과에 관한 실증적 연구〉, 조원잡지, 46 (3) : 161-175, 1983.

66) 오사토 쇼이치(大里正一)·스보이 유지(坪井勇次), 〈이노카시라온시(井の頭恩賜)공원에 있어서 소음의 계절적 변화에 대해서〉, 삼림 레크리에이션연구, 5, 1983.

67) 오사토 쇼이치(大里正一)·사토 겐지(佐藤憲治), 〈신주쿠(新宿)중앙공원의 소음에 대해서〉, 삼림 레크리에이션연구, 5, 1983.

68) 오사토 쇼이치(大里正一)·사토 겐지(佐藤憲治), 〈고가네이(小金井)공원에 있어서 소음의 계절적 변화에 대해서〉, 삼림 레크리에이션연구, 5, 1983.

69) 야타가이 미츠요시(谷田貝光克), 〈수목이 방출하는 테르펜류〉, 목재학회지, 30 (2) : 190-194, 1984.

70) 야타가이 미츠요시(谷田貝光克) 외, 〈수목이 방출하는 테르펜류(제2보)〉, 목재학회지, 34 (1) : 42-47, 1988.

제9장 _ 삼림의 특성과 건강

1) 스즈키 가즈오(鈴木和夫) 외 편, 《삼림백과》, 아사쿠라쇼텐(朝倉書店), 2003.

2) 잭 웨스트피[구마자키 미노루(熊崎実) 역, 《숲과 인간의 역사》, 스키지쇼칸(築地書館), 1990.

3) 과학기술청 자원조사회 편, 《녹색과의 공존을 생각한다》, 오쿠라쇼(大蔵省)인쇄국, 1988.

4) 아메리카합중국정부 특별조사보고, 《서력 2000년의 지구 2》, 이에노히카리쿄카이(家の光協会), 1980.

5) 다카하시 고이치로(高橋浩一朗) 외, 《21세기의 지구환경》, 일본방송출판협회, 1995.

6) 구마자키 미노루(熊崎実), 《지구환경과 삼림》, 전국임업개량보급협회, 1993.

7) 아키야마 도모히데(秋山智英), 《되살아난 삼림의 신비》, 제일플래닝센터, 2003.

8) 임야청, 〈삼림 및 임업의 경향에 관한 연차보고(15년도)〉, 일본임업협회, 2003.

9) 다다키 요시야(只木良也) 외, 《사람과 삼림》, 교리츠슈판(共立出版), 1982.

10) B. P. 토킨 저, 가미야마 게이조(神山恵三) 역, 《식물의 신비한 힘=피톤치드》, 고단샤(講談社), 1980.

11) 일본학술회의, 《지구환경과 인간생활에 관한 농업 및 삼림의 다면적 기능의 평가에 대해서(답신)》(2001) 및 관련부속자료(2001년 11월).

12) 일본임업기술협회 편, 《삼림 및 임업백과사전》, 마루젠(丸善), 2001.

13) 가미야마 게이조(神山恵三), 《숲의 신비》, 이와나미신쇼(岩波新書), 1983.

한국어판을 펴내며 (참고문헌)

■ 단행본

- 김기원 · 전경수, 《산림요양학》, 국민대출판부, 2006.

- 박범진, 《내 몸이 좋아하는 삼림욕》, 넥서스, 2006.

- 우에하라 이와오 저, 박범진 역, 《내 몸을 치유하는 숲》, 넥서스, 2007.

- 미야자키 요시후미 저, 박범진 역, 《오감으로 밝히는 숲의 과학》, 넥서스, 2007.

- 신원섭, 《치유의 숲》, 지성사, 2005.

- 신원섭, 《숲으로 떠나는 건강여행》, 지성사, 2007.

■ 연구보고서

- 농림부, 〈산림의 건강 편익 메커니즘 구명과 이를 활용한 임상치료법의 개발〉, 충북대학교, 2004.

- 한국녹색문화재단, 〈숲 체험을 통한 참가자의 정서적 치유효과의 평가 연구〉, 충북대학교, 2006.

- 유한킴벌리, 〈통합의학으로서 산림의 치유 기능 연구〉, 충북대학교, 2007.

■ 논문

- Won Kim, Seoung-Kyeon Lim, Eun-Joo Chung, Jong-Min Woo, "The effect of Cognitive Behavior Therapy(CBT) based psychotherapy applied in forest environment on physiological changes and remission of major depressive disorder", Psychiatry Investigation In Press, 2009.

- 김기원, 《삼림욕장 계획에 관한 기초연구》, 한국임학회지, 65: 31–42, 1984.

- 김세영 · 주희정 · 심홍선 · 안득수, 〈노인요양병원 치료정원 조성을 위한 기초조사〉, 한국산림휴양학회지 12(1): 11–20, 2008.

- 김세천 · 한윤희 · 박경욱 · 오현경, 〈자연휴양림 산림치유 기능 활성화 방안〉, 한국산림휴양학회지 12(4): 1–8, 2008.

- 김원 · 우종민 · 임성견 · 정은주 · 유리화, 〈산림 활동 심리 프로그램이 우울증 환자들의 우울감에 미치는 영향: 예비적 연구〉, 한국임학회지 98(1): 26–32, 2009.

- 박범진 · 미야자키, 〈숲속에서의 경관감상이 인체에 미치는 영향〉, 한국임학회지 97(6): 634–640, 2008.

- 박선희 · 안득수 · 박종민, 〈치료정원에 대한 여성들의 선호도 분석〉, 한국산림휴양학회지 12(2): 11–20, 2008.

- 신원섭, 〈산림 내 경험이 자아실현에 미치는 영향〉, 한국임학회지 78(3): 274–279, 1989.

- 신원섭, 〈야영객의 산림자원에 대한 심리자세와 자아실현〉, 한국임학회지 82(2): 107–121, 1993.

- 신원섭·오홍근, 〈산림 프로그램 참여 경험이 우울증 수준에 미치는 영향〉, 한국임학회지 85(4): 586-595, 1996.

- 신원섭·김재준·김외정·유리화·이병두, 〈도시림이 직장인의 직무만족과 스트레스에 미치는 영향〉, 한국임학회지 92(1): 92-99, 2003.

- 신원섭·김시경, 〈산림 경험이 알코올 의존자의 우울증 수준에 미치는 영향〉, 한국임학회지 96(2): 203-207, 2007.

- 신원섭·연평식·이정희, 〈숲체험이 인간 심리안정에 미치는 영향〉, 한국산림휴양학회지 11(3): 37-43, 2007.

- 신원섭·연평식·이정희·김시경·주진순, 〈산림경험이 참여자의 불안감과 우울감에 미치는 영향〉, 한국산림휴양학회지 11(1): 27-32, 2007.

- 안기완·이계환·유리화·김민희·박종석, 〈일본 시나노마치 치유의 숲 정책에 관한 사례연구〉, 한국산림휴양학회지 13(1): 63-75, 2009.

- 안득수, 〈정신병원 치료정원 조성을 위한 선호도 분석〉, 한국산림휴양학회지 8(2): 55-66, 2004.

- 안득수·정나라·최영은, 〈정신병원 치료정원 조성기본계획〉, 한국산림휴양학회지 10(3): 9-19, 2006.

- 연평식, 〈산림경험이 참여자의 불안감과 자아존중감에 미치는 영향〉, 한국산림휴양학회지 11(4): 31-36, 2007.

- 유리화·정성애, 〈일본 시나노마치 치유의 숲 정책에 관한 사례연구〉, 한국산림휴양학회지 13(2): 45-51, 2009.

- 최종환·신원섭·서경원·차승욱·연평식·유리화, 〈산림 운동이 혈압, 심박수, 과산화지질, 항산효소에 미치는 영향〉, 한국임학회지 97(4): 417-422, 2008.

- 김시경·신원섭·김미경·연평식·박종훈·유리화, 〈산림 건강물질이 스트레스 반응과 인지기능에 미치는 영향-음이온을 중심으로〉, 한국임학회지 97(4): 423-430, 2008.

- 송정희·신원섭·연평식·최명도, 〈산림치유 프로그램이 미혼모의 우울감과 자존감에 미치는 영향〉, 한국임학회지 98(1): 82-87, 2009.

- 이정희·신원섭·연평식·유리화, 〈산림의 시각요소가 인체의 심리 및 생리에 미치는 영향〉, 한국임학회지 98(1): 88-93, 2009.

저자

- **마에다 나오토(前田直登)** 전(前) 임야청(林野庁) 장관
- **모리모토 가네히사(森本兼曩)** 오사카대(大阪大) 대학원 의학계 연구과 교수
- **세가미 기요타카(瀬上清貴)** 국립순환기병센터 운영과장, 전 후생노동성장관 관방참사관(건강 담당)
- **하야시 마에코(林美枝子)** 삿포로국제대(札幌国際大) 인문학부 교수
- **사이조 야스아키(西条泰明)** 아사히카와의과대(旭川医科大) 조교수
- **기시 레이코(岸玲子)** 홋카이도(北海道大) 대학원 의학연구과 교수
- **모토하시 유타카(本橋豊)** 아키타대(秋田大) 의학부 교수
- **히구치 시게카즈(樋口重和)** 아키타대 의학부 조수
- **아오야마 고지(青山公治)** 가고시마대(鹿児島大) 대학원 의치학(医歯学)종합연구과 강사
- **다케우치 도루(竹内享)** 가고시마대 대학원 의치학종합연구소 교수
- **고노 스미노리(古野純典)** 규슈대(九州大) 대학원 의학연구원 교수
- **신카이 노리토시(新貝憲利)** 나리마스후생병원(成増厚生病院) 원장
- **가가미모리 사다노부(鏡森定信)** 도야마대(富山大) 의학부 교수 겸 의학부장
- **나오이 아키라(直井明)** Harvard School of Public Health Department of Society, Human development and Health research fellow
- **하타케야마 에이코(畠山英子)** 도호쿠복지대(東北福祉大) 소아과학부 교수, 감성복지연구소
- **미야자키 요시후미(宮崎良文)** 삼림종합연구소(독립행정법인) 생리활성팀장
- **우에하라 이와오(上原巌)** 효고현립대(兵庫県立大) 자연환경과학연구소 조교수
- **후지이 에이지로(藤井英二郎)** 지바대(千葉大) 원예학부 교수
- **아리사와 무네히사(有沢宗久)** 국제의료복지대 약학부 교수
- **가토 데루타카(加藤輝隆)** 도야마대 대학원 의학약학연구부 조수
- **호시 단지(星旦二)** 슈토대(首都大) 도쿄대학원 도시시스템과학연구과 교수
- **스네츠구 유코(恒次祐子)** 삼림종합연구소(독립행정법인) 목질구조거주환경연구실
- **가가와 다카히데(香川隆英)** 삼림종합연구소(독립행정법인) 환경계획연구실장
- **오이시 야스히코(大石康彦)** 삼림종합연구소(독립행정법인) 다마(多摩)삼림과학원 환경교육기능평가팀장
- **아키야마 도모히데(秋山智英)** 국토녹화추진기구(사단법인) 부이사장
- **히라노 히데키(平野秀樹)** 환경성 종합환경정책국 환경영향평가과장

역 자

김기원 _ 국민대학교 산림자원학과 교수

고려대학교 임학과 졸업, 서울대학교 환경대학원 조경학 석사, 오스트리아 빈 농업대학교에서 이학박사 학위를 받았다. 현재 치유의 숲 경관관리기법, 치유의 숲 운영 프로그램, 도시 숲에 관한 연구를 진행하고 있다. 저서로《숲과 음악》,《숲이 들려준 이야기》,《산림요양학》,《식물과 생활환경》,《산림미학시론》등이 있다.

김영채 _ 경희대학교 생명과학대학 교수

경희대학교 임학과 졸업, 동 대학원에서 농학 석사와 박사학위를 받았다. 경희대 생명과학대학장을 거쳐 전국농학계 대학협의회 회장, 한국임학회 부회장을 역임했다.

김우경 _ 인제대학교 서울백병원 소아청소년과 교수

한림대학교 의과대학 졸업, 동 대학원 의과대학 석사, 연세대 의대에서 박사학위를 받았다. 위스콘신대학교 교환교수로 일하였다. 한림대학교 한강성심병원 전공의, 연세대학교 강남세브란스병원 소아청소년과 전임의를 거쳐 현재 인제대학교 서울백병원 소아청소년과 교수로 재직 중이다.

박범진 _ 충남대학교 산림환경자원학과 교수

충남대학교 농업생명과학대학 산림자원학과를 졸업한 후 동 대학원에서 석사 및 박사학위를 받았으며, 일본 도쿄대학교에서 박사학위를 받았다. 일본 삼림총합연구소, 치바대학을 거쳐서 현재 충남대학교 산림환경자원학과 교수로 재직하고 있다. 저서로《내 몸이 좋아하는 산림욕》,《오감으로 밝히는 숲의 과학》,《내 몸을 치유하는 숲》,《숲·마음·행동 - 숲으로 간 심리학》등이 있다.

박찬우 _ 국립산림과학원 녹색산업연구과장

강원대학교 임학과 졸업, 일본 니이가타대학에서 자연과학연구과를 졸업하고 농학 박사학위를 받았다. 국립산림과학원에서 산림경영과장, 연구기획과장을 거쳐 현재 녹색산업연구과장으로 재직 중이다. 한국임학회 이사, 국립자연휴양림관리소 평가위원으로 활동하고 있다. 역서로《인간에게 있어 산림이란 무엇인가》가 있다.

성지동 _ 성균관대학교 / 삼성서울병원 순환기내과 부교수

서울대학교 의대를 졸업, 서울대 의대병원 내과 전공의 및 순환기내과 전임의를 수료했다. 서울대 보건대학원에서 보건학 석사학위를 받았다. 미국 존스홉킨스 의대 순환기내과 연구 전임의를 거쳤다. 주 관심분야는 심장질환 예방과 심장재활이다.

신원섭 _ 충북대학교 산림학과 교수

충북대학교 임학과, 캐나다 뉴브런즈윅대학교 임학 석사, 토론토대학교에서 박사학위를 받았다. 현재 충북대학교 산림학과 교수로 재직하고 있으며, 《Ecopsychology》, 《International Journal of Wilderness》 등의 국내외 학술지 편집을 담당하고 있다. 저서로는 《숲의 사회학》, 《야외휴양관리》, 《공원관리학》, 《치유의 숲》, 《숲으로 떠나는 건강여행》 등이 있다.

안기완 _ 전남대학교 산림자원학부 교수

전남대학교 임학과 졸업, 동 대학원에서 임학 석사, 일본 홋카이도대학에서 산림정책학 전공으로 박사학위를 받았다. 현재 전남대학교 산림자원학부 임학 전공 교수로 재직하고 있으며 광주 생명의 숲 운영위원장으로 활동하고 있다. 역서로는 《생태계 경영》 등이 있다.

우종민 _ 인제대학교 서울백병원 신경정신과 교수

서울대학교 의과대학 졸업, 의학박사. 미국 메릴랜드대학교 정신과에서 방문교수로 일하였다. 미국 존스홉킨스대학교 블룸버그보건대학원에서 경제성 평가를 주제로 보건학 석사학위를 받았다. 현재 인제대학교 신경정신과 교수, 스트레스연구소 소장을 맡고 있다. 우울증, 불안, 아토피, 고혈압 관리를 위한 산림치유 프로그램 개발에 전력하고 있다.

유리화 _ 국립산림과학원 산림휴양 · 치유연구실 임업연구사

건국대학교에서 산림자원학을 전공하고 동 대학원에서 박사학위를 받았다. 국립산림과학원에서 산림휴양, 도시숲, 숲길, 산림환경교육 등에 관한 연구를 수행해 왔으며, 현재는 산림휴양 · 치유 연구실에서 숲이 지닌 건강 증진 및 치유 기능을 확대하기 위한 정책 연구를 담당하고 있다. 한국산림휴양학회 편집위원이며, (사)생명의숲 도시숲 위원으로 활동중이다.

이영주 _ 한 · 아세안산림협력협정(AFoCO) 코디네이터

서울대학교에서 '보호지역 갈등관리'를 주제로 박사학위를 받았고 보호지역 전문가로 활동 중이다. IUCN, WCPA 등 보호지역 관련 국제기구와 함께 동아시아 지역의 보호지역 연구 및 국내외에서 다양한 활동을 하고 있다. 현재 ASEAN−ROK Forest Cooperation Secretariat'International Cooperation Team' 코디네이터로 재직하고 있다. 저서로 《농촌관광입문》이 있다.

(사)한국산림치유포럼

산림과학, 의학, 보건학, 대체보완의학, 환경과학 등 다양한 분야의 전문가들이 모여 숲이 지닌 보건의학적인 기능을 밝혀내 인간의 삶에 적용하고자 2005년에 결성되었다.

(사)한국산림치유포럼의 미션은 산림과 건강에 대한 과학적인 연구를 통해 객관적 근거를 확립하고 미래 지향적인 대안을 제시함으로써 사회가 건강하게 발전하는 데에 기여하는 것이다.

산림청의 지원하에 산림과학원과 공동으로 산림치유의 기틀을 확립하는 장기 기획연구과제를 수행하고 있으며, 일본 산림테라피 소사이어티 등 국제적 연대를 통해 국제심포지엄 등 학술행사를 개최하고 있다. 더불어 산림치유 프로그램을 개발·보급하고, 이를 안내하고 지도할 전문 인력을 양성하며, 산업화와 정책 대안을 제시하고 있다.

(사)한국산림치유포럼의 활동 내용

■ 연구 사업

산림이 지닌 건강 증진 및 치유의 효능을 검증하여 산림치유를 하나의 근거중심의학(EBM : Evidence Based Medicine)으로 자리잡도록 과학적 기작을 밝히는 연구를 진행하고 있다. 이를 통해 산림치유 프로그램을 개발 연구하며, '치유의 숲' 조성 방안을 제시하고 이를 지속적으로 확대하고 발전시키기 위한 법과 제도화 방안을 제시하고 있다.

■ 국제 교류

국외 선진국의 유사 단체와 활발한 교류를 통해 국제적인 연대를 모색하고, 산림치유에 관한 국제적인 동향과 사례를 국내에 소개하고 보급한다. 또한 국제 심포지엄을 통하여 산림의 건강적 이용에 대한 국내외의 실증적 연구 결과를 발표하여 산림의 건강 증진 및 질병 예방 기능에 대한 사회적 공감대를 확산시킨다.

■ 교육 사업

산림치유원과 치유의 숲이 조성 에 따라 숲의 치유 인자와 기법, 심리학, 병리학 등의 보건지식과 의학에 대한 이해를 돕기 위한 강의 등산림치유 관련 전문 분야 교육을 실시하고 있다.

■ 출판 사업

출판 사업을 계기로 산림치유와 관련된 모든 분야를 총체적으로 다루고, 과학적 검증을 거친 결과를 중심으로 객관적인 방법론을 제시한다. 국내외 연구 결과들 가운데 국민 건강에 이바지할 수 있는 새로운 연구 방법을 국내에 소개함으로써 산림치유의 실용화 방향을 제시한다.

산림치유

초판 1쇄 발행 | 2009년 12월 9일
초판 5쇄 발행 | 2020년 3월 10일

감 수 | 이시형
지은이 | 모리모토 가네히사, 미야자키 요시후미, 히라노 히데키 외
옮긴이 | (사)한국산림치유포럼
펴낸이 | 강효림

편 집 | 이남훈·김자영
표자지 | 송선주
디자인 | 채지연
사 진 | 윤기승
마케팅 | 김용우

종 이 | 한서지업(주)
인 쇄 | 한영문화사

펴낸곳 | 도서출판 전나무숲 檜林
출판등록 | 1994년 7월 15일·제10-1008호
주 소 | 03961 서울시 마포구 방울내로 75, 2층
전 화 | 02-322-7128
팩 스 | 02-325-0944
홈페이지 | www.firforest.co.kr
이메일 | forest@firforest.co.kr

ISBN | 978-89-91373-64-8(03510)

효과적인 산림치유에 관한 과학적 방법들을
제시하고 검증한 최초의 임상연구서!

 산림치유개론

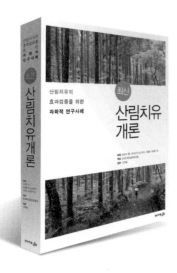

오오이 겐, 미야자키 요시후미, 히라노 히데키 외 지음 | (사)한국산림치유포럼 옮김 |
신원섭 감수 | 376쪽 | 값 22,000원

산림치유의 기본 개념을 설명하고 산림치유의 발전 방향 제시

최근 큰 호응을 얻고 있는 산림욕과 산림치유의 기본 개념을 설명하고, 예방의학차원 및 보완대체요법으로서의 산림치유 효과를 상세하게 해설하였다. 나아가 독일과 일본에서 시행되고 있는 산림치유 사례를 통해 자연치유력을 회복시키는 산림욕의 효과와 산림치유의 의학적인 발전 방향에 대해서도 논하였다.

과학적인 실험을 통해 산림치유 효과를 의학적으로 검증한 연구방법 · 결과 총정리

산림에 있을 때 편안해지고 스트레스가 해소되는 심리적인 효과는 어떤 영향으로 일어나는지, 그리고 인체에는 어떤 변화가 일어나는지 등을 임상연구한 과학적 연구방법을 수록하였다. 객관성과 신뢰성 높은 결과를 얻기 위해 일본 산림치유 기지 24곳에서 실시한 다양한 실험들을 제시하고, 임상연구를 기획하는 첫 단계부터 실험을 진행해가는 과정, 오류 검증, 결과 분석까지 산림치유의 연구 방법론을 총정리하였다.

치유의 숲을 기획하고 정비하는 데 필요한 지침 제시

해외의 과학적 연구방법을 통해 얻는 산림치유의 의학적 효과를 토대로, 치유의 숲을 구상할 때 염두에 두어야 할 사항과 기존 치유의 숲을 정비할 때 필요한 다양한 지식들을 설명하고 그 예를 제시하였다. 산림환경과 기후환경을 산림치유에 도입하고 응용한 독일과 일본 사례는, 치유의 숲을 기획하고 정비하는 전문가들과 산림치유 연구자들에게 큰 도움이 될 것이다.

산림테라피의 기초 상식부터 숲에서의 심리치료 기법까지…
효과적인 산림테라피의 노하우가 담긴 단 한 권의 책!

산림테라피

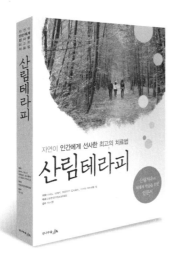

히라노 히데키 외 지음 | (사)한국산림치유포럼 옮김 |
이시형 감수 | 272쪽 | 값 18,000원

그저 숲을 거닌다고 산림테라피의 효과를 볼 수 있는 것은 아니다!

이제 국내에서도 산림테라피가 본격적으로 실시되고 있다. 그러나 무엇보다 중요한 것은 산림테라피로 심신의 균형을 위해서는 그 광활한 산림에서 무엇을 어떻게 해야 하며, 어떤 프로그램이 실시되어야 하느냐는 점이다. 그냥 숲속을 거닌다고 그것이 곧 '산림테라피'인 것은 아니다. 구체적인 프로그램과 과정이 있어야 진정 건강을 살리는 산림테라피가 될 수 있다.

산림테라피의 치료 효과를 극대화하는 과학적인 방법 제공!

이제껏 국내에는 산림테라피와 관련한 구체적이면서도 과학적인 실험이 그리 많이 소개되지 않았다. 이 책에는 인간의 오감은 물론 뇌와 면역계에 대한 정밀한 실험 결과들이 체계적으로 소개되어 있다. 이로써 산림 이용자들은 스스로의 변화를 예상할 수 있고 테라피스트들은 치료 효과를 극대화할 수 있다.

테라피 로드의 실제 사례를 통해 국내 산림테라피의 수준을 한 단계 업그레이드!

산림테라피의 핵심 요건 중의 하나는 다름 아닌 테라피 로드의 설계이다. 숲을 걸을 때 이용자들이 어떤 방식으로 걸어야 하는지를 구체적으로 설명해줄 뿐만 아니라, 이를 위해서는 어떤 것을 준비하고 무엇을 해야 하는지에 대한 내용이 모두 담겨 있다. 이는 산림테라피를 기획하는 전문가들에게 꼭 필요한 지식이다.

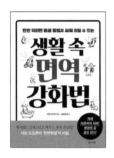

생활 속 면역 강화법

세계적인 면역학자 아보 도오루의 면역학 이론을 쉽게 풀어쓴 책. 어려운 의학 용어와 복잡한 원리를 일러스트로 쉽고 재미있게 설명하면서 생활 속에서 누구나 실천할 수 있는 면역력 강화법을 제시한다. 특히 '면역력을 높이는 10가지 방법'은 그간 아보 도오루가 제창해온 면역학 이론에서 '핵심 중의 핵심'이라는 평가를 받고 있다.

아보 도오루 지음 | 윤혜림 옮김 | 236쪽 | 값 14,000원

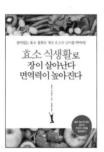

효소 식생활로 장이 살아난다 면역력이 높아진다

'체내 효소(인체에서 생성하는 효소)의 양은 정해져 있기 때문에 효소를 얼마나 보존하느냐가 건강을 좌우한다'고 강조하면서 나쁜 먹을거리와 오염된 환경, 올바르지 않은 식습관 때문에 갈수록 줄어드는 체내 효소를 어떻게 하면 온존하고 보충할 수 있는지를 상세히 알려준다. 그리고 장 건강을 위해 효소 식생활이 얼마나 중요한지 등 장과 면역력에 대한 모든 것을 알기 쉽게 설명한다.

츠루미 다카후미 지음 | 김희철 옮김 | 244쪽 | 값 14,000원

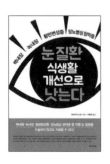

눈 질환 식생활 개선으로 낫는다

눈의 온몸의 건강 상태를 그대로 반영하는 거울이다. '무서운 현대병'인 백내장과 녹내장을 비롯한 각종 안과 질환에 대한 적절한 대응책을 제시해주는 책. 수술과 약물치료만이 최상의 답으로 알았던 백내장, 녹내장, 황반변성증, 당뇨병성 망막증을 비롯한 안과 질환을 식생활 개선으로 수술없이도 치료할 수 있는 구체적인 방법을 제시한다.

야마구치 고조 지음 | 이동희 옮김 | 216쪽 | 값 13,000원

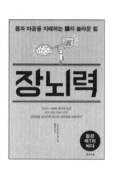

몸과 마음을 지배하는 腸의 놀라운 힘, 장뇌력

몸속 기관 중에 뇌가 으뜸인 것처럼 보이지만, 생물은 먼저 장에서 진화했으며 뇌는 훨씬 뒤에 생겨났다. 즉 장은 뇌보다 훨씬 오래된, 생명의 근원이다. 저자는 우리가 먹고 마신 음식, 들이쉰 공기가 어떻게 '몸'과 '마음'이 되는지 그 작용 원리와 장에 숨겨진 놀라운 힘을 이 책에 담았다. 장뇌력을 연마하면 몸이 건강해지는 것은 기본이요, 마음과 영혼까지 조화를 이뤄 진정한 건강을 누릴 수 있다.

나가누마 타카노리 지음 | 배영진 옮김 | 216쪽 | 값 13,000원

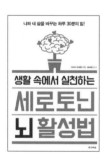

생활 속에서 실천하는 세로토닌 뇌 활성법

세로토닌 연구의 세계적 권위자 아리타 히데오 박사의 세로토닌 뇌 활성법. 세로토닌이 무엇이고 어떤 경로로 우리에게 영향을 미치는지, 세로토닌을 활성화하는 방법은 무엇인지를 구체적으로 다루어 신체활동이 부족한 직장인과 학생, 우울감을 겪는 주부, 밤에 활동하는 사람 등 자신의 라이프스타일에 맞게 활용할 수 있다.

아리타 히데오 지음 | 윤혜림 옮김 | 188쪽 | 값 12,000원

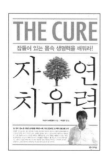

잠들어 있는 몸속 생명력을 깨워라! 자연치유력

미국의 권위 있는 자연의학자이며 유명인의 주치의인 브랜틀리 박사의 자연치유 실천 가이드북으로 대체 무엇을 어떻게 먹어야 하는가에 대한 명료한 해답을 제시한다. 자연식을 먹고 식습관을 바꿔 암, 천식, 당뇨병 등을 치료한 실제 임상 사례를 담았다. '먹을거리와 식습관' 등 단순하지만 강력한 치유의 해결책을 제시한다. 또한 장 해독 프로그램도 소개한다.

티모시 브랜틀리 지음 | 박경민 옮김 | 336쪽 | 값 15,000원

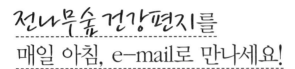

전나무숲 건강편지를
매일 아침, e-mail로 만나세요!

전나무숲 건강편지는 매일 아침 유익한 건강 정보를 담아 회원들의 이메일로
배달됩니다. 매일 아침 30초 투자로 하루의 건강 비타민을 톡톡히 챙기세요.
도서출판 전나무숲의 네이버 블로그에는 전나무숲 건강편지 전편이 차곡차곡
정리되어 있어 언제든 필요한 내용을 찾아볼 수 있습니다.

http://blog.naver.com/firforest

 '전나무숲 건강편지'를 메일로 받는 방법 forest@firforest.co.kr로 이름과 이메일 주소를
보내주세요. 다음 날부터 매일 아침 건강편지가 배달됩니다.

유익한 건강 정보,
이젠 쉽고 재미있게 읽으세요!

도서출판 전나무숲의 티스토리에서는 스토리텔링 방식으로 건강 정보를
제공합니다. 누구나 쉽고 재미있게 읽을 수 있도록 구성해, 읽다 보면 자연스럽게
소중한 건강 정보를 얻을 수 있습니다.

http://firforest.tistory.com